Marina Kojer (Hrsg.)

Alt, krank und verwirrt
Einführung in die Praxis der Palliativen Geriatrie

Marina Kojer (Hrsg.)

Alt, krank und verwirrt

Einführung in die Praxis der Palliativen Geriatrie

LAMBERTUS

Palliative Care und OrganisationsEthik
Band 5
Herausgegeben von Katharina Heimerl, Andreas Heller, Stein Husebø,
Marina Kojer und Christian Metz

> **Bibliografische Information Der Deutschen Bibliothek**
>
> Die Deutsche Bibliothek verzeichnet diese Publikation in der
> Deutschen Nationalbibliografie; detaillierte bibliografische Daten
> sind im Internet über http://dnb.ddb.de abrufbar.

2. Auflage 2003
Alle Rechte vorbehalten
© 2002, Lambertus-Verlag, Freiburg im Breisgau
Umschlaggestaltung: Christa Berger, Solingen
Satz und Layout: Ursi Aeschbacher, Herzogenbuchsee (Schweiz)
Herstellung: Franz X. Stückle, Druck und Verlag, Ettenheim
ISBN 3-7841-1455-5

Inhalt

VORWORT
STEIN HUSEBØ 11

EINLEITUNG
MARINA KOJER 13

Kapitel 1:
Warum brauchen wir im 21. Jahrhundert
in der Geriatrie neue Wege? 19

WAS IST PALLIATIVE GERIATRIE?
MARINA KOJER 21

WIE KÖNNTEN WIR ES BESSER MACHEN?
MARINA KOJER, SUSANNE PIRKER 32

WAS LÄSST SICH DURCH UNSEREN EINSATZ VERBESSERN?
MARINA KOJER 43

WAS MACHEN WIR JETZT ANDERS ALS FRÜHER?
EIN UNSPEKTAKULÄRER FALL
SUSANNE PIRKER, MICHAELA ZSIFKOVICS 49

HANDELN WIR IN DEINEM SINNE? WAS GESCHIEHT, WENN
EIN ALTER MENSCH NICHT MEHR SELBST ENTSCHEIDEN KANN?
SUSANNE SCHRAGEL 57

UND EINE „KLEINE ETHIK" FÜR ALLE TAGE?
MARTINA SCHMIDL 67

WORÜBER ENTSCHEIDEN PFLEGENDE IN IHREM ALLTAG?
ISABELLA SCHARF, MARTINA SCHMIDL 74

WER GIBT, WER NIMMT?
MARINA KOJER 78

Inhalt

GEMEINSAM STATT EINSAM
INGRID KRISPEL 82

DIE LETZTE LEBENSZEIT
SNEZANA LAZELBERGER 84

MEIN ABSCHIED VON FRAU G.
MARINA KOJER 87

WER HAT DAS SAGEN?
WIE WAR ES FRÜHER? WAS IST DARAUS GEWORDEN?
SUSANNE PIRKER 90

KANN ES HIERARCHIEFREIE RÄUME GEBEN?
MARINA KOJER, MICHAELA ZSIFKOVICS 95

WAS HAT SICH IN UNSEREM TEAM GEÄNDERT?
HEINZ MICHALEK 101

NACHTDIENST IM ZEITALTER DER VALIDATION
EDUARD FALKNER 107

Kapitel 2:
Was kann das Leben bis zuletzt lebenswert machen? 113

SELBSTÄNDIGKEIT? – WAS BEDEUTET SIE FÜR ALTE MENSCHEN?
SUSANNE SCHRAGEL, SIEGFRIED BINDER 115

DIE KUNST DER VALIDATION
WIE KANN MAN MIT DEMENTEN UND VERWIRRTEN
KOMMUNIZIEREN?
URSULA GUTENTHALER, MARINA KOJER 121

MARIA M., 85 JAHRE ALT ... EINE LEBENDE TOTE
URSULA GUTENTHALER 131

EINE STATION IM WANDEL
MARINA KOJER 136

POLDI S. KEHRT INS LEBEN ZURÜCK
EDUARD FALKNER 139

Inhalt

Hermi S. war ein richtiges Ekel ...
Eduard Falkner 141

Dem Alltag Glanzlichter aufsetzen
Ursula Gutenthaler 144

Grillfest mit Gesang. Ein Fest für Patienten
und Angehörige
Herbert Haider 147

Frau Ida findet eine neue Heimat
Magda Breitenwald-Khalil, Eduard Falkner 149

Gruppenvalidation
Magda Breitenwald-Khalil 154

Die Bedeutung der Validation für den Arzt
Martina Schmidl 157

Basale Stimulation in der Palliativen Geriatrie
Ursula Gutenthaler 164

Welche Therapie brauchen „Aussichtslose Fälle"?
Andrea Fink 176

Physiotherapie in der Palliativen Geriatrie
Elisabeth Bonomo 182

Haben alle Freunde zwei Beine?
Tierunterstützte Therapie
Renate Urban 187

Eine Welt ohne Farben und Sinnlichkeit?
Müssen am Krankenbett Tätige Uniform tragen?
Marina Kojer 191

Was Farben bewirken können
Andrea Martinek, Marina Kojer 193

Wie nehmen wir die Umwelt wahr?
Andrea Fink 197

Omas Garten
Marina Kojer 200

INHALT

HÖRST DU ES?
SNEZANA LAZELBERGER 202

DER GARTEN AUS DER SICHT EINER PATIENTIN
GERTA VASKO 203

WIE DARF ICH DICH PFLEGEN?
MICHAELA ZSIFKOVICS, MARINA KOJER 204

Kann ich dir wirklich vertrauen?
Michaela Zsifkovics 210

Eine „aggressive Patientin"
Michaela Zsifkovics 213

Das war ein Schreck!
Marina Kojer 215

Aus einem „schwierigen Angehörigen" wird ein Partner
Michaela Zsifkovics 218

Maria S. und ihre Töchter
Michaela Zsifkovics 221

Wo ist Tante Rosi?
Susanne Pirker 227

MÜSSEN ALTE MENSCHEN SCHMERZEN HABEN?
MARINA KOJER 229

Bei euch habe ich erst zu leben gelernt
Michaela Zsifkovics, Marina Kojer 236

Was hat der Patient? Probleme der Schmerzerkennung
bei Dementen
Martina Schmidl, Marina Kojer 253

Wie kann man Schmerzen alter Menschen messen?
Marina Kojer, Susanne Pirker 261

Sind Schmerzen alter Menschen schicksalhaft?
Marina Kojer 267

Wer sorgt dafür, dass die Schmerzen nachlassen?
Susanne Pirker 280

Was geschieht, wenn Schmerzen unzulänglich behandelt werden?
Martina Schmidl 282

Kapitel 3:
Was verändert sich, wenn ein Mensch stirbt? 289

BIS ZUR LETZTEN STUNDE ...
URSULA GUTENTHALER, MARINA KOJER 291

VOM ABSCHIED IM BADEZIMMER ZUR PALLIATIVE CARE
EVA SCHÄFER 296

ES IST SCHWER LOSZULASSEN
JULIA KOZLAK 297

AM BESTEN GELINGT MIR DIE BEGLEITUNG STERBENDER
IM NACHTDIENST
HEINZ MICHALEK 298

WIE IST ES, WENN MAN STIRBT, UND WER WEISS ES?
EDUARD FALKNER 301

DAS TEAM UND SEINE BEDÜRFNISSE
URSULA GUTENTHALER 303

DIE LETZTEN TAGE IM LEBEN VON ELISABETH S.
URSULA GUTENTHALER 305

MUSS STERBEN SO SEIN?
ERLEBNISSE EINES INDISCHEN PFLEGERS IN ÖSTERREICH
KUMAR VERENDER 312

DARF ICH DICH BEGLEITEN?
MICHAELA ZSIFKOVICS 316

DARF KURT R. VON SEINER FRAU ABSCHIED NEHMEN?
SUSANNE SCHRAGEL, MANUELA THALLER 321

MEIN ABSCHIED VON NAGYMAMA
URSULA GUTENTHALER 324

Inhalt

STERBEN UND TOD EIN REGIEFEHLER DER NATUR?
REGINA ARNDORFER 330

Ich lebe noch ...
Marina Kojer 331

GESTORBEN UND VERGESSEN?
REGINA ARNDORFER, MICHAELA ZSIFKOVICS 341

WIE KÖNNEN WIR ANGEHÖRIGE EINBINDEN UND BEGLEITEN?
ALFRED CHLADEK, MARINA KOJER 344

Die Ehefrau, der es niemand recht machen konnte ...
Alfred Chladek 345

Ohne Herrn S. geht es nicht!
Snezana Lazelberger, Alfred Chladek 350

Nicht loslassen können
Martina Schmidl, Marina Kojer 356

Abschied, Begleitung, Sterben
Alfred Chladek 361

WAS IST LEBENSQUALITÄT?
MARTINA SCHMIDL 364

NACHWORT: DEN EIGENEN TOD STERBEN DÜRFEN
ANDREAS HELLER 378

DIE AUTORINNEN UND AUTOREN 381

WEITERFÜHRENDE LITERATUR FÜR INTERESSIERTE 385

MEDIZINISCHES GLOSSAR IN ALPHABETISCHER REIHENFOLGE ... 390

BILDLEGENDE 399

Vorwort

Wir werden älter. Bald wird es alltäglich sein, dass viele von uns 80 Jahre alt werden. Im Jahre 2050 werden wir möglicherweise 85. Wie sind unsere Aussichten dabei?
Die Realitäten sind düster. Wer etwas über die Reife und Ethik der heutigen Gesellschaft erfahren will, sollte sich in das nächste Alters- oder Pflegeheim begeben und dort ein paar Tage als Beobachter oder, noch besser, in der Rolle einer Bewohnerin, verbringen.
Besonders an den Wochenenden, am Abend oder in der Nacht sind dort die Verhältnisse mehr als kränkend. Wenige Pflegende, sechs oder zwölf Patienten im Zimmer, Patienten mit Windeln – obwohl sie mit Hilfe die Toilette benutzen könnten, Patienten, die an den Sessel oder an das Bett gebunden werden, verschlossene Türen, Patienten, die wegen Personalmangel tagsüber nicht aus dem Bett kommen oder die sich bereits um sechs Uhr nachmittags für die Nacht hinlegen müssen. Die Liste der täglichen Kränkungen ist unendlich lang.
Wer kümmert sich um die alten Menschen? Wenn sie Glück haben, kommen regelmäßig Angehörige zu Besuch. Einige wenige werden sogar mehrmals in der Woche besucht. Die meisten aber bekommen kaum Besuch.
Fürsorge, Aufmerksamkeit, Aktivität, Pflege und Behandlung sind Aufgaben des Personals.
Es gibt zu wenig Personal. Oft hat nur ein Teil des Personals tatsächlich die für die vielfältigen und schwierigen Aufgaben der Altenpflege nötige Berufsausbildung. Gemeinden und Verwaltung wollen Geld sparen. So stehen oft wenige, zum Teil unzulänglich ausgebildete Pflegende einer Vielzahl differenzierter, komplizierter und umfassender Aufgaben gegenüber, von denen auch beim besten Willen nur ein kleiner Teil in guter Qualität erledigt werden kann. Das Personal kann nach getaner Arbeit nur mit schlechtem Gewissen nach Hause gehen.
Es fehlt an nationalen und internationalen Standards für eine verantwortungsbewusste Fürsorge, Pflege und medizinische Behandlung unserer von Alter und Krankheiten geschwächten Mitbürger. Wir müssten blind und taub sein, um Missstände und fehlende soziale Gerechtigkeit nicht zu erkennen.
Umso erfreulicher ist das vorliegende phantastische Buch von Marina Kojer und ihren Mitarbeitern im Geriatriezentrum Wienerwald. Ich habe die Freude, Frau DDr. Kojer und ihr Team seit vielen Jahren zu kennen. Sie

sind in Österreich und in Europa ein Modell und Vorbild für alle diejenigen, die unseren Alten ein Leben in Würde bis zuletzt ermöglichen wollen. Neben der Vielfalt an Co-Autoren ist auch die Vielfalt an behandelten Themen besonders erfreulich.

Die Botschaft, die sich beim Lesen dieses Buches einprägt, gibt uns Hoffnung. – Ja, es ist auch mit wenig Ressourcen möglich, die Würde der schwachen und kranken Alten zu erhalten. – Ja, es gibt auf der Welt noch Liebe, Kompetenz und Enthusiasmus.

Ich hoffe, dieses Buch und dieses Modell mögen viele Anhänger finden, denn die Alten brauchen uns, und wir brauchen sie.

Bergen, im Februar 2002   Stein Husebø

Einleitung

> „Die Liebe nimmt an, nicht weg.
> Sie ergreift nicht Besitz.
> Sie ist zugetan.
> Sie ist das Geheimnis
> der Brotvermehrung."
> Christine Busta

Ein dicker Packen Papier liegt vor mir, das fertige Konzept für dieses Buch. Es ist nicht irgendein Buch, es ist nicht **mein** Buch, es ist **UNSER** Buch! Es ist fertig und wird demnächst in Druck gehen. Tiefe Freude erfüllt mich, hebt mich aus der Gegenwart, aus Alltag und Sorgen, und entführt mich für einen langen, kostbaren Augenblick hoch hinauf, unmittelbar ins Elysium. Ich arbeite seit mehr als 20 Jahren mit und für schwerkranke, demente, völlig hilflos gewordene alte und hochbetagte Menschen. In dieser Zeit habe ich mich mit ganzer Kraft, mit Herz und Verstand dafür eingesetzt, erst meine Mitarbeiter, später auch andere, von meinem Weg des Respekts, der Behutsamkeit und der Mit-Menschlichkeit zu überzeugen. Dieses Buch, **unser** Buch, ist das Ergebnis jahrzehntelangen Bemühens, gleichsam die Bilanz meines Berufslebens. **Es ist nicht mein Buch,** und das ist wichtig: Ich bin zutiefst dankbar dafür, dass ich nicht nur „den undenkbaren Traum" träumen durfte wie Don Quichotte, sondern meine Vision im Wirken meiner Mitarbeiter und Freunde lebendig werden sah. Wir, die Mitarbeiter verschiedener Berufsgruppen, haben dieses Buch gemeinsam geschrieben. Jeder Beitrag der 24 Co-Autoren, ob groß oder klein, war für das Gelingen wertvoll. Erst alle gemeinsam ergeben ein Ganzes.

Wir widmen das Buch unseren Patienten, den vielen kranken, alten Menschen, die wir betreuen und betreut haben. Ihnen gilt unser besonderer Dank: Sie sind und waren unsere Lehrer, sie nehmen uns immer wieder an der Hand und führen uns, bis wir, oft erst nach langer Zeit, endlich begreifen, was für sie wichtig ist. Sie sind unersetzbare Kritiker, sie machen uns auf unsere Fehler aufmerksam und lassen sich nicht so leicht täuschen. Sie sind unsere Freunde und beschenken uns reichlich mit ihrem Lächeln, ihrem Vertrauen und ihrer Zuneigung. Sie sind nicht zuletzt auch unsere Kraftquellen und geben uns den Mut, auch dann weiterzumachen, wenn es schwer wird.

Einleitung

Nach diesen sehr persönlichen Sätzen möchte ich Sie, unsere Leser, doch auch kurz mit dem Umfeld vertraut machen, in das unsere Patienten und wir eingebettet sind. Die Entwicklung der Abteilung für Palliativmedizinische Geriatrie kann nur im Gesamtkontext des Geriatriezentrums am Wienerwald (GZW) gesehen werden. Als Teil einer Krankenanstalt der Gemeinde Wien haben wir geringe Freiräume; wir haben vor allem keinen nennenswerten Einfluss auf Personalsituation und Hotelqualität. Frei verändern können wir ausschließlich uns selbst: Unsere Konzepte, unser Verhalten, unsere Kompetenz und Professionalität. Daher möchte ich Ihnen, bevor wir beginnen über unsere Arbeit zu berichten, zum besseren Verständnis einen kurzen Überblick über unsere Krankenanstalt geben.

Das GZW wurde vor knapp 100 Jahren gegründet und war damals als Versorgungsinstitution für sozial Schwache gedacht. Über viele Zwischenstufen entwickelte es sich im Laufe der Jahre zum (mit derzeit 2456 Betten) größten Pflegeheim (Pflege-Krankenhaus) Europas. In Österreich verlieren chronisch kranke Menschen, die in einem Pflegeheim versorgt werden müssen, ihren Anspruch auf die Übernahme der anfallenden Kosten durch die Krankenkassen. Zur Kostendeckung werden 80% der Pension und das Pflegegeld einbehalten, den Rest zahlt die öffentliche Hand.

In seiner Anlage gleicht das GZW einer kleinen Stadt: Es gibt vier Hauptstraßen, eine Kirche, zwei Lebensmittelgeschäfte, Friseur, Trafik und Kaffeehaus. In dem weitläufigen Gelände bleibt zwischen den Gebäuden genug Platz für Bäume und Grünflächen. Fast jede der dreizehn Abteilungen ist in einem eigenen Pavillon untergebracht. In einem weiteren Pavillon befindet sich der Großteil der Ambulanzen der Geriatrischen Poliklinik (die restlichen Ambulanzen sind den entsprechenden Fachabteilungen angegliedert). Daher können erforderliche Untersuchungen, vom dermatologischen Befund über das Röntgenbild bis zur Gastroskopie, rasch und unkompliziert von geriatrisch geschultem Fachpersonal durchgeführt werden. Etliche Pavillons beherbergen den Verwaltungsapparat von den Direktionen über die Personalstelle bis zur Küche. An der Spitze des gesamten GZW stehen vier Direktoren (Medizin, Pflege, Verwaltung, Technik), sie bilden gemeinsam die „Kollegiale Führung". Die Abteilungen werden jeweils von Primararzt und Oberschwester („Duale Führung") geleitet; die Letztverantwortung trägt der Primararzt.

Im Unterschied zu vielen anderen Pflegeheimen verfügt das GZW über rund 120 angestellte Ärzte, die bestimmten Abteilungen oder Ambulanzen zugeordnet sind. In der Nacht wird jeder Pavillon von ein bis zwei diensthabenden Ärzten betreut. In den letzten zehn Jahren wurde die medizinische und pflegerische Versorgung in vielen Richtungen wesentlich verbessert und genauer an die Bedürfnisse unserer hochbetagten Patienten angepasst. Einzelne Abteilungen, zum Teil auch einzelne Stationen, haben spezifische Arbeitsschwerpunkte gefunden (zum Beispiel Akutgeriatrie, Rehabilitation und Entlassungsvorbereitung, Apallikerbetreuung, tierunterstützte Therapie) und sich in diesen Bereichen zunehmend spezialisiert. Die bedarfsgerechte Zuweisung erfolgt über zwei Aufnahmestationen und ein mobiles Team, das pflegebedürftige Patienten im Akutkrankenhaus besucht und, wenn die Zielabteilung klar erkennbar ist, direkt dorthin zuweist. Damit kann den alten Menschen zumindest eine zusätzliche Übersiedlung erspart werden.

Im krassen Gegensatz zu den hervorragenden ärztlichen und pflegerischen Leistungen steht leider die unzulängliche Wohnqualität. Der größte Teil unserer Patienten ist nach wie vor in 7-8-Bettzimmern ohne eigene Nasseinheiten untergebracht. Die Wege zur Toilette sind für hochbetagte, gebrechliche, von Inkontinenz bedrohte Menschen viel zu weit. Es gibt so gut wie keine Rückzugsmöglichkeiten. Das größte Handicap aber ist der, am eigentlichen Bedarf der Patienten gemessene, Mangel an Pflegepersonal. Verglichen mit dem Personalstand der meisten anderen Pflegeeinrichtungen in Österreich dürfen wir uns nicht beklagen. Für die Leistungen, die wir erbringen sollten und selbst von uns erwarten, ist ein Personalschlüssel von 1: ~ O.45 allerdings bei weitem zu gering. Unsere Abteilung betreut auf sechs Stationen insgesamt 230 chronisch kranke, schwer pflegebedürftige, großteils schwer demente Patienten. Für die Versorgung der 35 bis 39 Patienten einer Station stehen untertags in der Regel drei bis (selten!) sechs Pflegepersonen zur Verfügung. Daher müssen etliche Verbesserungspläne immer wieder scheitern und wertvolle Vorhaben auf der Strecke bleiben. Ungeachtet dieser Strukturmängel gelingt es den Mitarbeitern des GZW jedoch erstaunlicherweise, in den wesentlichen Bereichen hervorragende Leistungen zu erbringen.

Im Rahmen dieser Gesamtstruktur wuchs und reifte im Laufe vieler Jahre in mir und meinen Mitarbeitern der Wunsch, uns besonders für schwer chronisch Kranke, schwer Behinderte, schwer Demente, die nur mehr eine kurze Lebensspanne vor sich haben, einzusetzen. Wir beschlossen, uns für die Hilflosesten zu engagieren, aus denen nach landläufiger Meinung „nichts mehr werden kann", versuchten, sie besser zu verstehen, fachliche und menschliche Kompetenz sowie Kreativität dazu zu nützen, ihre körperlichen und seelischen Schmerzen, ihre Angst, Bedrückung und Einsamkeit zu lindern. Aus dieser Einstellung, im Verein mit gezielter Fortbildung und zunehmender Erfahrung, entstand mit der Zeit unser Konzept der Palliativen Geriatrie.

EINLEITUNG

Wir haben uns gemeinsam auf einen weiten Weg gemacht. Immer wieder waren wir enttäuscht oder fanden uns auf einem Irrweg wieder, doch immer häufiger entdeckten wir auch kleine „Edelsteine", erlebten positive Überraschungen und gewannen so allmählich viel mehr Freude an unserer Arbeit. Auf diesem Weg haben wir eine Reihe von Konzepten entwickelt, die der kritischen Prüfung durch die Praxis standhalten konnten. Mit ihrer Hilfe gelingt es uns immer öfter, die Wünsche und Bedürfnisse schwerkranker, schwer dementer und todesnaher Hochbetagter besser zu erkennen und unsere Patienten heute besser und liebevoller zu betreuen als früher.

Um allen, die alte Menschen beruflich, ehrenamtlich oder als Angehörige behandeln, pflegen und betreuen, Mut zu machen und ihnen uns bereits bekannte Irrwege zu ersparen, haben wir vor zwei Jahren beschlossen, unsere Erfahrungen schriftlich festzuhalten. In der Folge machten sich viele Pflegende, Ärzte und Therapeuten in ihrer Freizeit an die Arbeit, um ihren Teil zum Entstehen dieses Buches beizutragen. Besonderen Wert legten wir dabei auf den engen Bezug zur Praxis, die einfache Umsetzbarkeit und die gute Lesbarkeit. Im Interesse der Lesbarkeit wählten wir für bekannte Begriffe im Text auch durchwegs die (gebräuchliche) männliche Form (zum Beispiel der Patient, der Arzt). Da wir „Autoren" zum Großteil Autorinnen sind, darf dies wohl gewiss nicht als Diskriminierung verstanden werden. Manche Leser mag es auch als ungewohnt berühren, dass wir unsere Patienten oft beim Vornamen nennen. Das ist kein Zeichen von Respektlosigkeit! Wir sprechen die alten Menschen so an, wie sie selbst angesprochen zu werden wünschen. So betreuen wir zum Beispiel gerade jetzt eine alte Dame namens Rudolfine, die von Anfang an sagte: „Ich bin die Tante Rudi! Bitte nennen Sie mich so." Vor allem in Wien ist, zumal in der Generation der heute 90-Jährigen, die Anrede „Frau Maria" oder „Tante Maria" noch immer sehr gebräuchlich. Ein großer Teil unserer dementen Patienten identifiziert sich selbst nur mehr mit dem Vornamen und nicht mit dem Familiennamen, andere fühlen sich nur dann angenommen oder verstanden, wenn wir sie in dieser viel persönlicheren Art ansprechen.

Während wir uns mühten, unsere Gedanken, Konzepte und Erfahrungen einzufangen und zu Papier zu bringen, wurde uns klar, dass es uns bestenfalls gelingen konnte, einige der wesentlichsten Teilaspekte wiederzugeben. Unser „Werk" erhebt keinen Anspruch darauf, der Stein der Weisen sein. Es bleibt lückenhaft, behandelt einige wichtige Themen nicht oder reißt bestehende Probleme nur kurz an. So verbindet dieses Buch nicht nur sein Thema, sondern auch seine Begrenztheit mit Palliative Care: Da und dort kann es uns hilflosen Helfern bestenfalls gelingen, weniger Fehler zu machen als vorher.

Ich möchte diese Einführung nicht beenden, ohne allen Co-Autoren dieses Buches von ganzem Herzen für ihre spontane Bereitschaft mitzumachen und für ihren großen Einsatz zu danken. Viele von ihnen haben seit ihrer Schulzeit nichts mehr geschrieben und mussten eine hohe Hemmschwelle überwinden, ehe sie ihre Gedanken zu Papier brachten. Sehr herzlich danke ich auch Herrn Prof. Dr. Andreas Heller, der unser gewagtes Unterfangen mehr als ein Jahr lang mit Rat und Tat unterstützt und begleitet hat. Nicht zuletzt gilt mein Dank Frau Ilona Wenger. Sie hat von Anfang an wesentlich mehr als ihre Pflicht als Lektorin getan, sie hat sich dem Buch ungezählte Stunden gewidmet, es dabei ins Herz geschlossen und auch zu „ihrem" Buch gemacht. Mir ist sie in dieser Zeit nicht nur zur Helferin, sondern auch zur Freundin geworden. Danke Ilona!

Marina Kojer

Kapitel 1

Warum brauchen wir im 21. Jahrhundert in der Geriatrie neue Wege?

Was ist Palliative Geriatrie?

Welche Bedürfnisse haben hilflose Hochbetagte?
Was lief bisher für sie nicht richtig?

Marina Kojer

Als ich vor mehr als zwei Jahrzehnten in der Geriatrie zu arbeiten begann, erkannte ich bald, dass sich vieles ändern musste, wenn ich in diesem Beruf Erfüllung finden sollte. Nichts war so, wie ich es mir vorgestellt hatte: Meine Patienten waren weder „lieb" noch „dankbar" noch „zufrieden", sondern zum Großteil mürrisch, aggressiv, unzugänglich und unglücklich. Es fiel mir schwer, mich ihnen zuzuwenden. Ich musste herausfinden, was diese alten Menschen brauchten und wünschten (aber sichtlich nicht bekamen!). Was konnte ich als Ärztin tun, um ihnen dazu zu verhelfen? Die meisten Schwestern und Ärzte, denen ich begegnete, wirkten uninteressiert-gleichmütig und schienen sich dabei auch recht wohl zu fühlen. Würden sie sich jemals aus ihrer Lethargie aufrütteln und für neue Ideen begeistern lassen? An der Logik der Altenarbeit, der ich hier begegnete, stimmte etwas von Grund auf nicht. Was es genau war, hätte ich nicht sagen können, ich wusste nur, dass das, was geschah, an den meisten Patienten vorbeizielte.

Das größte Pflegeheim Europas war damals in vieler Hinsicht ein Aufbewahrungsort für anderwärts nicht mehr tragbare, alte Menschen. Im Gegensatz zu den meisten solcher Institutionen beschäftigte es eine große Zahl angestellter Ärzte. Sie betreuten 3000 Langzeitpatienten rund um die Uhr. Sie behandelten allfällige akute Krankheiten und führten, da sie im Allgemeinen nur wenig Zeit mit ihren Patienten verbrachten, darüber hinaus ein ziemlich bequemes Leben. Die Pflegenden arbeiteten intensiv, die meisten Tätigkeiten dienten allerdings der Aufrechterhaltung der Reinlichkeit. Einige Schwestern, gütige, mütterliche Frauen, suchten aufrichtig nach einem Weg zu den alten Menschen, alle anderen erledigten einfach ihren Job. Eine Zeitlang überlegte ich ernsthaft, ob ich mich nicht doch nach einem anderen Arbeitsplatz umsehen sollte.

Meine Ratlosigkeit angesichts dieser bedrückenden Gegenwart machte mich zu Beginn fast aktionsunfähig. Ich war enttäuscht, enttäuscht vom Alltag des Pflegeheims (ich hatte es mir ganz anders vorgestellt), enttäuscht von den Patienten (sie „wollten" mich gar nicht), enttäuscht von mir selbst. Da ich mich von Kindheit an zu alten Menschen besonders hingezogen gefühlt hatte, hatte ich mich bewusst für eine Arbeit in der Geriatrie entschieden. Ich war mit vielen unrealistischen Ideen und Plänen hierher gekommen, doch diese idealistischen Vorstellungen verloren angesichts ernüchternder Tatsachen rasch ihren Glanz.

Ich war gekommen, um mich als Ärztin und als Mensch für alte Menschen einzusetzen. Ich wollte nicht nur ihre Krankheiten behandeln, ich wollte sie als ganze Menschen wahrnehmen, mich ihnen zuwenden, ihr Vertrauen und ihre Zuneigung gewinnen und mit ihnen über ihr Leben sprechen. Meine Patienten sollten das Pflegeheim als zweite Heimat erleben und Freude am Leben haben. Die Realität schaute anders aus. Wenn ich zurückdenke, tauchen viele Bilder vor mir auf, Bilder, die sich, wenn auch mit unterschiedlichen Gesichtern, Körpern und Stimmen, im Laufe der Jahre noch oft wiederholten. In den letzten zehn Jahren kamen immer seltener neue Bilder hinzu.

Der demente, alte Mann ist mit einem zusammengerollten Leintuch an seinem Sessel festgebunden. Wird das Leintuch entfernt, versucht er sogleich aufzustehen und fällt hin. Er könnte sich dabei verletzen, davor muss er „geschützt" werden. Es „geht nicht anders". Er sitzt regungslos, den Kopf nach vorne geneigt, mit resigniert geschlossenen Augen. Sein unbewegtes Gesicht ist eine Maske der Trostlosigkeit. Er wirkt auf mich wie ein angeketteter Strafgefangener. Ich spreche ihn an – sein Gesicht bleibt regungslos, er hebt seinen Kopf nicht.

Urlaubszeit, Krankenstände, Personalnot, Zeitnot. Ich gehe im Nachtdienst zur Zeit der Abendarbeit über den Gang. Eine Patientin schreit, ihre Stimme ist voller Angst: „Mama, Mama hilf mir!" Darauf die Stimme der Schwester, ungeduldig, zornig und laut: „Sei ruhig! Die Mama kann dir jetzt auch nicht helfen!" Es ist eine altgediente, angesehene Schwester, und ich bin erst kurz im Haus. Ich zwinge mich dazu, in das Zimmer zu gehen: „Müssen Sie so schreien? Die Frau fürchtet sich doch!" Die Schwester schaut nur kurz auf: „Frau Doktor, wenn man zu zweit 40 Patientinnen fertig machen muss, kann man sich den Luxus nicht leisten, jede Einzelne mit Glacéhandschuhen anzufassen und zu streicheln!"

Ich stehe am Bett einer Sterbenden. Ich bin sicher, dass sie nur mehr kurz zu leben hat. Ob sie in einem Tag, in drei Tagen oder in einer Woche stirbt, weiß ich freilich nicht. Ihr Herz ist schwach, sie trinkt kaum mehr, kann keine Medikamente schlucken. Ich handle, wie ich es gelernt habe: Blut abnehmen, Infusion anhängen – die Patientin ist unruhig, ihr Arm muss fixiert werden – Therapie auf Spritzen umstellen, Dauerkatheter. Als ich damit fertig bin, überfällt mich der quälende Gedanke: Habe ich wirklich geholfen oder ... war am Ende alles, was ich getan habe, falsch? Was ist richtig?

Viele Jahre später ...

Ab dem Augenblick, in dem ich das Zimmer betrete, halten mich die Augen der hochbetagten Frau fest. Sie sitzt im Lehnstuhl. Ihr Gesicht ist von Schmerz und Erschöpfung gezeichnet. Sie ist 94 Jahre alt. Ich gehe zu ihr, sie blickt flehend, mit erhobenen Händen zu mir auf: „Frau Doktor, haben Sie Erbarmen mit mir, lassen Sie mich wieder ins Bett gehen!" Ich schäme mich. Die Schwester erklärt: „Frau Primar, wir haben sie wirklich erst vor einer halben Stunde heraus gesetzt. Wenigstens anderthalb Stunden muss sie sitzen bleiben, das viele Liegen tut ihr nicht gut ..." Ich bitte darum, dass sie ins Bett gebracht wird.

Ich will eine sehr alte, schwerkranke Patientin zu einer Untersuchung schicken. Die Stationsschwester legt ihre Hand auf meinen Arm und schaut mich bittend an: „Wird sich durch das Untersuchungsergebnis etwas ändern? Können wir ihr den Transport, die Angst und das Warten nicht ersparen?" Ich spüre tief innen, dass sie recht hat und verzichte auf die Untersuchung. Später weiß ich nicht mehr, ob ich damit recht getan habe.

Visite. Ich betrete ein Zimmer. Drei schwerkranke Patienten liegen im Bett, die restlichen fünf sitzen auf ihren Sesseln. Alle wirken traurig, einsam. Niemand spricht, niemand schaut auf. Ich setze mich zu einem Patienten und spreche ihn an. Sein müder Blick streift mich kurz, bleibt nicht hängen, er versinkt wieder in seine Einsamkeit.

Mir fallen ein paar Zeilen aus dem Gedicht „Der Panther" von Rainer Maria Rilke (1) ein:

> „Sein Blick ist ‚vom Vorübergehen der Stäbe
> so müd' geworden, dass er nichts mehr hält.
> Ihm ist, als ob es tausend Stäbe gäbe
> und hinter tausend Stäben keine Welt."

Immer wieder denke ich nach: Wir wollen doch alle (zumindest fast alle) helfen – aber tun wir es wirklich? Freilich gibt es auch „liebe", „pflegeleichte" Patienten, die uns anstrahlen, plaudern und uns ihrer Dankbarkeit und Zufriedenheit versichern. (Erst viel später finde ich heraus, dass viele von ihnen gar nicht so „lieb" sind, sondern gelernt haben, wie man sich zu verhalten hat, damit es einem im Pflegeheim halbwegs gut geht!) Aber was ist mit den vielen anderen? Sind sie, wie ich immer wieder höre, „undankbar", „lästig", „aggressiv" und „machen uns alles zu Fleiß"? Viele Jahre später gab Michaela Zsifkovics, Stationsschwester auf einer unserer Frauenstationen, in meiner Gegenwart einer Schwester, die anklagend zu ihr kam, die Antwort, nach der ich damals noch vergeblich gesucht hatte: „Schau dir die hilflose und verzweifelte alte Frau doch einmal mit offenen Augen an! Wie kann sie dir etwas zu Fleiß machen?" Ich verstand einmal mehr, dass wir alle erst lernen müssen zu schauen.

Unheilbar kranke, behinderte und demente Hochbetagte, die ihre Ansprüche nicht mehr selbst geltend machen können, finden in den derzeitigen Betreuungseinrichtungen keine ihren besonderen Bedürfnissen entsprechende Infrastruktur vor. Mit Methoden, die sich für jüngere, weitgehend autonome Kranke eignen, lässt sich die subjektive Lebensqualität unserer Patienten sehr oft nicht entscheidend verbessern. Ihr Zustand erfordert, insbesondere wenn das Lebensende näher rückt, andere Denkmodelle und Zielsetzungen in Hinblick auf Diagnose, Therapie, Kommunikation und Angehörigenbetreuung. Bisher wurden weder befriedigende Strukturen dafür geschaffen, noch die am Krankenbett Tätigen so ausgebildet, dass sie über die nötige Kompetenz verfügen. Der immense und sicher weiterhin anwachsende Bedarf nach solchen Modellen wird uns immer klarer, je länger und intensiver wir uns mit dem Thema auseinandersetzen.

Im Laufe der Zeit wurde mir immer klarer: Wir werden unsere Arbeit nur dann als sinnvoll und erfüllend erleben, wenn sie den Wünschen und Bedürfnissen der Menschen, die wir betreuen, gerecht wird. Solange wir uns damit begnügen, uns allgemein gängige Berufsziele zu stecken (ordentliche Pflege, moderne medizinische Behandlung, Mobilisation um jeden Preis), wird uns das große Unbehagen nie verlassen, wir werden weiter jeden Tag frustriert nach Hause gehen. Das Individuum selbst mit seinen ganz besonderen, einmaligen und einzigartigen Nöten, Wünschen und Bedürfnissen muss unser Auftraggeber sein. Seine Lebensqualität ist das einzig sinnvolle Maß für unsere Leistung. Es geht also nicht primär um „Ziele der Institution", es geht auch nicht darum zu erfüllen, was heute in der Geriatrie à la mode ist, es geht in erster Linie immer um Leben und Sterben von Individuen! Wenn wir Helfer sein wollen, muss es unsere vornehmste Aufgabe sein, sie zu verstehen, ihr Vertrauen zu erwerben und ihren Ansprüchen gerecht zu werden. Erst dann werden wir unsere fachliche Kompetenz so einsetzen können, dass ihnen damit tatsächlich geholfen ist. Professionalität darf gerade in der Geriatrie nicht dort enden, wo Heilung oder wesentliche Besserung nicht mehr möglich sind. Unser Auftrag gilt auch dann, er gilt dann mehr denn je! Je kränker und hilfloser unsere Patienten werden, desto mehr brauchen sie uns. Nicht der Mensch, den wir nach kurzer Behandlungszeit gesund und vergnügt nach Hause entlassen, braucht die fachkundigsten Helfer, die besten und einfühlsamsten Ärzte und Pflegepersonen.

Der Leidende am Ende seines Weges, der sich selbst nicht mehr helfen kann und zu schwach ist, um um Hilfe zu schreien, braucht uns am dringendsten. Er ist vollständig auf Menschlichkeit und das Können seiner Betreuer angewiesen. Heute wissen wir längst, dass Pflegende und Ärzte noch sehr viel tun können, wenn der Tod näher rückt. Noch vor zehn Jahren waren solche Gedanken im Pflegeheim geradezu revolutionär und lösten bei den meisten nur ein befremdetes Kopfschütteln aus.

Schließlich zeigte sich für mich, nach einer langen, von Enttäuschung, Zweifeln, Unsicherheit und Traurigkeit geprägten Zeit, das Licht am Ende des Tunnels. Ich fand meinen persönlichen Weg: Ich hörte auf, mich „anders" oder gar „besser" zu fühlen als die Menschen, die ich betreute. Statt dessen öffnete ich mein Herz ganz weit und ließ mich vom Leid meiner Patienten, vom Leid „der Menschen auf der anderen Seite", anrühren. Ich nahm jetzt immer deutlicher wahr, dass jeder von ihnen ein „Ich" besitzt, genauso wie ich selbst. Immer häufiger stellte ich mir, wenn ich an einem Bett stand, die Frage: „Wie würde ich mich fühlen, wenn ich an seiner Stelle wäre?" Ich musste auch lernen, meinen Schmerz und meine Hilflosigkeit zuzulassen, wenn ich nicht helfen konnte. Ich musste lernen, auch das nicht zu übersehen, zu beschönigen oder wegzuschieben, was sich im Augenblick nicht verändern ließ. Diese neue Einstellung führte mich ohne viele Umwege zu den eigentlichen Bedürfnissen meiner Patienten. Damit war mein Weg zur Schmerztherapie und in die Palliativmedizin vorgezeichnet (2). Ich gehe ihn jetzt schon viele Jahre und stehe in vieler Beziehung noch immer am Anfang.

Bald stieß ich auf eine Barriere, die ich zwar bereits zu Anfang gesehen hatte, die aber während meiner Orientierungsphase in den Hintergrund getreten war: Auch wenn ich selbst überzeugt war, den richtigen Weg gefunden zu haben – ich konnte doch nur in Einzelfällen helfen. Verändern konnte ich alleine nichts. Ich finde das Wort „Palliativmedizin" irreführend und meine, dass der umfassende Begriff Palliative Care das Wesentliche viel genauer umschreibt: Bravourleistungen oder Solodarbietungen kompetenter Ärzte reichen alleine niemals aus, um Menschen am Lebensende zu helfen. Es gibt in der Medizin wenig Tummelplätze für Solisten; Palliative Care ist jedenfalls bestimmt keiner von ihnen. Für Behandlung, Betreuung und Begleitung Schwerkranker und Sterbender ist eine tragfähige Betreuungskette aller Helfenden unverzichtbar. Jedes Teammitglied muss ein wertvolles Glied dieser Betreuungskette sein und an seiner Stelle dazu beitragen, dass diese auch unter Belastung nicht durchreißt.

Aber auch wenn die am Krankenbett Tätigen ein gemeinsames Verständnis im Sinne der Palliative Care erreicht haben, muss noch immer die Instituti-

on, müssen ihre Träger dafür gewonnen werden, ehe die Weichen tatsächlich umgestellt werden ...
Theoretische Erkenntnisse sind eine schöne Sache, aber sie machen den, der sie hat, nicht für lange froh! Wie sollte ich meine fast 150 multiprofessionellen Mitarbeiter für meine Vorstellungen begeistern?
Als ich 1989 die Leitung der 1. Medizinischen Abteilung übernahm, erwartete mich dort Susanne Pirker, die sehr ähnlich dachte wie ich und als langjährige Oberärztin bereits einiges bewegt hatte. Von nun an versuchten wir gemeinsam, andere auf unseren Weg mitzunehmen. Konnte uns das überhaupt glücken? Und wenn ja, würde die Institution jemals bereit sein, Rücksicht auf Menschen zu nehmen, mit denen „kein Staat zu machen ist"? Würde sie bereit sein, beträchtliche (vor allem personelle) Ressourcen in diese „unattraktive" Zielgruppe zu investieren?
Zu diesem Zeitpunkt kam uns das Glück zu Hilfe: 1993 wurde die Idee geboren, im Rahmen des GZW ein Hospiz für Krebspatienten ab dem 19. Lebensjahr zu eröffnen. Im Zuge der immer konkreter werdenden Planungen stellte sich heraus, dass eine solche Initiative in einem Pflegeheim nur dann politisch korrekt ist, wenn zugleich auch etwas für die Betreuung sterbender geriatrischer Patienten getan wird. 1995 begann der, vom Gemeinderat der Stadt Wien beschlossene, für zwei Jahre anberaumte „Modellversuch Sterbebegleitung" (3) (4), in dessen Rahmen das Hospiz seinen Probebetrieb aufnahm. Gleichzeitig sollte auch „etwas geschehen", um Behandlung, Pflege und Begleitung am Lebensende alter Menschen zu verbessern. Das GZW begann als erstes Pflegeheim, sich ernsthaft Gedanken über die Qualität des Sterbens seiner Patienten zu machen.
Mir wurde von der Direktion die Leitung des gesamten Modellversuchs übertragen. Am meisten Kopfzerbrechen machte mir dabei die Entwicklung brauchbarer Strategien für den geriatrischen Bereich. Erwähnenswerte Ressourcen waren dafür nicht vorgesehen. War von „oben" a priori nicht mehr als ein „geriatrisches Feigenblatt" geplant? In den Mitgliedern der kleinen, aus verschiedenen Berufsgruppen zusammengesetzten Projektgruppe fanden Susanne Pirker und ich Gleichgesinnte, die ebenso wie wir fest entschlossen waren, Tabus anzugreifen und alte, verkrustete Strukturen in Frage zu stellen. In den zwei Jahren gelang es uns tatsächlich, Weichen zu stellen und Veränderungen in Gang zu setzen, die seither nie mehr ganz zum Stillstand gekommen sind.
Eine der Initiativen des Modellversuchs bestand in der Etablierung von drei „Modellstationen". Die drei Teams wurden eigens geschult und während des gesamten Zeitraums psychologisch unterstützt. Unser Ziel war nachzuweisen, ob diese Maßnahmen auch ohne Strukturänderungen (weder mehr

Personal noch weniger Patienten pro Zimmer) ausreichen würden, um die Qualität der Betreuung nachweislich zu verbessern. Eine Station meiner Abteilung bewarb sich darum mitzumachen. Unter der Leitung von Susanne Pirker und Michaela Zsifkovics entdeckte das Team in dieser Zeit seine Liebe zu schwerkranken und sterbenden alten Menschen. Nach Beendigung des Modellversuchs entwickelte sich die Station selbständig und gezielt in der eingeschlagenen Richtung weiter; die „Modellstation" ging in das Projekt „Sterbebegleitung = Lebensbegleitung" über. Susanne Pirker und ich waren nicht mehr allein mit unseren Vorstellungen: Zumindest auf eine unserer sechs Stationen war der Funke übergesprungen.

In den vergangenen Jahren hat sich die Geriatrie in Österreich rasch weiterentwickelt. Das GZW übernahm dabei auf vielen Gebieten eine dankenswerte Vorreiterrolle; die Sorge um die letzte Lebensphase alter Menschen trat dabei aber leider wieder etwas mehr in den Hintergrund. Unter dem Motto „Wir sind keine Endstation!" wurden neue Konzepte erarbeitet, die entscheidend dazu beitrugen, die Türen des Pflegeheims für viele Menschen noch einmal zu öffnen: Patienten, die früher für immer in der Institution geblieben wären, konnten dank gezielter, kompetenter Hilfe und Förderung doch wieder nach Hause gehen. Für die Mehrzahl unserer Patienten, für die vielen schwerkranken, schwer dementen, schwer pflegebedürftigen Menschen, für die es keine Alternative gibt, die weiterhin bis zu ihrem Tod bei uns bleiben, änderte sich dadurch allerdings nichts. Alle attraktiven Konzepte zielten an ihnen vorbei, auch die der Geriatrie nun etwas reichlicher zuströmenden Ressourcen flossen an ihnen, den auch weiterhin ungeliebten Stiefkindern der Wohlfahrtsgesellschaft, vorbei. Sie blieben politisch uninteressant, mit ihnen ließ sich das Ansehen der Geriatrie nicht verbessern. Da sich die Öffentlichkeit von ihnen abwandte, blieben auch die Medien stumm. Das Lebensende alter Menschen blieb ein weißer Fleck auf der Landkarte menschlichen Lebens.

Unsere Abteilung ist eine Langzeitabteilung. Von unseren Patienten gehören bestenfalls vereinzelte zu den „Hoffnungsträgern". Dennoch bedeutete es für meine Mitarbeiter einen gewaltigen Entschluss, sich ausschließlich in den Dienst jener alten Menschen zu stellen, die „nur mehr auf das Sterben warten". Noch immer empfinden sehr viele am Krankenbett Tätige das Sterben als Niederlage, als Regiefehler, der, wenn er sich auch leider oft nicht vermeiden lässt, eigentlich nicht vorkommen sollte. Sterbende Patienten wurden über lange Zeit nur als Belastung empfunden. „Hoffentlich stirbt er (sie) nicht bei mir", war ein Stoßseufzer, den ich in zwei Jahrzehnten ungezählte Male gehört habe.

Ich möchte an dieser Stelle ein wenig mehr über Susanne Pirker sagen. In ihr fand ich, zu meinem großen Glück, eine Mitstreiterin aus tiefster persönlicher Überzeugung. Ohne sie wäre es mir nie gelungen, gegen den Strom der modernen Geriatrie, gegen den Strom der inneren Antriebe vieler Mitarbeiter schwimmend, genug Überzeugungsarbeit zu leisten und genügend Menschen für diese Form der Arbeit zu begeistern. Ohne sie wäre ich wahrscheinlich auch selbst verzagt. Sie war nicht nur die Leiterin der Modellstation und hatte gemeinsam mit ihrer Stationsschwester auf der eigenen Station viel bewegt. Sie war der gute Geist der Abteilung. Ihre selbstverständliche Offenheit, ihr naives, unglaublich treffsicheres Denken, ihre Geduld, ihre Bescheidenheit, ihr stiller Fleiß und nicht zuletzt ihre Liebe zum Menschen verliehen ihr Kraft und öffneten ihr die Herzen. In ihrer langjährigen Tätigkeit im Pflegeheim musste sie nicht so viele Umwege gehen und so viele Fehler machen wie ich; ihr erschloss sich, dank der Güte und Selbstlosigkeit ihres Herzens, der Weg in die Palliative Care fast von selbst. Ich habe sie stets bewundert, sie oft um Rat gefragt und viel von ihr gelernt. Ich bin zutiefst dankbar dafür, dass ich elf Jahre lang mit ihr zusammen arbeiten und gemeinsam mit ihr die Weichen für eine menschlichere Geriatrie stellen durfte.

In einer Strategie der kleinen Schritte gelang es uns allmählich gemeinsam, festgefahrene Gewohnheiten in Frage zu stellen. Der Umgangston an der Abteilung begann sich zu verändern, wurde verständnis- und liebevoller, Schmerztherapie und die Begleitung Sterbender gewannen fast unmerklich an allen Stationen an Bedeutung. Wünsche und Bedürfnisse unserer Patienten wurden zu zentralen Anliegen, die Zusammenarbeit mit den Angehörigen bekam allmählich einen höheren Stellenwert. Viele Mitarbeiter schienen geradezu auf diese Veränderungen gewartet zu haben und begannen sich rasch und voll Freude eigenständig in diese Richtung zu entfalten.

Ende 1997 entschieden sich die Mitarbeiter aller Stationen und aller Berufsgruppen dafür, schwerstkranke, zum Großteil demente Hochbetagte nach den Grundsätzen und Erkenntnissen der Palliative Care bis zu ihrem Tod zu betreuen, ihre Wünsche und Bedürfnisse kennen zu lernen und sich zu bemühen, diese so gut es geht zu erfüllen. Unser gemeinsamer Entschluss markiert die Geburtsstunde der Palliativen Geriatrie. Von nun an setzte ein Circulus virtuosus ein, eine nach oben führende Spirale, in der jeweils eines dazu beitrug, das andere besser zu machen. Es gelang, einzelne Mitarbeiter und später auch ganze Teams zielführenden Ausbildungen zuzuführen. Interesse und Freude an der Arbeit stiegen. Immer mehr Mitarbeiter entwickelten ihre eigenen, weiterführenden Ideen. Seit 1999 erarbeiteten Martina Schmidl und Ursula Gutenthaler gemeinsam mit ihrem Team mit hohem Engagement und großem Einsatz ein palliatives Betreuungskonzept für mittel bis schwer demente

Hochbetagte. Das Konzept findet in der Zwischenzeit bereits nationale und internationale Beachtung (siehe dazu die Kapitel über Validation, Basale Stimulation und Lebensqualität).

Natürlich blieben auch Rückschläge nicht aus. Wir haben bis jetzt nicht die Möglichkeit, uns unsere Mitarbeiter auszusuchen, wir bekommen sie zugewiesen. Unsere Arbeitsschwerpunkte können nicht allen gefallen und sind bestimmt auch nicht für alle der geeignetste Weg.

Das Team einer unserer Stationen stellte im Laufe der Zeit fest, dass es eigentlich lieber etwas anderes gemacht hätte. Dank der hohen Kooperationsbereitschaft der Direktion konnte die Station zur allseitigen Zufriedenheit an eine andere Abteilung übersiedeln und einer Station Platz machen, die sich zu uns gewünscht hatte und bereit war, sich mit unseren Zielen zu identifizieren. Es kommt auf allen Stationen vor, dass sich Schwestern und Pfleger von uns weg melden. Mindestens ebenso viele an anderen Abteilungen Beschäftigte interessieren sich für unsere Arbeitsweise und wollen bei uns mitarbeiten. Im Großen und Ganzen verläuft die Entwicklung so, wie wir es uns wünschen. Es geht nicht gerade schnell und ich werde manchmal recht ungeduldig, aber wenn ich dann zurückblicke, erkenne ich, dass wir bereits einen weiten Weg zurückgelegt haben. Unsere Arbeit wird nicht nur im GZW, sondern in weiten Kreisen im In- und Ausland anerkannt. 1999 gründeten wir – in der Hoffnung, Geld für Fortbildung, wissenschaftliches Arbeiten und kleinere „Luxus"-Investitionen für unsere Patienten zu lukrieren – den „Verein der Freunde der Palliativen Geriatrie". Geld aufzutreiben ist nicht leicht, aber es gelingt uns bisher doch, wesentliche Fortbildungsveranstaltungen für Mitarbeiter, die von der Anstalt nicht übernommen werden können, zu finanzieren. Im Jahr 2000 wurde unsere Leistung vom Wiener Krankenanstaltenverbund öffentlich anerkannt: Die Abteilung wurde in „Abteilung für Palliativmedizinische Geriatrie" umbenannt. Im gleichen Jahr begann die Umgestaltung der Grünfläche hinter dem Pavillon zu einem Therapiegarten. Seit dem Sommer 2001 steht der Garten unseren Patienten zur Verfügung. Dass dieses aufwendige Projekt gelang, ist das große Verdienst von Fritz Neuhauser, er hat lange Zeit mit großem Einsatz dafür gekämpft. Ebenfalls im Jahr 2001 begann die „Jungpensionistin" Susanne Pirker damit, ehrenamtliche Mitarbeiter zu rekrutieren, einzuschulen und zu organisieren. Bis jetzt sind es noch nicht sehr viele, doch wir sehen bereits deutlich, dass ihre Arbeit Früchte trägt und hoffen darauf, dass das kleine Häuflein mit der Zeit anwachsen wird!

Vor zwei Jahren haben wir unsere Ziele klar definiert, wesentlichen Leitsätzen des Leitbilds des Geriatriezentrums am Wienerwald (5) zugeordnet und in unserer Zielplanung festgehalten:

(1) Bestmögliche Lebensqualität bis zuletzt durch:
- Schmerzlinderung
- ganzheitliche Behandlung, Betreuung und Begleitung:
  - Linderung quälender körperlicher Symptome
  - Linderung seelischer Nöte
  - Palliative Pflege
- Kompetenz in Ethik
  6. Leitsatz: „Wir anerkennen das Selbstbestimmungsrecht der Patienten."
- Kompetenz in Kommunikation
  7. Leitsatz: „Wir bemühen uns, den Patienten unsere Betreuungs- und Behandlungsmöglichkeiten verständlich zu machen."
- Optimierung der Kommunikation mit dementen Patienten, Vermeidung des schrittweisen Rückzugs Dementer in ein Stadium des Vegetierens durch Validation
- Autonomie bis zuletzt durch
  - reaktivierende Pflege
  - Physiotherapie
  - Ergotherapie
- Optimierung des Kontakts mit Schwerstkranken und Sterbenden durch Basale Stimulation
- Vermeidung von sensorischer Deprivation: Mehr Farbe ins Leben – Schrittweise Einführung bunter Dienstkleidung. Privatkleidung für alle nicht bettlägerigen Patienten
- Aufrechterhalten der lebendigen Verbindung zur Natur bis zuletzt durch Gartentherapie.

(2) Auseinandersetzung mit ethischen Fragen
- ethische „Alltagsentscheidungen"
- ethische Fragen am Lebensende.

(3) Lebenswertes Leben bis zuletzt:
Mehr Raum für die Wünsche und Bedürfnisse jedes Einzelnen, das heißt „Nicht nur am Leben sein, sondern ein Leben haben" (Loewy).

(4) Leben und Sterben in Würde
4. Leitsatz: „Jedem unserer Patienten wird ein würdevolles Leben ermöglicht."
Wir sind überzeugt, dass Würde jedem, auch dem (durch schwere Krankheit oder Demenz) nicht Handlungsfähigen, in ungeteilter Weise zukommt, weil er ein Mensch ist.

(5) Physisches, psychisches, spirituelles und soziales Wohlbefinden für alle PatientInnen

8. Leitsatz: „Unsere Handlungen sind darauf ausgerichtet, dass der Patient sich bei uns wohlfühlt."

(6) Intensive Angehörigenbetreuung und -begleitung von der Aufnahme unserer Patienten bis nach ihrem Tod (umfassende Betreuung). Das bedeutet: Laufende Gesprächskontakte, Vermittlung relevanter Informationen, Einbeziehung in Entscheidungen, Einladungen zu Stationsfesten, Anbieten von Unterstützung in der Begleitung Sterbender und beim Abschied vom Verstorbenen, Einladung zu Nachgesprächen.

9. Leitsatz: „Wir bemühen uns um eine möglichst intensive Einbeziehung und Betreuung der Angehörigen im Interesse unserer Patienten" (Loewy) (6).

(7) Bedürfnisgerechtes Wohnen:

5. Leitsatz: „Wir bemühen uns, die Privatsphäre unserer Patienten zu ermöglichen und zu wahren."

- Stationssanierungen (Raum für individuelle Gestaltung, Intimsphäre und Gemeinsamkeit und für die Begleitung Sterbender durch Angehörige und Teammitglieder)
- Multifunktionsraum für besondere Bedürfnisse von Patienten und deren Angehörigen, zum Beispiel Gespräche mit Arzt oder Stationsschwester, Testamentserrichtung, Familientherapie, intime Gespräche zwischen Patienten und Angehörigen, Zweisamkeit von Partnern ...
- Verabschiedungsraum von Verstorbenen (bereits verwirklicht).

LITERATUR

(1) Rilke, R. M. : „Gesammelte Gedichte", Inselverlag 1992, S. 261
(2) Kojer, M.: „Die Welt der Alten respektieren, ihre Sprache sprechen". In: Heller, A., Heimerl, K., Husebø, S. (Hrsg.) „Wenn nichts mehr zu machen ist, ist noch viel zu tun", Lambertus-Verlag Freiburg im Breisgau, 2. Auflage 2000
(3) Kojer, M., Blume, A.: „Neue Wege im Geriatriezentrum am Wienerwald". In: Heller, A., Heimerl, K., Husebø, S. (Hrsg.) „Wenn nichts mehr zu machen ist, ist noch viel zu tun", Lambertus-Verlag Freiburg im Breisgau, 2. Auflage 2000
(4) Kojer, M.: „Modellversuch Sterbebegleitung im Geriatriezentrum am Wienerwald", Abschlussbericht, 1997
(5) Leitbild des Geriatriezentrums am Wienerwald 2000
(6) Loewy, E.: Wiederholte mündliche Mitteilungen 1999-2001

Wie könnten wir es besser machen?

Marina Kojer, Susanne Pirker

Was ist Palliative Care?

In der Definition der Weltgesundheitsorganisation (WHO) heißt es: „Palliativmedizin ist die aktive, ganzheitliche Behandlung von Patienten mit einer progredienten, weit fortgeschrittenen Erkrankung zu der Zeit, in der die Erkrankung nicht mehr auf kurative Behandlung anspricht und die Beherrschung von Schmerzen, anderen Krankheitsbeschwerden, sozialen und spirituellen Problemen höchste Priorität besitzt."
In den vergangenen Jahrzehnten haben diese Methoden sich langsam durchzusetzen begonnen. Zunächst wurden sie ausschließlich für unheilbar kranke Krebspatienten in ihrer letzten Lebensphase genutzt, erst Jahrzehnte später begann man auch andere unheilbare Erkrankungen im Endstadium (zum Beispiel Aids, neurologische Leiden) in dieser Weise zu behandeln. Unsere Überzeugung, dass auch chronisch kranke, schwer demente und sterbende Hochbetagte palliativ betreut werden müssten, stieß allerdings erst einmal auf Kopfschütteln und Ablehnung. In den letzten Jahren konnten sich die Gedanken und Lösungsansätze der Palliativen Geriatrie aber doch wider Erwarten erstaunlich rasch durchsetzen und haben heute bereits ihren festen Platz im Rahmen der Palliative Care.

Sind Hochbetagte tatsächlich Palliativpatienten?

- Hochbetagte haben unheilbare, chronisch fortschreitende Erkrankungen wie Herzinsuffizienz (Herzschwäche), Niereninsuffizienz (Nierenversagen), Demenz, Atemwegserkrankungen, Diabetes oder Durchblutungsstörungen. In der Regel leiden sie nicht nur an einer, sondern an mehreren dieser Erkrankungen gleichzeitig (Multimorbidität), wobei häufig ein bestimmtes Krankheitsbild stärker im Vordergrund steht und daher besonders beachtet werden muss.
- Die meisten von ihnen haben chronische Schmerzen und/oder andere quälende Beschwerden wie Atemnot, Übelkeit, Erbrechen, Angst, akute Verwirrtheit, Hautjucken oder Stuhlschwierigkeiten.

- Aus Alters- und Krankheitsgründen ist ihre Lebenserwartung mehr oder weniger eng begrenzt.
- Maßnahmen, die Heilung oder auch nur wesentliche Besserung zum Ziel haben, kommen sehr häufig nicht mehr in Frage: Die Eigendynamik der seit Jahren bestehenden Erkrankung lässt keine Besserung mehr zu, Regenerationskraft und Lebenswille reichen nicht aus, die erforderliche Behandlung hätte verheerende Folgen für andere, gleichzeitig bestehende Erkrankungen, der alte Mensch ist den Belastungen der Therapie (zum Beispiel Operation, Chemotherapie) nicht mehr gewachsen. Kurative Maßnahmen sind natürlich auch dann nicht mehr sinnvoll, wenn die Lebenserwartung zu kurz ist und die Strapazen der Therapie den Patienten in der kurzen verbleibenden Lebensspanne nur unnötig belasten würden.
- Sehr alte Menschen sehen in vielen Fällen den Tod nicht mehr als Feind an. Sie fürchten sich vor der Ungewissheit des Lebens, das noch vor ihnen liegt, oft mehr als vor dem Sterben und wünschen vor allem, dass die Zeit, die noch bleibt, eine gute Zeit sein möge. Das primäre Anliegen unserer Behandlung, Betreuung und Begleitung muss daher stets die Erhaltung oder Verbesserung der Lebensqualität sein.

Es kann kein Zweifel darüber bestehen, dass Hochbetagten in vielen Fällen am besten damit geholfen ist, Beschwerden, die ihr Leben schwer erträglich machen, zu lindern. **Hochbetagte brauchen Palliative Care – aber sie brauchen nicht nur Palliative Care!**
Es wäre demnach ein verhängnisvoller Irrtum zu glauben, dass unsere Patienten ausschließlich an Krankheiten und Symptomen leiden, für die kurative Maßnahmen nicht mehr in Frage kommen! Wir dürfen uns niemals vorschnell und unkritisch damit begnügen, Symptome zuzudecken, solange andere Therapieoptionen sinnvoll und möglich sind. Dies hieße einem therapeutischen Nihilismus das Wort reden, der den baldigen „sanften" Tod alter Menschen als einzig mögliche Lösung begreift. Damit wären fachlicher Inkompetenz, mangelnder Sorgfalt und unethischem Verhalten Tür und Tor geöffnet. Barrieren, die den Weg zum, nur dürftig vom Mäntelchen der Humanität maskierten, „lebensunwerten Leben" heute noch versperren, fielen mit einem Schlag weg! Eine sorgsame Analyse der Ausgangslage muss in jedem Fall die selbstverständliche Voraussetzung für jede Entscheidung sein. Solange wir nicht wissen (können), nach welcher Seite sich die Waagschale des Lebens neigt, ist es die Pflicht von Ärzten und Pflegenden, alles dazuzutun, um ein Weiterleben zu ermöglichen. Immer wieder entdecken wir bei einem schwachen und hinfälligen Patienten doch noch unerwartete Kraftquellen,

die bei entsprechend fachkundiger Hilfe noch entscheidende gesundheitliche Verbesserungen zulassen. Um zu gewährleisten, dass vor allem diejenigen, die den Patienten am besten kennen, ihre Kompetenz in Entscheidungsprozesse einbringen können, muss es möglich sein, die in Krankenanstalten übliche hierarchische Struktur zumindest für diese Situationen außer Kraft zu setzen (siehe Tabelle 1, „Kann es hierarchiefreie Räume geben?").

Die Zigarette schmeckt noch ...

Herr Otto hat die fünfte Lungenentzündung. Jeweils nur wenige Tage nach Absetzen des Antibiotikums beginnt die nächste. Geht sein Leben zu Ende? Wir sprechen im Ärzteteam darüber. Alle, einschließlich der Primarärztin, befürworten den Therapieabbruch, nur die Stationsärztin nicht: „Herr Otto lebt so gerne", sagt sie, „Kaum geht es ihm ein bisschen besser, schmeckt ihm seine Zigarette wieder. Er ist ein Kämpfer, er hat sicher noch die Chance auf eine gute Zeit!" Sie kennt Herrn Otto am besten, ihr Wort gibt daher den Ausschlag: Wir entschließen uns gemeinsam zu einem weiteren Therapieversuch. Drei Wochen später sitzt Herr Otto wieder in seinem Rollstuhl, lächelt uns an und raucht zufrieden die geliebte Zigarette. Er ist zwar schwach, aber er freut sich. Herr Otto genießt sein Leben noch ein halbes Jahr lang.

TABELLE 1: TEAMARBEIT IN DER PALLIATIVE CARE

- Wir begegnen einander mit Respekt.
- Wir anerkennen jede Form der Kompetenz.
- Erfahrungen und Beobachtungen aller Teammitglieder fließen in Entscheidungen mit ein.
- Die Kommunikation verläuft nicht nur „in der Linie" (das heißt, der Hierarchie einer Berufsgruppe folgend), sondern vernetzt.
- Jede Stimme im Team wird gehört und hat Gewicht.
- Das Argument, nicht die Position entscheidet.
- Dadurch werden auch die Stimmen von Patienten und Angehörigen eher gehört und bekommen Gewicht.
- Nicht wir führen den Patienten, er weist uns den Weg zu seinen Zielen.
- Patienten und Angehörige sind in Entscheidungen mit eingebunden.

Das Angebot an unsere Patienten umfasst:

Kurative Behandlung wenn möglich

Therapie von:
- akuten Infekten,
- akuten Erkrankungen,
- akuten Entgleisungen,
- Unfällen.

Wir behandeln unsere Patienten mit dem Ziel, den akuten Krankheitszustand zu heilen oder wesentlich zu bessern, solange eine realistische Chance dafür besteht. Das ist sehr häufig der Fall. Wir bemühen uns allerdings auch darum, diagnostische und therapeutische Maßnahmen zu vermeiden, die den Kranken mit größter Wahrscheinlichkeit oder sogar erwiesenermaßen (zum Beispiel wiederholte Pleurapunktionen bei stets rasch nachlaufenden Ergüssen) nur unnötig belasten. Dass „man" in bestimmten Situationen, unabhängig von den Erfolgsaussichten, bestimmte Maßnahmen setzt, sollte unser Handeln nicht bestimmen. Das klingt einfacher, als es ist: Es gehört Ehrlichkeit und viel Mut dazu diese Haltung immer durchzustehen. Uns gelingt es zwar oft, aber nicht immer.

Rehabilitation so weit wie möglich,

das heißt für jeden Patienten bis zu dem für ihn erreichbaren Optimum an Lebensqualität. Dieses Optimum kann dem einen die Tür zur Rückkehr nach Hause öffnen, für den anderen darin bestehen, sich wieder selbständig im Bett umdrehen zu können. Im Zusammenhang mit unseren Patienten verstehen wir Rehabilitation nicht nur als „Akutmaßnahme", wenn Krankheit, Unfall oder ungünstige Lebensumstände den Bewegungsradius eingeschränkt haben, sondern, falls erforderlich, auch als lebenslanges Angebot. Das Angebot sollte gewährleisten, dass jeder Einzelne bis zuletzt so viel wie möglich an Selbständigkeit bewahrt. Auch wenn jemand nur mehr kurze Zeit zu leben hat, ist es nicht gleichgültig, ob er seinen Trinkbecher noch alleine zum Mund führen kann oder warten muss, bis jemand ihm hilft. Es ist nicht gleichgültig, ob er eine Fliege, die ihn belästigt, selbst verscheuchen kann oder hilflos dulden muss, dass sie sich auf seiner Nase niederlässt.
Derzeit ist die Zahl der Physio- und Ergotherapeuten im GZW noch immer sehr gering. Die vorhandenen Kräfte werden vor allem für Kurzzeitpatienten, die voraussichtlich wieder nach Hause gehen können, eingesetzt. Unserer Abteilung stehen für 230 Patienten derzeit nur je eine diplomierte Physio- und Ergotherapeutin zur Verfügung – das ist nur wenig mehr als

ein Tropfen auf den heißen Stein. Schwestern und Pfleger bemühen sich, die Selbständigkeit der Patienten durch Aktivierende Pflege zu unterstützen und sind dabei oft sehr erfolgreich. Die Fachkompetenz der Therapeuten ist dadurch natürlich nicht zu ersetzen.

Palliative Behandlung auf jeden Fall

Alle unsere Patienten leiden an Schmerzen und/oder anderen quälenden Symptomen, die palliative Maßnahmen erfordern. Alle weit fortgeschrittenen chronischen Erkrankungen (einschließlich der Demenz!), Todesnähe (aus welcher Ursache auch immer), aber auch „bloße" Altersschwäche rufen geradezu nach Palliative Care.

Das primär für andere Patientengruppen zugeschnittene palliative Repertoire reicht nur in wenigen Fällen aus, um allen körperlichen und seelischen Bedürfnissen Hochbetagter kompetent zu begegnen: Bereits bevor die erste sinnvolle Maßnahme gesetzt werden kann, müssen Wünsche und Bedürfnisse wahrgenommen und erkannt werden. Dazu bedarf es der Kunst, mit schwer kontaktierbaren alten Menschen in Beziehung zu treten, mit ihnen zu kommunizieren. Diese Kunst will erlernt sein, man beherrscht sie nicht im Handumdrehen!

WAS WÜNSCHEN SICH UNSERE PATIENTEN?

Es stellt sich sehr rasch heraus, dass es nicht sinnvoll ist, Methoden, die unter anderen Voraussetzungen erarbeitet wurden, kritiklos 1:1 für die Arbeit mit alten Menschen zu übernehmen. Hochbetagte haben nicht nur Schmerzen und belastende körperliche Symptome, sie leiden auch an einer Vielzahl anderer, ebenso quälender Bedürfnisse. Es ist oft nicht einfach, diese Bedürfnisse in Erfahrung zu bringen, denn der überwiegende Teil der sehr alten Menschen trägt sein Herz nicht auf der Zunge: 60-70% sind bereits bei der Aufnahme dement und verwirrt, vielen nehmen Krankheit und Schwäche die Möglichkeit sich mitzuteilen. Manche, noch in der österreichisch-ungarischen Monarchie geborene „Altösterreicher" vergessen im hohen Alter die deutsche Sprache ganz und sprechen und verstehen nur mehr tschechisch oder ungarisch. Viele sehen und hören so schlecht, dass die Verständigung mit ihnen aus diesem Grund zum Problem wird. Andere kommen verängstigt, misstrauisch und in sich gekehrt und lassen sich nur zögernd von unserer Glaubwürdigkeit und unseren guten Absichten überzeugen.

Der erste und entscheidendste Anspruch der Palliativen Geriatrie ist daher die Sicherstellung und kontinuierliche Verbesserung der Kommunikation! Ohne verlässlich gelingende Kommunikation sind fast alle anderen Bemühungen zum Scheitern verurteilt. Besonders augenfällig wird das Manko in der Verständigung dort, wo wir uns aus diesem Grund gezwungen sehen, wider jedes ethische Empfinden, Zwangsmaßnahmen einzusetzen.

Vieles, was jeder Mensch für sich wünscht und beansprucht, ist so selbstverständlich, dass es gerade deshalb leicht übersehen wird. Wir alle brauchen für ein lebenswertes Leben **Zuwendung, Wärme, Herzlichkeit, Anteilnahme und Mitgefühl**. Wir alle können uns nur dann entfalten, wenn wir geschätzt und anerkannt werden. Niemand will übergangen, bevormundet, gezwungen werden. Es nimmt Hochbetagten den letzten Lebensmut, wenn andere immer besser zu wissen meinen, was für sie richtig ist und ihnen ihren Willen aufzuzwingen versuchen.

Demente können ihre Wünsche zwar nicht mehr formulieren, aber ihr Verhalten lehrt uns, dass sie das Recht auf ihre Wirklichkeit für sich beanspruchen. Die Welt ist für jeden das, was er erlebt. Die Welt, die ein dementer alter Mensch erlebt, wird sich in vielem nicht mit „unserer" Welt decken; dessen ungeachtet ist sie das, was er erlebt. Demente haben ebenso wie alle anderen das Recht auf ihre persönliche und individuelle Erlebniswelt. Sie sind weder „dumm" noch „wie unmündige Kinder". Sie bearbeiten ihre persönlichen Lebensaufgaben, nur brauchen sie dazu mehr Hilfe von uns als andere alte Menschen. Darüber hinaus verstehen sie ihre Betreuer sehr rasch einzuschätzen. Sie spüren, ob wir uns ihnen von Herzen zuwenden oder ob sich unsere Freundlichkeit ablösen lässt wie eine Marke vom feucht gewordenen Briefumschlag.

Aber selbst dann, wenn wir nicht mehr wissen können, was Schwerkranke, schwer Demente, nicht mehr Ansprechbare sich in bestimmten Situationen wünschen, wissen wir, wie E. Loewy immer wieder betont, vieles, was sie ganz bestimmt nicht wollen: Sie wollen keine Schmerzen haben, sich nicht ängstigen, nicht allein gelassen werden, nicht frieren, nicht unnötig durch Transporte oder Untersuchungen gequält werden ... Bereits, wenn wir uns nur daran orientieren, lassen sich viele Fehlerquellen ausschalten (1).

PALLIATIVE GERIATRIE BEDEUTET LEBENSQUALITÄT BIS ZULETZT

Unsere Mitarbeiter und wir haben in den vergangenen Jahren konsequent daran gearbeitet, den Grundstein der Palliativen Geriatrie zu legen. Wir haben versucht zu lernen, die Welt mit den Augen sehr alter Menschen zu sehen und deren wesentlichste Probleme und Ansprüche zu erkennen. Das meiste bleibt freilich noch zu tun übrig. Abbildung 1 soll einen Überblick über unsere Schau aus heutiger Sicht vermitteln. Sie erhebt keinen Anspruch auf Vollständigkeit.

Abbildung 1: Palliative Geriatrie (v. Marina Kojer, GZW)

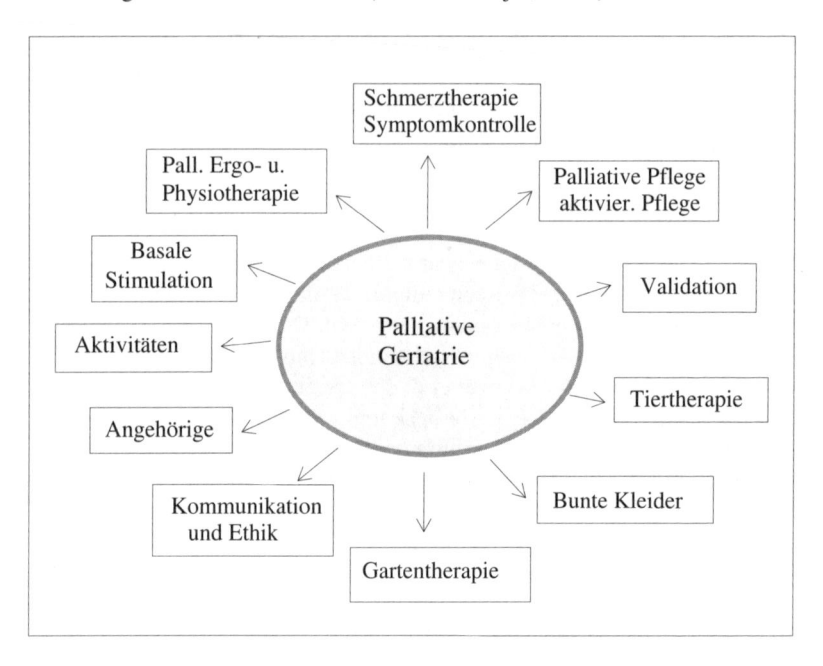

```
                    Schmerztherapie
                    Symptomkontrolle
     Pall. Ergo- u.                    Palliative Pflege
     Physiotherapie                    aktivier. Pflege
   Basale
   Stimulation                                  Validation
                      Palliative
   Aktivitäten        Geriatrie
                                                Tiertherapie
   Angehörige
         Kommunikation              Bunte Kleider
         und Ethik
                    Gartentherapie
```

Die Kunst der einfühlsamen Kommunikation mit zumeist schwer kontaktierbaren Hochbetagten bildet die Basis der Palliativen Geriatrie. Alles Fachwissen muss vergeblich bleiben, solange wir selbst den wesentlichsten Anliegen unserer Patienten ahnungs- und verständnislos gegenüber stehen, solange wir nicht in der Lage sind, ihnen in ihre Welt zu folgen oder ihnen unsere Gedanken begreiflich zu machen. Einer der Grundpfeiler der Palliative Care ist der Respekt vor dem Willen des Individuums. Wann immer möglich, sollten Lösungen gemeinsam mit dem Leidenden gefunden werden und nur in Ausnahmefällen (der Patient ist nicht mehr ansprechbar) über seinen Kopf hinweg erfolgen. Dieses Prinzip muss für alte Patienten ebenso gelten wie für jüngere. Es kann daher nicht angehen, in der stationären Altenpflege von vornherein bereits 70% der Patienten (das heißt die Dementen) ganz aus Entscheidungsprozessen auszuklammern!

Gute Kommunikation ist nicht nur die Vorbedingung einer gelingenden Beziehungskultur zwischen uns und unseren Patienten. Sie bestimmt auch den Kontakt mit deren Angehörigen und nahen Bezugspersonen und nicht zuletzt die Zusammenarbeit im Team. Erst wenn die Kommunikation auf allen drei Ebenen funktioniert, sind die menschlichen Voraussetzungen der palliativen Arbeit in der Geriatrie erfüllt.

Seit wir uns intensiv mit dem Thema Kommunikation auseinandersetzen, ist uns bewusst geworden, wie groß die Anzahl der ethischen Entscheidungen (siehe „Und eine kleine Ethik für alle Tage?", „Worüber entscheiden Pflegende in ihrem Alltag?") ist, mit denen wir Tag für Tag konfrontiert sind: Es handelt sich bei weitem nicht nur um Entscheidungen für Sterbende, die uns ihren Willen nicht mehr mitteilen können. Jede Entscheidung für oder gemeinsam mit körperlich und/oder geistig Hilflosen zu jeder Zeit ihres Lebens ist eine ethische Entscheidung (siehe Kap. „Handeln wir nach Deinem Willen?"). Wie weit darf man (soll man, muss man) in ihrer Hirnleistung reduzierten Menschen Entscheidungen über ihr weiteres Leben überlassen? Wann überschreiten wir die unsichtbare Grenze, jenseits derer wir einen Patienten, der die Konsequenzen seiner Handlung nicht mehr abschätzen kann, leichtsinnig und kaltblütig seiner Autonomie ausliefern? Nur die gelingende Kommunikation mit Patienten, mit Angehörigen und im Team kann uns helfen, dem Einzelnen gerecht zu werden. Nur durch gute Kommunikation kann es im konkreten Fall gelingen, seine Urteilsfähigkeit in Hinblick auf einen bestimmten Sachverhalt richtig einzuschätzen und gemeinsam mit ihm in seinem Sinne zu entscheiden.

„Was der Mensch tun darf, ist keine Frage naturwissenschaftlicher Überlegung, sondern eine Frage der Ethik. Ethik heißt im Grunde ‚der Wirklichkeit gerecht werden' (2)." Die Wirklichkeit, auf die Robert Spaemann sich in dem Zitat bezieht, kann nur die Wirklichkeit des betroffenen Individuums sein.

Kompetente Schmerztherapie und Symptomkontrolle stellen einen Eckpfeiler der Palliativen Geriatrie dar. Unabhängig von seinem Alter und der Art der Erkrankung, ist die Schmerzlinderung das dringendste Anliegen jedes Schmerzgeplagten. Auch für ihr Gelingen muss primär das Kommunikationsproblem gelöst werden. Die verwendeten Medikamente und Methoden selbst unterscheiden sich dann nur mehr im Detail von den für andere Altersgruppen gebräuchlichen.

Der zweite Eckpfeiler der Palliativen Geriatrie ist die palliative geriatrische Pflege.

Ihre Grundsätze
- jeder Patient ist einmalig und einzigartig,
- sein Vertrauen muss erarbeitet werden,
- der Patient und seine Angehörigen sind eine Einheit,

bilden gleichzeitig unsere, von allen Berufsgruppen akzeptierte, gemeinsame Philosophie. Stets in die palliative Pflege integriert ist auch die Aktivierende Pflege. Ihre wichtigste Aufgabe ist es (wenn möglich gemeinsam mit Physio- und Ergotherapeuten), die Bürde der Hilflosigkeit und Unselbständigkeit für unsere Patienten so klein wie möglich zu halten.

Ergo- und Physiotherapie sind aktive Lebenshilfe und daher in der Palliative Care unverzichtbar. Sie ermöglichen auch Schwerstkranken und Behinderten, ihr Leben zu meistern und Dinge, die ihnen Freude machen, doch noch zu tun.

Fachliche Kompetenz im Umgang mit schwierigen, dementen und verwirrten alten Menschen ist nicht bloß eine Frage der Erfahrung, sondern auch eine des Könnens. Ein offenes Herz und ehrliche Zuwendung können nur die Voraussetzungen dafür schaffen und so den Boden für die fundierte Ausbildung in **Validation nach Naomi Feil** vorbereiten. Diese Kommunikationsmethode ist für uns in den vergangenen Jahren zur unersetzlichen Hilfe geworden. Die enge Verbindung mit einem Patienten muss auch in Todesnähe nicht abreißen, wenn sein Bewusstsein bereits getrübt ist. Zu einem Zeitpunkt, an dem alle anderen Kommunikationsmethoden bereits versagen, gelingt es oft durch **Basale Stimulation** den Sterbenden noch zu erreichen und den lebendigen Kontakt zu ihm aufrecht zu erhalten.

Eva Fuchswans, die ärztliche Leiterin der 8. Med. Abteilung im GZW, ist die Begründerin der **tierunterstützten Therapie** in Österreich. Diese Therapieform wird an ihrer Abteilung seit Jahren mit großem Erfolg eingesetzt und laufend weiterentwickelt. Mit Hilfe der Tiertherapie lassen sich gesundheitliche Fortschritte rascher erzielen (zum Beispiel Rehabilitation nach Schlaganfall), sie hilft mit, Patienten aus ihrer Isolierung zu reißen und ihre Lebensfreude wiederzuerwecken. Wir haben den Gedanken, Lebenswillen und Lebensqualität unserer Patienten durch den Kontakt mit Tieren zu steigern, dankbar aufgegriffen. Seit drei Jahren wird der Schäferhund Lord, zur großen Freude unserer Patienten, erfolgreich als Co-Therapeut in der Physiotherapie eingesetzt.

Die **Zusammenarbeit mit Angehörigen** muss in der Geriatrie einen wesentlich höheren Stellenwert haben als in der Akutmedizin. Unsere Patienten bleiben sehr lange bei uns, und ihre Bezugspersonen verbringen häufig viel Zeit auf der Station. Vielfach sind auch die Angehörigen selbst schon sehr alt, nur mehr einen kleinen Schritt von der eigenen Pflegebedürftigkeit entfernt und auch auf unsere Geduld und Zuwendung angewiesen. Für unsere Patienten sind sie die einzige Verbindung zu „früher", zu „zu Hause", zu „draußen". Für uns werden sie, wenn es uns gelingt, sie von unseren guten Absichten zu überzeugen, zu wertvollen Partnern und Verbündeten, zu hoch willkommenen Informanten über die Biographie des alten Menschen, zu unersetzlichen „Dolmetschern", wenn wir nicht imstande sind, Bedürfnisse und Absichten zu verstehen. Als Gegenleistung informieren wir die Angehörigen gerne über alle wesentlichen Vorgänge, beziehen sie in Entscheidungen mit ein, unterstützen sie, wenn sie sich hilflos fühlen, vor allem aber dann, wenn das Lebensende des Betreuten näher rückt. Der Kontakt mit den Angehörigen beginnt bereits bei der Aufnahme und reißt oft auch nach dem Tod eines Patienten nicht ganz ab.

Der Verlust wesentlicher Sinnesreize ist sicher eine der Hauptursachen dafür, dass der Pflegeheim-Alltag für viele zu einer endlosen Kette einförmiggrauer Tage verrinnt und die Patienten in diesem freudlosen Einerlei ihre noch vorhandenen Fähigkeiten viel zu rasch einbüßen.

Die **Einführung bunter Dienstkleidung** an unserer Abteilung steckt noch immer in den Kinderschuhen. Als im Herbst 1999 ein neues Stationsteam mit seinen Patienten bei uns einzog, brachte es uns sein Projekt „Multicolor" als Einstandsgeschenk mit. Einige Jahre zuvor hatten Stationsärztin Andrea Martinek und Stationspfleger Franz Hammer mit großem persönlichen Einsatz die Erlaubnis für ihr Team erkämpft, die eintönigen Bekleidungsvorschriften zu durchbrechen und bei der Arbeit bunte T-Shirts zu tragen. Das Ergebnis war verblüffend: Die Patienten nahmen wieder mehr am Leben teil, manche, die vorher bereits verstummt waren, begannen wieder zu sprechen. Der „dienstliche" Abstand zwischen Betreuern und Betreuten wurde merkbar kleiner, die Beziehungen zwischen ihnen herzlicher und persönlicher. In der Zwischenzeit ist das Tragen bunter T-Shirts zwar allgemein erlaubt, hat sich aber leider nicht durchgesetzt: Die T-Shirts müssen von den Mitarbeitern selbst gekauft und (aus hygienischen Gründen) von ihnen selbst an der Abteilung gewaschen und gebügelt werden. Vor diesem Aufwand schrecken begreiflicherweise viele zurück. Bis jetzt fehlen auch noch neue, praktikable Lösungen für all das, was man ständig bei sich haben muss: Wo bringe ich Brille, Kugelschreiber, Stethoskop, Notizblock, Schlüssel und Taschentuch unter, wenn ich keine Manteltaschen habe? Darüber hinaus ist das berufliche Selbstbild vieler Mitarbeiter eng an ihre Berufsuniform geknüpft („ich bin Arzt", „ich bin diplomierte Krankenschwester").

Es bedeutet einen wesentlichen Lernschritt zu erkennen, dass es nur auf den Menschen und nicht auf seine Bekleidung ankommt. Wir haben aber auf unserem Weg schon größere Schwierigkeiten überwunden; ich hoffe daher zuversichtlich, dass wir, den noch immer bestehenden Hindernissen zum Trotz, doch in absehbarer Zeit eine bunte Abteilung sein werden. Der nächste Schritt dorthin gelingt in wenigen Wochen: Unsere Mitarbeiter bekommen für den Dienst von der Pharmafirma Cilag-Janssen 500 bunte T-Shirts geschenkt. Könnte damit bereits der Durchbruch für Multicolor gelingen?

Hilflose alte Menschen können die Station nicht mehr ohne fremde Hilfe verlassen. Für viele von ihnen geht damit die Verbindung zur Natur für immer verloren. Sie wissen nicht, ob Sommer oder Winter ist, sie sehen die Bäume bestenfalls durch das Fenster und haben vergessen, wie frisches Gras riecht. Oft werden sie von einem Tag auf den anderen gänzlich von der Natur abgeschnitten.

1998 begann mein Kollege Fritz Neuhauser dafür zu kämpfen, unseren Patienten den Zugang zur Natur offen zu halten. Mit der Zeit entstanden die Pläne zu einer **Gartentherapie für alte, behinderte Menschen.** Die Pläne wurden von der Direktion des GZW unterstützt. Im Spätherbst 2000 begann die gartenarchitektonische Umgestaltung des Areals hinter unserem Pavillon. Im Sommer 2001 konnten wir die neu geschaffenen Anlage erstmals unseren Patienten zur Verfügung stellen. Die Freude war groß!

Unser Leben wäre kaum lebenswert, fänden sich nicht immer wieder kleine Glanzlichter, die die Tage erhellen. Der Alltag im Pflegeheim ist in der Regel arm an solchen Freuden. Wir versuchen, vor allem in der Dementenbetreuung, gegen dieses Manko anzukämpfen. Ursula Gutenthaler plant gemeinsam mit ihrem Team so oft wie möglich **Aktivitäten und kleine Feste** ein, die Patienten zu sozialen Interaktionen ermutigen und ihre Lebensfreude wach halten.

LITERATUR

(1) Loewy, E.: Wiederholte mündliche Mitteilungen 1999-2001
(2) Spaemann, R.: „Warum die Welt ist, das kann keine Wissenschaft beantworten. Glück, Leiden, Wahrheit, Weisheit: Was der Philosoph dazu sagt". In: „Die Presse"; „Im Gespräch", 5.2.1999

Was lässt sich durch unseren Einsatz verbessern?

Marina Kojer

Unser vorrangiges Ziel ist das Erreichen der bestmöglichen Lebensqualität für jeden Patienten. Daher müssen sinnvolle Arbeitskonzepte auf jeden Fall dazu beitragen, diesem Ziel näher zu kommen. Die gesteigerte Sensibilität für die Wünsche und Bedürfnisse schwerkranker und dementer Hochbetagter bereitet den Boden für Verbesserungen vor, reicht aber alleine nicht aus, um grundlegende Veränderungen zu bewirken.
Unsere Aufgaben kommen aus vier großen Problemkreisen. Alle vier erfordern kreative Ideen und neue Konzepte:

(1) Radikale Patientenorientierung,

(2) Kommunikation und Zusammenarbeit im Team,

(3) Kompetenzsteigerung der Mitarbeiter,

(4) Sichtbarmachen von Leistungen (Evaluierung).

1. RADIKALE PATIENTENORIENTIERUNG

Sie bildet den entscheidenden Ansatzpunkt und das Herzstück unserer Arbeit. Unsere Vorstellungen und Konzepte dazu (Kommunikation, Schmerztherapie, palliative Pflege ...) haben wir auf den vorhergehenden Seiten bereits vorgestellt; ihre genauere Darstellung und die Konsequenzen, die sie für die Lebensqualität unserer Patienten mit sich bringen, bilden den Hauptinhalt dieses Buches.

2. KOMMUNIKATION UND ZUSAMMENARBEIT IM TEAM

Krankenanstalten sind hierarchische Systeme. Diese Systeme haben den Vorteil, dass Informationen rasch und sicher weitergegeben werden und somit nötige Reaktionen rasch erfolgen können. Die Verantwortungsbereiche Einzelner sind unmissverständlich abgesteckt und klar erkennbar. Der große Nachteil besteht darin, dass mehrere hierarchische Linien (zum Beispiel Ärzte und Pflegepersonen) getrennt nebeneinander bestehen. Ihre Arbeit sollte ein Ganzes bilden, obwohl die Kommunikation zwischen den Linien

oft dem Glück oder dem Zufall überlassen bleibt. Nicht selten ergibt sich daher der paradoxe Fall, dass Mitglieder verschiedener Berufsgruppen, die um dieselben Patienten bemüht sind, einander widersprechende Konzepte verfolgen und sich nur schwer auf eine gemeinsame Strategie einigen können.
Ein entscheidender Nachteil hierarchischer Systeme ist auch ihre Einteilung in „oben" und „unten". Diejenigen, die „oben" sind, haben das Sagen und die Macht, die „unten" haben dienstlichen Aufträgen zu gehorchen. Damit ist es für die „Basis" meist uninteressant, sich über das, was geschieht, eigene Gedanken zu machen, und wertvolle Ressourcen liegen brach: Jeder, der, in welcher Funktion auch immer, mit Patienten zu tun hat, lernt sie dabei kennen, beobachtet manches und erfährt vieles, das möglicherweise nur er allein wissen kann. Damit könnte jeder einen wesentlichen Beitrag zum Erfolg der ganzen Gruppe leisten. Wenn nur Befehlsgehorsam zählt, wird diese Möglichkeit im Keim erstickt.
In streng hierarchischen Systemen sind die Schwächsten immer am tiefsten „unten". Die Schwächsten in einem Pflegeheim sind die hier betreuten Menschen. Die meisten von ihnen können sich nicht mehr wehren, sie sind daher häufig die Leidtragenden des erstarrten Systems. Die Gefahr, dass sie zu Sündenböcken frustrierter Mitarbeiter werden, ist nicht zu unterschätzen.
Diese Überlegungen haben uns dazu geführt, den **„hierarchiefreien Raum"**, ein neues Modell der Kommunikation und der interprofessionellen Zusammenarbeit, zu entwickeln und zu erproben. Wir gehen dabei von folgenden Grundüberlegungen aus:
Wir wollen und können die Hierarchie nicht abschaffen, wir können aber geschützte Räume für unsere gemeinsame Arbeit definieren, innerhalb derer die Hierarchie außer Kraft gesetzt ist. Die Voraussetzungen dafür sind Respekt und gegenseitiges Vertrauen. Jedes Teammitglied wird in seiner Kompetenz anerkannt und übernimmt damit Verantwortung. Geht es darum, gemeinsam zu einer Entscheidung zu gelangen, gibt das bessere Argument den Ausschlag und nicht die Berufsgruppe des Sprechers oder seine Stellung in der Hierarchie.

3. Steigerung der fachlichen und menschlichen Kompetenz der Abteilung

Es reicht nicht aus guten Willens zu sein, gute Vorsätze zu haben und gute Worte zu finden, wir brauchen ein **Fortbildungs- und Finanzierungskon-**

zept, das uns gestattet, möglichst viele Mitarbeiter aus- und weiterzubilden und erworbenes Wissen an andere Teammitglieder weiterzugeben.

Fortbildung

Palliative Care

- **Interdisziplinärer Palliativlehrgang der Kardinal-König-Akademie in Wien**
  Wir konnten die Direktion dafür gewinnen, zwischen 1998 und 2000 vierzehn multidisziplinären Mitarbeitern (Stationsführungen, Stationsärzten und Therapeuten) den Besuch des einjährigen Lehrgangs zu ermöglichen. Für diese wichtige Unterstützung sind wir sehr dankbar. Stationsleitungen und Ärzte bemühten sich im Anschluss an die Ausbildung, das erworbene Können und Wissen so gut wie möglich an ihre Teams weiterzugeben. Die Ausbildung weiterer Mitarbeiter müssen wir selbst finanzieren. In der Zwischenzeit ging Susanne Pirker in Pension, zwei Stationsschwestern fanden neue Arbeitsplätze, ein Stationspfleger wird uns im kommenden Jahr verlassen. Um wenigstens das bisher Erreichte halten zu können, müssen neu hinzukommende Führungspersonen laufend ausgebildet werden. Planen wir eine Erhöhung der Kompetenz der Abteilung, muss die Zahl der Lehrgangsabsolventen mit der Zeit ansteigen. Jede Ausbildung kostet viel Geld ...
- **3-Tages-Seminar Palliative Care**
  Die Direktion hat für unsere Mitarbeiter jährlich ein im GZW abgehaltenes Seminar bewilligt. Daran können jeweils maximal 18 Personen (drei pro Station) teilnehmen.
- **Weitere Fortbildungsveranstaltungen**
  Zahlreiche wertvolle ein- und mehrtägige Seminare bietet vor allem das IFF (Institut für interdisziplinäre Forschung und Fortbildung) an. Auch sie müssen von uns bezahlt werden und kosten viel Geld ...

Validation

Die Zahl der dementen Patienten nimmt mit den Jahren immer mehr zu. Nur wenn ausnahmslos alle Mitarbeiter mit ihnen kommunizieren können, können wir ihren Bedürfnissen gerecht werden. Das Erlernen der **Validation nach Naomi Feil** sollte daher für jeden Mitarbeiter ein Muss sein. 1998, genau zum richtigen Zeitpunkt, wurde uns im Rahmen eines Pilotprojekts die kostenlose Ausbildung für ein gesamtes Stationsteam angeboten. Der Erfolg dieser Ausbildung war so verblüffend, dass sich sofort ein zweites Team für eine Ausbildung in Validation bewarb. Wir freuten uns sehr, als die Pflegedirektion die Finanzierung der Ausbildung für dieses Team übernahm. Unsere Abteilung besteht allerdings aus sechs Stationen ...

Auch eine Teamausbildung löst die Probleme nicht endgültig: Immer wieder verlassen uns ausgebildete Mitarbeiter, Mitarbeiter ohne Ausbildung kommen dazu. Im vergangenen Herbst veranstalteten wir deshalb erstmals einen **Nachschulungskurs in Validation** für die neuen Mitarbeiter bereits ausgebildeter Teams. Den Großteil des Unterrichts übernahm das Führungstrio der ersten ausgebildeten Station (Martina Schmidl, Ursula Gutenthaler, Magda Breitenwald); einige unverzichtbare professionelle Leistungen mussten wir zukaufen.

Basale Stimulation

Basale Stimulation eröffnet neue Kommunikationswege mit schwer Kontaktgestörten, seit langem Bettlägerigen, Schwerstkranken und Sterbenden. Die Ausbildung ist selbstverständlich für alle Berufsgruppen wichtig. An den vom GZW angebotenen Fortbildungen besteht von Seiten aller Abteilungen reges Interesse, leider ist die Anzahl der Kurse limitiert und es dauert lange, ehe man einen Platz bekommt. Wer eine besonders gute Ausbildung wünscht, ist zudem gut beraten, sie außerhalb dieses Angebots zu suchen.

Im kommenden Herbst finanzieren wir erstmals selbst einen abteilungsinternen Ausbildungskurs für 20 Personen mit einer von uns gewählten Lehrerin. Ein zweiter Kurs ist für das nächste Frühjahr geplant.

Aktivierende Pflege

Das Ausmaß seiner Autonomie ist für jeden Menschen in jedem Lebensabschnitt ein wesentliches Kriterium der Lebensqualität. Drei unserer Teams haben bereits vor Jahren eine vom GZW finanzierte Ausbildung in (re)aktivierender Pflege absolviert. Die bedrängte finanzielle Lage des Gesundheitssystems lässt nicht erwarten, dass die öffentliche Hand in absehbarer Zeit auch die restlichen drei Ausbildungen tragen kann.

Kinesthetik, Aromatherapie, Gartentherapie ...

Erst mit der Zeit finden wir heraus, welche Zusatzausbildungen für uns sinnvoll und nützlich wären. Sie müssten alle selbst bezahlt werden.

Abteilungsinterne Fortbildung

Ab dem kommenden Jahr möchten wir etwa einmal im Monat hausinterne Fortbildungsstunden abhalten. Den größeren Teil werden Ärzte, Pflegende und Therapeuten selbst gestalten; für einen Teil hoffen wir, kompetente Gäste gewinnen zu können.

Supervision

Palliative Geriatrie stellt hohe Anforderungen an die seelische Kraft der Mitarbeiter; tiefgreifende Konflikte führen nicht selten zu Zerreißproben für ein ganzes Team. Zwei Stationen haben in den vergangenen Jahren das vom Dienstgeber finanzierte Angebot der Supervision mit großem Nutzen wahrgenommen. Weitere Stunden können aus finanziellen Gründen derzeit nicht bewilligt werden.

Finanzierung

Wie bereits kurz erwähnt, gründeten wir im Dezember 1999 den gemeinnützigen unabhängigen „Verein der Freunde der Palliativen Geriatrie". Zu diesem Zeitpunkt besaß niemand Vorerfahrungen in Fund raising. So begaben wir uns völlig blauäugig auf ein schwieriges Terrain. Es würde zu weit führen, unsere anfängliche Hilflosigkeit im Bemühen, Geld zu lukrieren, zu schildern. Für alle, die einen ähnlichen Weg planen, muss aber gesagt werden, dass das Problem der Finanzierung (zum Beispiel von Zusatzausbildungen) nicht zu umgehen ist und von Anfang an einkalkuliert werden muss.
Heute kann sich niemand mehr darauf verlassen, dass Bund oder Gemeinde diese Kosten übernehmen. Geschieht es doch einmal, ist das eine angenehme Überraschung.
Wie lösen wir das Problem? Einige von uns spenden immer wieder Honorare, die sie für ihre Vorträge bekommen. Alle Stationen verzichteten zu Gunsten des Vereins auf einen großen Teil der im Rahmen einer Studie verdienten Summe. Die Firma Mundipharma unterstützt uns mit einem Förderungsbeitrag, das Rote Kreuz hat Verwendung für unser Know how und ist bereit, als Gegenleistung Fortbildung für unsere Mitarbeiter zu ermöglichen. Daneben fließen (in bescheidenem Rahmen) auch private Spenden ein. Auf diese Weise können wir zwar keine Wunder wirken, es ist uns bisher aber doch gelungen, etliche wichtige Ausbildungen (Palliative Care, Validation, Basale Stimulation) selbst zu finanzieren.

4. Sichtbarmachen von Leistungen

Es ist erfreulich und befriedigend zu erkennen, dass es den Patienten heute bei uns deutlich besser geht als noch vor wenigen Jahren. Es ist auch schön, dass wir von Seiten der Angehörigen viel Lob bekommen und dass es kaum mehr Beschwerden gibt. Wir fühlen uns bestätigt, wenn sich Besucher und Praktikanten, die sich immer häufiger und zahlreicher für unsere Arbeitsweise interessieren, beeindruckt zeigen. Es stellt sich aber dennoch immer deutlicher heraus, dass „Augenfälligkeit" alleine nicht ausreicht, den Erfolg für Außenstehende erkennbar zu machen.

Als Erste von uns erkannte Martina Schmidl die Bedeutung objektivierbarer Messmethoden. Als sie gemeinsam mit ihrem Team begann, einen innovativen Denkansatz zur palliativen Betreuung hochbetagter Dementer zu entwickeln und umzusetzen, wurde ihr die Dringlichkeit der schlüssigen Beweisführung deutlich bewusst. Daraus entstand schließlich die Idee zur Erstellung eines Instruments zur Messung der Lebensqualität dementer alter Menschen.

In der Folge mussten wir wiederholt feststellen, dass unsere Erkenntnisse und Arbeitsansätze sich erst dann auf breiter Basis durchsetzen könnten, wenn es uns gelingen würde, unsere Behauptungen hieb- und stichfest zu belegen. Uns fehlen bis jetzt aussagekräftige Zahlen zur Schmerztherapie, Zahlen, die den Rückgang des Verbrauchs an Psychopharmaka und Schlafmitteln belegen, Zahlen zur Zufriedenheit der Angehörigen. Uns fehlen vorzeigbare Standards zu allen wesentlichen Handlungsabläufen.

Die Palliative Geriatrie steckt noch in ihren Kinderschuhen. Wir lernen jeden Tag etwas Neues und können so mit der Zeit feststellen, was uns noch alles fehlt. Erst im Laufe dieses Jahres haben wir Zeit gefunden, ernsthaft über die Beschaffung objektiven „Beweismaterials" nachzudenken. Da die Betreuung unserer Patienten stets Vorrang haben muss und wir immer zu wenige Mitarbeiter haben, geht diese Arbeit langsam voran. Ich hoffe, dass uns mit der Zeit doch noch (vielleicht mit Hilfe ehrenamtlicher Mitarbeiter?) hilfreiche Hände zuwachsen, die uns weiterhelfen.

Was machen wir jetzt anders als früher? Ein unspektakulärer Fall

Susanne Pirker, Michaela Zsifkovics

Frau Franziska und ihre Familie

Als Frau Franziska im Februar 2000 zu uns kam, war sie 88 Jahre alt und in sehr schlechtem Allgemeinzustand. Die auffallend kleine, sehr scheue Frau hatte das Gesicht eines gealterten Kindes. Eine schwere Verkrümmung ihrer Brustwirbelsäule, an der sie schon von klein auf gelitten hatte, ließ sie noch kleiner erscheinen als sie tatsächlich war. Frau Franziska verhielt sich von Anfang an sehr „angepasst" und sagte, um niemanden zu kränken, immer auf alles „ja". Sie war sehr freundlich und lächelte jeden an, der zu ihr kam. Erst mit der Zeit fanden wir heraus, wie ängstlich sie war und dass ihr meist gar nicht froh zumute war.

Medizinisch bot sie laufend Grund zur Sorge. Sie befand sich auf einer kontinuierlichen Gratwanderung zwischen eben noch ausreichenden Organfunktionen und endgültigem Organversagen: Ihre schlechte Nierenleistung brachte sie wiederholt an den Rand des Zusammenbruchs, dazu kam noch ihre hohe Anfälligkeit für Harnwegsinfekte. Der Blutdruck war seit Jahren hoch, das Herz schon seit längerem sehr schwach und stets in Gefahr, endgültig zu versagen.

Alle liebten Frau Franziska von Anfang an. Ihre fast kindliche Erscheinung, ihre große Hilflosigkeit und ihr freundliches Wesen lösten in uns das Bedürfnis aus, sie wie ein geliebtes Baby zu behandeln, sie zu streicheln, zu verhätscheln, zu verwöhnen und ihr alle Entscheidungen abzunehmen. Frau Franziska wehrte sich nicht dagegen, wie ein Kleinkind behandelt zu werden, sie war für sich völlig anspruchslos und für jede Zuwendung dankbar. Wurde sie gefragt, ob sie mit einer Maßnahme einverstanden war, lächelte sie und sagte „ja".

Mit der freundlichen alten Frau zog auch ihre Familie bei uns ein. Frau Franziska hatte nur ein Kind, einen Sohn. Zwischen den beiden bestand eine enge, wenn auch, wie sich herausstellte, recht zwiespältige Beziehung. Der Sohn war seit vielen Jahren Alkoholiker; er war beruflich als höherer Angestellter recht erfolgreich gewesen, musste aber dann wegen seines Alkoholproblems verfrüht in Pension gehen. Seine Frau trat bei uns nur selten in Erscheinung. Man spürte, dass sie viel im Leben mitgemacht hatte.

Die Tochter des Ehepaars hatte eine sehr enge Beziehung zu ihrer Großmutter und kam häufig zu Besuch. Außerdem hatte Frau Franziska noch zwei Nichten, die sich intensiv um sie kümmerten. Die Familienmitglieder waren sich in ihrer Zuneigung zu Frau Franziska einig, darüber hinaus aber zerstritten. Jeder wollte „das Beste" und versuchte, seine Schau durchzusetzen. Die alte Frau wurde von allen bevormundet. Frau Franziska dankte jedem, lächelte und sagte, wenn sie doch einmal gefragt wurde, zu allem „ja".

Das Pflegeteam hatte seine eigenen Vorstellungen davon, was für „seine" Patientin gut war. Im Team bestand Einigkeit darüber, dass man ihr alle unnötigen Belastungen aus dem Weg räumen musste. Sohn, Enkelin und Nichten waren dagegen überzeugt davon, dass nur sie wussten, wie ihre Mutter, Großmutter, Tante bei uns betreut werden sollte: Sie „musste" den ganzen Tag außerhalb des Bettes verbringen, „musste" ordentlich essen, „musste" endlich einmal auf den Tisch hauen, schimpfen, sich wehren und das einfordern, was ihre Familie für sie für richtig hielt. Ein Konflikt zwischen den beiden Gruppen schien von Anfang an vorprogrammiert. Daran, dass Frau Franziska, bei aller Hilflosigkeit, auch eigene Wünsche und Vorstellungen haben könnte, dachten erst einmal weder Familie noch Pflege.

Der palliative Behandlungsansatz

Um zu erfahren, wie man einem Menschen helfen kann, genügt es nicht, seine Befunde zu kennen und sein Befinden zu beobachten. Es ist dafür wichtig, ihn und seine Bezugspersonen kennen zu lernen, allmählich Eigenheiten und Zusammenhänge zu erfassen und geplante Maßnahmen stets im Rahmen dieses Gesamtkontexts zu sehen. Kennen- und Verstehenlernen, ärztliche, Pflege- und Angehörigenarbeit entwickeln sich gleichzeitig, sind miteinander verbunden und ineinander verwoben. In dem Ausmaß, in dem es gelingt, das feine Gespinst von Sorgen, Bedürfnissen, Nöten und Wünschen behutsam zu entwirren, können alle Maßnahmen an Treffsicherheit gewinnen; aus einem langsamen Herantasten wird, wenn alles gut geht, allmählich aktive Lebenshilfe.

Frau Franziska

Wir lernten ihr eigentliches Wesen erst nach und nach wirklich kennen: Sie war ihr ganzes Leben lang scheu, ängstlich und zurückhaltend gewesen. Ihr Kleinwuchs und ihre verkrümmte Wirbelsäule hatten ihre körperliche Leistungsfähigkeit von Anfang an reduziert und sie stets belastet und gekränkt. Da sie von Natur aus weich, sanft und freundlich war, hatte sie sich nie wirklich durchsetzen können und hatte sich, ohne zu versuchen ihre eigenen Bedürfnisse einzufordern, dem Willen anderer gefügt. An diesem Verhaltensmuster hatte sich bis jetzt nichts geändert.

Frau Franziska war gelernte Schneiderin; still zu sitzen und zu nähen war, solange sie es konnte, ihr liebstes Hobby gewesen. Ihr Mann war auch Schneider, die beiden hatten, überschattet von der sich im Laufe der Zeit abzeichnenden Trunksucht des Sohnes, gut zusammengelebt. Nun war der Mann schon seit mehr als 25 Jahre tot. Der Alkoholismus ihres Kindes lag als schwere Last auf der Seele der alten Frau. Bei einfühlsamer Gesprächsführung konnte Frau Franziska ihre Probleme klar formulieren: Sie litt darunter, nur mit der Hilfe von zwei Personen gehen zu können, Atemnot, Übelkeit und Inkontinenz machten ihr das Leben schwer. Husten und wiederkehrende Harnwegsinfekte quälten sie. Sie war immer gesundheitlich anfällig gewesen und hatte mit vielen Beschwerden leben müssen. In den letzten Jahren waren noch etliche dazugekommen. Für den Rest ihres Lebens wünschte sie sich, möglichst wenig leiden zu müssen. Da jede Verrichtung sie sehr anstrengte, wünschte sie sich auch unsere Hilfe in allen kleinen Dingen des Alltags. Darüber hinaus sehnte sie sich zutiefst nach einem Leben in Seelenfrieden, einem Frieden, den ihr konfliktreiches Familienleben nicht zuließ.

Die Angehörigen

Sie besser kennen zu lernen und ihre unterschiedlichen Standpunkte zu verstehen, war eine wesentliche Voraussetzung dafür, Frau Franziskas wundes Seelenleben zu verstehen und Wege zu suchen um ihr zu helfen.

Der Sohn

Herr D. wurde wegen seines Alkoholproblems von allen anderen Familienmitgliedern angegriffen. Er liebte seine Mutter sehr. Obwohl sie so schwach und hilflos war, schien sie allein ihm Schutz zu gewähren. Sie hing an dem Sohn, freute sich über seine Besuche, war aber gleichzeitig immer ängstlich, weil sie fürchtete, er könnte wieder betrunken kommen. Herr D. hatte stets den Wunsch, mit seiner Mutter allein zu sein, ein Wunsch, der in unseren 8-Bett-Zimmern nur schwer zu erfüllen war. Am liebsten „entführte" er sie daher ins Badezimmer, pflegte dort ihre Nägel, wusch ihre Haare und schnitt ihr die Stirnfransen. Er bemühte sich, seiner Mutter Freude zu machen und ihr etwas Gutes zu tun. Nicht immer tat er dabei das, was Frau Franziska sich wünschte.

Herr D. hatte das Bedürfnis, seine Mutter nach Hause zu nehmen und sie dort zu betreuen. Einige Male unternahm er den Versuch, doch schon nach kurzer Zeit betrank er sich und führte sich in einer Weise auf, die die mobilen Dienste dazu veranlassten, sofort den Rücktransport zu uns zu veranlassen. Die alte Frau kam geschockt und in schlechtem körperlichen Zustand von ihren Heimurlauben zurück.

Die Enkelin

Zwischen Frau Franziska und ihrer Enkelin bestand eine tiefe Beziehung. Frau A. war eine sehr robuste Frau. Man merkte ihr an, dass sie im Zusammenhang mit ihrem alkoholkranken Vater viel mitgemacht hatte. Wenn sie auf Besuch kam, übernahm sie sofort das Regime. Sie hatte klar umrissene Vorstellungen darüber, was Frau Franziska brauchte und wie sie behandelt und gepflegt werden sollte: Sie musste ordentlich gefordert werden, sie gehörte den ganzen Tag aus dem Bett, musste anständig essen (wenn Frau A. die Großmutter fütterte, gab es kein Pardon!) und sich endlich im Leben behaupten („Jetzt sag' doch endlich, dass Dir das ... nicht passt!"). Frau Franziska liebte ihr Enkelkind, aber sie fürchtete sich auch vor ihr und litt darunter, dass Frau A. versuchte, sie zu Verhaltensweisen zu vergewaltigen, die ihrer sanften Natur ganz widersprachen. Nach diesen Besuchen war sie stets traurig und erschöpft.

Die Nichten

Beide Frauen waren ihrer Tante von ganzem Herzen zugetan, kamen regelmäßig und wollten ihr Gutes tun. Sie brachten ihr Dinge mit, die sie gern hatte, plauderten mit ihr und versuchten ihr das Leben schön zu machen. Den Zorn gegen Herrn D., der so viel Unglück über seine Mutter und die ganze Familie gebracht hatte, konnten sie leider nicht unterdrücken: Er musste heraus! Bei jedem Besuch schimpften sie auf Herrn D. Frau Franziska litt und kränkte sich tief.

Bestandsaufnahme

Die Familie bildete keine Einheit. Die einzelnen Mitglieder waren untereinander uneins und zerstritten. Der Sohn war ein Außenseiter. Das „Makel" seines Alkoholismus wurde ihm (außer von der Mutter) niemals vergeben. Eine Teilschuld an seinem Trinken wurde auch der Schwiegertochter angelastet. Jeder in der Familie war überzeugt davon, am besten zu wissen, was für die alte Frau gut war.

- Jeder wollte Frau Franziska in seine Richtung zerren. Der Sohn wollte sie nach Hause nehmen, die Enkelin konnte nicht wahrhaben, wie schwach sie war und wollte aus ihr noch am Ende ihres Lebens eine energische und selbstbewusste Frau machen. Die beiden Nichten wollten sie dazu bringen einzusehen, dass der Sohn „versagt" hatte und es nicht wert war, dass sie sich um ihn sorgte.

- Familie und betreuendes Team „sahen" in Frau Franziska unterschiedliche Persönlichkeiten. Frau Franziska wurde von allen Seiten geliebt, jeder meinte ihre „eigentlichen Interessen" zu vertreten. Die divergierenden Meinungen prallten aneinander und ließen einen Machtkampf befürchten.

Medizin

Ziel war, Frau Franziska vermeidbare Beschwerden zu ersparen, ihr den Alltag zu erleichtern und gesundheitliche Einbrüche durch sorgsame Kontrollen und rechtzeitige Therapieumstellungen möglichst zu verhindern.

- Da Frau Franziska ständig in irgendeine Richtung zu entgleisen drohte, bestand die Hauptaufgabe darin, ständig auf der Hut zu sein, um das Gras beizeiten wachsen zu hören. Wie war die Nierenleistung? Würde ihr eine Infusion gut tun oder war sie ihrem Herzen nicht zumutbar? War sie stärker kurzatmig? Hustete sie mehr? Bahnte sich ein Herzversagen an? Wie konnte die Medikation verändert werden, um dies zu verhindern? Der Blutdruck musste kontrolliert, die Therapie laufend neuen Erfordernissen angepasst werden. Harnwegsinfekte wurden schon fast „vorausgeahnt", um sie rechtzeitig abklären und entsprechend behandeln zu können.

- Mit der Zeit verschlechterte sich der Allgemeinzustand unaufhaltsam weiter. Die Infekte mehrten sich. Zu den Harnwegsinfekten gesellten sich wiederholt auch Lungenentzündungen. Die Leistung von Herz und Nieren ließ noch mehr nach, erforderte laufend erhöhte Wachsamkeit und weitere Therapiekorrekturen.

- Frau Franziska freute sich auf den täglichen Kontakt mit mir, vor allem auf unsere Gespräche. Sie war sehr religiös und dankbar für eine Ansprechpartnerin für religiöse Themen. Ich erinnere mich besonders an ein Gespräch über das Wirken des Heiligen Geistes am Pfingstsonntag, das ihr gut tat und ihr half, besser mit ihren vielen Problemen zurecht zu kommen. Ich drängte ihr in keiner Frage meinen Standpunkt auf und lernte gerade deshalb allmählich auch ihre eigene Meinung, ihre Probleme und ihre seelische Zerrissenheit kennen.

Pflege

Es ergaben sich von Anfang an eine ganze Reihe von pflegerischen Aufgaben:

- Infolge ihrer schweren Wirbelsäulenverkrümmung benötigte Frau Franziska besondere Lagerungsbehelfe, um es im Bett und beim Sitzen einigermaßen bequem zu haben.
- Gute Körperpflege ist für jeden Patienten wichtig. Als Folge von Fehlhaltung und Unbeweglichkeit lag ihr Körper an bestimmten Körperstellen nur punktförmig auf der Unterlage auf. Es war daher besonders wichtig, sorgsam auf Details zu achten, sie gut einzucremen, geeignete Pflegeprodukte zu verwenden, um Hautrötungen vorzubeugen, und rasch auf jede trotz aller Vorsicht entstandene Druckstelle zu reagieren.
- Geh- und Sitzhilfen mussten erprobt und unter laufender Beobachtung so lange adaptiert werden, bis sie den Anforderungen tatsächlich genügten. Der Rollator, die in der Geriatrie übliche Gehhilfe, war für sie viel zu hoch und zwang ihr eine unbequeme und unnatürliche Haltung auf. Wir bestellten für sie schließlich einen kleinen Rollator nach Maß. Ihre Freude darüber war größer als wir geahnt hätten! Sie hatte ihr Leben lang immer unter ihrem Kleinwuchs gelitten und war stets mit Möbeln und Werkzeugen konfrontiert gewesen, die für sie eigentlich zu groß waren.
- Die Nahrungs- und Flüssigkeitszufuhr war vom ersten Tag an problematisch. Frau Franziska war eine schwache Esserin und trank nur in kleinen Vogelschlückchen. Ein voller Teller war für sie viel zu viel und nahm ihr schon beim Hinschauen den Appetit. Wir boten ihr häufig ganz kleine Nahrungsmengen an, die sie dann auch gerne aß. Beim Trinken verhielt es sich ähnlich: Den ganzen Tag lang mussten wir sie daran erinnern, doch wieder ein paar Schlückchen zu nehmen.
- Frau Franziska brauchte viel Ansprache, aber längere Kontakte strengten sie meist zu sehr an. Am wohlsten fühlte sie sich, wenn oft jemand zu ihr kam, sich ihr für kurze Zeit herzlich zuwandte und sie dann wieder allein ließ.
- Das Team musste lernen, seiner Überfürsorglichkeit kritisch gegenüber zu stehen und dem Wunsch, die von allen geliebte alte Frau zu verwöhnen, nicht ungehemmt nachzugeben. Frau Franziskas eigene Meinung, ihre eigenen Wünsche mussten herausgefunden werden. Daher einigten wir uns darauf, das erste „ja" nicht gleich unkritisch zu akzeptieren. Wiederholtes Nachfragen führte schließlich doch zu „echten" Antworten.
- Was macht ihr Freude? Erst als es immer öfter glückte, ihre „wirklichen" Ansichten in Erfahrung zu bringen, gelang es uns auch, ihr „wirklich" Freude zu machen. Wenn wir Frau Franziska zum Beispiel fragten, ob sie das Kleid, das wir für sie vorbereitet hatten, anziehen wollte, sagte sie grundsätzlich „ja". Erst später fanden wir heraus, dass sie lichte Farben

liebte und am liebsten helle Kleidung trug. Sie freute sich dann „wirklich" jeden Tag, wenn wir ihr etwas anzogen, das ihr gefiel.

Angehörigenarbeit

Das ganze Team musste lernen, die schwierigen Besucher zu akzeptieren und ihre Meinungen zu respektieren. Um ihr Beziehungsgeflecht zu entwirren und ihre Standpunkte kennen zu lernen, waren wiederholte Gespräche notwendig. Diese Gespräche machten den Besuchern auch deutlich, dass wir nicht ihre Feinde waren. Wir informierten sie über alle wesentlichen Ereignisse, machten sie mit unseren Überlegungen vertraut und zeigten auf, dass wir ernsthaft nach Lösungen suchten, die den Wünschen der alten Frau am besten entsprachen.

- Wir mussten akzeptieren, dass Sohn, Schwiegertochter und Enkelin jahrzehntelang in einer sehr schwierigen und belastenden Lebenssituation gelebt hatten und dass das nicht ohne Folgen auf ihr Verhalten geblieben war. Wir mussten auch erkennen, dass die beiden Nichten in ihrem Schmerz, an der Gesamtsituation nichts ändern zu können, einen Schuldigen brauchten, den sie für alles verantwortlich machen konnten.

- Die Gespräche mit den Angehörigen verliefen immer empathisch. Wir signalisierten ihnen, dass wir ihre schwierige Lage und die Standpunkte der Einzelnen verstanden, auch wenn wir sie nicht unbedingt teilten. Dabei war es uns aber auch wesentlich, selbst immer an der Realität zu bleiben und nichts zu beschönigen. Wir mussten immer wieder erklären, in welch schlechtem körperlichen Zustand Frau Franziska war und versuchten dabei eine Form zu finden, die nach anfänglichem „Funkenflug" letztlich doch alle annehmen konnten. Auf diese Weise gelang es uns, der Anwalt der schwachen alten Frau zu sein und ihre Familie davon zu überzeugen, dass Frau Franziska eigene Wünsche und Bedürfnisse hatte und dass es ihr zustand, die letzte Zeit ihres Lebens in Ruhe und Frieden zu verbringen.

- Wir informierten die Angehörigen über jede wesentliche gesundheitliche Veränderung und bezogen sie in wesentliche Entscheidungen mit ein.

- Die Angehörigen erkannten mit der Zeit, dass sich Frau Franziska bei uns wohl fühlte und versuchten sie nicht mehr so oft in einen anderen Lebensstil zu „vergewaltigen". Die Schwierigkeiten, die sie auch untereinander hatten, änderten sich allerdings nicht.

Der weitere Weg

Frau Franziska war mit zunehmender Schwäche und Krankheit immer mehr auf unsere Nähe angewiesen. Es war für sie beruhigend zu wissen, dass wir stets genau auf ihre Bedürfnisse achteten. Oft kommunizierte sie nur mehr mit den Augen und schenkte uns ein besonders liebes Lächeln, wenn wir erkannten, was sie brauchte.

Sie zog sich, vor allem in der Beziehung zu ihren Angehörigen, immer mehr in sich selbst zurück. So gelang es ihr schließlich, die Familie einfach „sein" zu lassen. Sie kränkte sich nicht mehr über die vielen Unstimmigkeiten.

Es gelang bis zuletzt gut, ihre körperlichen Symptome zu lindern und ihr schwere Beschwerden zu ersparen. Im September 2000 verschlechterte sich ihr körperlicher Zustand schnell. Sie verstarb ruhig und ohne zu leiden innerhalb weniger Tage.

Handeln wir in deinem Sinne?
Was geschieht, wenn ein alter Mensch nicht mehr selbst entscheiden kann?

Susanne Schragel

ALLGEMEINE BETRACHTUNGEN

Immer öfter kommt es vor, dass wir es mit Patienten zu tun haben, die ihre Entscheidungen nicht mehr selbst treffen können. Je älter die Menschen werden und je stärker die Zahl der Dementen zunimmt, desto mehr Personen sind davon betroffen. Das Wort Paternalismus hat einen schlechten Beigeschmack bekommen, der mündige Patient ist gefragt, doch es sind ausschließlich Mündige, die sich hier artikulieren und von ihren eigenen Vorstellungen und Bedürfnissen ausgehen. In der Kinderheilkunde ist man längst davon abgekommen, Kinder einfach wie kleine Erwachsene zu behandeln und hat erkannt, dass die Verhältnisse für sie vollkommen anders sind. Warum ist dieser Rückschluss bei sehr alten und speziell bei dementen Menschen so schwierig?

Bereits bei der Aufnahme ins Pflegeheim wissen die meisten unserer Patienten nicht, warum ihre Übersiedlung notwendig war, jemand anderer hat die Entscheidung für sie getroffen; sehr oft war es nicht einmal ein Angehöriger. Der Gesellschaft ist im Grunde genommen klar, dass man kranke, in jeder Weise hilfsbedürftige Menschen nicht einfach ohne ausreichende Hilfe in ihren Wohnungen lassen kann, nur weil sie selbst das so wollen. Dennoch wagt es niemand, allgemeine Richtlinien zu geben. Die gesetzliche Lage ist teilweise sperrig und nicht immer praktikabel. Wie akut gefährdet ist ein teilweise desorientierter Mensch, wenn er allein ist? Möglicherweise ist er nicht einmal desorientiert, sondern schätzt nur seine Hilfsbedürftigkeit nicht richtig ein? Muss immer zuerst etwas passieren, damit etwas passiert? Soll jedes Mal der Amtsarzt gerufen werden, der dann in zehn Minuten etwas richtig beurteilen soll, wofür man den ganzen Menschen in seiner komplexen Situation kennen müsste? Muss jeder hilfsbedürftige Mensch, der nicht „einsichtig" ist, zuerst in die Psychiatrie, bevor er gegen seinen Willen ins Pflegeheim kommt? Oder müssen all diese Menschen einfach generell besachwaltert (früher hieß das „entmündigt") werden? Und weil all diese Verfahrensweisen eben auch nicht wirklich befriedigend sind und das die meisten Leute im Grunde spüren, „wurschtelt" man weiter um die Probleme herum.

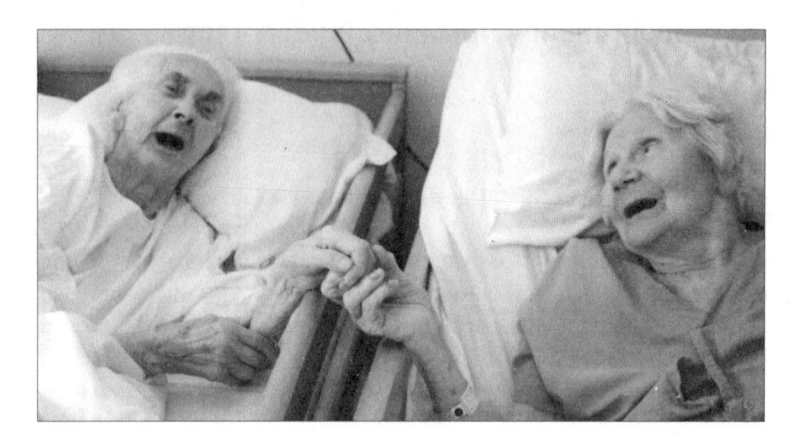

Mit dem Ziel, jedem Patienten auch nach seiner Aufnahme ins Pflegeheim möglichst viele Wege offen zu halten, wird im GZW(teilweise noch vor der Aufnahme) ein „geriatrisches Assessment" durchgeführt. Das bedeutet nichts anderes, als dass Pflegeperson, Arzt, Therapeut, Sozialarbeiter und soziale Dienste sich durch Einbeziehen vieler Faktoren wie Patientenwünsche und -fähigkeiten, soziale Situation, Wohnsituation und Vorhandensein von Angehörigen (bzw. deren Bereitschaft, sich in die Betreuung einzubringen) ein möglichst umfassendes Bild von der Gesamtsituation machen, um dann für jeden Patienten individuell zu entscheiden. Der Weg ins Pflegeheim muss heute längst keine Einbahnstraße mehr sein.

Der immer größer werdenden Zahl alter und hilfsbedürftiger Menschen muss laufend mehr Rechnung getragen werden. So hat innerhalb der letzten zehn Jahre der Ausbau der Hauskrankenpflege deutliche Fortschritte gemacht. Dies wird für uns, in der stationären Altenpflege Arbeitende, insofern deutlich bemerkbar, als unsere Patienten, da sie immer länger zu Hause betreut werden können, in immer schlechterem geistigen und körperlichen Zustand zu uns kommen. Je geringer jedoch ihr Rehabilitationspotential ist, je kürzer die Lebenserwartung und je schlechter der geistige Zustand, desto weniger hat ihnen die auf Heilung bedachte Medizin zu bieten. Sie brauchen Lebensqualität hier und jetzt, und doch wird es gerade im Zusammenhang mit ihnen immer schwieriger zu erkennen, was sie selber wollen. Und so sehen wir uns immer öfter gezwungen, Entscheidungen über Leib und Leben für Menschen zu treffen, die außer uns oft niemanden mehr haben und die wir selbst zu wenig gut kennen. Für mich persönlich ist dies die größte Herausforderung, aber auch die größte Belastung meines Berufes.

Aufklärung

Der Begriff „Aufklärung" ist nur scheinbar eindeutig und allgemein verständlich. Nimmt man ihn genauer unter die Lupe, teilt er sich in mehrere Bereiche auf. Aufklärung umfasst einerseits die Information des Patienten über seine Krankheit, über mögliche therapeutische Konsequenzen, deren Erfolgsaussichten und Risiken. Andererseits sieht sich der Arzt auch immer wieder vor die Aufgabe gestellt, mit Angehörigen Aufklärungsgespräche zu führen, was ganz andere rechtliche und ethische Probleme mit sich bringt.
Wenn es um die Krankheitsaufklärung geht, wird der Ruf nach Wahrhaftigkeit laut, gleichzeitig aber auch der Ruf nach Allgemeinverständlichkeit und Sicherheit. Der Arzt soll wissen, was mir fehlt, er soll es mir offen erklären und zwar so, dass ich es verstehe, vor allem aber soll er meine Krankheit behandeln und wenn möglich heilen können. Dem Arzt wäre nichts lieber, als alle diese Forderungen erfüllen zu können. Die Schwierigkeiten beginnen dort, wo einer dieser Punkte unerfüllbar ist. Ist die Diagnose unklar, kann das leicht als Inkompetenz gedeutet werden. Gerade in der Geriatrie ist es jedoch oft schwierig, altersabhängige Beschwerden konkreten Ursachen zuzuordnen. Leicht kann ein „ich weiß es nicht genau" als ein „du nimmst mich nicht ernst" oder „du willst mir etwas verheimlichen" missgedeutet werden. Selbst bei bekannter Diagnose (zum Beispiel Knochenmetastasen), aber unbekannter Herkunft (welcher Tumor hat sie verursacht?), lautet die Interpretation oft, „die wissen ja nicht einmal, was ich habe!"
Noch schwieriger wird es, wenn es um die Aufklärung über eine unheilbare Krankheit geht. Wie würde unsere eigene Antwort lauten, wenn man uns fragte: „Würdest du wissen wollen, wenn deine Tage gezählt sind?" Und wäre unsere Antwort dieselbe, wenn die Frage lautete: „Sollen deine Mutter, dein Vater, dein Mann es wissen, wenn ihre Tage gezählt sind?" Mangelnde Aufklärung über „schlechte Nachrichten" wird heute generell als Vermeidungsverhalten, Wehleidigkeit oder Feigheit des Arztes gedeutet, als ein unlauteres Mittel, einem unangenehmen Gespräch aus dem Weg zu gehen. Oft steht aber der aufrichtige Wunsch dahinter, den Patienten vor der bitteren Wahrheit zu beschützen. Ist das auf jeden Fall illegitim? Oder gibt es doch Situationen, in denen es erlaubt ist? Die Fragen, die man sich stellen muss, sind folgende: Wie viel will der Patient wissen? Wie viel kann er vertragen? Kann er überhaupt verstehen, was ich ihm sage? Gibt es neben dem Recht,

alles zu erfahren, vielleicht auch so etwas wie ein Recht, nicht wissen zu wollen? Bei jungen Patienten sind diese Fragen klarer zu beantworten. Bei unseren alten Patienten, bei denen der Tod einen anderen Stellenwert hat, deren Auffassungsvermögen oft schon sehr eingeschränkt ist, müssen wir besonders vorsichtig vorgehen. Wir versuchen in unseren Gesprächen, den Patienten Raum zu lassen, um Fragen zu stellen, aber auch um nicht zu fragen. Wir versuchen, den Patienten auf ihre Fragen ehrliche Antworten zu geben.

Wir hatten an unserer Abteilung ein altes Ehepaar. Die Frau war körperlich recht schwach, im Wesen zwar etwas weinerlich, aber geistig recht rege. Der Mann war noch gut auf den Beinen. Er hatte seine Frau von jeher angebetet und zeitlebens auf Händen getragen. Zuletzt wurde er jedoch zunehmend vergesslich und desorientiert. Beide hatten sich bei uns gut eingelebt, als bei dem Mann anlässlich einer Routineuntersuchung Lungenmetastasen festgestellt wurden. Ein Primärtumor war uns nicht bekannt. Innerhalb recht kurzer Zeit fühlte er sich selbst zunehmend schwächer. Er fragte mich: „Was ist denn mit mir?" Ich gab ihm zur Antwort: „Sie sind sehr krank". Damit war er zufrieden. Dieses Gespräch wiederholte sich mehrmals, weil er aufgrund seines stark gestörten Kurzzeitgedächtnisses immer wieder vergaß. Er fragte mich kein einziges Mal, was er denn hätte oder ob er bald sterben müsste. Seine Frau informierten wir über den wahren Zustand. Obwohl sie bis dahin immer diejenige gewesen war, die geschont werden sollte, erwies sie sich als erstaunlich stark und gefasst. Sie überlebte ihren Mann noch ziemlich lange.

Wenn es um Aufklärung über geplante Untersuchungen oder Therapien geht, liegt die Schwierigkeit darin, unseren Patienten einerseits die Notwendigkeit der geplanten Maßnahme plausibel zu machen, andererseits die Untersuchungstechnik verständlich zu erklären und mögliche Gefahren aufzuzeigen. Für uns selbst haben wir die Entscheidung über Nutzen und Risiko zu diesem Zeitpunkt schon getroffen. Oft wird vom behandelnden Arzt ein neutraler Standpunkt gefordert, der den Patienten nicht beeinflusst, sondern ihn nur „objektiv" aufklärt. Ich möchte diese Haltung in Frage stellen. Könnte man es nicht auch als eine Aufgabe des Arztes sehen, sich aufgrund seines fundierten Fachwissens eine Meinung zu bilden und den Patienten dann nach seinem besten Wissen und Gewissen zu beraten? Und wenn ihm sein Patient am Herzen liegt (ich persönlich lehne die so moderne Bezeichnung „Kunde" eben aus dem Grund unseres weit über das „Geschäftliche" hinausgehenden Engagements ab), wie kann er dann mit seiner Überzeugung hinter dem Berg halten? Natürlich darf die Überzeugungsarbeit nicht zum Druckmittel werden, aber es ist sehr schwer, sich zurückzunehmen und nur neutral zu verhalten, wenn einem das Wohlergehen des Patienten am Herzen liegt. Das hat nichts mit Machtausübung zu tun. Die Situation unserer Patienten ist insofern eine besondere, als die Fakten von ihnen meist nicht ausreichend verstanden werden können. Davon abgesehen muss die Frage nach der Konsequenz geplanter diagnostischer Verfahren viel kritischer gestellt werden: Es kann nicht in erster Linie darum gehen, unser eigenes medizinisch-wissenschaftliches Interesse zu befriedigen! Viele Diagnosen haben im Alter einen anderen Stellenwert als bei jüngeren Patienten (zum Beispiel sterben hochbetagte Männer in der Regel nicht an, sondern mit ihrem Prostatakarzinom). Viele „machbare" Therapien sind sehr alten Menschen nicht mehr zumutbar, nicht in allen Fällen ist Lebensverlängerung das erstrebenswerteste Ziel. Das uneingeschränkte Vertrauen, das uns die meisten unserer alten Patienten entgegenbringen, die oft langjährigen Beziehungen, die uns an sie binden, ihre Hilflosigkeit und Abhängigkeit von uns, stellen uns vor einen extrem hohen ethischen Anspruch, dem wir versuchen müssen gerecht zu werden.

Kommunikation und Information sind jedoch auch entscheidende Anliegen für die Angehörigen. Rechtlich gesehen darf eine ehrliche Aufklärung der Angehörigen nur nach ausdrücklichem Einverständnis der Patienten erfolgen. Angehörige haben zwar auch ein Recht auf „Information", worin sie besteht und wie weit sie reicht, wird jedoch nicht näher definiert. Eine kleine Hintertür öffnet uns der „mutmaßliche Wille des Patienten". Doch wie können wir, selbst bei intakten familiären Verhältnissen, wissen, inwieweit unserem dementen Patienten die Einbeziehung seiner Angehörigen erwünscht wäre? Andererseits scheint es auch ohne weiteres plausibel, dass Angehörige ein Recht darauf haben informiert zu werden. Wenn es um „anständige" Krankheiten wie Lungenentzündung oder Herzschwäche geht, mögen diese Überlegungen an Haarspalterei grenzen. Aber wie ist es mit der Aussage: „Bitte bringen sie Ihrem Vater keinen Wein mit, er ist sonst am Abend immer betrunken." Würde der Vater sicher wollen, dass die Tochter das weiß? Sind wir sicher, dass alle Eltern wollen, dass man ihre Kinder darüber informiert, dass sie sterbenskrank sind? Und auf der anderen Seite: Haben Kinder nicht das Recht zu wissen, wenn die Zeit ihrer Eltern abläuft? Wenn uns nichts anderes bekannt ist, gehen wir üblicherweise so vor, als wäre der wechselseitige „Informationsfluss" gestattet. Machen wir es uns zu leicht? Was ist das größere Übel: Wenn jemand zu Unrecht informiert wurde oder wenn jemand zu Unrecht nicht informiert wurde?

Bei einer langjährigen Patientin wurde bei einem Lungenröntgen ein inoperables Bronchuskarzinom festgestellt. Sie war fast 90 Jahre alt, völlig orientiert und lebenslustig. Sie hatte einen Sohn, zu dem sie in sehr guter Beziehung stand. Wir klärten die alte Frau über ihre Krankheit auf und sie reagierte erstaunlich gelassen: Sie sei jetzt 90 Jahre alt und hätte ein schönes Leben gehabt. Es wäre ihr ohnehin klar, dass sie nicht mehr sehr lange zu leben hätte, und es wäre ihr auch ziemlich egal, woran sie sterben würde. Ihren Sohn wollte sie allerdings nicht informieren. Wir kannten auch den Sohn recht gut und es war uns allen klar, dass es für ihn furchtbar wäre, wenn er nicht genug Zeit hätte, sich auf den baldigen Tod seiner Mutter einzustellen. Außerdem musste er innerhalb relativ kurzer Zeit die Verschlechterung ihres Zustands bemerken und nach Erklärungen dafür suchen. Wir führten diese Argumente ins Treffen, doch sie blieb lange Zeit bei ihrer Ablehnung. Irgendwann, als sie schon merklich geschwächt war, willigte sie schließlich doch ein. Mutter und Sohn konnten sich in der letzten Zeit bewusst und ehrlich begegnen .

FIXIERUNG, SEDIERUNG, ANHALTUNG

Bei unserer immer größer werdenden Zahl an dementen oder auch nur vorübergehend verwirrten Patienten kommt es oft vor, dass sich diese nicht so verhalten, wie es die Situation erfordern würde und sich dadurch in ernste Gefahr bringen. Frau X muss abends unbedingt in den Garten, um die Kinder hereinzuholen, obwohl es kalt und finster ist und sie nur ein Nachthemd anhat. Sie ist doch schließlich für alle verantwortlich (sie war früher Erzieherin); Herr Y muss, komme was da wolle, jeden Abend sein Geschäft zusperren (er besaß ein Friseurgeschäft). Herr Z will aufstehen und zum Waschbecken gehen, warum zum Teufel wollen wir ihn davon abhalten (er kann nach einem Schlaganfall weder stehen noch gehen)? Frau J muss mitten in der Nacht ihr Bett verlassen, denn ihr Zug hat gerade in Baden gehalten und dort will sie ja hin.

In solchen Fällen sehen wir uns gelegentlich (falls unsere Validationsversuche uns nicht zum Ziel führen) gezwungen, die Menschen daran zu hindern, das zu tun, was sie gerade tun wollen (oder glauben tun zu müssen). Das stellt zweifellos eine Einschränkung der persönlichen Freiheit dar. Umgekehrt liegt es auf der Hand, dass man nicht tatenlos dabeistehen und zusehen kann, wie sich ein Mensch unter Verkennung der Situation in Gefahr bringt. Wenn gutes Zureden, Ablenken und Validieren nicht den gewünschten Erfolg bringen, stehen uns nur mehr medikamentöse und „technische" Maßnahmen zur Verfügung. Da das Versperren der Türen seit der

Psychiatriereform grundsätzlich verboten ist, wurden an den Abteilungen Warnsysteme installiert, die dann läuten, wenn ein „Unbefugter" die Station verlässt. Sie stellen in manchen Fällen eine große Erleichterung dar. Bei extrem stationsflüchtigen Patienten ist das System jedoch insuffizient, insbesondere am Abend, wenn für alle Patienten einer Station nur mehr zwei Pflegepersonen im Dienst sind. Leider treten jedoch Verwirrtheitszustände besonders in den Abendstunden auf, und das stellt uns immer wieder vor größte Probleme.

Wenn Patienten, die nicht verstehen, warum sie die Anstalt nicht verlassen können, sagen: „Ich bin ja hier wie ein Gefangener", bringen sie damit zum Ausdruck, was jeder von uns empfinden würde, wenn er sich nicht frei bewegen könnte. Wir können nur versuchen, die Indikationen für freiheitsbeschränkende Maßnahmen möglichst eng zu stellen. Exakte Begründung, Dokumentation und wiederholtes Hinterfragen der Notwendigkeit sollen uns einerseits immer wieder ins Bewusstsein rufen, dass diese oft einzige Möglichkeit trotz allem eine unbefriedigende ist, andererseits auch unserer eigenen Rechtfertigung dienen.

KÜNSTLICHE ERNÄHRUNG – PEG-SONDE

Immer wieder stehen wir vor dem Problem, dass unsere Patienten nicht ausreichend essen und trinken und an Gewicht verlieren. Die Ursachen dafür sind vielfältig. Nur in den seltensten Fällen sind es anatomische Veränderungen des Kehlkopfes, zum Beispiel nach Karzinomoperationen.

In solchen Fällen ist die Indikation zum Setzen einer PEG-Sonde am leichtesten zu stellen, handelt es sich dabei doch meist um jüngere Patienten, die die Kehlkopfoperation gut überstanden haben. Schon häufiger sind Funktionsstörungen beim Schlucken, wie sie nicht selten nach Schlaganfällen oder Schädelhirntraumen vorkommen (1). Meist aber lässt sich überhaupt keine fassbare Ursache dafür finden, dass ein alter Mensch nicht mehr genügend isst und trinkt. Liegt vielleicht eine Depression zugrunde? Depressionen äußern sich im hohen Alter oft sehr unspezifisch, nicht selten auch durch Rückzug aus allen Aktivitäten. Für diese Fälle stehen uns medikamentöse Behandlungsmöglichkeiten zur Verfügung. Hat der Patient einfach das Interesse am Essen verloren? Im Alter verschieben sich die Prioritäten, vielleicht sind ihm andere Dinge wichtiger, vielleicht war das Essen auch früher für ihn nicht so wichtig? Geruchs- und Geschmackssinn lassen im Laufe der Jahre nach. (Jeder von uns weiß, wie unangenehm es ist, wenn man im Rahmen einer Erkältung nichts richtig riecht und schmeckt.) Bei fortgeschrittener Demenz geht sehr oft das Gefühl für Hunger und Durst verloren, manche Demente wissen zuletzt auch nicht mehr, was sie mit dem Bissen im Mund anfangen sollen. Bringt der Patient mit seiner Ablehnung des Essens bewusst oder unbewusst zum Ausdruck, dass er die gesamte Situation ablehnt? Oder ist, wenn der Allgemeinzustand schon sehr schlecht ist, das Nichtessen bereits ein Teil des Sterbeprozesses? All diese Möglichkeiten müssen wir in Betracht ziehen, wenn wir für den Patienten zwar alles tun möchten, was wir tun können, ihn aber weder unnötig (und oft genug auch sinnlos) belasten noch „überfahren" wollen (2).

Bei der größten Gruppe von Patienten, die uns vor ernährungsbezogene Probleme stellen, sind für uns demnach keine konkreten Ursachen für die ungenügende Nahrungsaufnahme fassbar. Es sind dies vor allem schwer demente und sehr altersschwache Personen. Es gibt bis jetzt keine Untersuchung, die schlüssig beweist, dass ANH (artificial nutrition and hydration) für demente Personen von Nutzen ist, jedoch einige Hinweise darauf, dass dem nicht so ist (3) (4). Trotzdem ist dies im gesamten Bereich der Geriatrie eine häufige Indikationsstellung für die PEG-Sonde. Es fällt auf, dass es, wie übrigens in anderen Bereichen der Medizin auch, offenbar leichter ist, etwas möglicherweise Sinnloses zu tun als nichts zu tun. Kommt es daher, dass die Medizin in der Mitte des 20. Jahrhunderts fast schon allmächtig schien (oder nur erfolgreich bemüht war, sich so zu verkaufen)? Liegt es am Zeitgeist, für den „sich dem Schicksal ergeben" Kapitulation bedeutet? Scheuen wir vor Grenzfragen zurück und verrichten lieber die Gesten des Lebens weiter, als uns zu ihnen zu bekennen? Fürchten wir die Verantwortung vor etwaigen Konsequenzen? Oder liegen die Dinge viel einfacher: Ernähren ist eine Grundlage unseres Soziallebens, das Vorenthalten von Nahrung bedeutet „im Stich lassen". Hinzu kommt, dass die Betreuung bei bereits liegender PEG-Sonde eine denkbar einfache und wenig zeitaufwendige ist, während das Verabreichen von Nahrung auf natürlichem Weg ein hohes Maß an Geduld und Zuwendung erfordert.

Die WHO empfiehlt das Setzen einer PEG-Sonde bei multimorbiden Patienten nur bedingt und begründet das damit, dass der Nutzen nicht erwiesen ist und eine Verbesserung der Lebensqualität nicht erfolgt. Geht die Reduktion der Nahrungsaufnahme mit einem raschen körperlichen Abbau einher, sollte es durch Beobachtung und eventuell mit Hilfe intermittierender parenteraler Flüssigkeitssubstitution möglich sein, eine vorübergehende Verschlechterung des Allgemeinzustands vom beginnenden Sterbeprozess zu unterscheiden. Sind wir uns nicht sicher, wie die Krankheit sich weiter entwickeln wird oder erfordert eine länger anhaltende Verschlechterung tatsächlich das

Setzen einer Sonde, dann sollte dies rasch geschehen und nicht erst zugewartet werden, bis der Zustand sich noch weiter verschlechtert hat. Fängt der Patient später wieder zu essen an, wird die Sonde einfach nicht mehr verwendet. Manche Patienten erhalten zwar den Großteil ihrer Nahrung über die Sonde, essen und trinken aber daneben das, was ihnen schmeckt, in geringen Mengen weiter. Wir sollten auch stets daran denken, dass das Essen für fast jeden ein Faktor seiner Lebensqualität ist. Auch bei liegender Sonde sollte diese Freude dem Patienten daher nicht ohne triftigen Grund vorenthalten werden, auch wenn Anbieten und Verabreichen kleiner Nahrungsmengen einen zusätzlichen Arbeitsaufwand mit sich bringen.

Die größten Probleme bereiten uns jene Patienten, die bei scheinbar guter Gesundheit einfach zu essen aufhören, den Kopf wegdrehen, wenn man ihnen zu essen anbietet, die Nahrung im Mund lassen, ohne zu schlucken, so dass wir oft nicht mehr unterscheiden können, ob sie einfach das Schlucken vergessen haben, ob der Schluckreflex gestört ist oder ob sie eben nicht schlucken wollen.

> Toni war lange Zeit in unserer Abteilung. Von Natur aus wenig begabt und dem Alkohol zugetan, war er zuletzt in seiner Substandardwohnung nicht mehr zu betreuen gewesen. Er hatte immer wieder epileptische Anfälle, bereits unter minimaler antiepileptischer Therapie war er so stark gedämpft, dass er den ganzen Tag schlief. Wir entschlossen uns daher zugunsten seiner Lebensqualität dazu, lieber die seltenen Anfälle in Kauf zu nehmen. Nach einem dieser Anfälle blieb Toni deutlich verschlechtert, auch das CT (Computertomographie) lieferte dafür keine Erklärung. Er blieb bettlägerig, aß zuwenig und verlor deutlich an Gewicht. Als er schließlich jede Nahrung ablehnte, fragte ich ihn nach dem Grund.
> „I wü net!", war seine Antwort. „Toni, wenn du nicht isst, wirst du sterben!" „I stirb scho net!" sein lapidarer Kommentar. „Willst du sterben?" „Oba na!".
> Toni bekam eine PEG-Sonde. Er nahm etwas an Gewicht zu, erreichte aber trotz ausreichender Kalorienzufuhr nicht annähernd sein Normalgewicht. Er konnte nie wieder aufstehen. Er lebte noch etwa ein Jahr und starb schließlich an einer Lungenentzündung.

Unsere Entscheidungen fällen wir von Fall zu Fall, zwei gleiche Fälle gibt es nicht. Auch im Nachhinein können wir nicht sicher sein, ob wir richtig oder falsch gehandelt haben, weil wir niemals wissen können, wie es anders gelaufen wäre.

LITERATUR

(1) James A, Kapur N., Hawthorne, AB: „Long-term outcome of percutaneous endoscopic gastronomy feeding in patients with dysphagic stroke." Age Ageing 1988; 27:671-6
(2) Löser, C., Müller, M.J.: „Ethische Richtlinien zur Anlage einer PEG-Sonde". Z. Gastroenterologie 1988, 36:457-8
(3) Fiucane, TE, Christmas C, Trevis, K.: „Tube feeding in patients with advanced dementia. A review of the evidence." JAMA 1999; 282:1365-70
(4) Gillick, MR: „Rethinking the role of tube feeding in patients with advanced dementia." N Engl Jmed 2000; 342:206-1

Und eine „kleine Ethik" für alle Tage?

Martina Schmidl

Die „kleine Ethik" des Alltags besteht aus den unzähligen kleinen Entscheidungen, die wir im täglichen Leben „zum Wohle des Patienten" treffen. Wenn ich versuche, mich für kurze Zeit aus meinem Berufsalltag zu lösen und in Gedanken einige Schritte zurückzutreten, um uns Ärzten aus dieser gesunden Distanz über die Schulter zu schauen, merke ich deutlich: Wir wissen oft nicht, was wir tun ...
Die täglichen Abläufe in einer Krankenanstalt lassen sich nur mit Hilfe bewährter Routinen einigermaßen reibungslos bewältigen. Routinen regeln den Tagesablauf und die einzelnen Arbeitsschritte, sie beeinflussen in vielen Bereichen, oft ohne dass uns das bewusst wird, unsere Haltungen und Einstellungen, ja sogar unsere Empfindungen und Wahrnehmungen. Verlässlich eingefahrene Bahnen haben viele Vorteile. Sie verhindern, dass wir das Rad immer wieder neu erfinden müssen, helfen uns Zeit für Wesentliches zu sparen und sichern zumindest einen gewissen Qualitätsstandard. Wenn wir unsere eigenen Vorgangsweisen jedoch nicht immer wieder kritisch in Frage stellen, erkaufen wir diese Vorteile zu teuer: Routinen steigern unsere Betriebsblindheit, verführen zur Kritiklosigkeit, zum „Hängenbleiben" im Gewohnten („das war immer schon so ..."), zu Bequemlichkeit, Gedankenlosigkeit, Automatismen und letztlich zur Erstarrung des ganzen Systems und zum blindem Befehlsgehorsam selbst gestellten Regeln gegenüber („das geht nicht anders, das muss so sein ...").
Wir alle treffen ununterbrochen auf vielen Gebieten Entscheidungen von unterschiedlicher Tragweite und orientieren uns dabei bewusst oder unbewusst an bestimmten Richtlinien. Es lohnt sich, darüber nachzudenken, was unsere Entscheidungen mitbeeinflusst.

EINIGE WICHTIGE LEITSCHIENEN DAZU

Von der Institution geforderte und sanktionierte Philosophien und Routinen, die uns oft nur wenig persönlichen Handlungsspielraum lassen und den meisten von uns mit der Zeit bereits weitgehend in Fleisch und Blut übergegangen sind.

Eigene rationale Überlegungen: Sie müssen stets wesentliche Entscheidungshilfen in Hinblick auf diagnostische, therapeutische und pflegerische Maßnahmen sein.
Emotionale Reaktionen: Unsere Tagesverfassung, Freude, Ärger, Zorn, Überforderung, Sympathie und Antipathie, beeinflussen, oft ohne dass wir uns darüber Rechenschaft ablegen, unser Verhalten (zum Beispiel die Entscheidung darüber, in welcher Art ich einem „mühsamen" alten Menschen gegenübertrete, in welchem Tonfall ich ihn anspreche ...).
Unbewusste Handlungen: Hier kommen unsere gut eingeübten Schablonen zum Tragen, manches, was aus Gedankenlosigkeit oder Vergesslichkeit geschieht, obwohl es „gar nicht so gemeint" war. Hierher gehören u.a. auch die Weichen, die wir stellen, indem wir nicht oder nicht rechtzeitig entscheiden.

WIE ENTSTEHEN ÄRZTLICHE ENTSCHEIDUNGEN?

Selbstverständlich beeinflussen **Diagnose und Prognose** jede ärztliche Entscheidung maßgeblich, denn nur in diesem Lichte sind wir in der Lage, Sinnhaftigkeit und Zumutbarkeit diagnostischer und therapeutischer Optionen abzuschätzen. Vor diesem Hintergrund prüfen wir (wenn möglich gemeinsam mit dem Patienten und seiner nächsten Bezugsperson) die Folgen der in Betracht gezogenen Vorgangsweise: Rechtfertigt der mögliche oder wahrscheinliche Nutzen der geplanten Schritte tatsächlich die vielen Belastungen, die sie voraussichtlich mit sich bringen? Ist dem Kranken in seinem augenblicklichen Zustand ein Transport zumutbar? Wie lange wird die Untersuchung (die Behandlung) dauern? Welche Schmerzen oder anderen Nebenwirkungen (zum Beispiel Übelkeit, Stuhlprobleme, Immobilität ...) sind damit verbunden? Wie sehr wird die alte Frau unter ihrem Schamgefühl leiden? Wird sie sich ausgeliefert fühlen und Angst haben? Bekomme ich rechtzeitig (solange noch eine Chance besteht) einen Termin für die geplante Untersuchung oder Operation? Und plane ich das Ganze wirklich zu Gunsten des Patienten, oder eher, weil ich meine eigene Unsicherheit nicht ertrage oder einfach wissen möchte, was „eigentlich" hinter den Symptomen steckt, obwohl dieses Wissen für den Kranken keine wesentliche Konsequenz haben wird? Viel zu selten stellen wir uns der Frage „**was möchte der Patient selbst**". Gerade bei sehr kranken, häufig völlig desorientierten alten Menschen ist es oft tatsächlich unmöglich zu erfahren, was sie selbst wollen. Es ist allerdings doch viel häufiger möglich, als es auch nur versucht wird! Demente haben zu dem, was mit ihnen geschehen oder nicht geschehen soll, oft sehr konkrete und begründete Ansichten und informieren den Arzt, der gelernt hat mit ihnen zu kommunizieren, und bereit ist, sich dafür Zeit zu nehmen, klar über ihren Willen.

Unsere „kleinen" Alltagsentscheidungen über die medikamentöse Therapie können für den Patienten sehr hilfreich sein oder ihm großes Leid zufügen. Auf einige fragwürdige Therapieentscheidungen, die nicht selten „passieren", möchte ich kurz eingehen:

Vorenthalten: zum Beispiel von **Schmerzmitteln**. Ich habe nicht daran gedacht, dass der Patient Schmerzen haben könnte, die Aussage der Schwester war für mich nicht glaubwürdig genug, der Patient muss sich sein Schmerzmittel erst „verdienen", ehe ich bereit bin, es ihm zu geben. (Er muss zum Beispiel erst darum betteln. Er muss gehorsam mitmachen, wenn wir ihn mobilisieren wollen. Er muss ruhig sein, sich gut benehmen und nicht jammern, wenn ich ihn untersuche oder ihm Blut abnehme. Er darf mir nicht widersprechen oder gar meine Therapie in Frage stellen ...)

Nebenwirkungen vernachlässigen: Wir leben im Zeitalter der Ökonomie und werden dazu verhalten, sparsam zu sein und billige Präparate zu verschreiben. Das ist oft, aber nicht immer, ohne Qualitätseinbuße möglich. Es gibt einige „billige" Mittel, deren Gebrauch uns zwar empfohlen wird, von denen aber bekannt ist, dass sie für die Patienten belastende Nebenwirkungen mit sich bringen. Verordnen wir sie dennoch, sind wir „brav", fügen uns der Institution und riskieren weder Auseinandersetzungen noch Unannehmlichkeiten. Dafür nehmen wir sinnloses Leid für unsere Patienten in Kauf.

Unnötig lange verabreichen: Dies geschieht durch sinnloses Zuwarten bei erwiesener Wirkungslosigkeit, durch Nachlässigkeit, Übersehen, Vergessen und wird durch unzureichende Kommunikation zwischen den Berufsgruppen stark begünstigt. (Selbst wenn ich einmal etwas übersehe oder vergesse, werden sich, wenn uns die Zusammenarbeit in hierarchiefreien Räumen gelingt, Pflegende für den Patienten mitverantwortlich fühlen und mich sehr bald fragen, ob Frau Müller dieses Präparat wirklich noch braucht ...)

„Ich möchte meine Ruhe haben": Nicht immer bin ich voll belastbar. Manchmal habe ich private Sorgen, die mich stark beanspruchen. Manchmal bin ich total übermüdet oder schleppe mich halbkrank zum Dienst, weil zwei andere Ärzte gerade im Urlaub sind. Selbst in diesen Fällen sind Entscheidungen, deren einzige Grundlage mein Ruhebedürfnis ist, nicht wirklich entschuldbar:

- Ich verschreibe beim geringsten Anlass sofort ein dämpfendes Medikament.

- Ich wimmle den Patienten ab (zum Beispiel „Sie können jetzt keine Schmerzen haben").
- Ich gehe, obwohl ich gerade jetzt gebraucht werde, weg und überlasse den Patienten anderen (zum Beispiel Schwestern und Pflegern), die diese Situation ohne mich nicht wirklich gut lösen können.
- Ich verordne fixierende Maßnahmen, um nicht mehr mit dem Problem behelligt zu werden.

FIXIEREN (1)

Eine Reihe von Möglichkeiten steht zur Auswahl: Der Patient kommt in ein rundherum verschlossenes Netzbett (diese Maßnahme ist heute zum Glück nicht mehr üblich und nur unter ganz bestimmten Umständen erlaubt. Die Zeiten, zu denen es anders war, liegen noch nicht allzu lange zurück ...). Steckgitter verhindern, dass der Quälgeist sein Bett verlässt. Der Patient wird mit Hilfe eines gepolsterten Gurts an seinem Sessel oder Rollstuhl fixiert. Darüber hinaus gibt es auch „elegante", auf den ersten Blick völlig unauffällige Methoden: Beistelltisch oder Esstisch werden so aufgestellt, dass der Patient in seinem Sessel sitzen bleiben muss. Alle diese Maßnahmen liefern den Hochbetagten hilflos, wehrlos, rechtlos, ratlos, verzweifelt und entwürdigt unserer Willkür aus.
Was geht in einem Menschen vor, der sich stundenlang vergeblich bemüht, sich zu befreien? Was geht in ihm vor, wenn er sich als Gefangener fühlt? Wir können an seinen Reaktionen erkennen, wie groß sein Leidensdruck ist: Er wird unruhig, weint, strengt sich mit letzter Kraft an, um sich zu befreien, er schwingt die Beine über das Steckgitter oder steckt sie immer wieder zwischen die Stäbe. Er schreit verzweifelt: „Was habe ich denn gemacht, dass ich hier gefangen bin?!" **Und er muss lange betteln, damit man ihn endlich wieder freilässt ...**

MOBILISATION

Verordnet wird sie vom Arzt. Er entscheidet, ob der Patient gesundheitlich in der Lage ist, sein Bett zu verlassen. Früher war es kein Anliegen, die Selbständigkeit alter Menschen möglichst lange zu bewahren. War jemand einmal im Bett gelandet, blieb er in der Regel für immer liegen. Jetzt

schlägt das Pendel in das andere Extrem aus: Keine bettlägerigen Patienten zu haben, ist zum Qualitätsmerkmal geworden. Viele alte Menschen profitieren davon, nicht wenige leiden auch darunter. Nicht selten lautet die Devise: „Heraus aus dem Bett, ob Du willst oder nicht!" Als Zusatzfaktor wird oft auch ein gewisser Aktionismus aller Berufsgruppen wirksam, die Freude an der eigenen Geschäftigkeit und Effizienz.
Kommt man kurze Zeit nach einer zwangsbeglückenden Mobilisation zu dem Patienten, findet man ihn nicht selten vorn übergeneigt am Tisch vor, oft liegt sein Kopf auf der Tischplatte. Oder der arme Mensch hängt völlig zur Seite geneigt in seinem Sessel. Sein Gesicht zeigt Leid oder Resignation, er hat Schmerzen, fühlt sich unwohl. **Und er muss lange betteln, damit er wieder in sein Bett hinein darf ...**

Zu welchem Verhalten entscheide ich mich?

Wie spreche ich während der Visite? Kann es geschehen, dass ich mich so verhalte, als ob der Patient gar nicht da wäre oder nur störte? Spreche ich zum Beispiel leise mit einem Dritten über ihn? Spreche ich (zum Beispiel mit einem Kollegen) laut lateinisch und achte nicht darauf, wie verstört und beängstigt der alte Mensch uns anschaut? Lache ich neben ihm mit anderen, ohne dass er weiß, was uns so amüsiert? Stelle ich ihn als inkompetent hin, frage zum Beispiel die Schwester über seinen Kopf hinweg nach seinem Befinden? Schulmeistere ich ihn, wenn er wagt eine Meinung zu äußern oder gar eine einmal geäußerte Meinung zu ändern, sage ich zum Beispiel in strengem Tonfall: „Sie haben gestern aber gesagt, Sie wollen das (nicht), also was wollen Sie wirklich?"
Was sagt unser Tonfall aus? Jedem von uns steht ein ganzes Repertoire an „Tonarten" zur Verfügung, mit dessen Hilfe wir anderen sehr leicht weh tun können. Unsere alten Patienten haben kaum die Möglichkeit, sich dagegen zu wehren, wenn wir uns dazu entscheiden, gleichgültig oder herablassend, autoritär, belehrend oder richtend, verletzend oder einschüchternd, anklagend, drohend oder ganz einfach lauter als notwendig mit ihnen zu sprechen.
Wie untersuchen wir? Verlassen wir uns auf unsere Routine, realisieren wir oft gar nicht, wie viel Schmerz wir unseren Patienten zufügen, weil wir sie nicht mehr als Individuen wahrnehmen, sondern lang geübte automatisierte Abläufe abspulen: Wir lassen den verängstigten Menschen unnötig lange warten. Wenn wir an sein Bett treten, schlagen wir vielleicht gleich die

Decke zurück und beginnen, stumm an ihm herumzuhantieren. Wir verletzen sein Schamgefühl, indem wir ihn länger als unbedingt erforderlich nackt liegen lassen, bei offener Tür untersuchen oder während der Untersuchung die Anwesenheit von Besuchern oder gar Handwerkern tolerieren. Aus Achtlosigkeit oder Gleichgültigkeit verunsichern wir Schwerhörige (die meisten Hochbetagten sind schwerhörig!), weil wir viel zu leise mit ihnen sprechen und sie nicht verstehen können, was wir von ihnen wollen.

Hat uns der alte Mensch vorher verärgert oder verletzt und glauben wir, dass er sich „mit Absicht" so verletzend verhält, fühlen wir uns provoziert. Wir werden ihn dann beim Untersuchen vielleicht gerade ein bisschen zu fest klopfen, halten, drücken oder die Manschette beim Blutdruckmessen unnötig hoch aufpumpen.

Was sagen wir? Wecken wir durch Sätze wie „wenn Sie aufhören zu rauchen (wieder mehr gehen, endlich weniger essen ...), wird alles wieder gut" falsche oder übertriebene Hoffnungen? Oder ist es, selbst wenn wir genau wissen, dass es nicht stimmt, rascher und bequemer zu sagen: „Das wird schon wieder". Wir denken nicht daran, dass maßregelnde Aussagen wie „Sie sind zu fett" oder „Seien Sie nicht so empfindlich" Verachtung ausdrücken und verletzend wirken müssen. Es ist unsere Pflicht, dem Patienten Befunde, Diagnosen oder weitere Maßnahmen mitzuteilen, das bedeutet aber nicht, dass wir das in knapper, verwirrender und beängstigender Form tun müssen. Ebenso wenig ist es gerechtfertigt, mit Aussagen wie: „Hätten Sie nicht so viel geraucht (gegessen, getrunken, gefaulenzt ...), dann wäre dies oder das nicht geschehen" oder „Sie sind selber schuld daran, dass Sie jetzt nicht mehr gehen können", in unseren Patienten sinnlos Schuldgefühle zu erzeugen.

Wie handeln wir? Es liegt an uns, daran zu denken, unsere „Amtshandlungen" so zu dosieren, dass sie einen Hochbetagten nicht unnötig und über Gebühr belasten. Alle alten, ganz besonders aber die dementen alten Menschen sind leicht irritierbar und wenig belastbar. Wir müssen genau überlegen, ob der Blasenkatheter tatsächlich unvermeidbar ist, ob und wie oft wir ihnen Blutabnahmen, Blutzuckerkontrollen, Punktionen, Spiegelungen, Röntgenaufnahmen zumuten müssen.

Sehr alte Menschen können sich nicht mehr wehren, sie sind daher mehr als andere der Gefahr, dass wir ihnen durch unsere Hast, Ungeduld oder Sorglosigkeit unnötig weh tun, preisgegeben. Dies geschieht zum Beispiel, wenn wir eine Spritze zu schnell verabreichen, dafür die falsche Körperstelle wählen oder die falsche Nadel benutzen.

Auch „nicht handeln" ist oft eine ethische Alltagsentscheidung („Ich habe es schon eilig", „Es hat bis morgen Zeit", „Ich bin zu feig mich rasch zu entscheiden"). Oft ergeben sich daraus unnötige Verzögerungen wichtiger anstehender diagnostischer, therapeutischer und lindernder Maßnahmen, die man dem Patienten leicht hätte ersparen können.

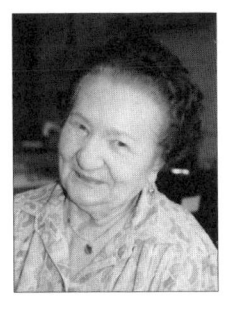

Wie sprechen wir mit Angehörigen? Unsere Patienten können sich nur dann wohlfühlen, wenn auch ihre Angehörigen bei uns ein offenes Ohr finden. Rangieren für uns diese Gespräche unter „unnötige Belastungen", werden sie in der Regel kürzer ausfallen als erforderlich wäre, wir werden versuchen unsere Botschaft zwischen Tür und Angel loszuwerden, dabei ungeduldig, hektisch oder unhöflich wirken, den Besucher spüren lassen, dass unsere Zeit kostbar und er uns lästig ist. Darunter leidet auch der Wert der Mitteilungen: Weil Erklärungen fehlen, sind sie unverständlich, zu knappe Formulierungen im medizinischen Jargon wirken autoritär und schüchtern den Fragenden nicht selten so sehr ein, dass er gar nicht wagt, weitere Fragen zu stellen.

LITERATUR

(1) Hirsch, R.D. „Gewalt in der Pflege: ein drängendes gesellschaftliches Problem", Manuskript zum Gespräch am 11. Mai 2000 im „Ausschuss für Menschenrechte und Humanitäre Hilfe" des Deutschen Bundestags in Berlin; „Handeln statt Misshandeln" Bonner Initiative gegen Gewalt im Alter e.V.

Worüber entscheiden Pflegende in ihrem Alltag?

Isabella Scharf, Martina Schmidl

Vieles, was auf den letzten Seiten für Ärzte beschrieben wurde, gilt sinngemäß selbstverständlich auch für Pflegende und muss daher nicht wiederholt werden. Auf eine Reihe pflegespezifischer Entscheidungen möchte ich aber doch etwas näher eingehen.

WAS HAT PFLEGE MIT ETHIK ZU TUN?

Waschen

Wie fühlt es sich an, wenn mein Gesicht, mein ganzer Körper mit Latexhandschuhen gewaschen wird? Würde ich diese Vorgangsweise auch meiner Mutter, meinem Kind zumuten?
Was geht in einem Menschen vor, dessen Unterkörper gerade von mir gewaschen wird, während mein Kollege ihm am Kopfende seine Medikamente verabreicht?

Essen verabreichen

Wie sehr kann ein Mensch sein Essen genießen, wenn ihm die Nahrung zu schnell, zu heiß (zu kalt) oder mit einem zu großen Löffel verabreicht wird? Wünscht der Patient, dass ihm die Nahrung eingelöffelt wird, obwohl er selbst essen kann? „Mit Hilfe" geht es zugegebener Weise viel schneller, und der so Versorgte macht dabei nicht alles schmutzig.
Warum „passiert" es immer wieder, dass individuelle Vorlieben nicht berücksichtigt werden, und der Patient bekommt (zum Beispiel aus Bequemlichkeitsgründen) immer Grießbrei, obwohl wir wissen, dass er lieber etwas Pikantes isst.

Frisieren

Der Patient bekommt einen lächerlichen Haarschnitt oder eine entwürdigende Frisur verpasst. Einer 90-Jährigen werden zum Beispiel die Haare am Oberkopf zu einem kurzen Pinsel zusammengebunden und dieser mit einer großen Masche „verziert".

Ankleiden

Der Patient muss in Schlafrock und Nachthemd herumlaufen, obwohl er nicht bettlägerig ist und Privatkleidung tragen könnte.
Der Patient läuft im hinten offenen Nachthemd über den Gang, Windelhose oder sogar das blanke Gesäß sind für alle Vorbeikommenden deutlich sichtbar.
Seine Kleidung ist schäbig und ungepflegt.
Der alte Herr läuft in einem der derzeit empfohlenen, „praktischen" Strampelanzüge herum (er kann ihn nicht so leicht selbst ausziehen, die Windel bleibt dort, wo sie hingehört).

FÜR WELCHES VERHALTEN ENTSCHEIDE ICH MICH?

Wie verhalte ich mich in Anwesenheit von Patienten? Ein Patient, der „ohnedies nichts mehr mitbekommt", verleitet dazu, in seiner Anwesenheit laut über ihn zu sprechen. Gedankenlos im Patientenzimmer geführte laute und lange Handygespräche sind nicht nur unhöflich, sie wirken auf alte Menschen irritierend und beängstigend. Lautstarke rhythmische Musik mit dröhnenden Bässen lässt vielleicht die Arbeit leichter von der Hand gehen, belastet alte Menschen aber und steigert ihre Unruhe.
Wie spreche ich mit dem Patienten? Die Aufforderung, „Mach' in die Windel", ist noch immer nicht völlig ausgerottet; häufiger hört man heute allerdings ihre „elegantere" Neuauflage: „Sie haben ohnehin eine Windel, machen Sie doch ruhig hinein!" In der Regel ohne böse Absicht werden „Witze" gemacht, die den Patienten verwirren und durch das laute Gelächter der anwesenden Mitarbeiter oft auch demütigen („Sie lachen über mich!"). Wenn Pflegende vor dem Patienten in anklagendem Ton über ihn berichten („Frau G. hat schon wieder Schmerzen!", „Herr M. hat sein ganzes Bett mit Stuhl verschmiert!"), verursacht das seelische Schmerzen, die leicht vermeidbar gewesen wären.
Wie gehe ich mit den Patienten um? Patienten werden, wenn sie sich verirrt haben, wenn sie nicht allein zum WC finden, wenn sie zum Röntgen müssen ..., von einer Schwester (einem Zivildiener, einem Träger) dorthin geführt. Oft hakt die Begleitperson den Patienten unter, eine gute und sinnvolle Maßnahme, um Gehunsicherheiten auszugleichen. Weniger gut ist es, wenn der Führende rasch und mit großen Schritten voraneilt und den verzweifelnden alten Menschen hinter sich herschleift.

Wo bleibt die Würde des Menschen, wenn er, „weil es sich gerade so ergibt", auf dem Zimmerklo sitzend, womöglich auch noch bei offener Tür, zum gemeinsamen Frühstückstisch geschoben wird?

Aus Gedankenlosigkeit werden unbewegliche und/oder demente Patienten oft im Sessel nebeneinander am Gang aufgereiht. Wenn nicht gerade jemand vorbeigeht, sehen sie kein lebendes Wesen und schauen auf die gegenüberliegende Wand. Es macht nicht mehr Mühe, die alten Menschen in Gruppen um Tischchen zusammenzusetzen. Sie fühlen sich dann nicht so allein und die Kommunikation zwischen ihnen kommt viel leichter in Gang.

Ohne böse Absicht werden Menschen, die ihre Meinung dazu nicht äußern können, für Stunden zum laufenden Fernseher geschoben und sind u.U. für sie ungeeigneten und daher verwirrenden Fernsehsendungen ausgesetzt. Es ist schön, dass jemand, der bestimmte Sendungen genießen kann, heute überall die Möglichkeit dazu bekommt. Das Fernsehen ist allerdings kein geeigneter Baby- und noch weniger ein „Alten-Sitter".

Wie wird mobilisiert? Welche persönliche Einstellung hat der Anwärter auf Mobilisation an diesem Tag zum Aufstehen? Wurde er gefragt? Mobilisation wird zur Zwangsmobilisation, wenn der Patient aufstehen muss, obwohl er heute gerne im Bett bliebe, obwohl er müde ist, sich verzweifelt dagegen wehrt oder bekanntermaßen nur im Sessel „hängt", wenn er darum bettelt, endlich niedergelegt zu werden und die Antwort erhält: „Es ist jetzt zehn Uhr, bis nach dem Mittagessen müssen Sie noch draußen bleiben!" Manche könnten selbständig in ihr Bett gehen, wenn sie nicht ausgesperrt wären (das Bett ist maximal hochgestellt, es hat auf beiden Seiten Steckgitter, die Matratzen wurden aufgestellt ...).

Respektiere ich meine Patienten? Wie werden die Medikamente verabreicht? Achte ich darauf, dass die Patienten etwas zum Nachtrinken haben? Stecke ich die Tabletten nur in den Mund, oder überzeuge ich mich davon, ob sie tatsächlich geschluckt werden (werden können)?

Wie wichtig sind mir seine Anliegen? Habe ich immer gerade dann „keine Zeit", wenn der Patient ruft? Lasse ich ihn schreien und läuten („Ihm ist nur fad ...")? Lasse ich ihn eine Zeitlang links liegen, weil er „nicht brav" war? Komme ich bei Pflegehandlungen stumm zu ihm und gehe, sobald ich fertig bin, wortlos hinaus?

Zehn Bitten alter Menschen an Betreuer aller Berufsgruppen

(1) Bitte respektiert uns so, wie wir sind!

(2) Wir sind keine kleinen Kinder, auch wenn wir schon gebrechlich, inkontinent und vergesslich sind. Bitte behandelt uns daher auch nicht wie kleine Kinder!

(3) Bitte lasst uns so selbständig wie möglich sein!

(4) Auch wenn unser Geist nicht mehr fit ist, wir spüren alles ganz genau, denn unsere Gefühle sind topfit!

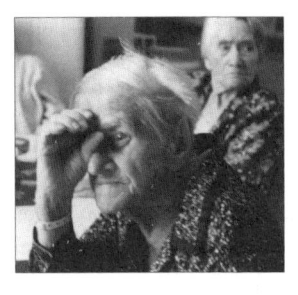

(5) Wir erfassen viel mehr von unserer Umgebung, als ihr glaubt. Bitte verhaltet Euch nicht so, als ob wir nicht da wären!

(6) Bitte habt Geduld mit uns und passt Euch unserem langsameren Tempo an!

(7) Unsere Gebrechlichkeit macht uns rasch ängstlich. Bitte schüchtert uns nicht durch euer Verhalten ein!

(8) Auch alte Menschen haben das Recht auf Bewegungsfreiheit. Bitte sperrt uns nicht ein!

(9) Wir sind sehr alt und müde. Bitte lasst uns schlafen, wenn wir das Bedürfnis danach haben!

(10) Bitte helft uns, unseren letzten Lebensabschnitt in Würde zu erleben.

Wer gibt, wer nimmt?

Marina Kojer

Unser Weg in die Palliative Geriatrie war von Anfang an das tastende Voranschreiten in ein noch unbekanntes Land. Mit jedem Schritt schienen sich uns neue Einsichten, neue Denkmodelle, neue Erfordernisse zu eröffnen. Aber gelingt es uns auch tatsächlich, schwerkranke Hochbetagte immer besser zu verstehen und uns von ihren Wünschen und Bedürfnissen leiten zu lassen? Laufen wir nicht oft Gefahr, einer Fata Morgana nachzulaufen? Immer wieder plagen mich Zweifel, ob uns unser Bemühen, die Pfadspuren zum Du zu entdecken, in die richtige Richtung führt.
Fänden wir unterwegs keine Wegweiser vor, wie sollten wir jemals darauf vertrauen dürfen, noch auf dem richtigen Weg zu sein? Diesen Weg können uns nur die Alten selbst weisen. Es sind ihre Gefühle, ihr Verhalten, ihre Reaktionen, die uns Tag für Tag weiterhelfen. Unter den vielen Lehrmeistern gibt es einige, die uns darüber hinaus, einfach durch ihr So-Sein, durch ihr Leben, Leiden und Sterben, die Augen für die Kostbarkeit jedes Augenblicks menschlichen Seins und für den Sinn eines Lebens bis zuletzt geöffnet haben.

> Einer dieser Menschen war Frau Maria G. Ihr Leben bei uns war, von außen betrachtet, nur eine Zeit der Schmerzen und Verluste. Sie musste laufend mehr Abstriche von allem machen, was für sie wichtig war, das Leben nahm ihr leise und unbarmherzig scheinbar alles weg, was für sie wertvoll war und ihr Dasein noch lebenswert machen konnte. Sie war nie schmerzfrei, sie konnte innerhalb kurzer Zeit nicht mehr gehen, bald auch nicht mehr selbständig im Rollstuhl fahren, schließlich nicht einmal mehr im Rollstuhl sitzen. Sie erblindete und war jahrelang vollständig hilflos. In all dem Leid fand sie stets noch etwas, was für sie schön und erlebenswert war. Sie konnte sich bis zuletzt über Kleinigkeiten freuen, die andere Menschen meist gar nicht bemerken oder achtlos mit Füßen treten.

Wir haben von ihr gelernt, dass das Leben ein Geschenk und die Zeit bis zum letzten Augenblick kostbar ist. Von ihr haben wir erfahren, was Geduld bedeuten kann, was Hoffnung ist, und was es heißt, selbst im Leiden und Sterben noch immer zum Leben Ja zu sagen. Sie hat uns vor Augen geführt, wie viel ganz kleine, scheinbar nebensächliche Gesten, Worte oder Gedanken oft für einen anderen Menschen bedeuten, dass dann unscheinbare Kleinigkeiten zu Geschenken werden, die dem Leben zu neuer Lebendigkeit verhelfen.

Gerade im Zusammenhang mit sehr alten Menschen sind wir stets der Gefahr ausgesetzt, die Orientierung zu verlieren, Palliative Care als ein „sanftes Zudecken" misszuverstehen und „Ruhig- und Entspanntsein" auch dort für das einzig erreichbare Gut zu halten, wo ein Mensch noch lebendig Anteil nehmen, weinen und lachen möchte.

„Das Wichtigste ist, dass man sich über alles freuen kann"

Als Frau Maria G. bei uns aufgenommen wurde, war sie bereits mehr als 90 Jahre alt. Sie hatte ein schwaches Herz, sah sehr schlecht und konnte nur mehr mit großer Mühe gehen. Zudem litt sie an starken, schwer behandelbaren Schmerzen im Bereich der Wirbelsäule, des Schultergürtels und des Beckens, für die sich lange Zeit keine Ursache fand. Erst viel später stellte sich heraus, dass sie Knochenmetastasen hatte. Mit all diesen Leiden lebte sie, in immer elenderem Zustand, noch viele Jahre bei uns. Frau G. war eine stille und bescheidene Frau. Sie war dankbar für alles, was wir für sie taten und hielt stets für jeden ein Lächeln und ein gutes Wort bereit. Selbst wenn es ihr gerade sehr schlecht ging, behielt sie die Gabe, sich zu freuen, ja nicht selten sogar mitten im Leid in ihr herzliches und ansteckendes Lachen auszubrechen. Als sie nach langer, schwerer Krankheit starb, war sie 99 Jahre alt. Wer sie gekannt hat und ihr nahe sein durfte, wird sie nicht vergessen.

Einmal im Winter, an einem finsteren, unfreundlichen Morgen, stand ich an ihrem Bett. Frau G. war damals 95 Jahre alt. Bereits seit Tagen fühlte sie sich elend, litt an Atemnot, konnte das Bett nicht verlassen, kaum erträgliche Schmerzen quälten sie, und ihre in letzter Zeit rasch nachlassende Sehkraft machte ihr Sorgen. Ich setzte mich an ihr Bett und hörte ihren berechtigten Klagen zu. Plötzlich stahl sich ein schwacher, kraftloser Strahl der Wintersonne für einen Augenblick in das Krankenzimmer und warf seinen blassen Lichtstreifen auf ihre Bettdecke. Unvermutet verstummte Frau G. einen Augenblick lang, lächelte dann ihr strahlendes Lächeln und sagte voll Inbrunst und Hoffnung: „Ich freu' mich schon so auf den Frühling!" Ihre Stimme war voll Sehnsucht und Zuversicht. In allem Elend hatte sie Trost, Sinn und inneren Halt in dem Gedanken an das immer wiederkehrende Erwachen der Natur gefunden.

In den vielen Jahren, die sie bei uns verbrachte, sind wir einander immer wieder sehr nahe gekommen. In vielen Gesprächen erzählte sie mir von ihrer Vergangenheit. „In einem so langen Leben erlebt man viel Schönes, aber auch viel Trauriges", sagte sie nachdenklich. An schwere und belastende Erlebnisse dachte sie kaum zurück, aber die vielen schönen Erinnerungen erhellten ihre Tage bis zuletzt. Mit großer Freude erinnerte sie sich vor allem an ihr erfülltes Berufsleben: Sie hatte nie eine eigene Familie gehabt und lange Jahre als Erzieherin in einem Heim für schwererziehbare junge Mädchen gearbeitet. Die Zöglinge kamen aus sehr schlechtem sozialen Milieu und hatten in ihrem kurzen Leben noch nicht viel Schönes kennen gelernt: Oft waren Vater und Mutter straffällig geworden. Schließlich wurden die Mädchen irgendwann von der Polizei aufgegriffen und oft gegen ihren Willen in das Heim gebracht. Wen darf es da wundern, dass sie sich auch selbst aggressiv verhielten? Mit viel Geduld und Liebe bemühte sich Frau G., diesen wilden jungen Geschöpfen das Nähen beizubringen. „Es ist immer wieder einmal passiert, dass mir ein Mädchen eine Schere nachgeworfen hat", erzählte sie lächelnd, „aber im Großen und Ganzen waren sie alle lieb! Sie haben gespürt, dass ich sie von Herzen gern habe." Entsprechend groß war die Zuneigung der Kinder zu ihr. Die geliebte Lehrerin wurde zur Freundin, zur Vertrauten, zum Mutterersatz. Sobald Frau G. von „ihren Mädchen" sprach, begannen ihre Augen zu leuchten. Sie war überzeugt davon, dass ihre Schützlinge alle einen guten Kern hatten. Vielen dieser schwer erziehbaren Jugendlichen hat sie zurück in ein normales Leben geholfen. Mit vielen blieb sie über lange Jahre, mit manchen bis zuletzt in Kontakt. Frau G. freute sich noch nach Jahrzehnten über jedes Schicksal, das schließlich doch noch eine positive Wendung nahm. „Ich habe jetzt viel Zeit nachzudenken", sagte sie, „da fällt mir so viel Schönes ein." – Einmal fragte ich sie, ob ihr nicht auch genug Böses widerfahren wäre. Sie lächelte mit der Weisheit sehr alter Menschen: „Das habe ich glücklicherweise zum Großteil vergessen ..."

Frau G. war eine kluge und gebildete Frau. Sie unterhielt sich gerne mit anderen Menschen, aber unter den Patienten fand sie nur selten jemanden, mit dem sie längere, anregende Gespräche führen konnte. Eines Tages meldete sich Frau S., eine schon etwas ältere, bekannte österreichische Schauspielerin bei uns; sie wollte gerne regelmäßig einen kranken alten Menschen besuchen. Ich sagte zu Frau G., dass die Dame, die ich mitgebracht hatte, gerne öfter kommen würde, um mit ihr zu plaudern. Frau G. sah damals schon viel zu schlecht, um viel mehr als Umrisse zu erkennen. Während ich sprach, stand Frau S. still neben mir, dann fragte sie: „Ist es Ihnen recht, wenn ich Sie besuchen komme?" Bereits beim ersten Wort breitete sich ein Ausdruck ungläubigen Staunens auf dem Gesicht von Frau G. aus. „Sind Sie Frau S.?!", sagte sie mit vor Erregung zitternder Stimme. Erstaunt bejahte die andere die Frage. Frau G. saß da, als wäre eben ein Stern vom Himmel in ihren Schoß gefallen und schaute die Schauspielerin, stumm vor Glück, aus fast schon blinden Augen an. „Frau S!", rief sie dann, „Frau S., ich habe Ihre Stimme immer so geliebt. Ich habe Sie in allen Rollen gesehen, ich bin Ihnen oft sogar nachgefahren! Ich kann gar nicht glauben, dass Sie wirklich da sind und gerade mich besuchen kommen!" Frau S. hatte Tränen der Rührung in den Augen. Auch wir anderen, die Zeugen dieser Begegnung wurden, bekamen feuchte Augen. Wir sahen einander stumm an, gingen dann leise aus dem Zimmer und ließen die beiden allein.

Frau S. besuchte die alte Frau regelmäßig. Frau G. gewöhnte sich nie an dieses große und, wie sie meinte, unverdiente Glück. Jeder einzelne Besuch war ein Fest für sie, sie zog sich besonders schön an und ließ sich, auch wenn es ihr gerade nicht gut ging, vorher die Haare richten. Leider erkrankte die Schauspielerin nach etwa einem Jahr schwer und verstarb innerhalb relativ kurzer Zeit. Frau G. trauerte sehr um sie, aber die Dankbarkeit und die Freude über die schönen Stunden blieben in ihr lebendig.

Ihr ganzes Leben lang hatte Frau G. Kinder und die Natur geliebt. Wann immer möglich, war sie im Freien. Sie saß im Rollstuhl auf der Terrasse und genoss es, wenn sie in den Garten fahren konnte. Als das Projekt „Granny Kids" (Kinder und alte Menschen begegnen einander) an unserer Abteilung Fuß fasste, war Frau G. natürlich begeistert. Was diese Begegnungen für sie bedeuteten, kann Ingrid Krispel, die Initiatorin des Projekts, besser erzählen als ich ...

Gemeinsam statt einsam

Ingrid Krispel

Viele unserer Patienten und Patientinnen haben kaum mehr persönlichen Kontakt mit Kindern. Das trägt sicher viel zu den so häufig geäußerten Zweifeln am Sinn des Lebens bei: „Keiner braucht mich – ich bin nichts mehr wert – ich gehöre schon weg." Wie soll es da gelingen, alten Menschen wieder Mut zu machen, sie zu motivieren, das Bett zu verlassen und mit großer Mühe kleine Leistungen des Alltags neu zu erlernen? Leben muss lebendig sein; alles was ein Mensch tut, muss für ihn Sinn haben. Nur so ist er bereit, Schwierigkeiten als Herausforderungen zu betrachten und zu überwinden.
Unser Projekt „Granny Kids" bringt Leben von „draußen" in den Stationsalltag. Das GZW hat einen eigenen Betriebskindergarten. Was lag näher, als die kleinen Buben und Mädchen zuerst nur mit den „Omis", später auch mit etlichen „Opis", zusammenzuführen? Gemeinsam wird erzählt, gespielt und gesungen. Gemeinsam werden Feste gefeiert, Ausflüge und (kurze) Urlaube gestaltet. Entscheidend dabei ist, dass die Schranken, die Alt und Jung in unserer Gesellschaft meist trennen, fallen, und Alltägliches ganz selbstverständlich miteinander erlebt werden kann.

> Frau G. war fast 98 Jahre alt, als die regelmäßigen Besuche der Kinder an unserer Station begannen. Zu diesem Zeitpunkt war sie praktisch blind und konnte nur mehr für kurze Zeit aus dem Bett herausgehoben und in den Rollstuhl gesetzt werden. Anfangs nahm sie noch im Rollstuhl am wöchentlichen Kindernachmittag teil. Damit hatte die Woche für sie einen Höhepunkt bekommen. Später musste sie die meiste Zeit im Bett verbringen; die Tage boten wenig Abwechslung. Auf die Kinder musste sie auch jetzt nicht verzichten: Wenn es ihr Gesundheitszustand zuließ, schoben wir sie mitsamt dem Bett in den Tagraum, und sie freute sich von Herzen darüber, dabei sein zu können. War das einmal nicht möglich, kamen die Kinder sie auch in ihrem Zimmer besuchen. Wenn die Zeit für den Besuch näher rückte, strengte die alte Frau ihre Ohren an: Schritte am Gang, Kindergeplapper – für Frau G. ging die Sonne auf! Wenn die kleine Horde in ihr Zimmer stürmte, strahlte sie: „Wenn ich bei den Kindern bin, vergesse ich meine Schmerzen und meine schlechten Augen!"
>
> Eine Zeitlang verschlechterte sich ihr Allgemeinzustand bedenklich. Wir dachten alle, dass ihr Leben nun wohl zu Ende ginge. Sie machte kaum

mehr die Augen auf, reagierte nicht auf unsere Stimmen und ließ auch Pflegehandlungen nur einfach über sich ergehen. An einem dieser Tage kamen die Kinder wieder auf die Station. Drei Kinder fragten nach der „G.-Oma", wie sie sie liebevoll nannten. Wir erklärten, dass sie sehr krank und müde wäre. Daraufhin baten sie, sie doch wenigstens kurz besuchen zu dürfen, sie würden bestimmt ganz brav und leise sein. Natürlich durften sie das tun! Vorher erklärte ich ihnen: „Die G.-Oma ist sehr krank und schläft jetzt viel. Sie kann nicht so mit euch plaudern wie sonst immer!" Die Kinder nickten ernsthaft mit den Köpfen, und wir gingen gemeinsam ins Zimmer. Mit meinen Prophezeiungen hatte ich mich allerdings gründlich geirrt! Kaum war die Tür zu ihrem Zimmer offen und Frau G. hörte die Stimmen der Kinder, richtete sie sich plötzlich ohne Hilfe im Bett auf und rief: „Die Kinder!" Sie strahlte, begrüßte alle drei freudig und plauderte ein wenig mit ihnen. Nach ca. einer Viertelstunde sagte sie: „Ich bin jetzt sehr müde und kann nicht mehr länger sitzen. Aber ich habe mich sehr über euren Besuch gefreut!" Die Kinder verabschiedeten sich von ihr und versprachen, bald wieder zu kommen. Frau G. schaute sehr glücklich aus. Sie schlief gleich darauf mit einem Lächeln auf dem Gesicht ein.

Zweimal, 1998 und 1999, verbrachte Frau G. gemeinsam mit anderen hochbetagten Frauen einen 4-tägigen Urlaub mit den „Granny-Kids" in Rust am Neusiedler-See. Für Frau G., die große Kinderfreundin und begeisterte Naturliebhaberin, waren diese Tage das Paradies auf Erden. Während des ersten Aufenthalts verhalf das strahlende Sommersonnenlicht ihren fast blinden Augen noch einmal dazu, die Wasseroberfläche und die vorbei fliegenden Vögel zu sehen. Von diesem beglückenden Erlebnis zehrte sie, solange sie lebte. Wieder im Geriatriezentrum zurück, erzählte sie immer wieder von den wunderschönen Tagen: „Ich habe den See glitzern gesehen", sagte sie mit großer Dankbarkeit, und bewahrte diese Kostbarkeit als unvergängliches Geschenk in ihrem Herzen. Im Jahr darauf war ihr Zustand schon so schlecht, dass sie nicht mehr mitfahren konnte. Ich erwartete, dass sie darüber sehr traurig sein würde. In der Zeit vorher kam ich daher besonders oft auf einen Plausch zu ihr. Es tat Frau G. natürlich weh, dass sie nicht mit dabei sein konnte, aber sie war im Grunde nicht traurig. „Ich bin glücklich, an diese Erlebnisse zurückdenken zu können", sagte sie. Ihre Augen begannen zu glänzen, und ein Lächeln machte sich in ihrem Gesicht breit. Sie schwärmte von dem Balkon vor ihrem Zimmer, von dem aus sie, soweit es ihre Augen noch zuließen, auf den glitzernden See und die vorbei fliegenden Schwalben blicken konnte, sie erzählte von den Kindern, von ihren hellen Stimmen und von dem fröhlichen Lachen, das sie über alles liebte. „Ich weiß zwar nicht mehr, was ich gestern gegessen habe", lächelte sie, „aber Rust mit den Kindern vergesse ich nie!"

Die letzte Lebenszeit

Snezana Lazelberger

Ich lernte Frau G. im Juli 1999 kennen. Sie war damals schon über 97 Jahre alt und sehr schwach. Trotzdem verbrachte sie noch den Großteil der Zeit im Rollstuhl. Die schönen Sommertage verlebte sie am liebsten auf der Terrasse. Sie war so bescheiden: Die frische Luft genießen zu können, genügte ihr bereits, um sich über den ganzen Tag zu freuen. Auch im Jahr darauf – ihr Zustand war damals schon sehr schlecht – gab es für sie nichts Schöneres, als zumindest noch im Bett auf der Terrasse liegen zu können. An einem der seltenen, schönen warmen Tage im Spätherbst 2000 konnten wir ihr diesen Wunsch das letzte Mal erfüllen und sie, fest bis zur Nasenspitze zugedeckt, für ein paar Stunden auf die Terrasse bringen.

Ab dem Herbst 2000 ging es mit dem Gesundheitszustand der fast 99-Jährigen zusehends bergab. Ihre Schmerzen nahmen zu. Die Therapie musste laufend an die neuen Erfordernisse angepasst werden. Immer wieder kam es, aus heiterem Himmel oder im Rahmen eines akuten Infekts, zu massiven gesundheitlichen Einbrüchen, die sie jedes Mal in unmittelbare Todesnähe brachten. Wir haben oft von ihr Abschied genommen. Jedes Mal erholte sich Frau G. schließlich völlig überraschend, begann zu essen und zu trinken und freute sich wieder über die Musik aus ihrem Radio. Aber jeder dieser Schübe ließ sie doch ein Stück matter und müder zurück. Ihre Kurzatmigkeit nahm zu, die Stimme wurde immer schwächer, das Sprechen strengte sie an und machte ihr zusehends Mühe. Sie war nun vollständig blind und konnte nicht einmal mehr hell und dunkel unterscheiden.

Selbst wenn sie sich elend fühlte, aus der denkbar schlechtesten Situation heraus, konnte sie sich freuen, die Augen aufmachen, lachen und strahlen. Frau G. liebte Veilchen. Im letzten Frühling ihres Lebens brachte ich ihr so oft ich konnte ein Veilchen aus meinem Garten mit, hielt es ganz nahe zu ihrer Nase und ließ sie daran riechen. „Jö, ein Veilchen!", rief sie begeistert und atmete den Duft tief ein. Sie streckte die Hand aus, nahm die kleine Blume, hielt sie ganz vorsichtig und behutsam zwischen Daumen und Zeigefinger und sagte inbrünstig: „Ist das schön!" Obwohl sie nichts sah und eine ausgeprägte Sensibilitätsstörung im Bereich der Finger hatte, hielt sie das Veilchen immer am Stiel, niemals an der Blüte.

Da ich wusste, wie sehr Frau G. Kinder liebte, erzählte ich ihr häufig von meinen beiden Söhnen. Sie genoss diese Unterhaltungen und lachte oft herzlich über ihre Streiche. Wenn ich zu ihr kam, fragte sie auch von sich aus immer nach ihnen. „Kinder sind ein Geschenk!", sagte sie mit tiefer Überzeugung und staunte: „Ein neugeborenes Kind ist ein richtiges Wunder. Nach so kurzer Zeit im Mutterleib kommt es ganz komplett auf die Welt. Alles ist da und schon ganz fertig, es muss nur mehr wachsen!" Immer wieder erzählte sie von den Mädchen, die sie im Heim betreut hatte. Eines dieser „Mädchen" (sie ist mittlerweile auch schon eine alte Frau) kam sie bis zum Schluss besuchen.

Da Frau G. keine Familie hatte und ihre gleichaltrigen Freunde längst tot waren, bekam sie nur von wenigen Menschen Besuch. Eine Klosterfrau kam in regelmäßigen Abständen. Sie brachte immer ein wenig Obst der Saison mit; Frau G. freute sich sehr darüber. Ihre wichtigste Bezugsperson war „Helga", eine Dame in mittleren Jahren, die regelmäßig einmal in der Woche für zwei Stunden auf Besuch kam. Helga saß bei ihr, plauderte mit ihr, brachte ihre heiß geliebten Soletti und auch etwas zum Naschen mit. Die Beziehung zu Helga war sehr innig und brachte viel Freude in ihr Leben. Helga behandelte Frau G. mit großem Respekt. Sie saß bei ihr, passte sich in allem, was sie tat oder sagte, an das Tempo der alten Frau an, plauderte mit ihr, las ihr vor oder war nur einfach da und streichelte sie. In ihrem letzten Lebensjahr rief Frau G. im Erwachen, aber auch wenn es ihr gerade sehr schlecht ging, oft nach ihr.

Großen Halt fand Frau G. bis zuletzt in ihrem Glauben. Wenn es ihr schlecht ging und sie Schmerzen hatte, sagte sie: „Es ist schwer für mich, aber Gott wird schon wissen warum". Oft stellte sie auch fest: „Womit habe ich es verdient, dass Gott mir so ein langes, erfülltes Leben geschenkt hat? Ich habe sehr viel Grund, dankbar zu sein!" Niemals haderte sie mit ihrem Schicksal, niemals empfand sie ihr Dasein als sinnlos oder als Last. Bis zuletzt bewahrte sie die Fähigkeit, sich über kleine Dinge zu freuen: Im letzten Sommer brachte ich ihr einmal ein Butterbrot mit frischem Schnittlauch. Sie aß es Stück für Stück bedächtig und mit dem größten Genuss, dann seufzte sie begeistert: „Gott, war das gut!" Im vergangenen Winter, als es schon zu kalt war, um sie im Bett auf die Terrasse zu schieben, freute sie sich jeden Tag, wenn wir das Fenster aufmachten und sie den frischen Luftzug spürte. Einmal, es hatte in der Nacht geschneit, breitete sich, kaum dass ich das Fenster geöffnet hatte, ein frohes Lächeln über ihrem Gesicht aus. Sie sog hörbar die Luft ein und stellte begeistert fest: „Es riecht so gut nach Schnee!" Bis in ihre letzten Lebenstage, zu einer Zeit also, zu der ihr Bewusstsein immer mehr dahinschwand, freute sie sich immer noch, wenn wir ihr von ihren Soletti anboten, aß auch mit Freude und Genuss ein klein wenig davon.

Frau G. starb langsam, in ruhigen Wellen, die sich über mehr als ein halbes Jahr erstreckten. Ihr Sterben war wie ein langes, würdevolles Abschiednehmen. Das Leben nicht nur einfach zu beenden, war für sie bestimmt wichtig. Ich glaube, sie nahm sich für ihren Loslösungsprozess die Zeit, die sie brauchte. In dieser Phase zog sie sich mehr und mehr zurück und ruhte – wie der Garten im Herbst. Während ich sie so gut ich konnte auf dieser letzten Wegstrecke begleitete, fiel mir oft ein Satz ein, den ein alter Herr vor langer Zeit zu mir gesagt hatte, als sein Leben dem Ende entgegen ging: „Mädel, es hat alles seine Zeit ..."

Mein Abschied von Frau G.

Marina Kojer

Frau G. spielte in meinem Leben eine wesentliche Rolle. Auch als sie bereits längst erblindet war, sprachen ihre klaren, blauen Augen zu mir. Ihr Lächeln und ihr ansteckendes Lachen lehrten mich, demütig zu sein. Sie war für mich Sinnbild der Größe und Würde menschlichen Lebens, sie öffnete meine Augen für den stillen Wert auch des unscheinbarsten Augenblicks, und oft genug wurde sie mir stille Mahnerin und wies mich zurück auf den Weg, wenn es galt, das Wesentliche vom bloß Augenfälligen zu unterscheiden.

Auch ich habe oft von ihr Abschied genommen. Über lange Zeit dachte ich jedes Mal, wenn ich für ein paar Tage wegfuhr, bange: „Werde ich sie noch wiedersehen?" Einmal, als ich meinen Urlaub antrat, ohne vorher noch einmal zu ihr zu gehen, erschrak ich, weil ich versäumt hatte, mich von ihr zu verabschieden. Manche dieser Vor-Abschiede verliefen wortlos. Ich stand an ihrem Bett, meine Hand lag auf ihrer Hand, ihre Augen blieben geschlossen. Ich dachte dann an die vielen Jahre unserer Bekanntschaft, an traurige Zeiten (zum Beispiel, als sie die Nachricht vom Tod der Frau S. erhielt), an Zeiten, in denen Schmerzen und quälende Beschwerden sie fast verzweifeln ließen und immer wieder auch an ihre einzigartige Kunst, den Augenblick zu leben und dafür dankbar zu sein.

Wenn sie nur dahin dämmerte und meine Berührung spürte, öffnete sie die Augen und schaute fragend. Ich begrüßte sie und nannte, wenn sie mich nicht gleich erkannte, meinen Namen. Dann lächelte sie ihr beglückendes Lächeln: „Wie schön, dass Sie zu mir kommen!" Manchmal sagte sie dann: „Sie waren lange nicht da." Oft konnte ich darauf ehrlich erwidern: „Doch, ich war bei Ihnen, aber Sie haben geschlafen." Und sie rief dann leise: „Wie schade, ich freue mich so über Ihre Besuche!" Oft genug konnte ich nichts erwidern; ich wusste, dass sie Recht hatte und schämte mich, weil mir anderes wichtiger gewesen war ...

In den vielen Jahren unserer Bekanntschaft war sie kein einziges Mal ungeduldig oder heftig gewesen, hatte nie geschimpft, nie etwas, was ein anderer für sie tat, als selbstverständlich hingenommen, für jede Kleinigkeit „bitte" und „danke" gesagt. Ich erinnere mich an ein kurzes Gespräch, das wir wenige Monate vor ihrem Tod führten. Ich kam zu ihr und las in ihrem verkrampften Gesicht, dass sie Schmerzen hatte. Sie war schlecht gelagert worden und hatte keine Kraft gehabt zu läuten. Das konnte sie mir nicht einmal mitteilen, weil zudem ihr Mund so trocken war, dass ihr die Stimme völlig versagte. Gemeinsam mit einer Schwester lagerte ich sie um, spritzte ihr dann ein Schmerzmittel und gab ihr ein paar Schluck zu trinken. Als sie sich endlich ein wenig entspannen konnte, sagte ich mit mühsam verhaltenem Zorn: „Das darf nicht wieder geschehen! Wer war zuletzt bei Ihnen?" Frau G. sagte den Namen eines jungen Pflegers, nahm dabei meine Hand in ihre beiden fast durchsichtigen Hände und sah mich bittend an: „Sie dürfen nicht böse sein! Er ist nicht schlecht oder faul; er ist nur unbeholfen!" Nur halb besänftigt sagte ich: „Unbeholfen ist dafür viel zu wenig, da gehört zumindest eine ordentliche Portion Dummheit dazu!" Frau G. brach unvermittelt in ihr herzliches Lachen aus: „Dann kann er nichts dafür, er ist ja so auf die Welt gekommen!"

Einer unserer vielen Abschiede, er fand an einem Freitag Mittag einige Wochen vor ihrem Tod statt, ist mir besonders in Erinnerung geblieben. Als ich an ihr Bett trat, dämmerte sie matt mit geschlossenen Augen vor sich hin. Die tiefe Falte zwischen ihren Brauen verriet mir, dass sie Schmerzen hatte. Ich legte meine Hand auf ihre Hand, und sagte sehr leise: „Grüß Gott, Frau G." Sie drehte sofort freudig den Kopf in meine Richtung und sagte: „Jö! Grüß Gott, Frau Primar!" Ich drückte ihre Hand, und sie erwiderte den Druck. „Es geht Ihnen heute nicht gut?" Frau G. nickte: „Ganz schlecht". Ich fragte, ob die Schmerzen wieder stärker geworden wären, und wir berieten miteinander über eine sinnvolle Veränderung der Schmerztherapie und über eine weitere Verbesserung der Mundpflege. Da ihr das Sprechen schwer fiel, formulierte ich meine Fragen so, dass sie immer mit Ja oder Nein antworten konnte. Mit dem Vereinbarten war sie schließlich zufrieden. Jetzt gleich wollte sie lieber nichts gegen ihre Schmerzen, es ginge gerade ganz gut. Schließlich schloss sie erschöpft die Augen, hielt aber weiter meine Hand fest. Nach einigen Minuten sagte ich mitfühlend: „Es ist sehr schwer, so alt zu werden". Frau G. schaute mich interessiert an und antwortete lebhaft: „Ja, das ist wirklich wahr." Wir sprachen dann, von langen Pausen unterbrochen, über das Leben, das Schöne und auch das Traurige. Ich sagte ihr, wie sehr ich stets ihre Gabe, sich zu freuen, bewundert hatte. Frau G. tauchte von einem Augenblick zum anderen aus Leid und Mattigkeit auf, sah mich mit ihrem unvergleichlichen Lächeln an und sagte mit tiefer Überzeugung: „Ja aber, das Leben ist doch so wunderschön!" Erschöpft schloss sie dann wieder die Augen. Ihr Gesicht war grau und wirkte sterbensmüde. „Ich werde sie nicht wiedersehen", dachte ich erschrocken und spürte, wie mir die Tränen hochstiegen. Ich wusste, dass unser Gespräch bereits viel zu lange dauerte und sie sehr angestrengt hatte. Doch wider alle ärztliche Vernunft drängte es mich, auch in Worten von ihr Abschied zu nehmen. Nach einer Pause sagte ich daher: „Frau G., Ihr Leben geht bald zu Ende." Sie nickte still. „Sie haben uns in den Jahren, die sie bei uns waren, unendlich viel geschenkt, und ich möchte Ihnen heute noch einmal von Herzen dafür danken und mich von Ihnen verabschieden. Ich weiß nicht, ob wir einander wiedersehen werden." Plötzlich machte Frau G. energisch die Augen auf und sagte mit fester Stimme: „Ich weiß, wir sehen einander bestimmt wieder!" Da ich wusste, wie religiös sie war, verstand ich diese Antwort als einen Hinweis auf das Leben nach dem Tod und antwortete ihr entsprechend. „Natürlich sehen wir uns auch dort wieder", entgegnete sie, „aber wir werden uns noch hier wiedersehen! Ich weiß es!"

Sie hat Recht behalten ...

Wer hat das Sagen?
Wie war es früher? Was ist daraus geworden?

Ein „historischer" Rückblick von Susanne Pirker

DAS SZENARIO ANNO 1975

Ich begann vor 27 Jahren mit meiner Arbeit im heutigen Geriatriezentrum am Wienerwald. Damals gingen hier die Uhren noch ganz anders (vgl. auch: „Was ist Palliative Geriatrie"):

- **Gesellschaftlich** (und in Fachkreisen) war das Ansehen der Geriatrie auf dem Nullpunkt. In den Augen der Wiener war das heutige GZW, die größte Pflegeinstitution Europas, noch immer das „Versorgungsheim" (gegründet 1904). Sein Image war das denkbar Schlechteste. Alle (einschließlich dem Dienstgeber) betrachteten es als notwendiges Übel. Es war für die Familie eine Schande, wenn Mutter oder Großvater nach „Lainz" mussten („Auf Lainz gehst sterben"). Wen darf es da wundern, dass der Straßenbahnschaffner der Linie 62 (solange es noch einen Schaffner gab!) lauthals „Vaasurgung!" ausrief, um die Station am Eingang des Pflegeheims anzukündigen.
Wenn man in medizinischen Fachveranstaltungen verschämt einbekannte, dass man im Pflegeheim arbeitete, bekam man auf Fragen keine Antwort mehr und wurde geflissentlich übersehen. In der Geriatrie beschäftigte Pflegende oder Ärzte waren in den Augen der Allgemeinheit „zu dumm oder zu faul, um im Spital zu arbeiten".

- **Medizinisch** herrschte entweder ein menschenverachtender und entwürdigender therapeutischer Nihilismus oder, sei es aus Aktionismus (ich habe es gelernt und verstehe mein Geschäft) oder als Absicherung und „Schutzschild" für das Personal, eine Therapia maxima. In keinem Fall ging es wirklich um den alten Menschen mit seinen Krankheiten, Sorgen und Bedürfnissen.

- **Als Wohnort** war die Institution absolut ungeeignet (und ist es eigentlich noch heute). Die alten Menschen waren, manche von ihnen für viele Jahre, in Zehn-Bett-Zimmern, vielfach auch noch in Sälen mit mehr als 20 Betten, untergebracht. Viele hätten noch zu Hause sein können (hätte es ein zu Hause gegeben), andere waren teilmobil, viele auch schwer krank, schwer dement und immobil. Personal gab es herzlich wenig, ein Großteil davon war völlig ungeschult und wurde von der Straße weg engagiert. Mittlerweile haben wir weit mehr und zudem gut geschultes Personal – allerdings noch immer viel zu wenig für den eigentlichen Bedarf. Bis heute konnte man sich nicht dazu durchringen, im Personalschlüssel zu berücksichtigen, dass zum Beispiel die Kommunikation mit einem immobilen, aber jungen, geistig klaren Menschen wesentlich rascher vor sich geht und seine Wünsche einfacher und schneller zu erfassen sind als die eines immobilen, schwer dementen Hochbetagten. Sowohl bei den Patienten als auch beim Personal bestand große Hoffnungslosigkeit. Ärzte arrangierten sich entweder mit dem System oder gingen wieder. Für lange Jahre arbeitete kaum ein Arzt freiwillig in der Geriatrie.

- **Die hierarchische Ordnung** war, vielleicht gerade weil das öffentliche Ansehen so gering und die erbrachte Leistung so unbefriedigend war, außerordentlich streng. Heinz Michalek (einer der Co-Autoren dieses Buches) beschreibt seinen Wechsel vom Bundesheer in das Pflegeheim Lainz so: „Ich hatte den Eindruck, nur die Uniform getauscht zu haben". Innerhalb der Institution kam der Primararzt gleich nach dem lieben Gott (auch dann, wenn er nur stundenweise anwesend war und in dieser Zeit nicht viel machte ...), Pflegende von der Stationsschwester abwärts übersah er in der Regel ganz. Ärzten hatte man ohne Widerrede zu gehorchen. Die Ärzte hatten das Sagen, Pflegende wurden bestenfalls innerhalb der eigenen Berufsgruppe gefragt. Die Oberschwester war ein gefürchteter Machtfaktor, auf der Station bestimmte die Stationsschwester. Das Äußern eigener Meinungen war unerwünscht und höchst suspekt.

- **Ich selbst** war hier zufällig hineingeraten und fühlte mich anfangs wie in einem Alptraum. Dabei hatte ich mit meinem Chef großes Glück: Er war höchst begeistert von seinem Arbeitsfeld, hatte etliche der Unzulänglichkeiten erkannt und bemühte sich, einen guten medizinischen Standard zu schaffen. Er verlangte energisch nach physikalischer und Ergotherapie und forderte vehement psychologische Betreuung ein. Die langgedienten Kollegen an der Abteilung fanden das alles völlig unnötig und freuten sich auch gar nicht über mich und meine vielen Fragen. Man riet mir bald, mich doch besser nach einem anderen Arbeitsplatz umzusehen. Tatsächlich dachte ich zuerst nur an Flucht.

VERÄNDERUNGEN KOMMEN IN GANG

Das Glück blieb mir treu: Meine Stationsschwester war (ebenso wie ich selbst) „anders". Diese kluge, erfahrene und menschliche Frau achtete die Aussagen und Meinungen aller Mitarbeiter und die Anliegen der Patienten. Bei Meinungsverschiedenheiten hörte sie sämtliche Beteiligte in einer gemeinsamen Runde an. Dadurch fühlten sich alle ernst genommen. In direkten Aussprachen fanden oft jahrelange Animositäten und Missverständnisse ein Ende. In dem Ausmaß, in dem wir lernten, uns gegenseitig zu achten und einander zu vertrauen, gelang es uns auch immer besser, unsere Patienten als Individuen wahrzunehmen. Sie wurden nicht mehr als „die, die immer jammert" oder „die, die ständig an der Glocke hängt" abgestempelt. Auf unserer Station entstand ein Teamgeist, der auch die uns anvertrauten Patienten mit einschloss. Bald beteiligten sich die Therapeuten und später auch der Psychologe an unseren Gesprächen; es fanden regelmäßige Besprechungen statt, bei denen unsere gemeinsamen Patienten im Mittelpunkt standen. Noch immer entschied grundsätzlich das Wort des Arztes. Schwestern und Therapeuten hatten sich unterzuordnen, der Psychologe lief „außer Konkurrenz". Es lag allerdings am Arzt (an mir), wie viel von den geäußerten Meinungen er in ein therapeutisches Konzept übernahm. Uns war allen klar, dass miteinander reden, zuhören, gegenseitige Wertschätzung und gemeinsame Kaffeerunden die Arbeitszufriedenheit erhöhen und Wärme vermitteln. Wir dachten aber noch nicht über die Rolle nach, die jeder Einzelne, Arzt, Schwester, Abteilungshelferin, Angehörige im Leben der Patienten spielen. Wir wussten auch nicht, wohin wir uns eigentlich bewegten.

Das Glück blieb mir weiter treu: Ich hatte Gelegenheit, etliche Seminare der Gesellschaft für Psychotherapie zu besuchen und erkannte dank dieser Hilfe, wie wichtig die Wahrnehmung und Akzeptanz der eigenen Gefühle ist. Ich begann, Übertragung und Gegenübertragung in jeglicher Kommunikation zu orten, ich erkannte die Hilflosigkeit dem Sterben gegenüber und zugleich den Wunsch, den Sterbenden nicht zu verlassen. All diese Erfahrungen flossen auf der Station in unsere Gemeinsamkeit mit ein. Es gelang uns, miteinander zu trauern oder einander Mut zuzusprechen. Wir durften „sein", wie wir sind und lernten einander zu „lassen", wie wir waren.

EIN NEUER WEG WIRD OFFENBAR

Als Marina Kojer als neue „Chefin" zu uns kam, erkannte ich bald, dass ihr das Miteinander zum Wohle des Patienten ein ebenso großes Anliegen war wie mir. Ihr war vor allem wichtig, dass der alte Mensch nicht ausschließlich über seine Gebrechen und Verluste definiert, sondern in seiner „Selbstheit" als Ganzes akzeptiert wird. Gemeinsam besuchten wir das erste interprofessionell angebotene Seminar über Sterbebegleitung. Gemeinsam versuchten wir auch andere im Haus mit unseren Gedanken und Gefühlen „anzustecken".

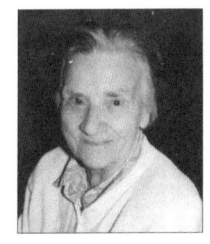

Im Rahmen des Modellversuchs Sterbebegleitung machte mein gesamtes Stationsteam, von mir selbst bis zur Abteilungshelferin, ein zweitägiges Seminar mit den Schwerpunkten Kommunikation, Schmerztherapie, Symptomkontrolle und Pflege. Der Pflegeteil bot auch die Gelegenheit, in die Rolle des Patienten zu schlüpfen und zu erfahren, wie es sich zum Beispiel „anfühlt", wenn einem das Essen zu schnell ein-gegeben wird. Die beiden Tage eröffneten den unterschiedlichen Berufsgruppen erstmals das Verständnis für die Bedeutung der anderen. Wir erkannten, dass jeder an seinem Platz wichtig ist, und dass wir uns als Menschen gar nicht so stark voneinander unterscheiden, wie wir bisher geglaubt hatten. Alle, unabhängig von Vorbildung und Position, haben Angst, sind traurig, fröhlich, verletzt, müde oder erschöpft, alle fühlen sich gelegentlich hilflos, zornig oder verzweifelt. Es kann jeder etwas vergessen und übersehen, und daher wird es auch möglich, einander im Guten darauf aufmerksam zu machen. Die Erfahrungen des Seminars und die Erfahrungen des täglichen Miteinanders lehrten uns, auch den Patienten und seine Angehörigen noch ernster zu nehmen als bisher. Wir verstanden mit der Zeit: In unserem Bemühen, es richtig zu machen, kommt es nicht auf Vollkommenheit an, sondern auf den Respekt vor jedem Du, auf Zuwendung und auf Echtheit.

Um etwas zu erreichen, braucht man guten Willen und eigenes Zutun, aber man braucht auch Partner, die bereit sind, am gleichen Strang zu ziehen. In Michaela Zsifkovics fand ich vor neun Jahren wieder eine Stationsschwester mit Kompetenz, Einfühlungsvermögen und tiefer Menschlichkeit. Vor vier Jahren, nach dem gemeinsamen Besuch des Interdisziplinären Palliativlehrgangs der Kardinal-König-Akademie in Wien, beschlossen wir, unser Wissen in „kleinen Portionen" an unser Team weiterzugeben und dabei vor allem auch die Nahtstellen der Informationsweitergabe zu verbessern. Beiden Anliegen diente die Einrichtung des „Palliativen Mittags", eines täglichen, gemeinsamen Gesprächs des anwesenden Teams, in dem bis heute alle medizinischen und pflegerischen Probleme, Änderungen und Anordnungen offen erklärt, diskutiert und übergeben werden. Stehen Problemlösungen und schwierigere Entscheidungen an, soll und kann jeder

Beobachtungen, Meinungen und Vorschläge äußern. In der Entscheidungsfindung gilt dann nicht der höhere Rang, sondern das bessere Argument. Diese Arbeitsweise fordert von allen Engagement, Interesse und Übernahme von Verantwortung. Sie fördert die Gesprächsbereitschaft untereinander und bringt reichlich Anerkennung für die Leistung des Einzelnen und des gesamten Teams. Jedem unserer Patienten schenkt diese, in vielen Jahren gewachsene Arbeitsweise mehr Respekt, Verständnis, Freude und Wärme in seinem Leben – wie lange es auch für ihn währen mag.

Kann es „hierarchiefreie Räume" geben?

Marina Kojer, Michaela Zsifkovics

Krankenanstalten und das Militär haben eines gemeinsam: Sie sind tief in straffen, seit langem tradierten hierarchischen Strukturen verhaftet. Die Parallele zwischen diesen Einrichtungen mit höchst unterschiedlichen Zielsetzungen ist nicht weiter erstaunlich: In beiden Arbeitskontexten darf in Notfällen keine Zeit verloren werden. Informationen müssen dann schnell weitergegeben und Entscheidungen rasch getroffen werden. Vor allem in großen Institutionen kann diese Form der Effizienz nur im Rahmen der verlässlich funktionierenden Hierarchie erreicht werden.
Indes: Nicht jeder Fall ist ein Notfall, und nicht jede Situation erfordert blitzschnelles Handeln. Wenn mehr Zeit zur Verfügung steht, ist es sinnvoll, davon auszugehen, dass kein Mensch für alles kompetent sein kann, und dass niemand über alle Informationen verfügt, um komplexe Situationen grundsätzlich richtig zu beurteilen (das gilt auch in der Chefetage). In der Regel sehen viele Augen mehr als zwei. Es ist daher für die Mehrzahl der Entscheidungen ratsam, die Kompetenz der Mitarbeiter voll einzubeziehen. Dazu braucht es allerdings andere Formen der Zusammenarbeit.
In strengen Hierarchien entspricht mein Stellenwert als Mitarbeiter exakt meinem Platz in der Hierarchie. Je weniger aber mein persönlicher Einsatz geschätzt wird, je geringer mein Spielraum an Eigenständigkeit ist, desto uninteressanter sind meine Aufgaben für mich. Was ich tue, wird zumeist in der Routine hängen bleiben.
Hierarchien definieren sich unter anderem dadurch, dass „oben" über „unten" Macht ausüben darf. Der von „oben" ausgeübte Druck wird von Stufe zu Stufe nach „unten" weitergegeben. Hochbetagte Patienten sind schwach und hilflos. Ihre Wehrlosigkeit bestimmt über ihre Position in der Hierarchie: Sie sind am weitesten „unten". Den Letzten beißen die Hunde. Die Wahrscheinlichkeit, dass Ärger, Kränkung oder Zorn an ihnen abreagiert werden, ist daher groß.
Aus der Summe dieser Überlegungen wurde uns bald klar, dass die Umsetzung des palliativen Denkansatzes ein neues Modell der Zusammenarbeit erforderte, ein Modell, in dem jeder Einzelne zählt und sein „Rang" nicht mit seinem „Wert" gleichgesetzt wird. Wir wollen und können die Hierarchie nicht abschaffen. Wir sind Teil eines Systems, in dem sie fest etabliert ist und ihren Sinn hat. Unser Ziel ist es, flexibler zu werden, die Hierarchie

zu nützen, wo es sinnvoll und nötig ist, aber unsere Beziehungen untereinander von der durch den „Rang" definierten „Hackordnung" abzukoppeln. Dadurch wird es möglich, dort, wo das starre System nicht erforderlich ist, Freiräume für andere Kommunikationsformen zu schaffen. Die meisten Entscheidungsprozesse gewinnen an Qualität, wenn möglichst viele relevante Faktoren einbezogen werden können.

Wie nennt man eine Form der Zusammenarbeit, in der es kein „oben" und „unten", sondern nur unterschiedliche Formen von Kompetenz gibt? Wir nannten sie „Zusammenarbeit im hierarchiefreien Raum".

Was heißt „hierarchiefrei"?

- Wir begegnen einander von Mensch zu Mensch und nicht von Position zu Position.
- Wir begegnen einander immer mit Respekt. Das Ausmaß der gegenseitigen Achtung ist unabhängig von Berufsgruppenzugehörigkeit und Rangstufe.
- Niemand ist „der Einzige, der weiß, wo es lang geht". So gelingt es, Besserwisserei und Solistenträume „begnadeter Geister" zu vermeiden. Es ist für niemanden eine Schande, andere zu fragen, wenn er selber nicht weiter weiß.
- Wissen und Erfahrung aller Mitarbeiter fließen in Entscheidungsprozesse mit ein. Jedes Teammitglied hat seine Erfolgserlebnisse, erlebt sich selbst als wichtig und ist daher motiviert, mitzudenken und seine Kompetenz einzubringen.
- Eigene Standpunkte und Handlungen werden erklärt und nachvollziehbar gemacht. Es gibt weder Belehrung noch Rechtfertigung. Ist ein Fehler passiert, suchen wir nach den Ursachen und nicht nach dem „Schuldigen". Gemeinsam suchen wir nach Wegen, um in Hinkunft den gleichen Fehler zu vermeiden.
- Wir nehmen Rücksicht auf vorerst Schwächere und versuchen sie zu fördern. Jeder hat einmal angefangen, sich nicht ausgekannt, Hilfe benötigt. Jeder hat neben seinen Stärken auch Schwächen. Jeder kann wieder einmal Hilfe benötigen.

Der noch ungewohnte Begriff „hierarchiefreier Raum" verleitet zu Missverständnissen. Es ist daher sinnvoll, auch deutlich auszusprechen, was nicht damit gemeint ist:

Was heißt „hierarchiefrei" nicht?

- Die Hierarchie ist abgeschafft.
- Es gibt weder Führungs- noch Entscheidungskompetenz.
- Es muss immer Einigkeit herrschen.
- „Hauptsache, wir verstehen uns gut".
- „Ich kann machen, was ich will".
- Alle Aufgaben werden gleichmäßig auf alle Teammitglieder verteilt.
- Jeder kann alle Aufgaben erfüllen.
- Das Wort jedes Teammitglieds hat in jeder Frage das gleiche Gewicht.

Kompetenz und Verantwortung

- Wir anerkennen jede Form der Kompetenz. Die Kompetenz einer anderen Berufsgruppe wird nicht nach Kriterien wie „höher", „besser", „unwichtiger" oder „minderwertiger" beurteilt. Sie ist einfach nur eine andere als meine eigene.
- Wir anerkennen die Bedeutung jeder Berufsgruppe für die Qualität der Betreuung.
- Wir sind uns dessen bewusst, dass seine unterschiedlichen Kompetenzen den Reichtum eines Teams ausmachen. Neue Ideen sind willkommen und werden nach Möglichkeit umgesetzt. Für die Umsetzung trägt der Initiator die Verantwortung.
- Jedes Teammitglied hat seinen Zuständigkeitsbereich und übernimmt im Rahmen seiner Kompetenz Verantwortung.
- Jeder kann in diesem Rahmen selbständig agieren. Hat zum Beispiel die Abteilungshelferin die Verantwortung für bestimmte Bereiche der Vorratshaltung übernommen, bestellt sie, sobald sie sieht, dass die Vorräte zu Ende gehen, rechtzeitig nach, ohne vorher die Stationsleitung darüber informieren zu müssen. Hat sie etwas übersehen, trägt sie dann aber auch dafür die Verantwortung.
- Wir achten die Meinung des anderen und hören ihm zu. Jeder hat die Möglichkeit, einen wesentlichen Beitrag zu leisten.

Wer ist der Patient?

Wenn ein alter Mensch zu uns kommt, sind wir einander zuerst fremd. In der Zeit des Kennenlernens entwickelt sich zwischen ihm und uns ein immer dichteres Netzwerk von Beziehungen. Jede einzelne Beziehung ist von vielen verschiedenen Faktoren mitgeprägt: Von den Situationen, die wir gemeinsam erleben und bewältigen, von dem Ausmaß an Zeit, die wir miteinander verbringen, von unserem gegenseitigen Verhalten, von der Art der Kommunikation, von Sympathie und Antipathie. So wird jede Berufsgruppe, jedes Individuum den Patienten aus einer anderen Perspektive sehen und ihn von einer etwas anderen Seite kennen lernen. Diese Fülle an Informationen und Erfahrungen laufen in starren Systemen Gefahr, zum Großteil ungenützt zu versickern. Wir versuchen, diesen Verlust durch unsere Art des Umgangs miteinander zu verhindern:

- Jede Stimme im Team wird gehört und hat Gewicht. Viele Probleme sind leichter lösbar, wenn möglichst viele Merkmale der Persönlichkeit eines Patienten einfließen. Unter Umständen ist eine kleine Beobachtung dann ausschlaggebend dafür, ihm gezielter helfen zu können.
- Alle Informationen können zum dreidimensionalen Bild seiner Persönlichkeit zusammenfließen.
- Seine Wünsche, Bedürfnisse, Neigungen und Abneigungen werden eher wahrgenommen und besser erkannt.

Was verbessert sich für den Patienten?

- Der respektvollere Umgang untereinander führt dazu, dass wir auch den Patienten respektvoller behandeln.
- Im gleichen Ausmaß, in dem wir wertschätzender miteinander umgehen und einander ernst und wichtig nehmen, bekommen auch die oft leisen Stimmen von Patienten und Angehörigen mehr Gewicht und werden nicht mehr so leicht überhört.
- Je mehr Recht auf Individualität wir einander einräumen, desto klarer erkennen wir auch die Individualität unserer Patienten und sind bereit, ihnen das Recht einzuräumen, so zu sein, wie sie in den vielen Jahrzehnten ihres Lebens geworden sind.
- Individuelle Lösungen werden immer öfter nicht nur für Teammitglieder, sondern auch für Patienten gesucht und gefunden.

Was verbessert sich für den Mitarbeiter?

- Die Arbeit wird für jeden Einzelnen interessanter und spannender:
Ich werde um meine Meinung gefragt, meine Meinung hat Gewicht und kann etwas verändern.
- Die Arbeitszufriedenheit steigt:
Meine Leistung wird wahrgenommen und geschätzt. Ich weiß, dass mein persönlicher Einsatz für das Wohlergehen der Patienten bedeutsam ist.
- Wir suchen und finden individuelle Lösungen:
Die Dienstplangestaltung orientiert sich so weit wie möglich an den Wünschen der Einzelnen. Kommt es zu Wunschkollisionen, suchen wir gemeinsam nach einer für alle gut tragbaren Lösung. Fühlt sich ein Teammitglied außerstande, an einem Tag einen bestimmten, schwierigen Patienten zu betreuen, springt jemand anderer dafür ein.
- Das Selbstvertrauen steigt:
Weil ich von allen anerkannt werde, steigt auch mein Vertrauen in meine eigene Kompetenz und in die Leistung, die ich erbringe.
- Die Motivation des Teams steigt:
Jeder von uns kann seine Vorstellungen einbringen. Es hat jetzt einen Sinn, über ungelöste Fragen nachzudenken, nach Lösungsmöglichkeiten zu suchen, kreative Ideen vorzubringen. Über vieles, was noch vor wenigen Jahren undenkbar gewesen wäre, lässt sich jetzt reden, vieles davon können wir auch umsetzen.
- Das Team leistet mehr:
Die Zusammenarbeit funktioniert besser. Es gibt weniger Sand im Getriebe, weniger Missverständnisse, weniger Frustrationserlebnisse, dafür mehr Freude und Stolz auf die eigene Leistung.

Der hierarchiefreie Raum ist ein Konzept, dessen Funktionieren wir an Gruppenprozessen, an Patientenreaktionen und an vielen Einzelheiten immer wieder bestätigt finden. Das Konzept hat bereits viel dazu beigetragen, Zusammenarbeit und Betreuungsqualität zu verbessern, gegenseitiges Vertrauen und Herzlichkeit im Umgang miteinander zu erhöhen. Das bedeutet allerdings nicht, dass das Konzept bereits vollinhaltlich umgesetzt ist. Wir haben in den letzten Jahren daran gearbeitet, es zu verwirklichen, das ist bisher in manchen Bereichen sehr gut, in anderen weniger gut, in manchen noch gar nicht gelungen. Es ist nicht einfach, tradierte Haltungen und Einstellungen zu verändern, und es gelingt auch einzelnen Mitarbeitern unterschiedlich gut. Viele haben im Laufe der Jahre viele schlechte Erfahrungen gemacht und sind misstrauisch geworden. Sie fürchten den Wolf im Schafspelz, weil sie oft genug mit sanften Schmeicheltönen zu höheren Leistungen angetrieben und letztlich nur ausgenützt worden sind.

Selbstverständlich muss die neue Haltung, um glaubwürdig zu sein, zuerst von „oben" nach „unten" umgesetzt werden. Es beginnt damit, dass die Führungspersonen bereit sind, ihre „unsichtbaren Kronen" für alle gut sichtbar und unmissverständlich abzulegen. Das erfordert ein großes Umdenken und fällt dem einen leichter, dem anderen schwerer. Manche Stationen haben ihren neuen Stil im Wesentlichen gefunden, bei anderen wird es wohl noch eine Weile dauern, ehe sie soweit sind. Alles braucht eben seine Zeit.

Was hat sich in unserem Team geändert?

Veränderungen unter den Mitarbeitern

Heinz Michalek

Wie Titel und Untertitel meines Aufsatzes schon sagen, geht es mir nicht darum, eine Einführung in die Palliative Geriatrie zu geben. Das überlasse ich Berufeneren im Rahmen dieses Buches.
Es war mir ein Bedürfnis, die Auswirkungen auf das Pflegepersonal darzustellen und zu zeigen, welche positiven Veränderungen palliative Pflege und Validation für uns Kollegen gebracht haben.
Wenn es auch unbestritten ist, dass es in erster Linie um den Patienten, um den kranken und hilflosen alten Menschen geht, erscheint es mir doch nicht unwichtig, ja sogar eine der wesentlichsten Voraussetzungen für optimale Pflege zu sein, dass es auch den Pflegenden selbst gut geht. Die Vorbedingungen dafür sind nicht nur eine kompetente und einfühlsame Führung und Harmonie im Team, sondern auch die Identifikation mit einem Pflegemodell, das jedem der uns anvertrauten Menschen die ihm zustehende Lebensqualität ermöglicht. Es ist mir durchaus klar, dass es problematisch ist, über das Befinden der Mitarbeiter einst und jetzt nur auf Grund von Beobachtungen und Gesprächen zu berichten. In den Menschen hineinschauen kann man nicht, aber der Rückblick auf Veränderungen im Laufe von 26 Jahren Pflegetätigkeit in der Geriatrie macht es mir vielleicht doch möglich, ein einigermaßen zutreffendes Bild zu zeichnen. Dies um so mehr, als ich selbst die verschiedensten Phasen in diesem Beruf durchgemacht habe. Von Natur aus kein extrovertierter Mensch, bin ich ohne besondere Vorstellungen und Zielsetzungen angetreten und war sozusagen immer ein getreuer Diener des Systems.
Glücklich war ich darüber keineswegs. Ich habe stets versucht, mit Hilfe von Humor und durch mein Bemühen um eine gute Atmosphäre ein wenig zur Besserung des Geriatriealltags beizutragen. Die Pflegemittel waren anfangs mehr als bescheiden, die Ausstattung war dürftig. Nun könnte man hoffen, dass dieses Manko durch gesteigerte Zuwendung zu den Patienten kompensiert wurde; hin und wieder war das auch der Fall, aber der streng reglementierte Tagesablauf ließ es kaum zu.
Der alte Mensch wurde gefüttert, gewaschen, therapiert, und hatte sich gewissermaßen „Habt – Geht" zur Visite zu präsentieren. Doch wie es drin-

nen aussah (in der menschlichen Seele), interessierte niemanden. Das war nicht nur bedauerlich für unsere Patienten, sondern auch zutiefst unbefriedigend für uns Pflegende. Wir fühlten und wussten auch damals schon, dass der alte Mensch, um sich wohl zu fühlen vor allem Zuwendung, Hingebung und individuelles Eingehen auf seine Wünsche braucht und nicht etwa nur medizinische Maßnahmen, Sauberkeit und genug zu essen. Nur die Gewissheit geachtet zu werden und das Gefühl von Geborgenheit und Nähe, machen es ihm möglich, seinen Lebensabend, so wie er nun einmal ist, anzunehmen.

Wir waren mit diesem Pflegemodell, dem strikt Folge zu leisten war, keinesfalls glücklich; Frust machte sich breit. Im Unterschied zum Krankenhaus, wo es für das Personal häufig Erfolgserlebnisse gibt, weil viele Patienten geheilt entlassen werden (ein Umstand, der mit der Qualität der Pflege meist nicht viel zu tun hat), befinden wir uns in einer gänzlich anderen Situation. Bei uns sterben die Menschen trotz aller Mühe entweder nach relativ kurzer Zeit, oder sie siechen lange Zeit dahin.

Die Mitarbeiter reagierten unterschiedlich auf die unbefriedigende Situation. Manche machten sich Gedanken und versuchten, neue Ideen umzusetzen. Andere machten sich darüber lustig oder intrigierten dagegen. Wieder andere schlugen sich einmal auf diese, das andere Mal auf jene Seite, meist nur um ihre Ruhe zu haben.

Die Vorgesetzten sahen ein Abweichen vom althergebrachten Normverhalten der Pflegenden nicht gerne. Als Verfechter neuer, „menschenfreundlicherer" Ideen setzte man sich zum Beispiel dem Vorwurf aus, sich, wenn man sich zwischendurch Zeit für ein Gespräch mit einem Patienten nahm, der ein paar mitfühlende Worte schon so sehr herbeisehnte, vor der Arbeit drücken zu wollen. Schließlich wurde dadurch der systematische Arbeitsablauf, wenngleich nur für wenige Minuten, unterbrochen. Mitarbeiter, die nichts als ihre Ruhe haben wollten, unterließen solche Initiativen daher rasch wieder. Andere setzten sich zur Wehr, es gab Streit, sie verließen die Station freiwillig oder wurden versetzt. Dann kehrte wieder kurzfristig Ruhe ein.

Eine trügerische Ruhe!

Fazit: Die Ärzte „machten" Medizin, egal ob ihre Aktionen für die Patienten Gewinn brachten oder nicht. Die Stationsschwester bzw. Oberschwester schaute vor allem darauf, dass einerseits der Primarius und andererseits der Verwalter nichts zu beanstanden hatten. Das Personal schlug sich durch, setzte sich zur Wehr, biederte sich an, je nachdem. Der Patient und seine Anverwandten spielten dabei keine entscheidende Rolle. Von „Mitarbeitern" (aus heutiger Sicht Arzt, Stationsschwester, Schwestern und Pfleger) in des

Wortes eigentlicher Bedeutung („miteinander arbeiten"), konnte keine Rede sein.

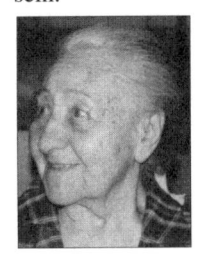

Trotz oder wegen all dieser Schwierigkeiten wuchs in uns immer stärker der Wunsch, dass es nicht auf ewig so bleiben möge. Mit der Zeit kamen Ärzte, die nicht in erster Linie danach strebten, sicher und beschaulich das Pensionsalter zu erreichen, sondern die bewusst in der Geriatrie arbeiten wollten; es kamen Schwestern mit neuen Vorstellungen, darunter vor allem diejenigen, die über den zweiten Bildungsweg diplomiert hatten und nun mit mehr und anderen Kenntnissen und den auf anderen Abteilungen gewonnenen praktischen Erfahrungen in die Geriatrie zurückkehrten. Es entwickelte sich gewissermaßen ein „Vor-Validations-" bzw. „Vor-Palliativzustand".

Man versuchte Verwirrung und Erregung der Patienten mit Hilfe von Gesprächen beizukommen. Es wurde auch nicht gleich mit den schwersten Geschützen medizinischer Art vorgegangen. Es war alles gut gemeint, aber es hatte kein System. Jeder agierte als Einzelkämpfer mehr oder weniger engagiert auf seine Weise, eifrig oder nörgelnd, belustigt oder verärgert, weil er sich in seiner gewohnten Ruhe gestört sah.

Der alte Mensch, der sich jetzt mehr als Mensch behandelt sah, erlebte dennoch nicht die von allen erwünschte Verbesserung seiner Lebensqualität. Er wurde hin- und hergerissen. Da es keine einheitliche Vorgangsweise gab, an der er sich orientieren konnte, verschlechterte sich der Zustand mancher Patienten sogar erheblich. Das gab wieder jenen Mitarbeitern Aufwind, die schon immer gewusst zu haben glaubten, dass es mit diesen ganzen schönen „Theorien" nicht weit her sei. Das Ergebnis mancher Bemühungen schien ihnen freilich recht zu geben:

Nachdem man in mehreren Gesprächen geduldig, aber völlig erfolglos versucht hatte, den alten Menschen zum Beispiel davon zu überzeugen, dass er schon längst in Pension sei und daher nicht unbedingt jetzt gleich zur Arbeit fahren müsse, sondern sich ruhig wieder niederlegen könne, griff man letztlich doch wieder entnervt zum Beruhigungsmittel. Dies ist nur eines von vielen Beispielen für den „Vor-Validationszustand".

Man reagierte auch aufmerksamer gegenüber Patienten mit starken Schmerzen. Es wurde öfter der Arzt geholt, der entweder Linderung verschaffte oder aber die Pflegenden vor den Kopf stieß und eine Behandlung der Schmerzen vorschnell als unnötig zurückwies. Dass wir aber auch selbst etwas dazu beitragen könnten, um Schmerzen oder Unbehagen zu lindern (zum Beispiel indem wir kleine Veränderungen der Körperlage vornahmen), daran dachten wir nicht so sehr. Auf Sterbende wurde mehr als früher „geschaut". Man sprach in ihrer Gegenwart mit Kollegen über sie, trocknete allenfalls dabei die Stirn oder gab zu trinken. Dass der Sterbende ein Lebender war und am Ende doch noch vieles oder alles aufnehmen konnte, auf den Gedanken kam man meist nicht. Dies ein Beispiel des „Vor-Palliativpflegezustandes". Gut war auch hier, wie so oft, das Gegenteil von gut gemeint. Ein unhaltbarer Schwebezustand war erreicht. Ungeachtet aller Bemühungen fühlte jeder auf seine Weise eine gewisse Unzufriedenheit. Das kam auch in diversen Gesprächen ans Licht. Den Mitarbeitern war durchaus bewusst, dass trotz aller neu erwachten Ambitionen, die erstaunlicherweise sogar die gleichgültigeren Kollegen allmählich in Bewegung setzten, das Ganze in einer Sackgasse gelandet war. Es fehlte zwar nicht an Bemühungen, wohl aber an klaren Konzepten.

Jedoch das Aufbrechen der veralteten Strukturen war nicht mehr aufzuhalten. Ambitionierte Schwestern bekamen endlich auf Grund bewiesener Kompetenz Führungsaufgaben übertragen. Ärzte, die schon immer überzeugt davon waren, dass nicht nur Tabletten und Infusionen das A und O der Geriatrie sind, erhielten Primariate. Beide Berufsgruppen blickten gewissermaßen über den eigenen geriatrischen Gartenzaun und machten sich internationale Erkenntnisse zu Eigen. Projekte wurden ins Leben gerufen. Innerbetriebliche Fortbildung wurde gezielter und fundierter veranstaltet. Pflegemodelle wurden auf wissenschaftlicher Basis erarbeitet.

Die Reaktion der Mitarbeiter war, wie ich meine natürlicherweise, höchst unterschiedlich. Diejenigen, die schon immer ambitioniert gewesen waren, fühlten sich endlich bestätigt und machten begeistert mit. Andere wieder meinten, dies sei nur neuer Wein in alten Schläuchen. „Das haben wir ja schon immer gemacht oder gewollt" und schließlich sei es ja bis jetzt ohne dieses ganze theoretische „Brimborium" auch ganz gut gegangen. Wegen jeder „Kleinigkeit" gleich eine Darstellung im Pflegebericht zu schreiben, sei unzumutbar. „Schließlich haben wir auch etwas anderes zu tun!"

Um Betreuungskonzepten wie Validation und Palliative Care zum Durchbruch zu verhelfen, muss sorgsam dokumentiert werden. Diese von manchen als Knochenarbeit empfundene Pflicht musste daher allen Widerständen zum Trotz erfüllt werden. Was aber, wie ich glaube, letztlich doch zum Durchbruch in der Akzeptanz der Mitarbeiter geführt hat, war die Erkenntnis, dass mit nunmehr methodisch Erlerntem endlich der richtige Zugang zum alten Menschen gewährleistet war und sich nunmehr auch Erfolge einstellten. Das trägt Früchte!

Vieles beginnt sich nun ganz von selbst zu verändern. Jetzt kommen immer häufiger neue Mitarbeiter zu uns, die gerne bei uns arbeiten möchten, weil sie sich für die Philosophie der Station bzw. der Abteilung interessieren, und weil sie sich schon immer gewünscht hatten, auf diese Weise arbeiten zu können. Nun gibt es endlich immer mehr Mitarbeiter auf einer Station, die von dem Gedankengut der Validation und der palliativen Pflege erfasst sind und darin einen gangbaren und erfolgversprechenden Weg für sich sehen. Natürlich identifiziert sich der eine mehr, der andere weniger mit den neuen Ideen, aber letztlich wird das Ganze doch durch die sich immer öfter einstellenden Erfolgserlebnisse verschiedenster Art zusammengehalten. Jeder bringt auf seine Weise etwas Besonderes ein und bekommt auch von den anderen Mitarbeitern (und jetzt sind Ärzte, Stationsschwestern, Schwestern und Pfleger, Abteilungshilfen und Therapeuten tatsächlich „Mitarbeiter" im wahren Sinn des Wortes) das Gefühl vermittelt, wertvolle Arbeit geleistet zu haben.

Spätestens zu diesem Zeitpunkt stellt sich für jeden Einzelnen von uns heraus, dass palliative Geriatrie ein Arbeitskonzept ist, das auch ihn selbst verändert. Die menschliche Grundhaltung, die diese einzig richtige Weise, dem alten Menschen zu begegnen, ihn zu verstehen, ihm zu helfen und ihn verständnisvoll zu begleiten, überhaupt erst ermöglicht, ist ja nicht auf geriatrische Patienten beschränkt. Sobald wir begreifen, dass jeder Mensch in seiner Weise einmalig und einzigartig ist und gelernt haben, den alten Menschen anzunehmen, so wie er eben ist, mit seiner ganzen Persönlichkeit, auch wenn diese durch Umstände, die das Alter nun einmal mit sich bringen kann, eingeschränkt und „schwierig" geworden ist, lassen sich diese Erkenntnisse auch auf alle anderen Menschen übertragen. Das heißt aber im Klartext, dass die Mitarbeiter auf Grund dieses neuen Pflegemodells jetzt auch beginnen, anders miteinander umzugehen. Ich wage das zu behaupten, weil ich es an mir selbst erlebe und Tag für Tag an meinen Kollegen beobachten kann. Das bedeutet natürlich nicht, dass wir einander permanent um den Hals fallen und schon zu Dienstbeginn Schillers „Ode an die Freude" angestimmt wird! Das wäre nicht natürlich und auch nicht wünschenswert, weil wir uns in einer „Wonne-Waschtrog Atmosphäre" selbst die Chance nähmen, eigene Fehler zu erkennen und etwas besser zu machen. Jeder von uns wird einfach sensibler für den anderen und seine Eigenart und begegnet ihm mit der Achtung, die jedem Menschen zusteht.

Gespräche werden jetzt immer öfter bewusster geführt. Validation macht auch Mitarbeitern gegenüber hellhörig. Die Kontakte sind weniger oberflächlich. Die Kunst des Zuhörens wird mehr gepflegt. Das sind keine revolutionären Verhaltensänderungen, wie es durch meine Darstellung den Anschein haben mag. Sie fallen auch nicht von einem Tag auf den anderen auf, aber bei genauerer Beobachtung über einen längeren Zeitraum wird eine entscheidende Veränderung des „Klimas" spürbar. Je öfter und bewusster wir im Rahmen unserer palliativgeriatrischen Arbeit auf den alten Menschen zugehen, desto häufiger behalten wir diese Einstellung auch bei, wenn wir vom Krankenzimmer in den Sozialraum der Mitarbeiter wechseln.

Dieser Aufbruch in die Menschlichkeit ist für alle erfreulich, wir hoffen, dass er anhalten, ja sich noch weiter ausbreiten und vertiefen möge.

Abschließend möchte ich feststellen, dass es nach meinen Beobachtungen und aus den oben ausgeführten Gründen nicht nur dem alten Menschen, sondern auch dem Mitarbeiter in der Palliativen Geriatrie erheblich besser geht als früher: Er wird als Mensch und Persönlichkeit ernst und wichtig genommen!

Nachtdienst im „Zeitalter der Validation"

Eduard Falkner

Ich bin jetzt Mitte 50, ein Alter, in dem man beginnt zurückzuschauen und gestern mit heute zu vergleichen. Die Hälfte meines Lebens war ich im Pflegeberuf tätig. Ich habe auf verschiedenen Stationen gearbeitet und Generationen von Vorgesetzten kennengelernt. In dieser langen Zeit habe ich ungezählte Dienste, darunter weit mehr als 1000 Nachtdienste, gemacht. Über Nachtdienste auf einer geriatrischen Langzeitstation möchte ich heute berichten. Dabei soll nicht der medizinisch-pflegerische, sondern der menschlich-kommunikative Aspekt im Vordergrund stehen. Pflegende sind keine Maschinen, sondern lebende Menschen. Sie sind in der Nacht nur zu zweit auf einer Station mit 35 bis 40 schwerkranken, großteils dementen Hochbetagten und tragen von sieben Uhr abends bis sieben Uhr früh die Verantwortung für ihre Patienten.

Nachtdienste gehorchen eigenen Regeln. Pflegende haben in dieser Zeit ganz bestimmte Aufgaben zu erfüllen. Wir machen in regelmäßigen Abständen unsere Kontrollgänge durch die Zimmer und beobachten dabei die Patienten sehr genau. Schlafen sie? Ist jemand unruhig? Geht es jemandem schlecht? Schaut ein Patient auffallend „anders" aus als sonst? Fällt uns etwas Besonderes auf, zum Beispiel schwerer Atem, Rasseln, Husten, Schweißausbruch ...? Ist ein akutes Ereignis eingetreten? Bei Vorliegen entsprechender Verdachtsmomente messen wir die Vitalzeichen (Puls, Blutdruck, Atemfrequenz), die Körpertemperatur oder den Blutzucker und verständigen, wenn nötig, den diensthabenden Arzt. Manche Patienten müssen umgelagert, bei manchen müssen die Inkontinenzeinlagen gewechselt werden. Wenn jemand Hunger hat oder durstig ist, bekommt er zu essen oder zu trinken.

An diesen Pflichten hat sich in der langen Zeit, die ich überblicke, nichts Grundsätzliches geändert. Gewaltig geändert hat sich dagegen meine Einstellung zu den Patienten, die Art, in der ich mit ihnen umgehe, und meine nervliche Belastung. Bis vor einigen Jahren fand in den meisten „Gesprächen" zwischen Patienten und Pflegenden kein Austausch statt; unsere dementen Patienten verstanden uns ebenso wenig wie wir sie. War es schon schwer, einander mit Hilfe von Worten näher zu kommen, so war es so gut wie unmöglich, auf der nonverbalen Ebene aufeinander zuzugehen und zu kommunizieren. Wir spürten, wie in uns Ärger, Ungeduld und Zorn aufstiegen, wenn jemand „stur" blieb, nicht zur Ruhe zu bringen war oder aggressiv wurde und bemühten uns mehr oder weniger erfolgreich, diese Gefühlsregungen zu unterdrücken. Doch auch wenn es uns gelang, unsere Stimme in Zaum zu halten, verriet unsere Körpersprache den Patienten, wie aufgebracht wir tatsächlich waren. Unsere Verständnislosigkeit und unser (wie wir heute im „Zeitalter der Validation" wissen) in vieler Hinsicht grundfalsches Verhalten ließen die Patienten immer aggressiver und lauter werden. Nach einigen Stunden eines solchen Dienstes waren unsere Nerven zum Zerreißen angespannt. Häufig musste in letzter Not der diensthabende Arzt gebeten werden, dem „Randalierer" endlich ein Beruhigungsmittel zu geben.

Heute sieht alles ganz anders aus, obwohl unsere Arbeit objektiv betrachtet schwieriger geworden ist. Arbeitsschwerpunkt meiner Station ist die palliative Betreuung dementer Hochbetagter. Alle Patientinnen, die wir betreuen, sind mittel bis schwer dement; zudem sind sie bereits bei der Aufnahme kränker und stärker pflegebedürftig als noch vor einigen Jahren. Trotzdem geht es ihnen und uns heute viel besser! Die Nachtdienste verlaufen jetzt insgesamt ruhiger. Die Validation hat uns gelehrt, jeden Menschen von innen heraus (und nicht nur als Lippenbekenntnis!) zu respektieren, ihn ernst zu nehmen und auf seine Wünsche, Bedürfnisse und Vorstellungen einzugehen. Wir sprechen jetzt viel miteinander. Die alten Menschen fühlen sich verstanden und öffnen uns freiwillig die Tür zu ihrer Welt. Wir sprechen auch dann mit unseren Patientinnen, wenn sie uns höchstwahrscheinlich nicht verstehen und uns keine Antwort geben können, und mit der Zeit fangen viele von ihnen doch wieder zu reden an. Aus der allgemeinen Vertrautheit und dem Gespräch ergeben sich fast von selbst zahlreiche, stets von großem Einfühlungsvermögen getragene, nicht verbale Kontakte.

Was hat sich geändert? Ich glaube, am anschaulichsten werden die Unterschiede, wenn ich Sie, lieber Leser, einlade, mich bei einem Nachtdienst zu begleiten:

> Der Dienst beginnt mit der Abendarbeit: Ich gehe von einem Zimmer zum anderen, versorge unsere Damen mit frischen Inkontinenzeinlagen oder begleite sie zur Toilette. Wenn es nötig ist, wasche ich sie noch einmal. Dann biete ich ihnen zu trinken an, versorge die Prothese, frage nach ihren Wünschen und bette sie sorgsam für einen bequemen Schlaf.

> Heute begleiten mich drei Patientinnen auf meinem Weg von einem Zimmer zum anderen. Zwischendurch plaudern wir miteinander und mit denjenigen, die bereits im Bett liegen. Ich erkläre meinen Begleiterinnen, was ich gerade tue und bitte sie, mir dabei zu helfen. Dabei sage ich immer, was ich

gerade brauche und nenne die Farbe oder das Muster des gewünschten Wäschestücks (ich sage zum Beispiel „bitte ein lila Nachthemd"), und meine Helferinnen reichen mir das Benötigte mit Freude und Eifer zu. Es ist deutlich zu sehen, wie gut es ihnen tut, gebraucht zu werden und für die ordnungsgemäße Durchführung einer Aufgabe wichtig zu sein. Die alten Frauen spüren, dass ich sie und ihre Arbeit schätze; sie wirken glücklich und gelöst. So gehen wir von einem Zimmer zum anderen. Mit der Zeit reduziert sich die Zahl meiner Begleiterinnen: Sobald wir das Zimmer einer der Damen erreicht haben, legt sie sich zufrieden in ihr Bett, lässt sich noch ein wenig von mir verwöhnen und schließt dann ihre Augen. Knapp vor 22 Uhr bin ich mit der Abendarbeit fertig.

Um 23 Uhr machen wir unseren Kontrollgang. Frau L. hätte gerne ein Stück Brot. „Da hätte ich etwas Gutes für Sie, nämlich ein Schmalzbrot!", sage ich. Frau L. strahlt: „Jö, des is fein! Bring ma' ans!" Ich richte in der Teeküche ein Schmalzbrot und bringe es ihr. Sie freut sich und verspeist es mit großem Genuss. Dann seufzt sie befriedigt: „Des war was Guat's!" Wir reichen einander noch die Hand zum Gute-Nacht-Gruß, dann rollt sich Frau L. zufrieden zum Schlafen ein. Im nächsten Zimmer herrscht Ruhe, alle schlafen sehr gut. Zwei Patientinnen müssen wir sanft wecken und ihnen leise erklären, dass sie umgelagert werden müssen. Dabei gibt es natürlich ein paar Streicheleinheiten, die sie sichtlich genießen. Da die beiden Frauen ihren Becher alleine nicht mehr halten können, gibt es bei der Gelegenheit gleich auch noch etwas zu trinken. Danach schlafen sie ruhig weiter. Auch im nächsten Zimmer ist eine Patientin umzulagern; dies geschieht ebenso wie im vorigen Zimmer mit Feingefühl, viel Geduld und Zuwendung. Auch diese Patientin fühlt sich nicht in ihrer Ruhe gestört, wir lassen sie ruhig weiterschlafend zurück.

Beim nächsten Kontrollgang um Mitternacht sagt Frau M. zu mir: „Pfleger, i wü sterb'n". Ich setze mich zu ihr, wir halten einander an den Händen und sprechen über das Sterben. Mit der Zeit entwickelt sich das Gespräch in eine andere Richtung: Frau M. stellt fest, dass sie Hunger hat. Da sie keine Zähne mehr hat, richte ich ihr ein Schmalzbrot ohne Rinde, schneide es in mundgerechte Bissen und reiche es ihr dann Stück für Stück. Sie kaut lächelnd und lautstark. Als sie fertig gegessen hat, ist sie sichtlich sehr zufrieden. Sie sagt mir fröhlich Gute Nacht. Vom Sterben ist keine Rede mehr.

Als wir um zwei Uhr durchgehen, lächelt mich im letzten Zimmer Frau H., eine meiner Lieblingspatientinnen, hellwach an und fragt: „Wieso schlafst Du no net?" Ich setze mich zu ihr und wir führen miteinander ein längeres Gespräch, achten aber darauf, leise zu sein und die anderen nicht zu stören.

Wir lachen viel und streicheln einander die Arme. Am Ende sagt sie: „Geh jetzt a schlaf'n, es is Zeit! Aber nimm' da glei wos zum Trinken mit, sonst muaßt wieda aufsteh'!" Ich verspreche Frau H. schlafen zu gehen und mir etwas zum Trinken mitzunehmen. Frau H. lächelt zufrieden und beruhigt, als ich ihr gUte Nacht sage.

Das Gespräch mit Frau H. zeigt sehr deutlich, dass unsere dementen Patienten uns als vertraute Personen in ihr Leben integrieren. Wir wissen oft nicht, mit welchem Menschen aus ihrer Vergangenheit sie uns identifizieren. Das ist auch gar nicht wichtig. Entscheidend ist, dass wir nicht als Fremde erlebt werden, sondern als alte Freunde, zu denen man Vertrauen haben kann.

Gegen drei Uhr früh kommt Frau D. auf den Gang heraus und geht suchend auf und ab. Sie sucht und sucht und kann, was sie sucht, nicht finden. Es stellt sich heraus, dass sie ihr Zimmer sucht. Frau D. macht einen ganz frischen Eindruck, daher geselle ich mich zu ihr und gehe mit ihr gemeinsam ein paar Ganglängen auf und ab. Wir halten uns dabei an den Schultern und plaudern miteinander über ihre frühere Wohngegend am Donaukanal. Sie erzählt mir, wie schön es ist, dort zu spazieren, und wie gut dort die Luft noch ist. Das Gespräch versetzt sie zurück nach Hause. Ihr Gesicht wirkt dabei heiter und gelöst. Nach einer Weile frage ich sie, ob sie Durst hat. Sie nickt mit dem Kopf. Ich richte ihr ein Glas Himbeersaft mit Mineralwasser. Sie trinkt es zügig aus, atmet tief durch und sagt: „Des wor guat!" Jetzt zeige ich ihr die große Ganguhr; sofort fällt ihr ein, dass die Tür unter der Uhr die Tür zu ihrem Zimmer ist. Frau D. lächelt mich zum Abschied an, geht in ihr Zimmer und legt sich wieder ins Bett.

Gegen vier Uhr kommt mir Frau B. entgegen. Sie kommt gerade von der Toilette und erklärt: „I find' mei Zimmer net." Dabei schaut sie mich mit großen Augen an und meint lächelnd : „An Kaffee hätt' i a gern!" „Bitte nehmen Sie einen Augenblick Platz" sage ich, „ich werde mich gleich darum kümmern". Frau B. setzt sich zu einem der kleinen Tische am Gang, ich gehe in die Teeküche, richte ihr eine Schale Kaffee und ein Stück Milchbrot. Als ich ihr beides serviere, freut sie sich und stellt fest: „Das is liab!" Sie isst und trinkt bedächtig und mit großem Genuss, erst ein Bissen Milchbrot, dann ein Schlückchen Kaffee, dann kommt der nächste Bissen. Sobald sie fertig ist, setze ich mich ein paar Minuten zu ihr und sie erzählt aus ihrem Leben, von Schönem und von weniger Schönem. Dabei halten wir uns an den Händen und schauen einander in die Augen. Nach einiger Zeit sagt sie: „I geh wieda ham und leg' mi no a bisserl nieda", steht auf, geht gezielt auf ihre Zimmertür zu und legt sich ins Bett.

Die Nacht geht ihrem Ende zu. Um fünf Uhr fünfzehn beginnen wir unsere Patientinnen zu waschen. Einige sind schon wach, andere wecken wir behutsam auf. Dabei kommt es immer wieder zu kürzeren oder längeren Gesprächen. Da und dort müssen Hunger und Durst gestillt werden. Sobald alle Patientinnen eines Zimmers versorgt sind, wird der Raum ordentlich gelüftet und (im Winter) auf die richtige Temperatur gebracht.

Um sieben Uhr kommen unsere Kollegen und Kolleginnen in den Tagdienst, und wir berichten ihnen von den Ereignissen der Nacht.

Das war ein kleiner Ausschnitt aus einem meiner Nachtdienste. Ich wollte aufzeigen, warum Pflegende und Gepflegte im „Zeitalter der Validation" viel weniger belastet sind als früher, daher habe ich die Kommunikation mit unseren Patientinnen in den Mittelpunkt meines Berichts gestellt, pflegetechnische Aufgaben nur gestreift, soweit es zum Verständnis nötig war, und gesundheitliche Probleme, die das Einschreiten des diensthabenden Arztes erfordern, nicht erwähnt. Sie, lieber Leser, können sich sicher vorstellen, dass wir jetzt viel seltener in der Nacht den Arzt rufen müssen als früher: Lautes Geschrei, Aggression und unbeherrschbare Angstzustände kommen fast nicht mehr vor. Der Arzt wird vor allem dann gerufen, wenn sich der Zustand einer Patientin in der Nacht verschlechtert, und nur selten, um beruhigende Medikamente zu verordnen. (Medikamente durften von jeher und dürfen auch jetzt nur auf Anordnung eines Arztes verabreicht werden.) Wir brauchen jetzt insgesamt viel weniger Beruhigungsmittel als früher.

Ich hoffe, es ist mir gelungen aufzuzeigen, wie es dazu gekommen ist, dass unsere Patienten in der Nacht nicht mehr so ängstlich und aggressiv sind, und dass wir Mitarbeiter nach einem Nachtdienst zwar müde, aber heiter und entspannt nach Hause gehen.

Kapitel 2

Was kann das Leben bis zuletzt lebenswert machen?

Selbständigkeit? – Was bedeutet sie für alte Menschen?

Susanne Schragel, Siegfried Binder

Wir sind Kinder unserer Zeit. Jedermann ist seines Glückes Schmied, man muss sein Leben selbst in die Hand nehmen, Gelegenheiten beim Schopf packen. Frauen sind emanzipiert, kleine Kinder werden beizeiten zur Selbständigkeit erzogen. Wenn Schönheit nicht von innen kommt, so holt man sie sich vom Schönheitschirurgen. So sagt es die Werbung, so ist unser heutiges Weltbild. Wir sind unabhängig. Stark. Frei. Wir sind WIR.
Deswegen sind wir aber noch lange keine schlechten Menschen, wir denken auch an andere, wir helfen den Schwachen, den Alten und Kranken. Das gibt uns auch selbst ein gutes Gefühl. Und daher neigen wir dazu, den anderen, nämlich den Schwachen, Alten und Kranken tägliche Handlungen, die sie vermeintlich nicht mehr tun können, bereitwillig abzunehmen, ihnen Entscheidungen zu ersparen, die sie vermeintlich nicht mehr selbst treffen können. Wir setzen für sie Ziele fest, die sie vermeintlich nicht mehr selbst setzen können. Natürlich. Wir wissen schließlich am besten, was für sie gut ist! Paternalistisch? Bemutternd? Overprotective? Natürlich nicht!
Erst Erwin Böhm (1) (2) (3) setzte, ausgehend von der Betreuung und Reintegrierung psychisch Kranker, die Selbständigkeit als Maßstab in der Krankenpflege fest. Seinem Konzept der Reaktivierenden (bzw. dem davon abgeleiteten der Aktivierenden) Pflege liegt folgende Idee zugrunde:
In jüngeren Jahren selbstverständliche Fähigkeiten, die sogenannten „Aktivitäten des täglichen Lebens" (kurz ATL's) wie waschen, anziehen, selbständig essen, sind bei vielen Hochbetagten verkümmert, aber doch noch nicht ganz verloren gegangen. Sie „schlummern" und können wieder „aktiviert" (erinnert, erweckt, aufgerufen) werden. Böhm erklärt diesen Prozess so:

- Der alte Mensch wird immer wieder mit einem ihm vertrauten Vorgang konfrontiert und erkennt allmählich einen Schlüsselreiz wieder.
- Die Kenntnis seiner Biografie gibt uns Aufschluss über seine Prägung, das heißt über den sein Leben lang gewohnten und geübten Umgang mit einer bestimmten Situation (zum Beispiel wie oft und wie gründlich hat er sich üblicherweise gewaschen? Der alte Mensch bestimmt selbst, was für ihn „normal" ist).

- Der vertraute Schlüsselreiz spricht den alten Menschen auf der Gefühlsebene an und weckt in ihm ein bekanntes und vertrautes Gefühl.
- Dieses Gefühl lässt in ihm die Handlungsbereitschaft entstehen, die dann letztlich die Tätigkeit selbst auslöst (Coping).

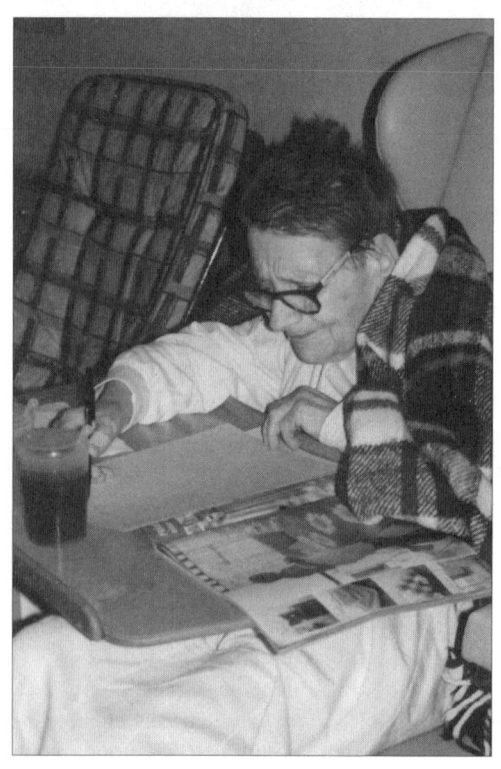

Die Betreuung pflegebedürftiger alter Menschen bestand lange Zeit darin, ihnen alle Tätigkeiten abzunehmen und sie gut zu versorgen. Unter sehr alten Leuten ist das GZW noch immer unter der Bezeichnung „Versorgung" bekannt, eine Institution, die hilflos gewordene Mittellose aufnahm und mit dem Nötigsten versorgte. Zur Zeit seiner Gründung, vor etwa 100 Jahren, stellte das Versorgungsheim natürlich einen großen Fortschritt dar. Die Stichworte warm-satt-sauber stehen heute jedoch eher für eine „ordentliche", wenngleich lieblose und in keiner Weise kreative Pflege.

Es ist das Verdienst von Erwin Böhm, das Ausmaß an Selbständigkeit als einen der Maßstäbe in der modernen Krankenpflege etabliert zu haben. In der Zwischenzeit ist der Begriff „Reaktivierende Pflege" in zunehmendem Maß zu einem Synonym für Rehabilitation bis zur Entlassung und Reintegration in ein Leben außerhalb der Anstalt geworden. Daher sind es in erster Linie die „Hoffnungsträger" in den Pflegeheimen, die in den Genuss dieser Betreuungsform kommen, das heißt Patienten, bei denen Hoffnung auf Entlassung besteht, die also noch über ein erhebliches Rehabilitationspotential verfügen.

Zurück zu den Schwachen, Alten und Kranken. Welche Gestaltungsmöglichkeiten bleiben ihnen noch, wenn wir ihnen alles abnehmen? In welchem

Ausmaß können sie selbst noch ihres „Glückes" Schmied sein, inwiefern haben sie selbst ihr Leben noch in der Hand? Eine Studie an unheilbar Kranken, die vor wenigen Jahren in den USA durchgeführt wurde, wollte aufzeigen, wovor diese Menschen die größte Angst haben, wenn sie an ihre Zukunft denken. An oberster Stelle standen weder Schmerz noch Atemnot. An oberster Stelle stand die Angst vor Abhängigkeit (4)!

Patienten, die sich in unserer Obhut befinden, kommen nicht freiwillig, sie kommen, weil sie nicht mehr selbständig leben können, weil sie in sehr vielen Belangen von der Hilfe anderer abhängig geworden sind. Was sie noch selbst tun können, in welchem Ausmaß sie noch über sich selbst bestimmen können, scheint also von wesentlicher Bedeutung für ihre Lebensqualität zu sein. Hier setzt das Prinzip der Aktivierenden Pflege an: Je mehr „vergessene" Fähigkeiten wieder erweckbar sind, je mehr „Aktivitäten des täglichen Lebens" neuerlich erlernt und selbst bewerkstelligt werden können, desto mehr Autonomie wird auch innerhalb der Institution möglich. Daher versuchen die Pflegenden seit Jahren behutsam, mit viel Geduld und Zuwendung, unseren Patienten möglichst viele Instrumente der Selbständigkeit in ihre eigenen Hände zurückzugeben. Dies geschieht, damit sie ihren Alltag so gut es geht selbst gestalten können.

Doch hier tauchen Probleme auf: Unsere Patienten fügen sich nicht nahtlos in dieses Konzept. Für die Reaktivierende Pflege nach Böhm bildet die Entlassung das gemeinsame Ziel von Betreuern und Betreuten. Bei unseren Patienten steht diese Option nicht zur Diskussion, wenn ihr häusliches Umfeld nicht ungewöhnlich gut ist. Selbst wenn eine Entlassung theoretisch möglich erscheint, ist der Patient selbst meist weder bereit noch in der Lage, sie als für ihn selbst wünschenswertes Ziel zu erkennen. Viele Verluste sind der Aufnahme in die Institution vorausgegangen, dem sozialen Rückzug aus der „aktiven Welt" folgt oft auch ein körperlicher und seelischer. Der medizinische Fachausdruck „Depressio in senio" (Altersdepression) beschreibt diese Entwicklung nur ungenügend.

Immer wieder sind wir mit Patienten konfrontiert, die viel mehr könnten, als sie möchten oder „möchten können". Ihre lange gepflogenen Lebensgewohnheiten unterscheiden sich (zum Beispiel im Hinblick auf die Körperpflege) oft drastisch von unseren eigenen Vorstellungen. Es ist für einen Patienten viel schwieriger als man denkt, sich von „Selbstverständlichkeiten" (zum Beispiel im Bereich der täglichen Körperpflege) zu verabschieden, die man selbst für richtig und nötig hält. Macht auszuüben fällt uns so leicht (oder wird uns gar nicht bewusst), wenn es darum geht, dem anderen zu seinem vermeintlich „Besten" zu verhelfen. Es gelingt uns spielend, diese Art wohlmeinender Gewalt auch vor uns selbst unter dem Mäntelchen professioneller Hilfestellung zu verstecken.

Die Einbeziehung der Grundsätze der Reaktivierenden Pflege in die palliative Betreuung alter Menschen schafft neue Perspektiven für Patienten, Angehörige und Mitarbeiter.

- Genaues Erheben der Biographie, u.U. gemeinsam mit den Angehörigen, hilft, den Patienten in seiner gesamten Persönlichkeit zu verstehen und auf seine Eigenheiten einzugehen. Hochbetagte haben ein ganzes Leben hinter sich. Das Erkennen eines Menschen als Ergebnis seiner langen Geschichte erzeugt Verständnis und Einfühlungsvermögen bei den Betreuern. Ein Patient, der sich in seiner Individualität ernst genommen fühlt, fühlt sich auch verstanden und geborgen. Angehörige, die den alten Menschen jahrzehntelang kennen und ihn oft über lange Zeit betreut haben, kennen die Bedürfnisse des Patienten meist viel genauer als wir. Sie haben große Kompetenz, eine Kompetenz, die wir anerkennen, schätzen und ihnen auch zusprechen. Auf dem Boden gegenseitiger Wertschätzung zwischen ihnen und den professionellen Betreuern wächst das gegenseitige Vertrauen und die Bereitschaft zur Zusammenarbeit.

- Oft leiden jene Patienten am meisten unter ihrem Aufenthalt im Pflegeheim, die keine heftigen Schmerzen und keine dramatische Erkrankung haben, sondern „nur" sehr schwach und hilflos sind. Sie gewinnen durch die Reaktivierende Pflege viel an Selbstwertgefühl und Lebensqualität zurück. Selbständigkeit, selbst in kleinen Dingen, schafft ein gewisses Maß an Unabhängigkeit! Wer sich selbst ein Glas Wasser nehmen oder die Bettdecke zurecht richten kann, muss nicht mehr um jeden Handgriff bitten und bei jeder Kleinigkeit warten, bis jemand für ihn Zeit hat. Er steht, selbst wenn seine eigenen Füße ihn nicht mehr tragen, wieder bis zu einem gewissen Grad „auf eigenen Füßen".

- Die Pflege beschränkt sich nicht auf das Versorgen. Gemeinsame Erfolgserlebnisse verbinden und befriedigen. Die Reaktivierende Pflege ist ein Angebot, einen Schritt zurück ins Leben zu wagen. Für manche Patienten mag uns der Gewinn sehr klein erscheinen, doch für den Betroffenen selbst ist es immer ein Schritt, den zu versuchen sich lohnt.

- Die Einbeziehung der Angehörigen nimmt diesen ihr Hilflosigkeitsgefühl. Das eigene Tätigsein lindert auch die Sorge um den Patienten. Diese positive Wendung ist allerdings nur dann möglich, wenn die Angehörigen von Anfang an sorgfältig und geduldig über die Grundlagen der Reaktivierenden Pflege informiert werden. Geschieht das nicht, führt das zu gravierenden Missverständnissen, weil den Angehörigen unsere Versuche, die Selbständigkeit zu fördern, als Betreuungsdefizit aus Faulheit oder Lieblosigkeit erscheinen müssen. Es sind oft viele Gespräche nötig, ehe eine besorgte alte Dame versteht, dass ihr Mann nur dann ein Stück seiner Selbständigkeit zurückerobern kann, wenn ihm nicht in falsch verstandener Fürsorglichkeit jeder Handgriff abgenommen wird.

Die Reaktivierende Pflege hat auch den Begriff der „differentialdiagnostischen Ausgänge" geprägt. In der Entlassungsvorbereitung wird der Patient von einer Pflegeperson, einem Therapeuten und u.U. auch einem Sozialarbeiter in die eigene Wohnung begleitet. Das Ziel dieser Ausgänge ist, festzustellen, wie gut der alte Mensch sich in seinen eigenen vier Wänden zurechtfindet und ob kleine Veränderungen (zum Beispiel Abtragen von Schwellen, Anbringen von Haltegriffen) vorgenommen werden müssen, um ihm den Alltag auch mit seinen weiter bestehenden Behinderungen zu ermöglichen.

Auch in der palliativen Betreuung haben „differentialdiagnostische" Ausgänge ihren Stellenwert. Allerdings ist hier das Ziel nicht mehr der sozialwirtschaftliche Nutzen (der alte Mensch kann wieder alleine zu Hause leben und beansprucht daher die Leistungen des Sozialsystems nicht mehr in so hohem Ausmaß). In der letzten Phase des Lebens ist es bedeutsam, noch einmal nach dem Rechten sehen zu können und Ordnung in die eigenen Angelegenheiten zu bringen. Vor allem aber geht es darum, für immer Abschied zu nehmen, Vertrautes und Geliebtes loszulassen. Das Wahrnehmen dieser Möglichkeit führt bei alten Menschen oft zu großer Erleichterung und macht es ihnen erst möglich, ihren Blick nach vorne zu richten auf die Zeit, die noch bleibt.

Langzeitbetreuung ist immer auch Endzeitbetreuung. Wir bleiben dem alten Menschen nahe, betreuen und begleiten ihn, auch wenn er immer „schwieriger", immer müder, immer kränker wird. Das erfordert viel Zuwendung, viel Geduld und Ausdauer. Die intensiven Beziehungen, die sich zwischen Patienten und Betreuern entwickeln, sind für uns Freude und Bürde zugleich.

Auf den ersten Blick sind Selbständigkeit und Selbstbestimmung Begriffe, die Aktivität voraussetzen (ich kann, ich will, ich tue). Erst bei genauerer Betrachtung stellt sich heraus, dass Selbstbestimmung ebenso die Möglichkeit beinhaltet Nein zu sagen (ich will heute nicht, ich will jetzt nicht, ich will nicht mit dir). Das Eingehen auf diese „kontraproduktiven" Bedürfnisse erfordert vom Pflegepersonal unendlich viel Langmut, gute Nerven, Geduld und – zum Beispiel wenn sich der Tagesrhythmus einzelner Patienten deutlich von der Stationsroutine unterscheidet – auch Organisationstalent. Manchmal sind zudem Frustrationstoleranz oder zumindest Dickhäutigkeit vonnöten, vor allem wenn ein Patient eine ehrlich um ihn bemühte Pflegeperson scheinbar grundlos (und nicht immer in zartfühlender Weise) ablehnt. Besonders schwierig wird es, wenn unsere Patienten sehr dement sind und daher die Zweifel daran, ob sie erkennen, was geschehen wird, wenn wir ihren Willen voll respektieren, durchaus berechtigt sind. Weiß Herr K., dass seine Vorstellung von Hygiene (oder seine Weigerung, sich einschmieren zu lassen) zu Hautproblemen führen wird? Versteht Herr S., dass er sich in Gefahr begibt, eine Lungenentzündung zu bekommen oder wund zu liegen, wenn er sich immer öfter weigert, sein Bett zu verlassen? Oft gelingt es den Pflegenden durch die Kunst guter Kommunikation und unter Zuhilfenahme beachtlicher diplomatischer Künste, Kompromisse zu finden, die sowohl den Bedürfnissen und Wünschen der Patienten gerecht werden als auch die nötige und fachgerechte Pflege weitgehend gewährleisten.

Die Frage: „Wer weiß wirklich am besten, was für Dich gut ist?" ist nicht so leicht zu beantworten, wie es auf den ersten Blick scheint. Sowohl kühle Professionalität als auch übergroße Fürsorglichkeit hindern uns daran, die passendste Antwort für einen bestimmten Menschen zu finden. Begriffe wie Zuwendung, Behutsamkeit, Geduld, Hellhörigkeit und Flexibilität klingen in unseren Ohren alltäglich, wenn nicht gar abgedroschen. Sie sind keine „Zauberworte" und schaffen für die Betreuenden sogar noch neue Belastungen, weil sie den inneren Abstand zu den Betreuten sehr schmal werden lassen. Dennoch: Diese Begriffe drücken Respekt, Wertschätzung und Mit-Menschlichkeit aus. Nur wenn wir sie zu Hilfe nehmen, können sich allmählich gangbare Wege vom Ich zum Du öffnen.

LITERATUR

(1) Böhm, E.: „Krankenpflege, Brücke in den Alltag", Psychiatrieverlag, Bonn 1985
(2) Böhm, E.: „Verwirrt nicht die Verwirrten", Psychatrieverlag, Bonn 1996
(3) Böhm, E.: „Psychobiographisches Pflegemodell. Grundlagen", Maudrich Verlag, Wien 1999
(4) Back, A.L.; Allace, J.I., Starks, H.E.; Pearlman, R. A.: „Physician assisted Suicide and Euthanasia in Washington State", JAMA 1996, Vol 275, No 12

Die Kunst der Validation
Wie kann man mit Dementen
und Verwirrten kommunizieren?

Ursula Gutenthaler, Marina Kojer

Validation (das heißt Wertschätzung) ist die Bezeichnung für eine Kommunikationsmethode, mit deren Hilfe wir lernen können, Demente und Verwirrte besser zu verstehen und ihnen besser zu helfen. Validationsanwender begegnen dem alten Menschen auf der Gefühlsebene und holen ihn dort ab, wo er gerade ist. Sie anerkennen ihn, seine Gefühle, sein Recht auf seine persönliche Wirklichkeit und versuchen niemals, ihm „den Kopf zurechtzurücken". Ganz im Gegenteil: Sie versuchen, ihn einfühlsam in seine Welt zu begleiten. Auf diese Weise gelingt es allmählich alte, in ihrer Hirnleistungsfähigkeit schon eingeschränkte Menschen aus dem Gefängnis ihrer Einsamkeit zu befreien. Sie können nie mehr wieder „wie du und ich" werden, aber sie gewinnen mit der Zeit ihre Selbstsicherheit, ihre Lebensfreude und die Würde, die ihnen eine verständnis- und respektlose Umwelt genommen hatte, zurück. Unsere Aufgabe besteht darin, den Hochbetagten dabei zu helfen, „ihre Ziele, nicht unsere, zu verwirklichen" (Naomi Feil) (1) (2).
Nicht allen Verwirrten und Dementen kann durch Validation entscheidend geholfen werden. Das Alter der Betroffenen spielt dabei eine wesentliche Rolle. Menschen, die schon in jüngeren Jahren (meist zwischen 55 und 65) an einem Morbus Alzheimer erkranken, reagieren höchstens für den Augenblick positiv auf validierende Begegnungen, anhaltende positive Veränderungen lassen sich bei ihnen nicht erzielen. Ihre Demenz nimmt relativ rasch zu, schwere Verhaltensveränderungen stellen sich ein, der Gesamtzustand verschlechtert sich schnell. Die Erkrankten versterben in der Regel nach etwa 7 bis 10 Jahren.
Einen ganz anderen Verlauf nimmt die sogenannte **„Senile Demenz vom Alzheimertyp"** (SDAT), die im Allgemeinen erst bei über 80-Jährigen auftritt. Betrachtet man nur die nach dem Tod nachweisbaren Veränderungen im Bereich des Gehirns, scheinen Morbus Alzheimer und Senile Demenz vom Alzheimertyp zwei Formen der gleichen Erkrankung zu sein, und doch unterscheiden sich die Erkrankten gravierend in Persönlichkeitsentwicklung und Reaktionslage. Jeder, der über ein wenig Erfahrung in Validation verfügt, kann typische Verläufe klar voneinander unterscheiden.

Werden verwirrte und demente Hochbetagte validiert, gelingt es, ihnen dauerhaft zu helfen. Ihr Zustand bleibt nicht nur stabil, sondern beginnt sich zu verbessern; sie erleben die Umwelt nicht mehr als feindlich, gewinnen Vertrauen zu sich selbst und zu anderen und lernen langsam wieder, soziale Rollen zu übernehmen. Fühlen sie sich dagegen unverstanden und allein gelassen, gleiten sie von einem Stadium zum nächsten ab. Sie ziehen sich dann immer tiefer in ihr Inneres zurück und nehmen immer weniger Anteil am Leben. Parallel dazu schreitet auch der körperliche Verfall fort.

NAOMI FEIL UNTERSCHEIDET 4 STADIEN

(1) Mangelhafte (unglückliche) Orientierung.

(2) Zeitverwirrtheit – allmählicher Verlust der kognitiven Fähigkeiten.

(3) Sich wiederholende Bewegungen – weitgehender Rückzug nach innen.

(4) Vegetieren (vor sich hin dämmern) – totaler Rückzug nach innen.

Wird der alte Mensch nicht genügend geschätzt und respektiert und sind seine Angehörigen und Betreuer nicht in der Lage, ihn verständnisvoll und mit großem Feingefühl dabei zu unterstützen, seine noch offen gebliebenen Lebensaufgaben zu meistern, durchläuft er alle Stadien bis zum Zustand des Vegetierens.

Die Stadien gehen mit fließenden Übergängen ineinander über. Ein alter Mensch kann unter Umständen auch im Tagesverlauf zwischen einzelnen Stadien hin und her wechseln. Oft ist es gar nicht möglich, jemanden pauschal einem Stadium zuzuordnen: Eine 90-Jährige kann um sieben Uhr morgens voll orientiert sein und sich bestens zurechtfinden, um halb neun Uhr meint sie vielleicht, dass sich ein Mann unter ihrem Bett versteckt (Stadium 1) und um halb drei Uhr Nachmittag will sie dringend zu ihren kleinen Kindern nach Hause gehen (Stadium 2).

Ein Mensch, der sich so wechselhaft und „unbegreiflich" verhält, vereinsamt besonders leicht. Sein Verhalten wird für andere immer unverständlicher und schwieriger, der Kontakt mit ihm immer nervenaufreibender.

Stadium 1: Mangelhaft orientiert

Der alte Mensch merkt, dass er beginnt, die Kontrolle zu verlieren. Die Vergesslichkeit nimmt zu, er verwechselt Termine, findet seine Sachen nicht oder kann die Funktion seiner Blase nicht mehr ganz steuern. Diese Veränderungen verunsichern ihn zutiefst, er muss sie vor anderen verbergen, er möchte sie vor sich selbst verleugnen. Es kann nicht sein, es darf nicht sein! Die alte Frau spürt, dass sie nicht mehr so tüchtig ist wie früher und will es nicht akzeptieren. Es darf nicht wahr sein! Irgend jemand anderer ist schuld an diesen beängstigenden Veränderungen. Die anderen müssen schuld sein! Sie verlegen, stehlen und zerbrechen alles. „Sie sind schuld an meinem Unglück." Auf diese Weise können Hochbetagte

- unterdrückte Emotionen zum Ausdruck bringen,
- sich an eine Realität klammern, die für sie längst unsicher geworden ist,
- ihre eigene Verwirrung durch Konfabulieren (das heißt Ausdenken von Geschichten, um damit Gedächtnislücken zu füllen) verschleiern.

Nur keine Schwäche zeigen! Nur sich vor anderen keine Blöße geben! Immer das Heft in der Hand behalten! Dieser selbst auferlegte Druck beeinflusst ihr Verhalten, lässt sie rechthaberisch und „unsympathisch" erscheinen.

- Gefühle wie Einsamkeit, Wut, Angst, Trauer, Unsicherheit oder gar sexuelle Wünsche leugnen sie erbittert und
- reagieren wütend auf andere Menschen, die sich nicht unter Kontrolle haben.
- Nähe und Berührung weisen sie empört zurück. Sie möchten ihren „unsichtbaren Kreis" bewahren; niemand darf ungestraft die Demarkationslinie überschreiten. Nur so fühlen sie sich unverletzlich und geschützt.

Im Gegensatz zu späteren Stadien können sie anderen noch zuhören. Angehörige und Betreuer haben daher die Möglichkeit, gemeinsam mit ihnen nach passenden Lösungen für ein bestehendes Problem zu suchen.

Eine alte Frau, die die Inkontinenz auf sich zukommen sieht, beschuldigt ihre Nachbarin, Wasser in ihr Bett geschüttet zu haben, wenn am Morgen das Leintuch nass ist. Sie findet ihre Tasche nicht und weiß: „Sie ist gestohlen worden!" Der Ehepartner stirbt, sie fühlt weder Kummer noch Schuld, sondern beschuldigt die Ärzte. Ihre Haare werden immer dünner – der Friseur ist daran schuld! Das Essen schmeckt nicht mehr so gut wie früher – es ist vergiftet worden! Sie hat niemals gewagt, sexuelle Wünsche einzugestehen – jetzt versteckt sich ein Mann mit einem riesigen, furchterregend erigierten Glied unter ihrem Bett.

Um sich vor künftigen Verlusten zu schützen und die Kontrolle zu bewahren, horten Menschen im Stadium I alles, was sie in die Finger bekommen

können: Orangen, Sicherheitsnadeln, Taschentücher, Klopapier, Salz, Zeitungen, Bänder, Netzhosen, Speisereste, Zeitungen ...
Der Kontakt mit diesen „lästigen" Zeitgenossen verläuft oft ungefähr so:

> Die Schwester betritt das Zimmer. Frau K. schaut sie durchdringend und böse an, zeigt mit dem Finger auf sie: „Sie trauen sich noch herein? Jedes Mal, wenn Sie kommen, ist mein ganzes Geld weg!" Die Schwester bemüht sich, ihren Ärger nicht zu zeigen und will der aufgebrachten Patientin begütigend auf die Schulter klopfen; Frau K. weicht voller Empörung zurück. „Warum sollte ich denn ihr Geld stehlen?", versucht es die Schwester nochmals. Aber da ist sie an die Falsche gekommen! „Warum sie mein Geld stehlen? Das fragt sie mich noch! Das wissen Sie selbst am besten! Schauen Sie mich nicht so blöd an ..." Frau K. beginnt zu schreien. Die Schwester fühlt sich verletzt, gibt ihr keine Antwort und versucht mit steinerner Miene ihrer Arbeit nachzugehen. Einige andere Patientinnen lassen sich von der Aufregung anstecken und reagieren mit Empörung, Angst oder Unruhe ... Noch sechs Stunden bis Dienstschluss, denkt die Schwester und spürt, wie sich die Muskeln ihres Rückens zu verkrampfen beginnen ...

Was hätte besser verlaufen können?

Frau K: „Sie trauen sich noch herein? Jedes Mal, wenn Sie kommen, ist mein ganzes Geld weg!" Die Schwester weiß, dass Frau K. unglücklich ist und dringend „Dampf ablassen" muss, wenn sie sie beschuldigt. Sie weiß, dass sie nichts, was gesagt wird, persönlich nehmen darf. Frau K. leidet darunter, nicht mehr alles unter Kontrolle zu haben. Die Schwester will ihr helfen, ihrem Schmerz und ihrer Verzweiflung Worte zu verleihen. Um zu zeigen, dass sie die Sorge der alten Frau ernst nimmt, wiederholt sie das Anliegen mit einer ähnlichen Emotion und im gleichen Sprechtempo, aber in ihren eigenen Worten: „Sie sind beunruhigt, weil ihnen Geld fehlt?" Frau K. darauf: „Natürlich! Viel Geld fehlt mir!" Die Schwester stellt nun weitere Fragen und gibt damit Frau K. die Gelegenheit, sich Kummer und Unzufriedenheit von der Seele zu reden. Sie fragt zum Beispiel: „Wie viel Geld ist weggekommen?", „Seit wann fehlt es Ihnen?", „Wie oft ist das schon passiert?" Dazu eignen sich alle W-Fragen (wer, wo, wann, wie oft, wie lange ...) außer WARUM! Jedes Warum berührt den neuralgischen Punkt, die Furcht vor dem eigenen Versagen, vor dem Verlust der Kontrolle und löst, als Abwehrmechanismus, eine neue Welle der Empörung aus. Bei richtiger Gesprächstechnik beruhigt sich Frau K. allmählich oder wechselt zu einem anderen Thema; es kann gut sein, dass sich Schwester und Patientin dann in bester Freundschaft trennen. Wird Frau K. immer wieder in dieser Weise ernst genommen, wird ihr beschuldigendes Verhalten mit der Zeit nachlassen.

Stadium II: Zeitverwirrt

Zeitreisende können innerhalb von Minuten Jahrzehnte zurücklegen. Die Eltern sind noch am Leben, sie spüren die Angst vor dem überstrengen Vater, die Liebe zu der zärtlich-besorgten Mutter. Menschen, die in entfernter Vergangenheit wichtig waren, tauchen wieder auf. Gerade war die 95-Jährige noch besorgte Mutter ihrer kleinen Kinder, gleich darauf ist sie in ihre eigene Kindheit zurückgekehrt und wechselt dann plötzlich zurück in die Gegenwart.

Menschen im Stadium II erfinden nicht selten neue Worte, treffende, oft direkt poetische Wortschöpfungen, die sehr viel Atmosphärisches, schwer Fassbares mit beinhalten. Sie sprechen häufig leise und undeutlich, ihr Blick hält nur für begrenzte Zeit sein Ziel fest und schweift dann wieder ab. Die Konzentration reicht nur für kurze Zeit. Oft können sie noch lesen, aber nicht mehr schreiben. Es gelingt ihnen sehr gut, ihre Gefühle auszudrücken, über konkrete Fakten, die sich hier und jetzt zutragen, sprechen sie immer seltener. Auf Blickkontakte, Lächeln und fürsorgliche Berührungen reagieren Zeitverwirrte sehr positiv.

Frau Anna S., 95 Jahre alt, erkennt nicht einmal ihre 70-jährige Tochter. Heute Nachmittag will sie plötzlich die Station verlassen. Sie sucht ihre bereits vor Jahrzehnten verstorbene Mutter. Sie muss ihr dringend etwas mitteilen. In solchen oder ähnlichen Fällen versuchen die Betreuer zumeist, die verwirrte alte Frau zur Vernunft zu bringen.

Das Gespräch verläuft dann etwa so:

„Frau S., wie alt sind Sie denn?" Frau S. antwortet nicht und strebt dem Ausgang zu. Die Schwester hält sie am Arm zurück. „Frau S., Sie sind 95 Jahre alt. Also: Wie alt wäre dann Ihre Mutter?" Frau S. gibt keine Antwort, sie schüttelt die Hand der Schwester ab und strebt dem Ausgang zu. „Ihre Mutter wäre jetzt 120 Jahre alt! Sie ist doch schon lange tot!" Davon unbeeindruckt wehrt sich Frau S. heftig dagegen, zurückgehalten zu werden, sie schreit und strebt dem Ausgang zu. Sie weiß nur eines: Sie muss dringend zu ihrer Mutter! Die Frau, die sie davon abhalten will, ist ihre Feindin! Die Schwester ist genervt, sie versucht heute schon zum vierten Mal, Frau S. davon abzuhalten, die Station zu verlassen. Seufzend beschließt sie, es diesmal mit Ablenkung zu versuchen. Sie nimmt Frau S. freundschaftlich beim Arm: „Wir zwei trinken jetzt einmal einen guten Kaffee miteinander!" Frau S. zeigt sich davon unbeeindruckt, schlägt um sich, wehrt sich verzweifelt gegen die Hände, die sie festzuhalten suchen und will weiterhin dem Ausgang zustreben. Die Schwester hat jetzt endgültig genug. Sie sperrt die Tür zu und ruft den Arzt an: „Frau S. ist aggressiv! Sie müssen ihr etwas geben!"

So ginge es besser:

Frau S. sucht ihre Mutter. Ich schaue in ihre Augen, höre ihr dabei mitfühlend zu und verstehe, dass sie sich nach der Liebe und Geborgenheit, die nur Mütter schenken können, sehnt. „Sie haben Ihre Mutter sehr lieb, nicht wahr? Sie fehlt Ihnen sehr" sage ich und halte sie dabei sanft an den Händen. Frau Anna erzählt von ihrer Mutter, ihrer Familie, ihrer Kindheit. Sie weint. Ich halte sie fest, streichle sie, murmle Worte der Anerkennung und des Trostes. Nach etwa fünf bis zehn Minuten beruhigt sie sich, lächelt, spricht über etwas ganz anderes. Wichtig und heilsam an dieser Begegnung ist für Frau S., dass sie ihre Gefühle ausdrücken, dass sie ihnen Worte verleihen kann. Was sie spricht, welche Worte sie wählt, verständliche oder für uns unverständliche, ist nicht so wichtig. Ihr Bedürfnis nach Sicherheit und Liebe ist zufriedengestellt.

Nach Naomi Feil ist Anna S. weise: Sie will aufarbeiten, was in ihrem Leben offen geblieben ist, ehe sie dann in Ruhe und Frieden mit sich selbst und den gelebten Jahrzehnten sterben kann. Zeitverwirrte alte Menschen versuchen, Fragen, die für sie ungelöst geblieben sind, zu klären, Wunden, die sich, verborgen in den Tiefen der Seele, nicht schließen konnten, zu heilen, Emotionen, die unterdrückt jahrzehntelang geschlummert haben, zu verarbeiten. Sie tun es in ihrer Weise, aber sie brauchen, damit es ihnen gelingt, unseren Respekt, unsere Anerkennung und unsere Zuwendung.

Das sollten Angehörige und Betreuer vermeiden

- Widersprechen und verbessern,
- Realitätsorientierung,
- Zwangsmittel,
- Isolierung,
- Abbruch der Kommunikation.

Stadium III: Sich wiederholende Bewegungen

Wir haben sie immer schon betreut und nie verstanden, die Hochbetagten, die sich langsam unserer Welt entzogen, nicht mehr zusammenhängend sprachen, vor sich hinschauten und immer wieder eine bestimmte Bewegungsabfolge wiederholten. Taten sie dies leise, hatten wir kein Problem damit, klopfte ein alter Herr aber zum Beispiel ständig laut auf den Tisch, wurden unsere Nerven mit der Zeit einer Zerreißprobe ausgesetzt. Warum diese Menschen sich so „eigenartig" verhielten, überlegten wir kaum.

Wir haben oft erlebt, dass Hochbetagte voll orientiert zu uns kamen, dann „unausstehlich" wurden, andere beschimpften und beschuldigten, nach einiger Zeit ihre Orientierung ganz verloren und „nur mehr" verwirrt waren, langsam aufhörten zu sprechen und zu gehen und stereotyp Bewegungen wiederholten, schließlich ganz verstummten und letztlich oft für erstaunlich lange Zeit als „gut gepflegte lebendige Tote" überlebten. Erst im Zuge unserer Ausbildung in Validation fügten sich unsere Beobachtungen langsam zu einem sinnvollen Mosaik zusammen.

Wenn zeitverwirrte, alte Menschen nicht rechtzeitig validiert werden, wenn sie nicht in einer Atmosphäre der Wärme und Wertschätzung geborgen sind, nicht auf Verständnis und Anerkennung stoßen, ziehen sie sich immer tiefer in ihr Inneres zurück, um sich auf diese Weise vor den Verletzungen der Umwelt zu bergen und sich vielleicht doch noch selbst helfen zu können. Teile des eigenen Körpers, andere Menschen, aber auch Gegenstände werden zu Schlüsselfiguren aus der Vergangenheit. So wiegt sich die alte Frau, weil das in ihr das Gewiegtwerden durch die Mutter zurückruft.

Auf einer unserer Männerstationen wurde vor einiger Zeit ein alter Hobbygärtner aufgenommen, er geht langsam über den Gang, den Blick zu Boden gerichtet. Immer wieder bückt er sich, inspiziert den Boden zu seinen Füßen und zupft mit der rechten Hand etwas aus dem Boden – er jätet Unkraut. Eine alte Dame wischt immer wieder, mit ewig gleich bleibender Bewegung über die Oberfläche des Tisches, eine andere streichelt mit großer Ausdauer ihre eigene Hand ...

In sich selbst zurückgezogen, geht das sprachliche Ausdrucksvermögen mehr und mehr verloren. Das Wort, das eine wesentliche Brücke zum Du bildet, verliert immer mehr an Bedeutung, ist immer weniger verfügbar. Der Hochbetagte spricht nicht mehr in ganzen Sätzen, die Worte werden leiser, verwaschener, unverständlicher, gehen in Gemurmel oder sinnlose Silben über. Schließlich wiederholt der alte Mensch nur mehr Laute, die ihm aus frühester Kindheit vertraut sind (zum Beispiel Schnalzen, Heulen, Lallen). Singt der Betreuer ihm ein aus Kindertagen bekanntes Lied vor, kann er oft mehrere Strophen fehlerlos mitsingen.

Mit Hilfe der Validation gelingt es uns oft, diese alten Menschen unter anderem durch liebevolle Berührung, große Nähe und Augenkontakt, den Klang unserer Stimmen und das Anstimmen eines altbekannten Liedes in die Welt zurückzuholen. Die Schwester, die die alte Frau sanft berührt, ist jetzt vielleicht ihre Mutter, die alte Frau lächelt ihr zu und fühlt sich geborgen. Die Hand der Schwester nimmt das Bewegungsmuster der alten Frau auf und streicht wie sie über die Decke. Sie greift den Tonfall auf und wiederholt

Worte oder Silbenfolgen. Die alte Frau fühlt sich verstanden und anerkannt, ihre Augen kehren aus weiter Ferne zurück.

Wir haben gelernt, dass wir uns von innen her ganz auf diese, schon weit in sich zurückgezogenen Menschen einstellen müssen, um ihnen helfen zu können. Wir müssen erst unser Herz für sie öffnen, nie „so tun als ob", sondern ihnen offen und ehrlich auf der Gefühlsebene begegnen, ehe sie uns damit belohnen, dass sie ein Stückchen in unsere Welt zurückkehren.

Wenn es uns nicht mehr gelingt, uns auf einen Menschen, der sich in seiner inneren Not schon ein großes Stück aus unserer Wirklichkeit zurückgezogen hat, einzustellen, zieht er sich solange immer weiter in sich zurück, bis wir ihn (fast) nicht erreichen können.

So wird der weitere Rückzug begünstigt :

Frau Stefanie ist schon wieder abgängig! Die Schwester seufzt. Vieles geht ihr durch den Kopf: „Diese Frau ist so dement, sie weiß nicht, was sie tut und was sie sagt, schaut nur vor sich hin und rennt! An diesem Vormittag ist sie bereits zum dritten Mal entwischt. Immer muss man hinter ihr her sein, und dabei gibt es doch noch weitere 38 Patientinnen auf der Station! Manchmal sagt Frau Stefanie ganze Sätze, ich weiß so ungefähr, was sie will und kann sogar kurze Zeit mit ihr plaudern. In letzter Zeit kommt das leider nur mehr sehr selten vor. Wenn sie mich bei der Hand nimmt, bittend anschaut und auf ihren Spaziergang mitnehmen will, ist sie ja wirklich lieb ... Aber die meiste Zeit macht sie mich wahnsinnig, weil ich dauernd auf sie aufpassen muss. Es geht einem mit der Zeit auch auf die Nerven, wenn sie so dasteht, 100 Mal hintereinander „bitte, bitte" sagt, und wenn man sie fragt, was sie will, keine Antwort geben kann. „Ich muss sie wieder so hinsetzen, dass sie nicht aufstehen kann", denkt sie verzweifelt und weiß sich damit beruhigenderweise einer Meinung mit dem ganzen Team. „Man will sie ja nicht einsperren – aber so geht es wirklich nicht! Wenn sie sitzt, wissen wir wenigstens, wo sie ist!"

Zum Glück bringt ein Pfleger der Nachbarstation Frau Stefanie wieder zurück ... sie war nicht sehr weit gekommen. Die Schwester setzt die alte Frau in einen Rollstuhl und schiebt diesen ganz an den Tisch an. „Jetzt müssen Sie sitzen bleiben, später gehen wir miteinander", sagt sie freundlich. Die alte Frau schaut mit stumpfen, trostlosen Augen vor sich hin, wiederholt mit der emotionslosen Stimme eines Automaten immer wieder die Worte „bitte, bitte". Schließlich beginnt sie mit der rechten Hand sehr konzentriert wieder und wieder über den Tisch zu wischen ...

Einige Monate später spricht Frau Stefanie kein verständliches Wort mehr. Sie sitzt jetzt fast immer auf einem „sicheren" Platz, schaut trostlos vor sich hin und wischt über den Tisch. Es gelingt nur mehr selten, ihr in die Augen zu schauen. Wenn man sie „freilässt", setzt sie sich in Bewegung, sie geht jetzt viel langsamer, aber sie geht und geht ... Wie lange noch?

So ließe sich der weitere Rückzug aufhalten:

Frau Stefanie ist schon wieder abgängig! Die Schwester seufzt. Sie weiß, dass die alte Frau die Nähe eines Menschen spüren muss, um ihre Angst und Rastlosigkeit zu verlieren, und heute war nicht genug Zeit dafür ... „Ich hätte mir wenigstens ein paar Minuten für sie Zeit nehmen müssen", denkt sie. „Hoffentlich ist ihr nichts passiert!" Zum Glück bringt gleich darauf ein Pfleger der Nachbarstation Frau Stefanie wieder zurück.

„Ja Steffi, da bist du ja!" Die Schwester nimmt Frau Stefanie am Arm und hilft ihr in einen Sessel. Sie geht in die Knie, die beiden Köpfe sind nun etwa in der gleichen Höhe. Dabei hält sie die alte Frau behutsam an den Oberarmen. Frau Stefanie hebt den Blick, die beiden Frauen schauen einander in die Augen. „Bitte, bitte" Die Schwester wiederholt in ähnlichem Tonfall „bitte, bitte". Frau Stefanie lächelt, die Schwester lächelt zurück. Gleich darauf schweift der Blick der alten Frau wieder ab, ihre rechte Hand wischt mit der immer gleichen Bewegung über den Tisch. Die Schwester setzt sich in den Nebensessel; ihre rechte Hand nimmt die wischende Bewegung auf. Beide Frauen wischen über den Tisch ... Frau Stefanie und die Schwester schauen einander an. Die Schwester sagt mitfühlend: „So viel Arbeit!" Die alte Frau nickt und beginnt zu plaudern. Einige Worte kehren immer wieder, der Rest bleibt unverständlich. Die Schwester wiederholt einzelne Worte und greift dabei die Sprachmelodie auf. Nach wenigen Minuten hat Frau Stefanie ganz lebendige Augen.

Einige Monate später sitzt sie mit interessiertem Blick am Gang und beobachtet das Leben der Station. Sie lächelt den Vorbeikommenden zu und begrüßt jeden, der bei ihr stehen bleibt, mit Handschlag. Sie freut sich, wenn sie angesprochen wird, und beginnt auch selbst zu plaudern. Manche ihrer Worte sind unverständlich, immer öfter spricht sie auch verständliche Worte oder kurze, der Situation angepasste Sätze. Oft steht sie auf und wandert, entweder allein oder mit einer zweiten alten Frau, hin und her. Sie geht nicht weiter als bis zur Nachbarstation, setzt sich dort vielleicht ein wenig hin und kommt dann wieder zurück. „Bitte, bitte" sagt sie bereits seit einiger Zeit nicht mehr.

Stadium IV: Vegetieren

Vor einigen Jahren lagen in einem unserer Zimmer fast ständig acht „gut gepflegte lebendige Tote". Sie waren sauber, wurden regelmäßig gelagert und eingecremt, damit sie keinen Decubitus bekämen, ihre Harnwegsinfekte, Bindehautentzündungen und Pneumonien wurden behandelt. Manche von ihnen waren in Embryonalstellung zusammengerollt, einige ließen sich noch mit dem Löffel füttern, bei anderen war nur mehr der Saugreflex auslösbar, sie wurden mit Hilfe eines Saugfläschchens ernährt. In dem Zimmer war es totenstill. Wir taten unser Bestes und fühlten uns doch leer. Die acht alten Frauen waren am Leben. Aber lebten sie? Genügt dazu wirklich, dass man nicht tot ist?

LITERATUR

(1) Feil, N.: „Validation in Anwendung und Beispielen – Der Umgang mit verwirrten, alten Menschen", 1. Auflage, ISBN Nr. 3-497-01516-4
(2) Feil, N.: „Validation. Ein neuer Weg zum Verständnis alter Menschen", Ernst Reinhardt Verlag, München. ISBN Nr. 3-497-01513-x

Maria M., 85 Jahre alt ... eine lebende Tote

Ursula Gutenthaler

Frau Maria ist seit 1993 zeitlich, räumlich und zur Person desorientiert. Sie wurde jahrelang von ihrem Sohn betreut. Als sie wegen einer Lungenentzündung im Krankenhaus aufgenommen wurde, verweigerte sie konsequent die Essensaufnahme und nahm ständig an Gewicht ab. Die Ärzte erwogen die Möglichkeit einer PEG-Sonde, der Plan scheiterte, weil Frau Marias Sohn damit nicht einverstanden war.

Als Frau Maria im März 2000 zu uns kam, wog sie bei einer Größe von 156 cm nur 31 Kilogramm, sie war in einem katastrophalen körperlichen Zustand, harn- und stuhlinkontinent, mit einem beginnenden Dekubitus. Beide Arme waren im Ellbogengelenk durch Kontrakturen stark gebeugt, die Hände berührten fast den Brustkorb. Auch durch behutsames Dehnen ließ sich diese Armstellung nicht wesentlich verändern. Darüber hinaus bestanden auch Kontrakturen im Bereich der Finger, der rechten Hüfte und beider Kniegelenke.

Völlig teilnahmslos lag Frau Maria in Embryonalstellung zusammengerollt und reagierte weder auf Ansprache noch auf Berührung.

Meist hielt sie die Augen geschlossen. Manchmal starrte sie mit leerem Blick durch uns hindurch in ein unbekanntes Niemandsland.

Ich beobachtete mit großer Freude, dass sich mein Team vom ersten Tag an besonders fürsorglich um Frau Maria bemühte, obwohl ihre Pflege sehr schwierig war, viel Zeit kostete und zunächst völlig unbelohnt blieb.

Die alte Frau war ganz ausgetrocknet; ihre Haut ließ sich in Falten vom Unterhautgewebe abheben. Sie bekam daher eine unterstützende Infusionstherapie.

Nahrungs- und Flüssigkeitsaufnahme waren äußerst problematisch: Manchmal öffnete Frau Maria den Mund und aß ein paar Löffel der angebotenen Kost, dann wieder spuckte sie alles aus. Immer wieder kam es auch vor, dass sie die Lippen fest zupresste und gar nichts aufnahm. Häufig verschluckte sie sich beim Trinken, daher gingen wir bald dazu über, ihr alle Flüssigkeiten in eingedickter Form anzubieten. Nur ganz allmählich begann sie ein wenig mehr zu essen und zu trinken.

Alle zwei Stunden lagerten wir sie behutsam um. Jeden Tag kam Frau Liesl Bonomo, unsere physikalische Therapeutin, zu Frau Maria, bewegte Arme und Beine passiv durch und verwendete die Zeit, die sie mit ihr verbrachte, gleichzeitig dazu, sie zu validieren.

Jede Pflegehandlung und jede Mahlzeit nützten wir dazu zu versuchen, mit ihr Kontakt aufzunehmen. Wir sprachen mit ihr, berührten sie und versuchten mit sehr viel Geduld, mit ihr Blickkontakt zu bekommen. Sie blieb zunächst völlig teilnahmslos.

Wir wussten nicht, ob es uns jemals gelingen würde, ihre Isolation zu durchbrechen und sie von dort zurückzuholen, wo sie gerade war. Wir vertrauten einfach darauf, dass wir durch liebevolle Zuwendung und mit Hilfe der Validationstechniken für Menschen im Stadium IV mit der Zeit in ihrem Inneren etwas bewirken würden, dass es einmal gelingen könnte, einen Lichtschein in das Dunkel zu bringen, in das sie sich zurückgezogen hatte. Wir warteten und hofften und gaben nie auf. So verging Woche um Woche.

Anfang Mai, nach zwei Monaten und ungezählten validierenden, von ruhigem Zusprechen begleiteten Berührungen und wiederholtem Vorsingen bekannter Lieder, gelang es uns schließlich, mit Frau Maria Blickkontakt aufzunehmen und für eine kleine Weile zu halten. Bald darauf machte sie, wenn auch noch sehr leise, unverständlich und stotternd, ihre ersten Sprechversuche. Wir waren voller Freude.

Einige Wochen später wurde sie motorisch unruhig; die Unruhe nahm rasch zu, sie zog sich aus, lag völlig nackt im Bett, steckte ihre Beine durch oder hob sie über das Steckgitter, entfernte die Rufanlage und wickelte sich das Kabel um den Hals. Wir mussten ständig befürchten, dass sie sich dabei verletzte und kamen auch sonst keinen Schritt mehr voran.

In dieser, wieder ausweglos scheinenden Lage begann ich mit Basaler Stimulation zwei Mal in der Woche. Ich legte eine CD mit Entspannungsmusik auf und massierte sie sanft. Zusätzlich verwendete ich Aromatherapie. Anfänglich brauchte sie eine kleine Dosis von einem nebenwirkungsarmen Neuroleptikum (Risperidon 1 mg), um sich so weit zu beruhigen, dass ich mit der Basalen Stimulation beginnen konnte.

Im Laufe des Sommers ließ die motorische Unruhe deutlich nach. Frau Maria nahm nun viel mehr Anteil an der Umgebung. Ab September sprach sie viel, wenn auch meist noch „Wortsalat", lächelte oft und freute sich sichtlich über jede Begegnung mit uns. Mitte September hatte sie sich körperlich so weit erholt, dass sie Querbettsitzen konnte. 14 Tage später hoben wir sie aus dem Bett und setzten sie in den Lehnstuhl.

Mit unserer Unterstützung lernte sie wieder alleine zu essen. Meistens mischte sie auf ihrem Teller alles zusammen und aß mit den Fingern. Der Vorgang machte ihr Freude, und wir ließen ihn geschehen.

Ich gab Frau Maria einen „Validationskorb" mit unterschiedlichen, sorgfältig ausgesuchten Materialien (zum Beispiel Becher, Dosen, Stoffreste, Zeitungen, bunte Kartonreste ...), die sie nicht schlucken und mit denen sie sich nicht verletzen konnte. Sie beschäftigte sich sehr eifrig und ausdauernd mit ihren Utensilien.

Fast täglich wurde sie aus dem Bett gehoben und am Gang in den Lehnstuhl gesetzt. So war sie nicht alleine und konnte immer leicht mit uns Kontakt aufnehmen.

Im Laufe der Monate bildeten sich die Kontrakturen an Armen, Händen, Fingern weitgehend zurück.

Während der ganzen Zeit hatte ich die Basale Stimulation fortgesetzt.

Jetzt legte ich in unserem kleinen Tagraum eine Turnmatte auf den Boden und hob Frau Maria aus dem Bett. Für kurze Zeit wirkte sie ängstlich. Ich sprach mit beruhigender Stimme zu ihr und streichelte dabei ihre Arme und ihren Brustkorb. Dabei verlor sie rasch ihre Angst. Menschen, die über lange Zeit bettlägerig sind, verlieren oft die Beziehung zum eigenen Körper. Durch sanfte Massage versuchte ich nun ihre Körperwahrnehmung zu fördern. Durch sanfte, runde Bewegungen und vorsichtiges Wiegen brachte ich Frau Maria zum Sitzen. Schließlich saß sie mit dem Rücken zu mir. Ich legte meine Arme um sie, ihr Rücken lehnte gegen meinen Bauch. So hielt ich sie an mich gedrückt, und wir wiegten gemeinsam hin und her. Obwohl sie mich dabei nicht sehen konnte, machte ihr das zu meiner Überraschung große Freude.

Bald machte Frau Maria große Fortschritte in der Beweglichkeit und Körperbeherrschung. Sie konnte ihre Arme hoch und zur Seite heben und mit Unterstützung kreisende Bewegungen ausführen. Einmal, als sie am Rücken lag, hielt ich sie an den Händen und zog sie ein wenig in meine Richtung. Sie hielt meine Hände fest und setzte sich auf einmal, kaum von mir unterstützt, alleine auf.

Im Dezember 2000 nahm sie an der Stationsweihnachtsfeier teil. Mit großen Augen verfolgte sie das Programm und sang leise alle Weihnachtslieder mit. Beim gemeinsamen Festessen panschte sie nicht in ihrem Teller herum, sondern aß ganz manierlich mit der Gabel.

Von Woche zu Woche wurde ihre Stimme lauter und verständlicher. Sie sprach kurze Sätze wie: „ich danke", „das ist gut", „aber geh"', „komm' her", „wie heißt Du?"... Vor kurzem sagt sie zu mir: „Du bist lieb". Manchmal war sie verärgert, weil sie etwas sagen wollte und nicht die passenden Worte fand.

Frau Maria heute

Sie isst und trinkt selbständig. Derzeit wiegt sie 38,5 kg.

Der Dekubitus ist längst abgeheilt.

Sie bewegt Arme, Beine, Finger; die Kontrakturen sind verschwunden. Frau Maria kann jetzt im Sitzen aus eigener Kraft heruntergefallene Gegenstände vom Boden aufheben.

Sie zeigt deutlich ihre Gefühle, lacht, weint oder bekundet ihre Abneigung gegen bestimmte Mitpatientinnen.

Wir geben Frau Maria viel Zuwendung und bemühen uns weiter intensiv um sie. Vielleicht kommen wir so weit, dass sie eines Tages wieder allein stehen kann?

Aus dem Stadium des Vegetierens gelingt es nur mehr sehr selten, jemanden ins Leben zurück zu holen. Aber es kann gelingen! In den drei Jahren, die seit unserer Ausbildung zu Validationsanwendern vergangen sind, haben wir zwei unserer Patientinnen aus dem Vegetieren in das Leben zurückholen dürfen. Es war beide Male eine fast unfassbare Freude und ein großes Erfolgserlebnis für das ganze Team. In den vergangenen drei Jahren ist nie mehr eine Patientin, die wir in einem besseren Stadium bei uns aufgenommen hatten, in das Stadium IV zurückgefallen.

Unser Bericht soll aus unserem Alltag erzählen und andere ermutigen, auch selbst diesen Weg zum besseren Verständnis alter Menschen zu versuchen. Er will dazu verlocken, die Bücher von Naomi Feil zu lesen und ihre Methode zu erlernen. Aber auch ohne viel zu lernen, können Sie Ihren alten Angehörigen oder Ihren Patienten viel Gutes tun, wenn Sie sich die wesentlichsten Grundsätze der Validation zu Eigen machen.

Grundsätze und Werte der Validation nach Naomi Feil

(1) Jeder Mensch ist einzigartig und muss als Individuum behandelt werden.

(2) Alle Menschen sind wertvoll, ganz gleichgültig, wie verwirrt sie sind.

(3) Das Verhalten von verwirrten, sehr alten Menschen hat einen Grund. Es wurzelt in seiner persönlichen Lebensgeschichte.

(4) Das Verhalten Hochbetagter ist nicht nur eine Folge anatomischer Veränderungen des Gehirns. Es ist das Ergebnis aller körperlichen, psychischen und sozialen Veränderungen, die im Laufe des Lebens stattgefunden haben.

(5) Sehr alte Menschen kann man nicht dazu zwingen, ihr Verhalten zu ändern. Verhalten kann nur dann verändert werden, wenn die betreffende Person es will.

(6) Sehr alte Menschen müssen wir akzeptieren, ohne sie zu beurteilen.

(7) In jedem Lebensabschnitt wird der Mensch mit bestimmten Aufgaben konfrontiert. Bewältigt er diese Aufgaben nicht, kann das im hohen Alter zu seelischen Problemen führen.

(8) Wenn das Kurzzeitgedächtnis nachlässt und das Leben zu verarmen droht, greifen alte Menschen auf ihre Erinnerungen zurück und versuchen so das Gleichgewicht wieder herzustellen. Wenn die Sehkraft nachlässt, sehen sie mit dem inneren Auge. Wird das Gehör immer schlechter, hören sie Klänge aus der Vergangenheit.

(9) Schmerzliche Gefühle, die der alte Mensch ausdrücken darf, die anerkannt und von einer vertrauten Person validiert werden, werden mit der Zeit schwächer. Schmerzliche Gefühle, die ignoriert und unterdrückt werden, nehmen an Stärke zu.

(10) Respekt, Einfühlsamkeit und Mitgefühl lassen den alten Menschen wieder Vertrauen fassen, seine Angst wird geringer, seine Würde wird wiederhergestellt.

Wir betreuen an unserer Abteilung Langzeitpatienten. In den vergangenen Jahren kamen immer mehr Verwirrte und Demente zu uns; im gleichen Ausmaß wuchs auch unsere Hilflosigkeit. Wir waren den Anforderungen, die die Betreuung so vieler „Unvernünftiger", „Eigensinniger", „Sekkanter", „geistig Abgetretener" mit sich brachte, nicht gewachsen. Unser Nervenkostüm wurde immer dünner. Patienten und Betreuer redeten und lebten fast vollständig nebeneinander her und aneinander vorbei.

Von November 1997 bis Juni 1998 nahm das gesamte multiprofessionelle Team der Station (Abteilungshelfer, Pflegepersonal, Ergo- und Physiotherapeutinnen, Stationsschwester und Stationsärztin), das waren insgesamt 20 Personen, an einer Ausbildung in Validation nach Naomi Feil teil. Unsere Validationslehrerin – wir verdanken ihr sehr viel – war Gunvor Sramek. Schrittweise lehrte sie uns, desorientierten, alten Menschen verständnisvoll zu begegnen und ihnen zu helfen, in ihrer Weise am Leben teilzuhaben.

Dass alle Mitarbeiter mitmachten, erwies sich als außerordentlich wichtig. Nur so kann nun jeder dort anfangen, wo der andere aufgehört hat. Gibt es nur einen oder einige wenige Validationsanwender auf der Station, zerstört häufig der Nachfolgende das, was sein Vorgänger aufgebaut hat. Jetzt kann jeder auf der Arbeit des anderen aufbauen, der alte Mensch bleibt ständig in einer Atmosphäre der Wertschätzung, der Wärme und der Geborgenheit.

Eine Station im Wandel

Marina Kojer

VOR BEGINN DER AUSBILDUNG IN VALIDATION

Sobald ich die Station betrat, spürte ich, wie sich mein Nacken und meine Schultern zu verkrampfen begannen. Die angespannte Atmosphäre senkte sich wie eine Last auf mich. Schon beim Betreten des ersten Patientenzimmers fühlte ich, wie sich mein Rücken versteifte, mein Lächeln einzufrieren drohte. Kein Wunder: Die meisten alten Frauen starrten trostlos vor sich hin. Sie lagen im Bett, saßen wie versteinert auf ihren Sesseln oder irrten trostlos über den Gang. Nur mit wenigen gelang ein Blickkontakt, nur einzelne reagierten auf Ansprache und Zuwendung. In einem der Zimmer lagen seit Jahren stets alle Patientinnen regungslos und unansprechbar im Bett, sie wirkten auf mich wie perfekt gepflegte lebendige Tote.
Der Ausdruck von Trostlosigkeit in den meisten Gesichtern ließ in mir Bilder von Sklaven oder Sträflingen wach werden. Jedes einzelne Gesicht war das Gesicht einer Einsamen, einer Gefangenen in ihrem eigenen, unsichtbaren Raum. Zu Interaktionen zwischen den Patientinnen kam es selten. Kamen sie doch einmal zustande, beschränkten sie sich zumeist auf Übergriffe auf den Besitz (oder vermeintlichen Besitz) der anderen Frau, bzw. auf die Verteidigung des eigenen Territoriums durch Hinhauen und Schreien. Auch zwischen Betreuern und Betreuten gab es, neben den Kontakten, die sich im Zuge der Arbeit oder zur Behebung von „Störungen" ergeben mussten, wenig spontanen Austausch. Die meisten alten Frauen verharrten fast bewegungslos in ihren Positionen. Von denen, die auf ihren Sesseln saßen, lagen etliche, den Kopf auf die abgewinkelten Arme gestützt, auf den Tischen vor ihnen. Einige irrten herum oder versuchten, von der Station zu flüchten. Immer wieder kam es zu Schreiduellen, doch die meisten Stimmen waren längst verstummt; in vielen Zimmern herrschte Friedhofsruhe. Auch den Betreuern ging es schlecht. Sie mühten sich ohne Hoffnung Tag für Tag mit ihren Patientinnen ab und sahen keinen Erfolg. Sie pflegten lebende Tote, stocksteife und teilnahmslose uralte Frauen, aggressive und schreiende „Wahnsinnige", sahen selten ein Lächeln, ernteten kaum Dank, waren mit häufig unzufriedenen Angehörigen konfrontiert, selbst ständig übermüdet, laufend frustriert, chronisch erfolglos, immer am Rande ihrer Nerven. Da blieb kein Raum für Kreativität, für Veränderung, Neuerung,

Verbesserung. Sie taten, wenn auch oft genug mit zusammengebissenen Zähnen, ihre Pflicht. So verrichteten sie täglich ihren Dienst so gut es eben ging und wünschten das Dienstende um so sehnlicher herbei, je länger der Arbeitstag sich hinzog. Über die Patientinnen berichteten sie zumeist anklagend „hat verweigert ...", „... lässt sich nichts sagen", „... schlägt auf Schwester ein", „... ist grundlos aggressiv", „... hat es mir zu Fleiß gemacht". Positive persönliche Beziehungen bestanden nur zu Einzelnen.

NACH DER AUSBILDUNG IN VALIDATION

Infolge einer schweren Erkrankung musste ich über ein halbes Jahr zu Hause bleiben. Ich betrat eine völlig verwandelte Station. Hatte zuvor ein Circulus vitiosus vorgeherrscht, in dem Betreute und Betreuer einander das Leben immer schwerer machten, war dieser jetzt von einem Circulus virtuosus abgelöst worden, von einer nach oben führenden Spirale, in der nun eines das andere besser machte, so dass Betreuer und Betreute einander scheinbar ganz von selbst stetig zu mehr Lebensqualität verhalfen. (Mittlerweile sind mehr als drei Jahre vergangen und der Prozess kontinuierlicher Verbesserung hält an und ist noch immer nicht abgeschlossen.)

Die Atmosphäre ist entspannt, ich fühle mich sofort wohl. Viele Patientinnen sitzen im Tagraum oder am Gang, schauen mich interessiert an, lächeln mir zu, antworten auf meinen Gruß. In den Zimmern sitzen alte Frauen in Gruppen zusammen. Sie schauen einander an, verfolgen mit Blicken, was andere tun. Kommt ein Betreuer, wenden sich die Köpfe ihm zu. Es gelingt ohne Mühe, mit den meisten Blickkontakt aufzunehmen. Die Erstarrung hat sich gelöst. Ich sehe lächelnde, erstaunte, neugierige Gesichter. Manchmal ist auch ein weinendes dabei. Es gibt Geplauder, da und dort halten sich zwei Frauen an den Händen. Die frühere Friedhofsruhe ist gemütlichem Gemurmel, manchmal auch entlastetem Schweigen gewichen. Ein Zimmer mit lebendigen Toten gibt es nicht mehr. Ab und an wird eine der Frauen auch einmal laut und aggressiv, aber das ist die Ausnahme, nicht wie früher die Regel. Etliche Patientinnen, die schon lange Zeit bei uns sind, erkenne ich auf den ersten Blick fast nicht wieder: Frau Poldi ist damals immer teilnahmslos im Bett gelegen und musste gefüttert werden – jetzt sitzt sie am Gang, lacht mich an und isst vergnügt alleine eine Banane. Auch an Frau Hermine erinnere ich mich nur im Bett. Ich sehe sie noch vor mir, stumm, mit bösem Gesicht und abweisendem Blick. Aktiv wurde sie nur im Ausleben ihrer Aggressionen. Heute sitzt sie im Tagraum, lächelt freundlich und antwortet, wenn ich sie anspreche. Frau Hanni hatte früher auf mich einen besonders unglücklichen Eindruck gemacht. Jetzt plaudert und lacht sie und winkt mir beim Weggehen nach.

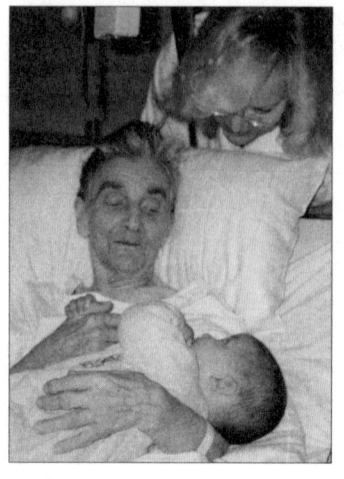

Die Mitarbeiter wirken entspannt, viel weniger überfordert, dafür aber fröhlicher und motivierter. Fast jeden Tag werden neue Ideen geboren. Viele davon werden auch in die Tat umgesetzt. Es gibt jetzt eine Menge freudiger und belebender Ereignisse, zum Beispiel kleine, liebevoll gestaltete Aktivitäten und Feste, die den Alltag der Patientinnen bunter und lebendiger machen. Auch die Berichte klingen nun ganz anders: Die Mitteilungen zeugen von Herzlichkeit und Zuwendung, von Freude an der Arbeit und von Stolz auf die erzielten Erfolge: „... hat alleine nach dem Becher gegriffen", „... hat mir nachgewinkt", „... hat heute zum ersten Mal ‚Guten Morgen' gesagt".

Was können wir mit unserer Arbeit für den einzelnen Menschen erreichen? Der folgende Fallbericht dokumentiert die reiche Ernte, die am Ende eines langen Weges auf Betreute und Betreuer warten kann, selbst wenn vorher über lange Zeit alles falsch gelaufen ist.

Poldi S. kehrt ins Leben zurück

Eduard Falkner

Frau Poldi S., geboren 1919, kam am 25.3.1996 harn- und stuhlinkontinent, zeitlich, örtlich und zur Person desorientiert, aber gehend auf unsere Station. Sie aß und trank selbständig. Die Körperpflege musste vom Pflegepersonal übernommen werden. Dabei verhielt sie sich manchmal unkooperativ oder sogar aggressiv. Zeitweise war sie stationsflüchtig. Frau S. war damals im Validationsstadium II.

Von Juni bis August 1996 ging es der Patientin gesundheitlich so schlecht, dass sie im Bett bleiben musste. Sie brauchte laufend ärztliche Betreuung und bekam oft Sauerstoff. In dieser Zeit war sie besonders aggressiv und klammerte sich an allem fest, was sie erwischen konnte. Als es ihr besser ging, versuchten wir sie neuerlich zu mobilisieren; die Sturz- und Verletzungsgefahr war schließlich so groß, dass wir Frau S. im Bett lassen mussten. Im Oktober gelang es aber dann doch wieder, sie unter Aufsicht in den Rollstuhl zu setzen. Sie begann langsam wieder selbständig zu essen. Zu diesem Zeitpunkt war Frau S. im Validationsstadium II-III. Sie redete „Wortsalat" und machte sich wiederholende Bewegungen.

Infolge ihrer zunehmenden Kollapsneigung konnte Frau S. ab Jänner 1997 das Bett nicht mehr verlassen. Wieder musste sie gefüttert, gewaschen und gelagert werden. Sie sprach immer weniger (Validationsstadium III) – in den nächsten Monaten ging es ihr einmal besser, einmal schlechter. Phasen, in denen Mobilisation möglich war und sie wieder selbständig zu essen begann, wechselten mit Phasen, in denen sie im Bett bleiben musste. Ende 1997 nahm die Kollapsneigung wieder stark zu. Frau S. war bettlägerig, völlig unselbständig und dekubitusgefährdet. Zu diesem Zeitpunkt war sie fast vollständig verstummt.

Im Frühjahr 1998 lag die Patientin in Embryonalstellung im Bett und drohte für immer in das Stadium des Vegetierens abzugleiten.

Von Mai 1998 an wurde sie regelmäßig validiert.

Ab Juli 1998 ging es mit ihr bergauf. Sie bekam wieder strahlende Augen, begann zu lächeln und versuchte zu sprechen. Es wurde zunehmend leichter, mit ihr Kontakt aufzunehmen. Uns allen fiel auf, wie fröhlich sie wurde! Häufig musste sie sogar richtig laut lachen! Sie begann auch wieder Interesse an ihrer Umgebung zu zeigen und schaute zur Tür, wenn wir das Zimmer betraten. Aus Frau S. wurde unsere Poldi.

Im Dezember 1998 fing Poldi an, selbständig zu trinken, wenn der Becher genau vor ihr stand. Wegen Schwäche und Kollapsneigung hatte sie schon ein ganzes Jahr lang nicht mehr mobilisiert werden können. Jetzt wurde sie im Bett von sich aus zunehmend aktiv und mobil.

27.1.1999: Ich setze Poldi im Bett auf und frage sie, ob sie heute alleine essen will. Sie schaut mich an und antwortet: „Ja, sicher!" Ich stelle ihr den Beistelltisch zum Bett, und sie isst völlig selbständig eine Portion Suppe und Tortellini. Um ihr Gesellschaft zu leisten, nehme ich mein eigenes Mittagessen und setze mich vis-à-vis hin. Wir haben immer wieder Augenkontakt und lächeln einander zu. Nach dem Essen gibt es validierende Streicheleinheiten, wie Poldi sie liebt. Ich frage : „Poldi, willst du morgen im Lehnstuhl sitzen?" Sie antwortet: „Ja, freilich!"

28.1.1999: Poldi sitzt von 8:15 bis 15:00 Uhr im Rollstuhl, isst und trinkt selbständig und fühlt sich offensichtlich sehr wohl. Ab diesem Zeitpunkt isst sie immer selbständig und ist zunehmend kontaktfreudig.

2.3.1999: Poldi blättert in Zeitschriften und zeichnet mit Buntstiften. Wir können mit ihr im Rollstuhl in den Garten fahren. Am meisten freuen wir uns über ihren anwachsenden Wortschatz: „schön", „ja, natürlich", „warte ein bisschen", „guten Morgen". Mit der Zeit kommen noch mehr Worte und kleine Sätze dazu.

Wir versuchen, mit ihr regelmäßig Gehübungen zu machen. Einige Schritte mit Hilfe von zwei Pflegepersonen sind bereits möglich.

Poldi machte in den nächsten Monaten viele weitere Fortschritte. Sie nahm mehr und mehr am Leben der Station Anteil. Wenn sie am Gang saß, beschäftigte sie sich damit, zu zeichnen, in Stofftüchern und Wollresten zu kramen und Zeitschriften anzuschauen. Sie sprach von Woche zu Woche mehr. Wir beobachteten, staunten und freuten uns mit ihr. Ihre Erfolge waren auch unsere Erfolge! Poldis Augen folgten jedem, der vorbeikam. Blieben wir bei ihr stehen, begrüßte sie uns und verabschiedete sich mit Handschlag.

Eines Tages war Poldi sehr blass, sie bekam schlecht Luft und wirkte ängstlich. Wir ließen sie im Bett. Unsere Ärztin verbrachte viel Zeit bei ihr, sie wurde ruhiger und atmete leichter, aber ihr Zustand blieb sehr schlecht. Sie starb noch am gleichen Tag, von den anwesenden Teammitgliedern begleitet, von uns allen betrauert.

Wir waren sehr traurig und getröstet nur von dem Gedanken, dass es uns gelungen war, Poldi den Weg zurück ins Leben zu ermöglichen und ihr die Wärme und Geborgenheit zu geben, die sie brauchte, um dann in Frieden Abschied nehmen zu können.

Hermi S. war ein richtiges Ekel ...

Eduard Falkner

Frau Hermi wurde 1907 in Innsbruck geboren und verlebte ihre Kindheit und Jugend in Villach. Dort besuchte sie die Schule und arbeitete später im Gastgewerbe. Bereits vor ihrem 20. Lebensjahr übersiedelte sie nach Wien und lernte den Mann kennen, den sie späte heiratete.

Auf unserer Station ist Frau Hermi seit Mai 1996. Bei der Aufnahme sah und hörte sie zwar noch gut, konnte aber schlecht gehen, war inkontinent und verwirrt (Validationsstadium II). Laut Biographie war Frau S. immer lustig und freundlich gewesen. Davon bemerkten wir allerdings nicht viel! Beim Waschen, An- und Auskleiden schimpfte sie, war aggressiv und abweisend. Zeitweise ließ sie sich nicht mobilisieren, lag im Bett und musste sogar gefüttert werden. Für uns waren diese „schlechten Phasen" damals völlig unverständlich, und wir standen hilflos davor.

Kurzfristig ging es dann wieder bergauf, sie konnte wieder eine Zeitlang alleine gehen. Da sie häufig stürzte und jedes Mal einen Rückschlag erlitt, waren aber keine bleibenden Fortschritte zu erzielen. Anfang 1997 war ihre psychische Lage wieder schlechter, sie lag viel im Bett und wollte nicht alleine essen. Sie sprach kaum, schaute uns nicht an und drehte sich sogar weg, wenn wir zu ihr kamen. Wenn sie den Mund aufmachte, schimpfte sie, und wenn sie sich bewegte, schlug sie um sich. Sie war total unkooperativ. Sie zu pflegen war frustrierend und außerdem Schwerarbeit. In dieser Zeit „brauchte" sie mehr dämpfende Medikamente, da sonst die Mitpatienten zu sehr unter ihr gelitten hätten.

Anfang 1998 wurde Frau Hermi operiert. Im Anschluss daran musste sie längere Zeit im Bett betreut werden. Als es ihr wieder besser ging, begannen wir sie zu mobilisieren. Ihr Sozialverhalten und ihr seelisches Wohlbefinden hatten sich allerdings nicht geändert. Sie fand keinen Kontakt zu Mitpatienten, sprach kaum, schaute starr vor sich hin, lächelte nie.

Dann kam die große Wende

Wir waren nun ausgebildete Validationsanwender und konnten Frau Hermi viel besser verstehen und sie uns auch.

Aus ihrer Biographie wussten wir, dass sie ihre Kindheit in Villach verbracht hatte. Wir versuchten sie darauf anzusprechen und siehe da! Wenn Wörter wie Villach, Kärnten, Faakersee, Drau und Dobratsch fielen, gelang es uns, ihren Blick festzuhalten. Im Hintergrund ihrer Augen dämmerte schon ein Lächeln, auch wenn es noch nicht ganz ihre Lippen erreichte. Ich verbrachte nun täglich etwas Zeit mit Frau Hermi und konnte so das Wunder ihrer Wandlung miterleben: Sie lächelte! Sie lächelte mit der Zeit sogar viel! Wir hielten uns an den Händen und schauten einander dabei in die Augen. Sie genoss es, wenn ich sie streichelte. Ich streichelte Arm, Schulter, Wange, Hinterkopf. Ihr Lächeln spiegelte ihre Gefühle, sie war locker und entspannt.

Mit der Zeit begann Frau Hermi wieder zu sprechen, erst nur einfache Worte und Sätze – aber mit der Zeit sprach sie immer mehr. Sie war jetzt ganz freundlich und suchte von sich aus Kontakt zu Mitpatienten und Pflegenden. Dabei wirkte sie immer frischer und glücklicher. Aggressionen gab es kaum mehr; die dämpfenden Medikamente konnten wieder abgesetzt werden. In dieser Zeit kam Frau Hermi auch in die Validationsgruppe und fühlte sich dort sehr wohl, denn sie war immer ein geselliger Mensch gewesen, der einem Kaffeekränzchen und einer netten Plauderei nie abgeneigt war. Sie spricht jetzt recht viel, ihr Wortschatz wächst, ihre Sätze werden länger und besser verständlich.

Nicht unerwähnt möchte ich lassen, dass Frau Hermi mir gerne ein Küsslein auf die Wange gibt und auch sehr gerne ein Küsslein von mir auf ihrer Wange empfängt.

Frau Hermi verbringt tagsüber viel Zeit im Rollstuhl, sie sieht fern und blättert Zeitschriften durch. Wenn ich vorbeigehe, tauschen wir Blicke aus und plaudern ein wenig, meistens über Kärnten. Oft frage ich sie, ob sie Lust auf einen Kaffee hätte – oft hat sie Lust und ich bringe ihr eine Schale. Manchmal würde sie am liebsten gar nicht ins Bett gehen! Frau Hermi sieht uns nicht als Schwestern und Pfleger, sondern als Teil ihres Verwandten- und Bekanntenkreises.

In meinen Nachtdiensten spricht mich Frau Hermi häufig während eines Kontrollganges an und wir plaudern über Kärnten, über Sport, den sie in ihrer Jugend betrieben hat, zum Beispiel Radfahren, Bergwandern, Schwimmen ...

Unser Kontakt findet, wenn ich Dienst habe, regelmäßig mehrmals täglich für ein paar Minuten statt; Lächeln, Plaudern und ein paar Streicheleinheiten gehören jedes Mal dazu.

Leider bin ich kein Dichter, und es ist mir daher kaum möglich zu beschreiben, wie unglücklich, angespannt und zurückgezogen Frau Hermi früher war, wie verzweifelt und hilflos das Team damals mit ihr umgegangen ist und wie wunderbar die Veränderungen sind, die seither stattgefunden haben. Frau Hermi ist heute lebensbejahend, offen, freundlich und natürlich. Sie zeigt, dass sie gerne lebt, sie schenkt uns ihre Zuwendung in Blicken, Worten und Berührungen. Ihr Glück und ihr Wohlbefinden bedeuten für mich Lebensqualität pur!

Es zeigt sich, dass mit viel Liebe und Zuwendung und durch Erlernen und Anwenden der richtigen Methode selbst ein unnahbarer, eigenbrötlerischer und aggressiver, dementer alter Mensch wieder „nahbar" und zugewandt werden kann und dabei ganz von selbst in eine neue soziale Integration gleitet. Ich hoffe, dass Frau Hermi trotz ihres hohen Lebensalters noch viel Zeit vor sich hat, die sie glücklich und zufrieden mit uns verbringen kann.

Ein alter Mensch muss respektiert und ernst genommen werden, und man muss ehrlich auf ihn zugehen. Unehrlichkeit erkennt er sehr schnell. Ich halte es für ungemein wichtig, mit dem alten Menschen zu reden und nicht gegen ihn. Wir glauben allzu rasch, dass wir besser wissen als er selbst, was er „wollen soll" und was für ihn gut ist und unterschätzen fast immer seine Fähigkeit, sich selbst für oder gegen einen Weg zu entscheiden.

Für diese Arbeit braucht man freilich viel Zeit, Geduld und Liebe. Das Wichtigste dabei ist, nie aufzugeben! Es braucht Mit-Menschlichkeit, um Patienten wie Poldi Zuneigung und Zärtlichkeit zu geben. Wir, die Betreuenden, Mitarbeiter aller Berufsgruppen, sind oft die Einzigen, die in der Lage sind, das auch tatsächlich zu tun. Leider ist oft nicht genug Personal da, um alle Wünsche zu erfüllen, die wir in unseren Patienten zu erahnen beginnen. So viele alte Menschen sind einsam. Oft ist niemand da, der ihnen zuhören und ihre Gefühle mit ihnen teilen kann.

Um eigene Fehler zu erkennen und sie so gut es geht in Zukunft zu vermeiden, aber auch, um besser voneinander lernen zu können und neue Mitgliedern unseres Teams, die noch keine Ausbildung in Validation haben, an Hand von Beispielen zu unterweisen, machen wir nicht nur Videoaufzeichnungen von unseren alltäglichen und besonderen Begegnungen mit alten und verwirrten Menschen, wir haben auch eine Validationsdokumentation entwickelt, in der jede validierende Begegnung festgehalten wird.

Dem Alltag Glanzlichter aufsetzen

Ursula Gutenthaler

Seit wir zu Validationsanwendern ausgebildet sind, sind wir hellhöriger für die Bedürfnisse unserer Patienten geworden. Die meisten Patienten, die zu uns kommen, sind im Validationsstadium II, sie brauchen Wärme, Nähe, den Kontakt zu anderen Menschen, um sich wohl zu fühlen. Wir nehmen ihre Bedürfnisse jetzt klarer wahr und spüren, dass sie mehr Anregung, ein stärkeres Einbezogensein in soziale Aktivitäten und mehr Möglichkeiten, ihre Gefühle auszudrücken brauchen, als ihnen ein gleichförmiger Pflegeheimalltag bietet. Früher war das Essen oft die einzige lohnende „Unterhaltung" gewesen.
Heute versuchen wir dem Anspruch auf Anregung dadurch zu begegnen, dass wir so oft es geht Aktivitäten setzen und Feste veranstalten. Wir können beobachten, wie positiv sich das auf unsere Patienten auswirkt. Im Mai 1999 haben wir eine eigene Aktivitätendokumentation entwickelt, um unsere Leistungen für uns selbst und andere transparenter zu machen. Von Mai bis Dezember 1999 haben wir für unsere Patienten insgesamt 87 Aktivitäten und vier größere Feste veranstaltet. So war fast jeden Tag für Unterhaltung gesorgt und die Tagesstruktur konnte entscheidend verbessert werden. Wir beobachteten, dass Musik, Bewegung und Tanz verwirrten, alten Menschen besonders viel Freude machen und ihnen dabei helfen, Gefühle auszuleben. Desorientierte Hochbetagte freuen sich, wenn sie ein altes, im Langzeitgedächtnis gespeichertes Volkslied voller Begeisterung und Rührung mitsingen können.
Wir kamen überein, gezielt nach Aktivitäten zu suchen, um scheinbar für immer verstummte Gefühle und Begabungen doch wieder aus dem Dornröschenschlaf zu wecken. Musik als Träger positiver Gefühle ist dafür bestens geeignet: Bekannte und geliebte Lieder aus der Vergangenheit sind eine schöne Jugenderinnerung. Warum sollten sich ihr Glanz und ihre Freude nicht auch in die Gegenwart zurückholen lassen?
Ein paar Beispiele für regelmäßige Angebote auf unserem Veranstaltungskalender:

- **Quizspiel:** Ein bis zwei Mal pro Woche für sieben bis zehn Patienten (Stadium II). Dauer: circa eine halbe Stunde. Das Spiel wird meistens von Eduard Falkner geleitet. Er stellt Fragen wie „Wer kennt ein Möbelstück?" oder „Wer kennt ein Werkzeug?", aber auch „Was ist glatt und kantig?" Auf den Quizkarten ist notiert, wer die Frage besonders gut beantworten kann. Wenn auf eine Frage spontan keine Antwort kommt, fragt er jemanden, der die Antwort sicher weiß und achtet dabei darauf, dass jede alte Frau zumindest ein Mal antworten kann. So haben alle Mitspielenden Erfolgserlebnisse und niemand wird bloßgestellt.

- **Volkslieder singen:** Wenn Herbert Haider im Dienst war, sang er regelmäßig mit Patientinnen im Stadium II und III Volkslieder und andere ähnlich populäre Lieder. Das Singen machte alle lockerer und fröhlicher; die alten Damen lachten und sprachen dann mehr. Nun ist Herr Haider in Pension und wir anderen sind keine so guten Sänger. Seither ersetzen wir die Liedergruppe durch eine

- **Musikgruppe** für sechs bis acht Frauen im Stadium II-III. Circa ein Mal pro Woche; Dauer: circa eine halbe Stunde. Die Patientinnen bekommen Rhythmusinstrumente, zum Beispiel Handtrommel, Tamburin oder Rassel. Der Recorder spielt Volkslieder, Märsche oder Wienerlieder, und alle nehmen mit ihren Instrumenten den vorgegebenen Rhythmus auf. Die Sängerinnen unter unseren Patientinnen singen die Lieder mit, die ihnen von früher vertraut sind. Es herrscht eine Atmosphäre der Wärme und der Verbundenheit. Nach Beendigung der Musikstunde sind alle Teilnehmer lockerer und fröhlicher.

- **Tanzen** für alle, die gerade Lust haben mitzumachen. Circa zwei Mal pro Woche (wenn genug Personal im Dienst ist). Dauer: eine halbe Stunde bis Stunde. Schwestern und Pfleger tanzen im Tagraum zu den Klängen von Volksmusik mit unseren Patientinnen.

- **Gruppenvalidation:** Einmal in der Woche für sechs bis acht Patientinnen (Stadium II). Dauer: eine Stunde.

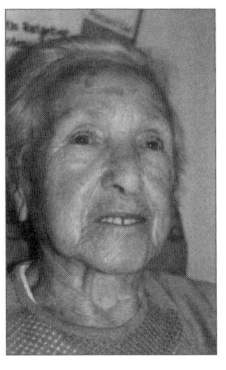

Solche kleinen Ereignisse unterbrechen die Eintönigkeit, verhindern Einsamkeit und Isolation. Die alten Menschen finden sich wieder in ein natürliches soziales Umfeld eingebettet. Die Gemeinsamkeit schafft neue Möglichkeiten der verbalen und nicht verbalen Kommunikation, verbindet und schafft Vertrauen.

Noch um vieles intensiver und anhaltender sind die positiven Auswirkungen eines richtigen, großen Fests. Der Mensch erlebt sich im Kreis vieler anderer in „Sonntagsstimmung", losgelöst von seinen Sorgen, Problemen, Bedrückungen und Ängsten. Er erlebt sich als Teil einer großen Gemeinschaft und fühlt sich aufgehoben, dazugehörig und angenommen. Er ist nicht mehr allein.
Ein Fest für demente und verwirrte Hochbetagte? Kann es tatsächlich Festcharakter haben? Können Menschen, die nicht einmal mehr wissen, wo sie sind, welches Jahr wir schreiben, die oft nicht einmal die eigenen Kinder erkennen, miteinander feiern?
Urteilen Sie selbst! Im Folgenden beschreiben wir Ihnen unser erstes „großes" Fest:

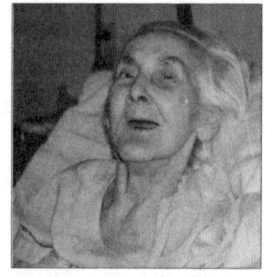

Grillfest mit Gesang:
Ein Fest für Patienten und Angehörige

Herbert Haider

Um 13 Uhr, Hunger und Durst waren gestillt, der Großteil unser Patienten und viele Angehörige im Tagraum versammelt, konnte ich mit dem Programm beginnen. Nach der Begrüßung versuchte ich durch gefühlsbetonte Lieder die Tür in die zum Teil fest verschlossenen Musikseelen zu öffnen. Der Erfolg zeigte sich bald: Augen, die sonst oft ausdruckslos in die Nacht des Lebens blickten, begannen wieder zu sprechen und zu strahlen. Musik kommt in der Kommunikation mit desorientierten und dementen alten Menschen ein wichtiger Raum zu. Unsere Erfahrung mit der Validation hat uns in die Lage versetzt, damit zu beginnen, diesen Schatz zu heben.

Als ich sah, dass nun die Türen der Seele offen standen, legte ich eine Wienerlied-Kassette ein, gab einer Patientin, von der ich wusste, dass sie gut singen konnte, den groß geschriebenen Text in die Hand und hielt ihr das Mikrophon vor den Mund. Frau W. wurde rot und wirkte ein wenig aufgeregt, war aber doch gerne bereit, mit ihrer schönen, in jüngeren Jahren wohlgeübten Stimme „Wo der Wildbach rauscht" zu singen. Der ehrliche Applaus der Zuhörer gab ihr Sicherheit; nun sang sie noch als Draufgabe „Heut' kumman d' Engerln auf Urlaub nach Wean".

Einige Patientinnen summten mehrstimmig mit und meinten bedauernd: „Wann i nur den Text könnt', den Text ..." Bei unserem nächsten Open-Air-Konzert werden bestimmt einige Textblätter mehr im Chorwind flattern.

Anschließend kommentierte Frau St. in froher Erinnerung: „Jessas, da woar ma no jünger ... a schöne Zeit!"

Es folgten weitere Lieder mit mir als Vorsänger und vielen mitsingenden Patientinnen und Angehörigen, dann, als besondere Einlage, ein von drei philippinischen Schwestern gesungenes, sehr melodisches Liebeslied. Alles wurde von unseren Zuhörern mit viel Begeisterung aufgenommen und freudig beklatscht. Schließlich forderten wir Mitarbeiter unsere Patientinnen zum Tanz auf.

Im Anschluss gab es ein gutes Essen. Wir hatten ein Grillfest geplant, infolge schlechten Wetters konnte es zwar nicht im Freien stattfinden, das störte die Freude von Veranstaltern und Gästen aber nicht im Mindesten. Der Tagraum war mit Blumen und einem Sonnenschirm dekoriert und weckte

Sommerstimmung, auch wenn es draußen regnete. Weiß gedeckte Tische waren in U-Form aufgestellt, damit unsere Gäste sich gegenseitig sehen konnten. Das Essen wurde vom „Kellner", einem indischen Pfleger, professionell serviert, und unsere Patientinnen, die sich im Alltag oft nicht auskennen und mit den Händen im Essen herum schmieren, saßen gerade und manierlich bei Tisch, aßen mit Besteck und wischten sich mit der Serviette den Mund ab. Sie bedankten sich liebenswürdig bei dem „Kellner", waren freundlich und fürsorglich zueinander, halfen sich gegenseitig und verhielten sich völlig angepasst.

Nach dem Essen interviewte Stationsschwester Ursula Gutenthaler einige Damen. Sie hielt den Interviewten ein Mikrophon vor den Mund und fragte sie, wie es ihnen gefallen habe. Die Interviewten gaben ihre Stellungnahmen ab: „Es war sehr schön". „Ich hätte gerne mehr Lieder gehört"... Der einzelne Mensch war wieder wichtig; das Mikrophon, das seine Stimme für alle laut werden ließ, war das äußere Zeichen dafür.

Über Betreuer und Betreute breitete sich ein Gefühl der Wärme und Zusammengehörigkeit aus. Sie verstanden einander besser und stellten fest: Wir spielen auf der gleichen Frequenz, wir stehen einander näher, als wir manchmal denken.

In der Zwischenzeit war viel Zeit vergangen, das Ende des schönen Nachmittags war gekommen, aber unsere Patientinnen wollten noch nicht „nach Hause" gehen und verlangten nach einer „Zugabe". Nach einigen Zugaben war dann aber doch für dieses Mal endgültig Schluss.

Frau Ida findet eine neue Heimat

Magdalena Breitenwald-Khalil, Eduard Falkner

DIE ZEIT DES EINGEWÖHNENS

Viele Leute sind überzeugt davon, dass das Leben für alte und verwirrte Menschen nicht mehr lebenswert ist. Dieser verbreiteten Meinung möchte ich widersprechen, und ich weiß, wovon ich rede: Die meisten unserer hochbetagten Patientinnen sind dement und verwirrt. Früher wirkten die meisten von ihnen einsam und unglücklich. Seit unser ganzes Team vor zwei Jahren eine Ausbildung in Validation gemacht hat, können wir viel besser mit ihnen kommunizieren und machen seither ganz andere Erfahrungen.
Was hat sich geändert? Früher fühlten sich unsere verwirrten Patientinnen bei uns einsam, weil wir sie nicht verstanden und sie uns nicht. Oft mussten wir hilflos zuschauen, wie sich Gesundheitszustand, Stimmung und Denkfähigkeit einer Patientin vom Zeitpunkt der Aufnahme an unaufhaltsam bis zum Zustand des Vegetierens verschlechterte. Damals blieben viele unserer Patientinnen uns fremd, wir „konnten nichts mit ihnen anfangen" und versuchten sie vergeblich in unsere Ordnung zu zwingen.
Heute begegne ich jedem, unabhängig von seinem körperlichen und geistigen Zustand, mit Respekt, nehme seine Wünsche und Gefühle ernst und gehe darauf ein. Ich akzeptiere den Menschen ganz einfach so, wie er ist. Dazu gehört vor allem Empathie und die von ihr getragene Fähigkeit, einfühlsam mit dem anderen in Kontakt zu treten. So kann der verwirrte alte Mensch seine Gefühle ausleben, er fühlt sich angenommen und verstanden, gewinnt allmählich sein Selbstwertgefühl und seine Würde zurück und hat wieder Freude am Leben. Ob verwirrte Hochbetagte ein lebenswertes Leben haben, liegt also zum Großteil in der Hand der Betreuer.
Ich möchte Ihnen von einer Patientin erzählen, die seit über einem Jahr auf unserer Station betreut wird.

> Frau Ida, 81 Jahre alt, ist eine geborene Kärntnerin. Sie hat eine berufstätige Tochter und eine Schwester, die noch in Kärnten lebt. Als Frau Ida zu uns kam, war sie zeitlich und örtlich desorientiert, unglücklich, weinerlich, ängstlich und kontaktscheu. Immer wieder sagte sie: „Ich will nach Hause gehen!" Häufig war sie stationsflüchtig. Früher hätten wir sie hauptsächlich mit beruhigenden Medikamenten behandelt, jetzt begegneten wir ihr mit einer ganz anderen Einstellung. Ich beobachtete sie eine Zeitlang, suchte erst

regelmäßig Augenkontakt, dann ein Gespräch mit ihr. Traurig erzählte sie mir von ihrer Tochter, die keine Zeit für sie hätte. Sie erzählte von ihrem armen, aber arbeitsreichen Leben und davon, dass sie sich immer bemüht hatte, anständig und höflich zu sein. Durch unsere regelmäßigen validierenden Begegnungen hatte Frau Ida nach einigen Wochen Zutrauen zu mir und zu uns allen gefasst und sucht seither auch selbst den Kontakt. Ihr Gesichtsausdruck wurde fröhlicher und entspannter; sie konnte sich öffnen und ihre Gefühle zeigen. Von sich aus ging sie jetzt auf andere Patientinnen zu und übernahm für sie gerne eine mütterliche Rolle. Mit strahlenden Augen kam sie zu uns und sagte: „Ich möchte euch helfen! Wenn ich jetzt noch eine Schürze bekommen könnte, würde ich mich schon als Hausfrau fühlen!" Frau Ida hat in der Zwischenzeit ihre Schürze längst bekommen und hilft freudig auf der Station mit. Sie teilt glückstrahlend mit uns gemeinsam die Jause aus und sammelt auch oft nachher das Geschirr wieder ein.

Eines Morgens sagte sie zu mir: „Schwester, ich habe heute so gut geschlafen, weil hier so viele Menschen sind. Zu Hause wäre ich alleine und jedes Krachen wäre unheimlich. Ich bin glücklich hier zu sein, weil die Leute mich brauchen!"

Dennoch, wenn wir sie fragten, ob sie gerne bei uns wäre, zögerte sie ein wenig und meinte dann: „Ich bin schon gerne da, aber zu Hause wäre es doch am schönsten!" Sie sprach immer von ihrer Heimat Kärnten, und darin klang die Sehnsucht nach dem Land und dem Haus ihrer Kindheit für uns alle unüberhörbar mit.

Zu Besuch im Elternhaus

Im Winter 2000 sprach ich oft mit Frau Ida über ihre geliebte Heimat Kärnten. Sie stammt aus dem kleinen Ort Würmlach bei Kötschach-Mauten und hatte stets große Sehnsucht nach dem Dorf ihrer Kindheit. Je öfter wir darüber sprachen, desto deutlicher und unüberhörbarer vernahm ich auch ihr sehnsuchtsvolles Pochen am Tor meiner Seele. Ich schaute in Frau Idas bittende Augen, und mir ging einiges durch den Kopf ... Schließlich fasste ich einen Plan: Ich mache jedes Jahr in Kärnten Urlaub. Diesmal könnte ich einen Tag dafür opfern, Würmlach kennen zu lernen, Frau Idas Schwester aufzusuchen, sie, das Elternhaus und seine nähere Umgebung zu fotografieren und natürlich auch alles auf Video festzuhalten. Nach dem Urlaub bekäme Frau Ida dann die Erinnerungsfotos, und ich könnte ihr den Film dann jedes Mal vorspielen, wenn sie wieder die große Sehnsucht nach der Heimat überkam.

Im April nahm ich mit der Schwester in Würmlach telefonisch Kontakt auf. Sie war sofort mit meinem Plan einverstanden und führte dann auch jedes Mal ein Gespräch mit Frau Ida.

Im Juni war es so weit. Ich fuhr, mit Fotoapparat und Videokamera ausgerüstet, vom Rosental, meinem Urlaubsort, nach Würmlach. Das Gespräch mit Frau Idas Schwester und ihrem Sohn (er bewohnt die obere Etage des Hauses) verlief sehr herzlich. Ich knipste und filmte fleißig, die Schwester sprach mit feuchten Augen Grüße in die Kamera. Im weiteren Verlauf unseres Gesprächs kamen sie und ihr Sohn wiederholt darauf zu sprechen, ob ich es denn nicht möglich machen könnte, einmal gemeinsam mit Frau Ida auf Besuch zu kommen ... Eine Idee war geboren und setzte sich rasch in meinem Kopf fest. Nun hieß es allerdings noch den Plan in die Tat umzusetzen!

Nach drei Stunden verließ ich das Örtchen Würmlach wieder mit vielen, lieben Grüßen im Gepäck.

Als ich Anfang Juli meinen Dienst antrat, hatte ich Frau Ida viel zu erzählen. Sobald die Arbeit es erlaubte, zeigte ich ihr die Fotos und das Video. Sie verfolgte den Film mit glückstrahlenden Augen und kommentierte dabei alles, was sich verändert hatte, seit sie das letzte Mal in Würmlach gewesen war. Begeistert und aufgeregt wollte sie den Film wieder und wieder sehen und konnte gar nicht genug davon bekommen, jedes Detail anzuschauen und darüber zu sprechen. Zum ersten Mal seit zwanzig Jahren sah sie ihre Heimat wieder, erkannte Vertrautes und bestaunte Neues. Ich sah, wie sehr sie sich danach sehnte, selbst noch einmal dort zu sein und auch ihre Angehörigen wiederzusehen. Warum sollte es nicht möglich sein, einer dementen alten Frau ihren größten Wunsch zu erfüllen?

Schon in den nächsten Tagen besprach ich die Idee, für ein paar Tage mit Frau Ida nach Würmlach zu fahren, mit meiner Stationsschwester Ursula Gutenthaler. Ihr gefiel der Gedanke auf Anhieb, und sie tat alles, damit aus dem vagen Plan Wirklichkeit werden konnte: Das Einverständnis von Frau Idas Tochter musste eingeholt, ein Ansuchen an die Direktion gestellt werden. Erst als es von allen Seiten grünes Licht gab, konnte ich es wagen, auch die Hauptperson einzuweihen. Frau Idas Gesicht hat für gewöhnlich einen scheuen, zurückhaltenden Ausdruck, aber als ich den Plan mit ihr besprach spiegelte es ihre überwältigenden Gefühle: Sie war fassungslos, lachte, weinte, strahlte – kurzum, die Überraschung war geglückt, die gute Nachricht versetzte sie in den siebten Himmel!

Schließlich wurde der 15. bis 17. November 2000 als Reisetermin festgelegt. Am 15. November waren die letzten Vorbereitungen getroffen, und ich holte Frau Ida von der Station ab. Sie beendete eben noch ihr Frühstück, und unsere Stationsärztin, Frau Oberarzt Schmidl, kam gerade, um sich von ihr zu verabschieden und ihr eine schöne Reise und alles Gute zu wünschen. Ich nahm Frau Ida beim Arm, und wir setzten uns schön langsam wie ein altes Pärchen in Richtung Auto in Bewegung. Kaum hatte ich die Wagentür aufgesperrt, stieg Frau Ida auch schon flink ein und fragte sofort nach dem Gurt, als wäre es selbstverständlich und gehörte zu ihrer täglichen Routine. Sie schaute mich ganz interessiert an, als ich ihr erklärte: „Wir fahren nur ein paar Minuten durch die Stadt, dann bis Villach über die Autobahn." Während der Fahrt war die stille zurückhaltende Frau Ida nicht wiederzuerkennen: Sie erwies sich als äußerst interessierte Beifahrerin und plauderte die ganze Zeit. Man hätte meinen können, solche Langstreckenfahrten mit dem Auto wären für sie Routine! Um mögliche Komplikationen vorzubeugen, machten wir jede dreiviertel Stunde eine kleine Toilettenpause und gingen, um nicht nur zu sitzen, jedes Mal ein wenig auf dem Parkplatz hin und her. Obwohl sie daran gewöhnt war, gegen 12 Uhr Mittag zu essen, wollte sie lieber weiterfahren, und so kehrten wir, bereits in Kärnten, erst gegen 13:30 Uhr ein. Wieder traute ich meinen Augen und Ohren kaum, als Frau Ida sich selbstbewusst ein Wiener Schnitzel und ein Seidel Bier bestellte.

Nach dem Essen hatten wir es nicht mehr weit bis zu unserem Ziel. Gegen 15 Uhr stieg Frau Ida vor ihrem Elternhaus aus dem Auto und seufzte beglückt: „Jöh der Reisskogel!" Sie schaute sich ganz um, sah die schönen Berge, die Kirche Sankt Daniel ... Zuletzt blieb ihr Blick staunend an dem Elternhaus hängen: „Da hat sich viel verändert!" Schließlich läuteten wir. Als die beiden Schwestern einander zum ersten Mal nach zwanzig Jahren gegenüber standen, sagten beide wie aus einem Mund: „Na so was, dass wir uns noch einmal sehen!" Dann lagen sie einander in den Armen und ließen ihre Freudentränen fließen. Wir nahmen in der Stube Platz, die Schwester stellte Kaffee und Kuchen auf den Tisch, und die beiden plauderten und plauderten ... Am Abend kamen Nachbarn und Bekannte vorbei, die Frau Ida von früher kannten, und unsere scheue, demente Patientin sprach lebhaft und begeistert mit allen über Lustiges und Trauriges, das sich im Laufe der letzten 20 Jahre ereignet hatte. Gegen 20 Uhr wurde es aber doch Schlafenszeit. „In dieser Schlafkammer sind früher drei Betten gestanden", erzählte Frau Ida mir noch, ehe sie nach diesem aufregenden Tag die ganze Nacht gut und ruhig schlief.

Für den nächsten Vormittag war ein Besuch auf dem Friedhof geplant. Zuerst aber wurde noch, genau wie früher, in der Stube Morgentoilette gemacht, und dann aß Frau Ida mit großer Freude ein reichliches Frühstück, mit speziellen Schmankerln aus der Gegend. Auf dem Friedhof besuchten wir fast alle Gräber – über jedes hatten die beiden Schwester etwas zu erzählen. Am längsten verharrten wir am Grab der Eltern, wo wir zu dritt laut ein Vaterunser beteten und still der Verstorbenen gedachten. Ich war verwundert über Frau Idas Ausdauer! Es ist sehr anstrengend, immer wieder ein Stück zu gehen, dann stehen zu bleiben und wieder weiter zu gehen. Zu Mittag gab es im Elternhaus wieder etwas Bodenständiges und der Nachmittag verflog mit vielen Besuchen, darunter auch einige Schulkolleginnen, die sie zwar auf Anhieb nicht erkannte, im Gespräch aber rasch einordnen konnte. Wieder war Frau Ida ganz in ihrem Element! Es interessierte sie sehr alle Neuigkeiten zu erfahren, und sie erzählte auch selbst viel über ihr Leben in Wien. Die Zeit verging viel zu schnell! Um 19:30 Uhr musste sie schließlich doch todmüde, aber sehr glücklich zu Bett gehen.

Nach einer, in ihren eigenen Worten „wundervollen Nacht" brach der letzte Morgen in Würmlach an. Was mochte sie in ihrer vielleicht letzten Nacht in der alten Schlafkammer im Elternhaus gedacht und geträumt haben? Zum Abschied lagen die beiden Frauen einander noch einmal lange in den Armen. Schließlich saß Frau Ida, gleichzeitig glücklich und traurig, wieder im Auto, schaute noch lange zurück und winkte so lange es ging der immer kleiner werdenden Gestalt ihrer Schwester zu. „Das waren schöne und bewegte Stunden", sagte sie. So traten wir wieder die Heimreise an. Wieder sprach Frau Ida sehr viel; sie sprach aber nicht vom Elternhaus, sondern von dem, was sie während der Autofahrt sah und beobachtete.

In der Mitte des Nachmittags landeten wir auf unserer Station im GZW. Wir waren beide sehr glücklich darüber, dass alles so gut verlaufen war. Als Frau Ida in ihrem Zimmer gelandet war, sagte sie nachdenklich: „Es war alles wunderschön und ich hatte so viel Freude! Aber jetzt bin ich froh, wieder hier zu sein, denn das ist jetzt mein Zuhause!"

Auch ich war nach dieser Fahrt sehr froh! Ich war froh für Frau Ida, froh, weil es keine Probleme gegeben hatte, vor allem aber froh, weil ich diese Heimkehr miterleben durfte. So etwas kann man nicht in Worten wiedergeben, man muss es erleben!

Gruppenvalidation

Magdalena Breitenwald-Khalil

Begeistert von den Möglichkeiten, die die Ausbildung in Validation uns eröffnet hatten, bewarb ich mich, gemeinsam mit unseren beiden Therapeutinnen Andrea Fink und Renate Urban, um die weiterführende Ausbildung in Gruppenvalidation. Ab September 1999 kam dann ein Mal pro Woche eine Gruppe, bestehend aus sechs bis acht Patientinnen im Stadium II, einer Gruppenleiterin und einem Co-Leiter für eine sehr erfreuliche Stunde zusammen. Voraussetzung für das Gelingen der Gruppenarbeit ist, dass es gelingt, eine Atmosphäre der Geborgenheit zu schaffen, in der die Teilnehmer lernen, einander zu vertrauen. In der Validationsgruppe übernehmen die alten Menschen wieder von Woche zu Woche stets gleichbleibende, soziale Rollen, die ihnen aus ihrem früheren Leben vertraut sind und zu ihnen passen: So ist zum Beispiel eine unserer Damen die Begrüßerin, die zu Beginn alle willkommen heißt, eine andere die Vorsängerin, die die Lieder anstimmt, wieder eine andere die weise Frau, die für alles einen Rat weiß. Nicht fehlen dürfen die Gastgeberin, die den kleinen Imbiss herumreicht, und die Verabschiederin, die am Ende der Stunde allen Teilnehmerinnen einen guten Tag wünscht. Das Erfüllen einer sozialen Rolle gibt den Menschen das Gefühl, wieder nützlich zu sein und gebraucht zu werden. Anerkennung und Wertschätzung durch die Gruppe erhöhen Selbstwertgefühl und seelisches Wohlbefinden.
Jede Gruppenstunde verläuft nach einem ganz bestimmten, immer gleich bleibenden Ritual. Zuerst nimmt die Leiterin mit jedem einzelnen Teilnehmer Augenkontakt auf, begrüßt ihn mit Handschlag und ein paar persönlichen, gefühlsbetonten Worten. Dann heißt die Begrüßerin die ganze Gruppe willkommen, und die Vorsängerin stimmt ein Lied an, das allen bekannt und vertraut ist. Den Hauptteil der Stunde bildet ein Gespräch, in dem jedes Mal ein anderes Thema besprochen wird, zum Beispiel: „Wie wird man glücklich" oder „Wie kann man einander helfen?" In diesem Gespräch erzählen die Teilnehmer aus ihrem Leben und drücken ihre Gefühle aus, die „weise Frau" weiß für viele Sorgen und Probleme einen Rat. Die Leiterin sorgt dafür, dass jeder sich als wesentlicher und unverzichtbarer Teil der Gruppe fühlen kann und mit einbezogen wird. Sie sagt zum Beispiel: „Frau A., haben Sie gehört, was Frau B. gerade gesagt hat? Sie hat gemeint, dass man nicht immer im Leben glücklich sein kann. Haben Sie diese Erfahrung auch gemacht?" Vor allem in Gruppen, die schon länger bestehen, entwi-

ckelt sich im Verlauf der Stunde sehr viel an verbaler und nonverbaler Kommunikation zwischen den einzelnen Teilnehmern. Manchmal brechen alte Wunden auf, und eine alte Frau fängt zu weinen an. Oft findet sich dann sogleich eine andere, die sie tröstet und ihr Mut zuspricht. Nach dem Gespräch steht eine entspannende Bewegungsübung zu den Klängen sanfter Musik auf dem Programm. Die Teilnehmer werfen einander zum Beispiel im Sitzen einen leichten, bunten Ball zu, dabei wird Spaß gemacht und viel gelacht. Dann reicht die Gastgeberin den Imbiss herum, alle prosten einander zu, essen und trinken in guter Stimmung eine Kleinigkeit. Ein Lied rundet die Stunde ab. Das letzte Wort hat dann die Verabschiederin.

Die Gruppe verhilft den Teilnehmern zu einem intensiven, positiven Gemeinschaftsgefühl: Sie berühren einander, sprechen miteinander, machen etwas zusammen. Auch Menschen, die im Einzelgespräch eher verschlossen und schüchtern sind, trauen sich in der Geborgenheit der Gruppe plötzlich von ihrem Leben zu erzählen, trösten andere oder glänzen mit einer kleinen Begrüßungsansprache oder einem Gedicht. Dieses einander zugewandte, kommunikative Verhalten bleibt sehr oft lange über die Gruppenstunde hinaus erhalten und erhellt den Tag. Patienten, die bereits etliche Male an der Gruppenvalidation teilgenommen haben, verändern sich auch im Stationsalltag: Sie sind wacher, gesprächiger, anderen zugewandter und nehmen deutlich mehr am Leben teil.

Ein Beispiel

Frau S., 87 Jahre alt, kam vor zwei Jahren auf unsere Station. Sie war zeitlich und örtlich desorientiert, wirkte ängstlich und zurückgezogen. Ich beobachtete sie oft, wenn sie alleine am Gang hin und her ging. Eines Tages trafen sich unsere Augen, ich lächelte ihr zu. Danach kam es zu unserem ersten Gespräch. Sie erzählte mir von ihrem arbeitsreichen Leben und davon, dass sie immer schüchtern und immer anständig gewesen war. Da ich aus ihrer Biographie wusste, dass sie früher mit viel Freude im Schankbereich gearbeitet hatte, lud ich sie ein, uns in der Gruppe als Gastgeberin unseren kleinen Imbiss zu reichen. Sie sagte zwar gleich Ja, aber mir fiel auf, dass sie in ihrer Rolle einen sehr schüchternen, gar nicht selbstbewussten Eindruck machte. Mein Lob und die Anerkennung der anderen Gruppenmitglieder taten ihr sichtlich gut; sie wurde zunehmend lockerer und freier. Heute ist sie eine sichere Gastgeberin, der man ansieht, dass es ihr Spaß macht, die anderen zu bewirten. Ihr Selbstwertgefühl ist, für alle spürbar, angestiegen.

Eines Tages fing sie in der Gruppe an, von ihrer schweren Kindheit zu erzählen, an die sie sich bis heute schmerzlich erinnert. Sie begann zu weinen. Ich ging zu ihr, streichelte sie und sagte: „Man kann auch über eine schwere Kindheit und den Kummer darüber sprechen." Ich konnte sehen, wie plötzlich Druck und Anspannung in ihr nachließen und sie sichtlich ruhiger wurde.

Die Gruppe vermittelt Geborgenheit und Vertrautheit, weil sie Erlebnisse aus der Vergangenheit herauf beschwört, also aus einer Zeit, in der man noch gemütlich im Familien- und Freundeskreis zusammensaß. Unseren Patienten fällt es in der Gruppe viel leichter, von ihren Erlebnissen zu erzählen, die Gemeinsamkeit gibt ihnen Sicherheit, und so wagen sie es auch, Dinge zu besprechen, die sie schon seit langer Zeit bedrücken, die sie vielleicht noch nie jemandem erzählt haben, weil sie sich bis dahin immer dafür schämten. Je stärker das Gemeinschaftsgefühl zwischen den Mitgliedern der Gruppe zunimmt, desto mehr wächst auch das Verständnis jedes Einzelnen für die Sorgen und Probleme der anderen.

In der Wärme und Sicherheit der Gruppe finden selbst normalerweise eher verschlossene Menschen ihre Sprache wieder. Immer öfter nimmt das Gespräch zwischen den Patienten eine Eigendynamik an und nähert sich immer deutlicher einem „normalen", sozialen Austausch. Die alten Frauen wirken entspannt, ihre Augen sind sehr lebendig, sie sind – zumindest für diese Stunde – wieder ins Leben zurückgekehrt. Immer seltener wird es für mich nötig, behutsam einzugreifen und Hilfestellungen zu geben.

Für die Teilnehmer der Gruppe ist unser wöchentliches Treffen ein besonderes, schönes und feierliches Ereignis. Das zeigt sich in meiner augenblicklichen Validationsgruppe unter anderem auch daran, dass die Patienten am Ende der Stunde spontan sagen: „Vielen Dank für alles, schöne Feiertage und kommen Sie gut ins neue Jahr!"

Für sie war dieses Zusammensein offenbar Weihnachten!

Die Bedeutung der Validation für den Arzt

Martina Schmidl

Der Nachtdienst leistende Arzt ist ab 13 Uhr alleine für 230 chronisch kranke, alte Menschen zuständig. In dieser Zeit überwacht und behandelt er die „Sorgenkinder" auf sechs Stationen, versorgt und behandelt akute Erkrankungen und Unfälle (Lungenentzündung, Herzversagen, Schlaganfall, Blutzucker-Entgleisung, Knochenbrüche, akute Verwirrtheitszustände ...), gibt Angehörigen Auskunft, begleitet Sterbende und kümmert sich um Neuaufnahmen, die zumeist aus einem Akutkrankenhaus zutransferiert werden. Im Dienst ist der Arzt häufiger als sonst mit akuten Erkrankungen befasst und hat dabei mit Patienten zu tun, die er weniger gut kennt als die „eigenen" auf seiner Station oder die er überhaupt erst zu diesem Zeitpunkt kennen lernt. Die negativen Konsequenzen persönlicher Defizite im Umgang mit kranken, ängstlichen, in der Erregung fast immer auch verwirrten Menschen belasten den Arzt zu jedem Zeitpunkt. Für den Diensthabenden sind sie allerdings wesentlich krasser spürbar und lassen ihn nach Dienstende oft zerschlagener zurück, als es seiner objektiven Arbeitsleistung entspricht.

Szenen wie die folgende haben sich bis vor einigen Jahren in der beschriebenen oder einer sehr ähnlichen Art und Weise ungezählte Male in unseren Diensten zugetragen. Ich weiß von Kollegen, die in anderen Bereichen des Gesundheitssystems tätig sind, dass auch sie immer wieder in diese Lage kommen und an ihre Grenzen stoßen. Im Akutkrankenhaus, in dem der Zeitdruck meist sehr groß ist, der Zugzwang der akuten Situation besteht und die Erfahrung im Umgang mit desorientierten alten Menschen ganz fehlt, wird die Überforderung der Ärzte mit der Situation noch offenkundiger.

Mein Telefon läutet: „Frau Doktor, wir haben eine Aufnahme ..." Ich gehe auf die Station, betrete das Zimmer. Vorher werfe ich noch einen Blick auf den nichtssagenden vorläufigen Abschlussbericht des Krankenhauses, der mitgekommen ist: Frau K. war wegen einer Lungenentzündung und beginnendem Herzversagen aufgenommen worden, sie ist 89 Jahre alt und dement. Die neue Patientin sitzt im Nachthemd mit unglücklichem Gesicht am Bettrand und klammert sich an ihre Tasche. Ich begrüße sie, stelle mich vor und teile ihr mit, dass ich mit ihr sprechen und sie untersuchen möchte. Sie beachtet mich nicht, bleibt sitzen. Ich sage „Ich werde Ihnen ins Bett helfen" und versuche gleichzeitig die Beine der alten Frau ins Bett zu bekommen. Sie schreit und stößt mich weg. Gemeinsam mit einer Schwester schaffe ich es endlich, Frau K. hinzulegen. Sie schaut mich nicht an, aber sie schreit wenigstens nicht. Ich setze mich zu ihr, zücke meinen Kugelschreiber und versuche mit ihr ins Gespräch zu kommen ...

Anamnese

Nicht erhebbar, da die Patientin zeitlich, örtlich und zur Person desorientiert ist.

Status

Pulmo: Nicht beurteilbar, da die Patientin dauernd schreit und redet.

Abdomen: Nicht beurteilbar, da die Patientin mich wegstößt, tritt und schreit ...

So oder ähnlich unbefriedigend sahen noch vor einigen Jahren meine „Krankengeschichten" aus.

Das kann ganz schön nerven, mehr noch: Es treibt einen auf die Dauer in Selbstzweifel und seelische Müdigkeit. Das eigene Tun erscheint zum Großteil sinnentleert, der Nutzen der Arbeit für andere zumindest fragwürdig. Solange sich diese Erlebnisse vorwiegend auf die Nachtdienste beschränkten, konnte ich noch einigermaßen gut damit umgehen, hatte ich doch meine eigene Station, auf der alles, wie ich dachte, wunderbar lief.

In der Zeit zwischen 1996 und 1998 kam es dann auf meiner Station zu einem großen Wechsel. Patientinnen, die ich zum Teil jahrelang betreut hatte, starben, die nachkommenden waren so gut wie alle mittel bis schwer dement, so dass wir statt der bisher etwa zehn plötzlich 32 Demente zu betreuen hatten. Dieser Umstand traf mich unvorbereitet. Ich stand ratlos vor diesen kranken und verwirrten Menschen und wusste nicht, wie ich es jemals schaffen sollte, sie auch nur ordnungsgemäß zu untersuchen. Wie sollte ich feststellen, was ihnen fehlt, beurteilen, wie es ihnen geht (Hat meine Behandlung geholfen? Geht es jetzt besser, schlechter oder gleich?) und erkennen, wie ich ihnen helfen könnte? Besonders verzweifelt war ich über meine Unfähigkeit, einen sinnvollen Kontakt zu diesen alten Frauen herzustellen. Ich erkannte, dass ich nur in dem Ausmaß sinnvolle Arbeit leisten konnte, in dem es mir gelang, in Beziehung zu treten, vertrauensvolle Beziehungen aufzubauen und menschliche Begegnungen zu erleben. Davon konnte vorerst leider kaum die Rede sein.

Die übliche Kommunikationsroutine versagte bei dieser Patientengruppe kläglich. Ich ertappte mich schließlich bei Neuzugängen immer öfter bei dem Gedanken: „Schon wieder eine Demente, mit der man nichts anfangen kann! Ich glaube, ich schaffe diese Art von Arbeit nicht mehr lange."

Fehlende Erfolgserlebnisse, unglückliche Patienten, Unzufriedenheit mit der Qualität meiner Arbeit und Erschöpfung waren die Quellen meiner immer größer werdenden Frustration.
Insbesondere machten mir folgende Mängel zu schaffen:

- Meine Unfähigkeit, mich den Patienten verständlich zu machen.
- Die Erkenntnis, dass ich nicht in der Lage war zu verstehen, was die Patienten mir sagen wollen.
- Die Erfahrung, laufend zurückgewiesen zu werden: Wenn ich jemanden untersuchen wollte, wurde ich abgewehrt und weggestoßen.
- Das Fehlen von gangbaren Wegen, um zu erkennen, welche Wünsche und Bedürfnisse all diese kranken und verzweifelten Menschen in ihrer sehr schwierigen Lebenslage haben, wie sie sich fühlen, und warum sie in dieser mir unbegreiflichen Weise reagieren.
- Die mangelnde Kooperation der Patienten, die mir in vielen Fällen nicht erlaubte, sinnvolle diagnostische Maßnahmen ernsthaft zu erwägen.
- Die Schwierigkeit (nicht selten auch Aussichtslosigkeit), Patienten dazu zu bringen, die verordneten Medikamente tatsächlich zu nehmen oder sich von mir eine Injektion geben zu lassen. Das Verabreichen von Spritzen kam mir zeitweise wie ein Gewaltakt vor.
- Meine Unfähigkeit, Wesentliches zur Verbesserung der Gesamtsituation für Patienten, Mitarbeiter und mich selbst beizutragen – wenn man von den, oft nur fragwürdig positiven, Auswirkungen dämpfender Maßnahmen absieht.
- Meine Unzufriedenheit mit der eigenen Leistung. Nach einem Arbeitstag war ich zumeist verärgert, erschöpft und von dem Gedanken durchdrungen, wieder einmal nichts erreicht zu haben.

WAS MUSS GESCHEHEN, DAMIT DEMENTE ALTE MENSCHEN EINE GUTE ÄRZTLICHE BETREUUNG ERHALTEN?

Nichts ist schlimmer, als keinen Ausweg mehr zu sehen und kein Ziel zu erkennen. Den Schwestern und Pflegern ging es auch nicht besser als mir. Der Leidensdruck im Team nahm immer stärker zu. Erst nach langer Zeit begann ich Licht am Ende des Tunnels zu sehen. Die Lösung kam mit folgender Erkenntnis:

Eine befriedigende Behandlung von Dementen wird erst dann möglich, wenn ich es als Arzt schaffe, eine **funktionierende Kommunikation** herzustellen.

Ich hatte schon früher von der Kommunikationsmethode „Validation nach Naomi Feil" gehört und fing an, mich intensiv mit dieser Methode auseinander zu setzen. Schon nach kurzer Zeit war mir klar, dass die Validation der Weg aus unserer misslichen Lage sein könnte. Das gesamte Team der Station begann schließlich Ende 1997 mit der Validationsausbildung.

Schon nach wenigen Unterrichtsstunden hatte ich – für mich ziemlich überraschend – die ersten Erfolgserlebnisse: Es gelang mir, mit einigen Patienten in Kontakt zu treten. Ich akzeptierte sie so wie sie waren, ich nahm sie ernst, ließ ihre Gefühle zu und konnte erstmals eine Atmosphäre des Vertrauens schaffen. Ich verstand: Nur über das **Gefühl** war es möglich, diese Menschen zu erreichen.

Ich begleitete sie wertschätzend und einfühlsam, und plötzlich „verstanden" mich die Patienten, ließen sich von mir berühren und schließlich auch ohne Gegenwehr untersuchen. Vor jeder meiner Handlungen erklärte ich ruhig, was ich als Nächstes tun würde. Ich sagte zum Beispiel: „Ich möchte mir jetzt gerne den Bauch anschauen" oder: „Jetzt höre ich auf die Lunge" usw. und sie ließen mich den Bauch und die Lunge untersuchen.

Heute gelingt es mir, mit den meisten Patienten einen tragfähigen Kontakt herzustellen, der es mir erlaubt, ihr Vertrauen zu erwerben und auf diese Weise

- ängstlichen Patienten zu helfen sich zu entspannen,
- aufgebrachte, schreiende Patienten zu beruhigen,
- herauszufinden, wo ein Kranker Beschwerden hat und welcher Art sie sind,
- Patienten zu berühren und zu untersuchen,
- gezielte Diagnostik zu betreiben,
- herauszufinden, welche Darreichungsform dem Patienten am liebsten ist und mich danach zu richten,
- Medikamente zu verschreiben, die der Patient auch regelmäßig einnimmt (und nicht wieder ausspuckt),
- weniger dämpfende Medikamente zu verschreiben,
- Spritzen zu verabreichen, ohne Zwang anwenden zu müssen.

Dadurch hat sich auch die Einstellung zu meiner Arbeit verändert:

- Ich erlebe selbst weniger Stress,
- ich freue mich darüber, jetzt viel mehr zufriedene Patienten zu behandeln,
- ich habe wieder Spaß an der Arbeit und bin abends nicht „fertig", sondern weiß: „Meine Arbeit habe ich heute gut gemacht",
- ich erlebe menschlich berührende Begegnungen, die ich als sehr befriedigend empfinde, die mich reicher machen und mein eigenes inneres Wachstum fördern.

Ich nehme die Patienten heute nicht mehr **nur** als Patienten wahr, also als „Fälle", die aus einer Reihe von Krankheiten, Defiziten und Problemen bestehen, die ich zu lösen habe. Ich sehe sie heute vielmehr als „ganze Menschen" mit einer individuellen Geschichte, mit einem reichen Gefühlsleben und immer noch reichlich vorhandenen Fähigkeiten. Mir ist klar geworden, dass Medikamente oder jede andere Form der Behandlung alleine niemals so wirksam sein können wie in Kombination mit einem Gespräch, in dem der Patient seine Sorgen und Probleme äußern darf.

Dass wir Ärzte die Person wieder in den Mittelpunkt unserer Überlegungen stellen sollten, formuliert O. Sacks (1) ziemlich drastisch wie folgt:

> „In einer knappen Krankengeschichte gibt es kein ‚Subjekt' – es wird in der modernen Anamnese nur mit einer oberflächlichen Beschreibung erfasst (‚ein trisomischer, weiblicher Albino von 21 Jahren'), die ebenso auf eine Ratte wie auf einen Menschen zutreffen könnte. Um die Person – den leidenden, kranken und gegen die Krankheit ankämpfenden Menschen – wieder in den Mittelpunkt zu stellen, müssen wir die Krankengeschichte zu einer wirklichen Geschichte ausweiten; nur dann haben wir sowohl ein ‚Wer' als auch ein ‚Was', eine wirkliche Person, einen Patienten, der in seiner Beziehung zur Krankheit, in seiner Beziehung zum Körperlichen fassbar wird."

UNMITTELBARE AUSWIRKUNGEN DER GELUNGENEN KOMMUNIKATION AUF DIAGNOSTIK UND THERAPIE

- **Verbesserung von Schmerzdiagnostik und Schmerztherapie:** Damit ich die Schmerzen eines dementen Menschen erkennen kann, muss er spüren, dass ich ihm helfen will, und bereit sein, sich mir anzuvertrauen. Das heißt, er und ich müssen vorerst miteinander eine Beziehung eingegangen sein, die seelische und körperliche Nähe möglich macht. Nur so kann es gelingen diskrete Schmerzzeichen zu erkennen, zwischen körperlichem und seelischem Schmerz zu unterscheiden und das Ausmaß des (stets vorhandenen) seelischen Anteils am Schmerzgeschehen zu beurteilen.

- **Unterscheidung zwischen Unbehagen, Angst und Krankheit:** Der Anfang einer Erkrankung im hohen Alter manifestiert sich oft nur durch Unruhe, Ängstlichkeit und Stimmungsschwankungen. Je besser wir den Patienten in seiner „Normallage" kennen und je vertrauter uns seine Reaktionen, seine Sorgen und Nöte sind, desto rascher gelingt es, zwischen der alltäglichen Verstimmung und den ersten Anzeichen einer gesundheitlichen Bedrohung zu unterscheiden.

- **Klarere Diagnostik:** Hat der alte Mensch erst einmal Vertrauen zu mir gefasst, wird er sich nicht mehr gegen die Untersuchung wehren. Sein Körper ist entspannt und erlaubt daher ein genaues Abtasten. Dabei spürt der Patient, dass ich ihm helfen will und bemüht sich sogar selbst, im Rahmen seiner Möglichkeiten aktiv mitzuhelfen. Er beantwortet meine Fragen und versucht meinen Bitten, wie zum Beispiel: „Drehen Sie sich bitte auf die Seite ", „Machen Sie bitte den Mund auf", „Atmen Sie bitte ganz tief", so gut er kann nachzukommen.

- **Verbesserte Therapie:** Verbesserungen und Verschlechterungen des Zustands werden nicht mehr durch unerklärliche und unüberwindbare Verhaltensstörungen verschleiert. Oft wird erst dadurch eine maßgeschneiderte Behandlung und ihre gezielte Anpassung an die aktuelle Befindlichkeit möglich.

- **Der Patient entscheidet mit:** Gegenseitiges Verstehen zwischen Arzt und Patient macht es uns oft auch beim Dementen möglich, seinen Willen zu erkennen und gemeinsam mit ihm nach ihm gemäßen Lösungen zu suchen.

- **Symptomkontrolle statt Ruhigstellung:** Solange Angst, Unruhe und Agitiertheit von uns vornehmlich als Störfaktoren wahrgenommen wurden, konnte die therapeutische Konsequenz nur eine medikamentöse „Beruhigung" sein. Sobald wir dann sagen konnten: „Der Patient ist ruhig", war der Zweck erreicht, die Therapie gelungen. Wir hofften, dass es dem Betroffenen besser ginge, weil er nicht mehr schrie. Den Mitpatienten, den Pflegenden und Ärzten ging es auf jeden Fall besser, weil der Patient jetzt ruhig war.

Heute ist Agitiertheit für uns primär eine Aufforderung herauszufinden, ob dieser Mensch Angst oder Schmerzen hat, ob vielleicht Fieber im Anzug ist oder ob er sich einsam fühlt. Häufig wird die Konsequenz auch jetzt die Verabreichung eines Medikaments sein. Wenn es uns gelungen ist die Ursache für das veränderte Verhalten zu finden (und das ist bei weitem nicht immer der Fall), kann diese Medikamentengabe gezielt geschehen, um konkrete Beschwerden zu lindern, statt wie bisher nur darauf abzuzielen, den Patienten daran zu hindern, Leid und Unbehagen in seiner Weise zu äußern.

Seitdem ich den Patienten validierend begegne, ist es ganz selbstverständlich geworden, dass sie mich lächelnd begrüßen, mir die Hand reichen und sich beim Verabschieden für die erhaltene Zuwendung bedanken. Sie halten mich fest, umarmen mich und fühlen sich offensichtlich gut aufgehoben und gut betreut. Allein schon dafür, dass sie sich wieder respektiert und verstanden fühlen dürfen, sind sie so dankbar!

Ihr vertrauensvolles Lächeln, ihre Dankbarkeit, das Wissen, dass ich sie gut betreue und als Arzt gute Arbeit leiste, und nicht zuletzt auch die zunehmende Anerkennung durch die Angehörigen, sind reichlicher Lohn für alle Mühe.

LITERATUR

(1) Sacks, O.: „Der Mann, der seine Frau mit einem Hut verwechselte", Rowohlt Taschenbuchverlag 2000

Basale Stimulation in der Palliativen Geriatrie

Wie kann man mit Desorientierten, Schwerstkranken,
Bewusstseinsgestörten und Sterbenden noch kommunizieren?

Ursula Gutenthaler

Das Konzept der Basalen Stimulation (1) ist ursprünglich aus der Arbeit mit körperlich und geistig behinderten Kindern entstanden und hat sich in der Zwischenzeit auch für viele andere Patientengruppen bewährt. Wir arbeiten in der Palliativen Geriatrie bei Hochbetagten aller Demenzgrade, seltener auch bei jüngeren (60- bis 70-jährigen) Alzheimerpatienten, bei Hemiplegikern, Apallikern, bei von der Last vieler Jahrzehnte Geschwächten und müde Gelebten und bei Sterbenden sehr erfolgreich nach diesem Konzept. Die Hellhörigkeit für das Befinden unserer Patienten, die uns unsere Ausbildung in Validation geschenkt hat, lässt uns dabei immer wieder neue Möglichkeiten auffinden, Bedürfnissen zu begegnen und die Lebensqualität auch dann noch zu verbessern, wenn ein Leben sich dem Ende zuneigt (vgl. „Die letzte Freundschaft von Frau Anna S.").

Basale Stimulation ist primär eine Pflegemethode. Ihre Hauptaufgabe ist die Förderung wahrnehmungsgestörter, akut oder chronisch kranker Menschen. Mitverursacher einer Wahrnehmungsstörung können zum Beispiel schlechtes Hören und Sehen, längere Bettlägerigkeit, fehlende Anregung und (vor allem in der Geriatrie!) Isolation sein. Ein alter Mensch, der in seiner geistigen Leistungsfähigkeit bereits etwas eingeschränkt ist, nicht gut genug sieht, um lesen zu können und sein Zimmer allein nicht mehr verlassen kann, ist, in einem Einbettzimmer allein gelassen, stark gefährdet, verwirrt zu werden. Bettlägerige fühlen sich im Mehrbettzimmer am sichersten und erfahren viel mehr Anregung; selbst der Streit mit dem Bettnachbarn ist eine Form der Kommunikation und viel besser als das große Schweigen! Ein über längere Zeit bestehender Mangel an Kommunikation hat eine eingeschränkte Realitätswahrnehmung zur Folge.

In ihrem wesentlichsten Anteil ist Basale Stimulation eine nonverbale, primär über die Hände der Betreuer vermittelte Methode der Kommunikation. Daher ist ihre wichtigste Voraussetzung die Bereitschaft der Pflegenden – aber auch der Gepflegten –, sich mit dem anderen auf eine Beziehung einzulassen. Pflegende benötigen dazu die Fähigkeit, über die eigenen Hände mit dem Betreuten zu kommunizieren. Nie sollte Basale Stimulation mechanisch durchgeführt werden! Die „sprechenden Hände" der Schwester, des Pflegers, müssen vieles vermitteln können: Wohlbefinden und Anregung, Geborgenheit und Wärme, Ruhe und Entspannung. Dabei steigert der flächige Druck mit der ganzen Hand die Berührungsqualität.

Zu Beginn nehmen die Hände behutsam Kontakt auf und „begrüßen" den Patienten. Die Berührung beider Hände vermittelt dem Betreuten das Gefühl, angenommen zu sein, lassen ihn seinen eigenen Körper wieder spüren und stellen die Verbindung zur Umwelt, die oft schon ganz verloren gegangen ist, wieder her. Zum Schluss „verabschieden" sich die Hände, eine nach der anderen, mit sanftem Druck. Beide Hände gleichzeitig abrupt vom Körper zu lösen, ruft ein Gefühl der Verlassenheit hervor und sollte daher unbedingt vermieden werden.

Mangel an Kommunikation und Mangel an Berührung führen zu eingeschränkter Realitätswahrnehmung. Kranke Menschen, die regelmäßig von Pflegenden berührt werden, sprechen mehr, fühlen sich weniger einsam und haben weniger Angst. Erfolg ist allerdings nur zu erwarten, wenn jede Basale Stimulation als angenehm, als Streicheleinheit und Zuwendung erlebt wird. Damit das gelingt, muss die Kontaktaufnahme stets konzentriert und ruhig erfolgen. Hastiges Arbeiten übermittelt unklare Informationen, verwirrt den Patienten und verletzt sein Empfinden.

Die Pflege schwerkranker, wahrnehmungsgestörter Menschen sollte nicht von zwei Personen gleichzeitig durchgeführt werden. Der Patient muss sich auf **eine** Stimme, auf **eine** Bezugsperson und auf **ein** Paar Hände einstellen können. Das Erlebnis verschiedener Berührungen zur gleichen Zeit fördert Desorientierung und Rückzug.

Auch hastiges Arbeiten übermittelt unklare Informationen und verwirrt den Patienten.

ANWENDUNGSMÖGLICHKEITEN DER BASALEN STIMULATION IN DER PALLIATIVEN GERIATRIE

- **Körperstimulation** arbeitet mit Berührung, Druck, Reiben, Wärme und Kälte.
  Die Kontaktaufnahme erfolgt über die Hände. Bei der ersten Berührung „fragen" die Hände des Pflegenden, ob sie jetzt willkommen sind. Es ist auch sehr wichtig, dass jede Pflegehandlung mit einer gezielten Berührung endet.

- **Stimulierung der Haut** durch Baden, Duschen mit verschieden starkem Strahl und in der Temperatur, die jeweils als angenehm empfunden wird. Auch Einschäumen, Abfrottieren, Eincremen, Verwendung von Massagehandschuhen oder -schwämmen, Lagern auf Lammfell oder barfuss gehen bei unterschiedlicher Bodenbeschaffenheit eröffnen den Kranken wesentliche Erlebnisqualitäten und helfen ihnen, sich selbst und die Welt wieder kennen zu lernen. Eine Ganzkörperwaschung kann, je nach Temperatur und Vorgangsweise, belebend oder beruhigend wirken.

  Es wäre ganz falsch einen Menschen, der mit verstärkter Verwirrtheit reagiert und sich sichtlich fürchtet, in die Badewanne zu legen und sich davon womöglich noch einen positiven Effekt zu erwarten. Menschen, die heute 90 oder noch mehr Jahre alt sind, hatten häufig noch kein Badezimmer zu Hause. Wenn sie dann in einer Welt, in der sie sich ohnedies nicht mehr zurechtfinden, auch noch unversehens und ohne Halt in einer großen Wanne landen, löst das verständlicherweise oft Panik, verzweifelte Gegenwehr, Schreien und Umsichschlagen aus. Wir begegnen diesem Problem, indem wir einen Hocker in die Wanne oder noch besser in die Dusche stellen. Schon seit Jahren verwenden wir in unserem Badezimmer eine Sitzdusche. Auch sehr alte, verwirrte Patienten fühlen sich darin wohl. Erstaunlicherweise übernehmen sie es dann oft gerne, sich selbst nach ihren eigenen Vorlieben zu waschen, und wir helfen nur dort nach, wo es alleine nicht mehr geht.

  Jeder Kranke fühlt sich wohler, wenn er gut gepflegt ist.

  Gepflegte Haut lädt auch sowohl Pflegende als auch Angehörige viel mehr zur Berührung ein. Daraus ergibt sich ein weiterer Gewinn für die Lebensqualität: Die alten Menschen werden öfter berührt, mehr gestreichelt und fühlen sich weniger verlassen.

- In der warmen Jahreszeit machen wir auf unserem Balkon „**Kneipp'sche Fußbäder**". Für etwa zehn bis fünfzehn Patientinnen werden Schüsseln mit lauwarmem Wasser vorbereitet. Nach Ausziehen von Schuhen und Socken wird zu Marschmusik aus dem CD-Player Wasser getreten. Dabei wird die Wassertemperatur durch Hinzufügen von kaltem Wasser langsam abgesenkt.

  Nach etwa 15 Minuten werden die Füße abfrottiert und eingecremt. Gehfähige Patienten gehen anschließend barfuss, die anderen können zumindest im Sitzen die Beschaffenheit des Balkonbodens erspüren.

- **Kleider machen Leute.** Es lohnt sich, auf das Äußere desorientierter Patienten zu achten! Wer äußerlich attraktiv ist, gefällt sich selbst besser und wird früher von den anderen akzeptiert und wertgeschätzt. Gepflegte und modische Kleidung steigert das Selbstwertgefühl. Alle unsere Patientinnen tragen Privatkleidung. Sie dürfen sich die Kleider, die sie jeden Tag anziehen möchten, selbst aussuchen. Anziehen und Pflege der Kleidungsstücke macht freilich auch Arbeit, für die keine „Pflegeminuten" eingeplant sind. Die Kleidung wird von uns auf der Station gewaschen. Einige unserer Patientinnen übernehmen mit großer Freude das Bügeln. Auch Hochbetagte möchten sich gerne nützlich fühlen, vor allem, wenn sie etwas tun können, was sie früher oft getan haben. Meine Idee, einen Bügelladen aufzustellen, erwies sich daher als echte Bereicherung unseres Stationsalltags.

- **Anregung des Gleichgewichtssinns.** In den Armen des Pflegenden, der sich hin und her, kreisend oder vor und zurück bewegt, oder in unserem allseits sehr beliebten Schaukelstuhl. Unsere Patientinnen benützen den Schaukelstuhl vor allem dann gerne, wenn gleichzeitig schöne, ruhige Musik aus dem CD-Player erklingt und das rhythmische Schaukeln zu besinnlichem Zuhören einlädt. Patientinnen mit Gleichgewichtsstörung, die noch gehfähig sind, werden von uns zum Tanzen eingeladen. Dabei verwenden wir auch oft Bälle, Tücher oder Stoffschlangen.
Trotz aller körperlichen und geistigen Einschränkungen ist es fast allen möglich, wenigstens im Takt der Musik mitzuschwingen und auch selbst Töne zu erzeugen. Rhythmische Übungen verstärken die Freude an der Bewegung und helfen den Verlust der unbeschwerten Gehfähigkeit besser zu verarbeiten.
Musik hat viele positive Effekte: Sie hebt die Bewegungslust und führt die Menschen enger zusammen. Das gilt ganz besonders für das gesellschaftliche Tanzen. Durch Paartänze erleben die alten Menschen eine Art des engen Körperkontakts, wie sie ihn sonst kaum mehr kennen. Wer sich vermehrt bewegt, verbessert zudem seine Gehirndurchblutung und fühlt sich insgesamt wohler.

- **Anregung durch Vibration.** Auch taube Menschen erleben Töne, wenn sie aus nächster Nähe mit tiefer Stimme angesprochen werden oder wir Kopf an Kopf mit ihnen singen. Sie „horchen auf", wenn wir sie in die Nähe einer Lautsprecherbox bringen oder sie die Vibration eines Elektrorasierers spüren lassen.

- Über die regelmäßige **Stimulation des Mundes** können zum Beispiel Parkinsonkranke, denen oft der Speichel aus dem Mund läuft, u.U. wieder lernen, den Mund zu schließen und zu schlucken. Dazu wird die

Mundhöhle mit einer weichen, vorher in Mundwasser getauchten Zahnbürste oder mit einem in verschiedene, wohlschmeckende Flüssigkeiten getauchten Schwämmchen angeregt. Auch Lutschen von Speiseeis, Kauen von Gummibärchen oder Trinken mit einem Trinkhalm führen dazu, das Innere des eigenen Mundes wieder stärker wahrzunehmen und verloren gegangene Funktionen wieder zu erlernen.

Wenn schwer Demente nicht mehr trinken können, wird der Saugreflex mit Hilfe des Schnullers auf einer Babyflasche ausgelöst.

- **Geruchs- und Geschmacksanregung.** Bekannte Gerüche (Parfüms, Rasierwasser, Seifen, Badezusätze) oder der Geruch eines Lieblingsessens können eine Atmosphäre zurückholen und Gefühle wecken, die mit vergangenen Lebensabschnitten verknüpft sind. Guter Essengeruch ist ausgezeichnet dazu geeignet, den Appetit schlechter Esser anzuregen.

  Auch das Aufbringen verschiedener Geschmacksqualitäten (salzig, süß, sauer und bitter) auf die Zunge oder das Kostenlassen von bekannten und beliebten Speisen wirkt anregend und holt Erinnerungen wieder in das Bewusstsein zurück.

- **Akustische Anregung.** Besonders viel Anregung bringt es, wenn die alten Menschen zum Beispiel mit Hilfe von Rasselinstrumenten oder durch Mitsingen, Flüstern, Summen, Pfeifen, Klatschen oder Fingertrommeln selbst Töne erzeugen. Aber auch das Hören von Musik bleibt nicht ohne Wirkung. Wie die Musik sich auswirkt, hängt von der Art der gewählten Musik ab. So können ruhige, klassische Stücke oder Meditationsmusik oft mithelfen, Unruhe oder Angstzustände zu beherrschen.

- **Visuelle Anregung.** In der Krankenhausatmosphäre eines Pflegeheims der Gemeinde Wien bekommen kranke, alte Menschen selten etwas zu sehen, was zum genaueren Hinschauen verlockt. Es gibt zwar jetzt zum Glück schon Sitzmöbel in hübschen, bunten Farben, aber der Rest der Einrichtung besteht aus typischen Spitalsmöbeln, das Bettzeug ist wenig anregend, die Wände schauen immer gleich aus, die Dienstkleidung der Betreuer ist in Schnitt und Farben eintönig und unauffällig, auch der Wechsel der Jahreszeiten macht sich in den Zimmern kaum bemerkbar. Wir bemühen uns zumindest einiges davon zu verändern: Die Bilder auf den Gängen haben Wechselrahmen und werden immer wieder ausgetauscht. Auch der übrige Wandschmuck wechselt.

  Videofilme von Pflanzen und Tieren wecken Erinnerungen und halten, selbst im geschlossenen Raum, den Kontakt zu Tier und Pflanze aufrecht. Die Zimmer unserer Patientinnen werden der Jahreszeit entsprechend geschmückt, zu Ostern mit bunten Eiern, im Sommer mit an den Ästen befestigten Papierblumen, im Herbst mit buntem Laub, in der Weihnachtszeit durch Adventkränze, Tannenzweige, Christbäume und eine Krippe. Auf diese Weise versuchen wir unseren Patientinnen auch die zeitliche Orientierung zu erleichtern. In der unmittelbaren Umgebung der Betten befestigen wir Photos, Bilder, Mitbringsel und Andenken an „früher".

- **Anregung von Auge und Tastsinn:** Formen in Ton. Drei Jahre lang veranstaltete die Volkshochschule Hietzing für unsere Patienten ein Mal wöchentlich einen Keramikkurs. Die Kosten dafür übernahm die Gemeinde Wien.

Arbeiten mit Ton ist eine Therapieform, die sich vor allem für Patienten mit weit fortgeschrittenen gesundheitlichen bzw. seelisch-geistigen Erkrankungen oder Leistungseinbußen eignet. Kontaktarme alte Menschen, die schlecht sehen, in ihrem Tastempfinden gestört sind, sich nur mehr schwer bewegen, erobern ein kleines Stück Selbständigkeit zurück und finden wieder leichter den Weg zum Du. Sie lernen, „mit den Händen zu sehen", durch Berühren und Kneten des schmiegsamen Tones werden steife Finger beweglicher, das Tastempfinden verbessert sich. Längst verschüttete kreative Impulse werden wachgerufen und schenken Traurigen, Depressiven oder Rastlosen Sicherheit und neuen Lebensmut. Menschen, die am Sinn ihres Lebens verzweifeln, die sich selbst als wertlos und defekt erleben, schaffen hier ein eigenes Werk und erobern damit ihr Selbstwertgefühl zurück.

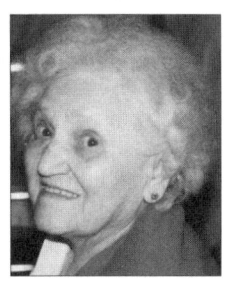

Jeden Mittwoch Vormittag bemühten sich etwa zehn Hochbetagte unter der liebevollen und fachkundigen Anleitung von Helga Schörg freudig darum, dem geschmeidigen Material Formen zu geben. Die Teilnehmer der Gruppe gehörten zu den Ärmsten der Armen: Sie waren verwirrt, sahen schlecht, die Sensibilität ihrer Hände war gestört, die Finger schmerzten, sie hatten einen Schlaganfall erlitten oder waren depressiv ... Alle freuten sich die ganze Woche lang auf diesen Vormittag. Das Anfertigen von Keramikfiguren bot jedem vielfältige Möglichkeiten: Der schmiegsame Rohstoff wird geknetet, geformt, man kann ihn tasten, spüren, bearbeiten. Das Herstellen kleiner Dinge kann auch bedeuten, sich noch einmal als brauchbarer Mensch zu fühlen. Frau Schörg nahm die fertigen Formen mit und brachte das rohgebrannte Werk in der nächsten Woche zum Bemalen und Glasieren zurück. Nach dem Glasurbrand ist die Arbeit abgeschlossen – Vasen, Schalen, Tierfiguren oder Phantasiegestalten kehren zu den Künstlern zurück und können nun aufgestellt oder verschenkt werden. Die kleinen Werke fanden stets große Anerkennung. Mit Ende des Jahres 2000 fand auch die Keramikgruppe ihr (hoffentlich nur vorläufiges) Ende. Die Gemeinde Wien konnte nicht mehr für die Kosten aufkommen. Alle Versuche der Finanzierung sind bisher gescheitert. Einige sehr alte, behinderte Menschen sind um eine große Freude ärmer geworden.

- **Aromatherapie.** Geruchsanregung ist auch eine Form der Basalen Stimulation. Der Gebrauch bestimmter ätherischer Öle wirkt sehr positiv und beruhigend, überdeckt als Nebeneffekt auch noch den typischen Geruch einer Pflegestation und verbessert so die Atmosphäre für Angehörige und Gäste. Um diese Effekte zu erreichen, verwenden wir eine elektrische Duftlampe.
Außerdem können ätherische Öle die Haut durchdringen und so auf die Befindlichkeit von Körper und Seele einwirken. Dazu werden die Substanzen in verdünnter Form durch Bäder oder Kompressen auf die Haut aufgebracht oder einmassiert. Düfte können längst Vergangenes heraufbeschwören, zum Beispiel kann eine Sommerwiese unserer Kindheit, deren Bild bisher tief in unserem Unterbewusstsein geschlummert hatte, vor unserem geistigen Auge auferstehen.

Wenn das Leben zu Ende geht, ziehen sich alte Menschen oft immer tiefer in ihr Inneres zurück und sind für uns dann kaum mehr erreichbar. Mit Hilfe der Basalen Stimulation gelingt es aber auch dann noch oft, den lebendigen Kontakt bis an die Schwelle des Todes aufrecht zu erhalten.

DIE LETZTE FREUNDSCHAFT IM LEBEN VON FRAU ANNA S.

Frau Anna S. war 96 Jahre alt, sie hörte sehr schlecht und sprach kaum mehr. Zudem war sie schwer sehbehindert und bereits seit einiger Zeit bettlägerig. Sie befand sich gerade noch im Validationsstadium III, bereits am Übergang zum Stadium des Vegetierens.

Ich beobachtete, dass sie bei Pflegehandlungen oft unzufrieden reagierte. Manchmal war sie aggressiv, zwickte die Schwestern oder drückte sie weg.

Die meiste Zeit des Tages verbrachte sie mit sich ständig wiederholenden Bewegungen, zum Beispiel Hände aufeinander reiben, sie mit Speichel befeuchten, Finger in den Mund stecken oder die Decke reiben, am Zipfel der Decke lutschen. Gelegentlich bildete sie auch Laute wie „O, O, O", „Jo, Jo" oder „Gut, Gut, Gut".

Manchmal lag sie komplett teilnahmslos da.

Um eine weitere Verschlechterung zu verhindern, begann ich mit Basaler Stimulation.

Zuerst versuchte ich nur den Kontakt mit ihr aufzunehmen. Ich begann damit, ihre Hände zu berühren und sie ganz sanft zu massieren. Dann wartete ich auf ihre Reaktion. Sie begann meistens mit einer für sie typischen Lautbildung wie „O, O, O", „Jo, Jo, Jo".

Dann kam ich mit meinem Kopf ganz nahe an ihr Ohr und sprach zu ihr mit tiefer, ruhiger Stimme. Auch jetzt wartete ich wieder ihre Reaktion ab. Sie begann mit einem Augenkontakt:

Frau Anna öffnete ihre, bis dahin fest geschlossenen Augen, nahm meinen Kopf in ihre Hände, schaute mir tief in die Augen und sagte: „Jo, Jo. A gut's Duft".

Ich massierte ihre Arme, ihr Gesicht und ihren Kopf. Sie reagierte darauf sehr positiv, wirkte entspannt und schaute mich zufrieden an. Ich setzte sie sehr behutsam auf der Bettkante auf, massierte ihren Rücken, ihre Schultern und ihren Hinterkopf.

Frau Anna lehnte ihren Kopf an meinen und sagte dabei: „Nicht schlecht". Kopf an Kopf begann ich ein Weihnachtslied zu singen. Frau Anna machte die Augen zu. Ihr Gesicht wirkte sehr konzentriert. Plötzlich summte sie mit, dabei bewegte sie sich im Takt hin und her.

Ich legte sie wieder nieder, massierte noch ihre Beine und deckte sie zu, verabschiedete mich von ihr, wieder ganz nah an ihrem Ohr. Frau Anna sagte: „Gut so', Tannenbaum" und „Pfüat dich Gott".

Später, als ich ihr Zimmer betrat, beobachtete ich, dass sie verstärkt ihre Hände rieb und dabei rief: „Gut, gut, gut Duft, komm …". Ich erkannte, dass Frau Anna sich an meinem Parfum orientierte und mich schon „vernahm", bevor ich sie berührte oder ansprach. Sie fing an zu lächeln und entspannte sich. Weil ich wusste, dass sie sich darüber freute, vielleicht sogar darauf wartete, ging ich so oft wie möglich zu ihr.

Mit der Zeit fiel mir auf, dass sie zunehmend mehr sprach. Sie sagte zum Beispiel: „Auf Wiedersehen", „Danke", „Gute Nacht", „Bist du schon da" …

Mit der Zeit wurde Frau Anna immer schwächer. Sie lag jetzt manchmal zusammengerollt in Embryonalstellung im Bett, rieb nur mehr ab und zu an ihrer Decke oder lutschte an den Fingern. Manchmal lutschte sie auch an meinen Fingern. Nun reagierte sie nicht mehr so schnell auf meine Anwesenheit. Bevor ich zu ihr ging, parfümierte ich mich stärker als sonst, um ihr meine Anwesenheit deutlicher zu signalisieren. Sie machte ihre Augen nicht mehr auf, konnte mich aber offensichtlich immer noch riechen und meine Stimme einigermaßen gut hören. Ich massierte ihren Rücken, ihr Gesäß, Arme und Beine und sang dabei für sie.

Sie lächelte manchmal, und ab und zu machte sie auch die Augen auf.

Einige Tage bevor sie starb, wollte sie anscheinend, dass ich mich zu ihr ins Bett legte. Sie zog mich zu sich ins Bett und klammerte sich dabei fest an mich. Sie hielt mich sehr fest, und als ich mich noch immer nicht rührte, wurde sie ganz unruhig. Schließlich legte ich mich zu ihr – sie kuschelte sich ganz fest in meinen Arm – roch an mir und wurde sofort ruhiger. Nach ein paar Minuten schlief sie ganz tief ein, mit roten Backen und einem sehr zufriedenen Gesicht. Sie lag völlig entspannt neben mir, nicht mehr zusammengerollt, sondern mit ausgestreckten Beinen und geradem Rücken. Ich legte mich noch öfters zu ihr, um ihr so meine Nähe, nach der sie sich sichtlich sehnte, zu vermitteln.

Berührung und Körpernähe sind oft die einzige Kommunikationsmöglichkeit, um den Schwerkranken, schwer Dementen, Komatösen und Sterbenden noch zu erreichen.

Die letzte Zeit im Leben von Maria B.

Frau Maria kam vor zwei Jahren zu uns auf die Station. Sie war mangelhaft orientiert, zeitverwirrt und lebte ausschließlich in der Vergangenheit. Was eben geschehen war, wusste sie nicht mehr.

Sie konnte sich verhältnismäßig schnell an uns und unsere Station gewöhnen. Sie hatte ein sehr liebenswertes Wesen, jedem von uns begegnete sie mit Freundlichkeit. Wir gehörten für sie alle zu ihrem Familien- und Freundeskreis oder waren mit ihr von der Schulzeit an oder durch berufliche Zusammenarbeit bestens bekannt.

Oft sagte sie als Begrüßung: „Der Mensch denkt und Gott lenkt", schaute uns dabei vielsagend an und lachte mit wissenden Augen. Wir versuchten nie, sie an die Realität zu orientieren.

Sie erzählte uns sehr gerne aus ihrer Vergangenheit, manche dieser Erzählungen waren für uns nicht ganz verständlich. Manchmal fand sie keine passenden Worte für das, was sie uns mitteilen wollte. Wir halfen ihr dabei und fanden meist die Ausdrücke, nach denen sie gesucht hatte.

Sie freute sich, Leute um sich zu haben, denen sie sich mitteilen konnte und von denen sie sich auch verstanden fühlte.

Sehr gerne nahm sie an unseren Aktivitäten teil, zum Beispiel am „5-Minuten-Quiz", an musikalischen Unternehmungen und besonders gern an der Validationsgruppe.

Frau Maria tanzte gerne und gut und war dabei unermüdlich. Dabei suchte sie sich auch selbst eine Tanzpartnerin unter den Schwestern aus.

Sie konnte es nicht leiden, wenn das Pflegepersonal sie mit dem Familiennamen ansprach. In so einem Fall sagte sie: „Ich heiße ‚Mizzi' für dich, oder weißt du das nicht mehr?!"

Eines Tages erkrankte Frau Maria schwer; sie hatte Lungenentzündung. Dank der sofort einsetzenden Therapie überstand sie die Krankheit zwar, blieb danach aber körperlich sehr schwach. Auch geistig wurde sie nicht mehr so wie früher. Sie wurde auch nie mehr so lebendig und lustig.

Wir mobilisierten sie fast täglich. Sie kam aus dem Bett, wir machten mit ihr Gehübungen und versuchten sie in die Aktivitäten der Station einzubinden. Trotzdem wurde sie immer schwächer. Nach einiger Zeit wollte Frau Maria nicht mehr jeden Tag aus dem Bett heraus. Wir ließen sie gewähren. Von nun an sagte sie uns, wie sie ihren Tag gestalten wollte. Sehr gerne hatte sie es, wenn ihr vorgelesen wurde, zum Beispiel kurze Geschichten aus Illustrierten und Zeitungen oder etwas aus der Bibel.

Frau Maria wurde schließlich ganz bettlägerig, sprach nur noch ganz wenig mit uns, sagte aber immer noch deutlich „Ja" oder „Nein", wenn wir sie etwas fragten. Sehr positiv reagierte sie auf Berührungen wie Streicheln, sanfte Massagen des Rückens, des Gesäßes und der Beine.

Wenige Tage vor ihrem Tod bekam sie starke Schmerzen. Jede Berührung, jeder Lagewechsel bereitete ihr Qualen. Da sie keine Medikamente mehr schlucken konnte, hängte unsere Ärztin ihr eine Schmerzpumpe an; damit fühlte sie sich rasch um vieles besser.

Einen Tag, bevor sie starb, wurde sie sehr unruhig und warf Polster und Decke aus dem Bett. Ihre Hände suchten ständig nach irgend etwas. Auf unsere Fragen konnte sie nicht mehr antworten.

Ich setzte mich zu ihr ans Bett, streichelte ihre Hände, ihren Brustkorb und ihr Gesicht und sprach beruhigend zu ihr. – Es half nichts! Hatte sie stärkere Schmerzen? Ich gab ihr über die Pumpe einen Bolus (das heißt eine zusätzliche Einheit des Schmerzmittels). Der Zustand blieb unverändert.

Schließlich holte ich eine Waschschüssel mit lauwarmem Wasser und zwei Frotteewaschlappen. Ich begann zuerst damit ihre Füße – vorerst noch ohne Verwendung von Wasser – zu berühren. Ich wartete auf ihre Reaktion.

Sie reagierte mit Luftanhalten und leichtem Verkrampfen der Beine.

Ich massierte ihre Beine. Nun schaltete ich eine CD mit Entspannungsmusik ein und gab ein paar Tropfen eines beruhigend wirkenden ätherischen Öls in die Duftlampe. Ich wusch ihren Körper behutsam und sanft mit zwei feuchten Waschlappen. Abschließend baute ich um ihren Körper ein Nest aus eingerollten Decken und deckte sie zu.

Ich blieb noch ein bisschen bei ihr und hielt ihre Hand. Sie schlief ganz fest ein und atmete ruhig und tief. Als ich schließlich ging, gab ich ihr den Stofffrosch, mit dem sie sich früher so gerne beschäftigt hatte, in die Hand.

Sie starb am nächsten Tag in Anwesenheit ihrer Tochter, ohne noch einmal Anzeichen von Unruhe oder Schmerzen gezeigt zu haben.

BASALE STIMULATION: WAS BESSERT SICH FÜR DIE PATIENTEN?

- Basale Stimulation ist eine Gesundheitsprophylaxe: Lebensbedrohliche Sekundärerkrankungen oder Komplikationen wie Dekubitus, Verwirrtheit, Kontrakturen, Schmerzen, Stress und existentielle Ängste treten seltener auf und sind schwächer ausgeprägt.
- Die Patienten haben nicht mehr das Gefühl, fremdbestimmt zu sein, sondern fühlen sich als mitgestaltende Partner.
- Die Orientierung zum eigenen Körper und zur Umgebung bessert sich.
- Auch Menschen, die sich bereits völlig zurückgezogen haben, zum Beispiel Komatöse oder schwer Demente, haben die Chance sich noch einmal ein wenig zu öffnen, zu reagieren und in ihrer Weise am Leben teilzunehmen.
- Angehörige von Schwerkranken, mit denen man kaum mehr sprechen kann, fühlen sich oft hilflos und beängstigt. Sie wissen nicht, wie sie sich verhalten sollen und was sie noch für den Kranken tun könnten. Werden sie zu einfachen Berührungen im Sinne der Basalen Stimulation angeleitet, fühlen sie sich nicht mehr verloren, spüren, dass sie dem Menschen, den sie lieben, noch etwas Gutes tun können und bleiben länger bei ihm.

BASALE STIMULATION:
WIE PROFITIERT DAS PFLEGEPERSONAL DAVON?

- Pflegende werden kompetenter im Umgang mit Menschen, die in ihrer Wahrnehmung gestört sind und/oder sich nicht mehr verbal verständlich machen können.
- Die Belastung des Pflegepersonals durch Krankheitssymptome und Komplikationen wie Dekubitus, Verwirrtheit, Kontrakturen, Schmerzen, Unruhe, Aggressivität und andere Stresszustände, die zu einem erheblichen Teil auf ungenügender Kommunikation, Interaktion und Stimulation beruhen, wird stark reduziert.
- Die Pflege wird dadurch professioneller, bietet mehr Erfolgserlebnisse, erfährt mehr Wertschätzung und schenkt den Pflegenden mehr Freude an der Arbeit.

LITERATUR

(1) Christel Bienstein und Andreas Fröhlich; Basale Stimulation in der Pflege, Verlag; Selbstbestimmendes Leben, Düsseldorf, 7. Auflage, 1995

Welche Therapie brauchen „aussichtslose Fälle"?

Ergotherapie in der Palliativen Geriatrie

Andrea Fink

Ziel der Palliativen Geriatrie ist die Erhaltung bzw. Verbesserung der Lebensqualität chronisch kranker, alter Menschen mit der Hilfe aller Angebote, die Medizin, Pflege, Therapie, Psychologie und Seelsorge aufbieten können. Bedingt durch den allgemeinen Mangel an Ergotherapeuten und durch das geringe Interesse, auf das die geriatrische Langzeitpflege leider noch immer bei dieser Berufsgruppe stößt, steht das mannigfaltige Angebot der Ergotherapie alten Menschen mit fortgeschrittenen und weiter fortschreitenden chronischen Erkrankungen leider viel zu wenig zur Verfügung. Hauptaufgabe der Ergotherapeuten ist es, den ganzen Menschen mit seinen Fähigkeiten und Wünschen, mit seinen Leistungseinbußen und Ängsten zu erfassen. Gemeinsam mit dem Patienten wird nach Wegen gesucht, möglichst viel an Selbständigkeit zu erhalten oder wiederzuerlangen.
Dies geschieht durch:

- das Wiedererlangen verloren gegangener Fähigkeiten,
- die Förderung und Erhaltung vorhandener Fähigkeiten und deren optimale Nutzung,
- die Entwicklung von Kompensationsmöglichkeiten bei Funktionsverlust.

WIEDERERLANGEN VERLORENGEGANGENER FÄHIGKEITEN

Die Aufnahme ins Pflegeheim verändert das Leben unserer Patienten. Sie müssen mit vielen Verlusten (Verlust der eigenen Wohnung, Verlust von liebgewordenen Gewohnheiten, Verlust ihrer sozialen Rollen ...) fertig werden. Sie sind unsicher und fühlen sich oft nutzlos. Viele von ihnen neigen dazu sich aufzugeben. Die Ergotherapie setzt unterschiedliche Aktivitäten aus dem Alltags- und Freizeitbereich methodisch ein und leistet auf diese Weise einen Beitrag dazu, dass alte Menschen wieder neue Aufgaben finden, ihre Talente entdecken und ihr Selbstbewusstsein zurückgewinnen. So fühlen sie sich nützlich und gebraucht und nehmen wieder aktiv an ihrem Leben teil.

Frau S. ist 78 Jahre alt. Nach einem schweren Unfall im Krieg lebte und arbeitete sie in einem Kloster. Sie ist eine liebe und fürsorgliche Dame, wirkte anfangs aber sehr unsicher und ängstlich. Auch in der ergotherapeutischen Werkgruppe war sie anfangs äußerst zurückhaltend. Sie bewunderte das Geschick der anderen, traute sich aber selbst gar nichts zu. Gemeinsam mit den Teilnehmern der Gruppe motivierten wir sie zur Mitarbeit und wählten für sie erst einmal Techniken mit 100%iger Erfolgsgarantie aus. Mittlerweile hat sie an Selbstsicherheit gewonnen, bemalt Baumwolltaschen oder Seidenschals, freut sich über ihre Werkstücke und probiert auch gerne Neues aus. Sie fühlt sich in der Gruppe wohl und freut sich von einem Mal zum anderen auf die Damen und Herren, die sie schon kennt. Derzeit wird Frau S. vom Pflegepersonal in die Therapie gebracht, da sie sich nicht zutraut, den Aufzug ohne Begleitung zu benützen; aber auch das üben wir in der Therapie.

Vor allem nach akuten Ereignissen (Knochenbrüchen, Schlaganfällen ...) müssen verloren gegangene Fähigkeiten wieder erlernt werden. Auch hier geht es nicht nur darum, sensomotorische und kognitive Fähigkeiten zurückzuerobern. Oft sind es die Angst vor weiteren Stürzen und die Angst vor dem eigenen Versagen, die den Patienten am meisten im Wege stehen.

Frau B., 89 Jahre alt, war eine äußerst gepflegte Frau. Die Arbeit war das Wichtigste in ihrem Leben. Frau B. kam regelmäßig in die ergotherapeutische Werkgruppe. Sie liebte es, bunte Seidentücher zu malen oder Tiere aus Wolle herzustellen. Ihre Kreativität war nicht nur bewundernswert, sie half ihr auch bei der Bewältigung kleiner Probleme des Alltags. Bei einem Sturz zog sie sich einen Unterarmbruch zu. Nach der Gipsabnahme klagte sie über Schmerzen und Empfindungsstörungen, das Handgelenk war geschwollen und in seiner Beweglichkeit eingeschränkt. Aufgrund der Schmerzen und aus Angst vor weiteren Stürzen vernachlässigte Frau B. sogar ihre Körperpflege. In die Werkgruppe kam sie nur mehr, um die Arbeit der anderen zu bewundern. Ein gezieltes sensomotorisches Training half ihr, die Beweglichkeit wiederzuerlangen. Immer wieder sprachen wir dabei auch über ihre Angst zu stürzen und versuchten sie zur Körperpflege zu motivieren. Trotz ihres hohen Alters lernte Frau B. schnell, den Arm wieder im Alltag einzusetzen und ihre Ängste zu überwinden. So eroberte sie ihre Selbständigkeit zurück und konnte uneingeschränkt ihren Lieblingsbeschäftigungen nachgehen ...

Förderung und Erhaltung vorhandener Fähigkeiten

In der Palliativen Geriatrie kommt der funktionserhaltenden Therapie besonders große Bedeutung zu. In der Therapie geht es vor allem darum, dass alte Menschen ihre noch vorhandenen Fähigkeiten auch im Alltag nutzen. Wenn es um Erhaltung der Funktion geht, meinen wir damit nicht nur das Erhalten von Beweglichkeit und Geschicklichkeit. Vor allem Patienten, die bereits viele Verluste erlitten haben, seit langem pflegebedürftig sind und nur mehr spärliche Beziehungen nach „draußen" unterhalten, sind bereits stark in ihrer Kommunikationsfähigkeit eingeschränkt. Hier verlagert sich der Schwerpunkt der Therapie in Richtung der Unterstützung und Förderung ihres sozialen und psychischen Verhaltens.

Die 68-jährige Frau W. ist nahezu blind. Nach mehreren Schlaganfällen sind ihre Bewegungen unkoordiniert, die Finger beider Hände weisen massive Deformierungen auf. Durch Schmerzen und Misserfolge entmutigt, hat Frau W. im Laufe der Zeit verlernt, ihre Hände im Alltag einzusetzen. Als Mutter von fünf Kindern war sie früher immer reichlich mit Arbeit eingedeckt. Nun genießt sie es, verwöhnt zu werden. In der Einzeltherapie versuchen wir gemeinsam, die Umgebung wieder bewusst wahrzunehmen. Verschiedene Sinnesreize (Dinge angreifen und an ihrer Form erkennen, Gegenstände durch Ertasten ordnen, Tasteindrücke mit Worten beschreiben, die Natur erspüren – einen Baum, einen Stein, die samtige Oberfläche einer frischen Kastanie, ein noch klebriges junges Blatt – dienen dazu, ihre Neugierde und die Freude an der eigenen Aktivität zu wecken. Es hilft ihr zu erkennen, dass es so vieles gibt, das auch jetzt noch auf sie wartet! Beim motorischen Training stellt Frau W. erstaunt fest, was sie noch alles kann.

Frau W. hat eine Lieblingsbeschäftigung: Essen. Da sie Diabetikerin ist, ist das leider nicht eine ideale Freizeitbeschäftigung. Fast ebenso befriedigend wie das Essen findet sie die Teilnahme an der wöchentlichen Gedächtnistrainingsgruppe. Die Gruppe stärkt ihr Selbstbewusstsein und fördert so ihre seelische Gesundung. Hier ist sie aktiv, redet dazwischen, wenn sie etwas weiß (manchmal nicht gerade zum Vorteil der Gruppe) und fühlt sich als erfolgreiches Mitglied der Gemeinschaft. Ein äußeres Zeichen dafür: Sie hält in der Gruppe ihr Kaffeehäferl selbst – etwas, was sie auf der Station strikt ablehnt.

Frau G., 81-jährig, nimmt auch an der Gedächtnistrainingsgruppe teil. Im frühen Kindesalter erkrankte sie an einer Angina, die, da diese unbehandelt blieb, zu einer Sepsis führte. Beide Hüften sind seither in ihrer Beweglichkeit eingeschränkt. Frau G. erzählt häufig, wie gerne sie mit den anderen Kindern gespielt hätte. Aufgrund ihrer körperlichen Beschwerden konnte sie keinen Beruf erlernen, arbeitete in der Trafik ihres Schwagers, der sie als „Volksschädling" bezeichnete. Frau G. leidet nach wie vor unter diesen Vorwürfen. Sie wirkt verbittert, jammert, schimpft, ärgert sich über verwirrte Patienten, mischt sich überall ein. Bei Angehörigen und Mitpatienten ist sie deshalb unbeliebt. Sie liest regelmäßig die Zeitung und ist gut orientiert. Durch die wöchentliche Gruppe soll Frau G. aus ihrer gewohnten Umgebung herausgeholt werden. Sie lernt Patienten anderer Stationen kennen. Viele teilen mit ihr das Problem, keinen Ansprechpartner zu haben. Zwischen den Übungen, die in erster Linie der Erhaltung der geistigen Leistungsfähigkeit (Konzentration, Gedächtnis, logisches Denken, ...) dienen, bleibt immer wieder Zeit, miteinander zu plaudern. Anfangs war Frau G. nur sehr schwer zur Teilnahme zu motivieren. In der Gruppe störte sie und konnte sich nicht an die vereinbarten Kommunikationsregeln halten. Mitt-lerweile (Frau G. nimmt seit circa einem halben Jahr an der Gruppe teil) kommt sie meist freiwillig und beteiligt sich aktiv am Gruppengeschehen ...

ENTWICKLUNG VON KOMPENSATIONSMÖGLICHKEITEN BEI FUNKTIONSVERLUST

Können Fähigkeiten jedoch nicht wiedererlernt oder erhalten werden, ist es die Aufgabe der Ergotherapeuten, durch gezieltes Selbsthilfetraining oder durch Einsatz von Hilfsmitteln Kompensationsmöglichkeiten zu entwickeln. Eines der wesentlichsten Hilfsmittel unserer Patienten ist der Rollstuhl. Ein gut angepasster Rollstuhl verbessert nicht nur die Mobilität; durch optimale Sitzhaltung und Lagerung können auch Verspannungen reduziert werden. Außerdem kann ein Patient, der aufrecht sitzt, seine Umgebung, seine Mitmenschen und auch seinen eigenen Körper besser wahrnehmen. Darüber hinaus fördert die zunehmende Mobilität auch Kontakte zu anderen und bietet neue Gelegenheiten zur Kommunikation.

Die 70-jährige Frau M. war nach einem Schlaganfall halbseitig gelähmt. Sie hatte die Beziehung zum gelähmten Teil ihres Körpers verloren und blendete ihn gleichsam aus ihrem Leben aus (Neglect-Syndrom). Sie konnte nicht nur die gelähmte, linke Körperhälfte selbst nicht mehr wahrnehmen, alle Wahrnehmungen auf der linken Seite hatten für sie aufgehört zu existieren; so leerte sie beim Essen ihren Teller nur bis zur Mittellinie, sprach man sie von der gelähmten Seite her an, drehte sie sich zur Antwort nach der gesunden Seite. Einen Großteil des Tages verbrachte sie im Bett liegend. Auch ihre gesunde Körperhälfte setzte Frau M. im Alltag kaum ein. Inaktiv und mürrisch lag sie im Bett, ihr seelischer Schmerz vermischte sich mit dem körperlichen und war daher durch gute Schmerztherapie alleine nicht beherrschbar. Der erste Schritt aus diesem Gefängnis war die Beschaffung eines geeigneten Rollstuhls. Gemeinsam mit Frau M. wählten wir das Modell nach ihren Bedürfnissen aus. Von großer Bedeutung waren dabei Sitzbreite und -höhe, vor allem aber die Antriebsart, die es Frau M. ermöglichen musste, den Rollstuhl mit ihrer gesunden Körperhälfte zu lenken. Durch gezieltes Training lernte Frau M. sich trotz ihrer Wahrnehmungsstörung mit dem Rollstuhl im Haus fortzubewegen. Eine Fahrradklingel am Rollstuhl gab ihr zusätzliche Sicherheit vor lebenden „Hindernissen". Frau M. wurde im Alltag zunehmend heiterer, aktiver und offener für weitere Therapievorschläge. Sie liebte es, mit ihrer Familie im Garten zu sitzen oder kleine Ausflüge zu machen, machte regelmäßig ihre Stehversuche mit der Physiotherapeutin und war stolz auf ihre, in der Ergotherapie selbst hergestellten Körbe.

Es ist nie zu spät! Durch Lebensfreude zu Lebensqualität

Als ich Frau J. kennen lernte, war sie 80 Jahre alt und führte schon seit langer Zeit ein sehr unglückliches Leben im Pflegeheim. Bereits mit zwei Jahren erkrankte sie an Kinderlähmung, seither kann sie ihr rechtes Bein kaum belasten; 1990 lähmte ein Schlaganfall dann die gesunde linke Seite. Seither ist sie an den Rollstuhl gebunden. Da sie auch die Arme nur sehr eingeschränkt verwenden kann und ihre Beweglichkeit insgesamt durch eine weit fortgeschrittene Parkinson'sche Erkrankung deutlich eingeschränkt ist, ist sie in den meisten Dingen auf die Hilfe ihrer Umgebung angewiesen. Gemeinsam beschlossen wir, den Kampf um die Verbesserung ihrer Selbständigkeit aufzunehmen.

Der erste Schritt war die Beschaffung des geeigneten Rollstuhls. Gemeinsam mit Frau J. wählte ich das Modell nach ihren besonderen Bedürfnissen aus. Nicht nur Größe und Antriebsart waren dafür von Bedeutung: Frau J. benötigt zum Beispiel spezielle Armlehnen, die es ihr erlauben, möglichst nahe an ihren Arbeitsplatz heranzufahren. Die selbständige Fortbewegung mit dem Rollstuhl bedarf einiger Übung. Ein entsprechendes Training gehörte daher mit zur Therapie.

Gezieltes Selbsthilfetraining war ein nächster Schritt in Richtung Selbständigkeit. Fertigkeiten wie Waschen, Anziehen oder Essen können oft wiedererlernt werden. Je weniger abhängig ein Mensch von seiner Umgebung ist, desto mehr wächst sein Selbstvertrauen, desto mehr Freude kann er seinem Leben abgewinnen. Derzeit kann sich Frau J. nicht alleine waschen und anziehen, weil sie ihre Arme kaum verwenden kann. Ich übe mit ihr vorerst einzelne Bewegungen (zum Beispiel Strecken und Heben des Armes, Strecken und Beugen des Ellbogens). Damit die Übungen auch Spaß machen, setze ich gezielt Spiele und handwerkliche Techniken ein.

Frau J. schreibt gerne Briefe, doch nach wenigen Worten wird ihre Schrift immer kleiner und unleserlicher. Mein Angebot, ein Schreibtraining zu beginnen, nahm sie gerne an. Sie übt nachmittags in ihrem Zimmer. An den Vormittagen hat sie keine Zeit dafür, da besucht sie die Werkgruppe in der Ergotherapie. Die Arbeit in der Gruppe macht Frau J. Freude, daneben genießt sie es, mit befreundeten Patienten zu plaudern oder neue Gruppenmitglieder kennen zu lernen. Manchmal hängt sie auch nur ihren Gedanken nach und hört der Musik im Radio zu.

Als ich Frau J. kennen lernte, bestickte sie Geschirrtücher, Sticken war ihre Hauptbeschäftigung. Jetzt sieht sie, was sie noch alles machen kann. Sie versuchte das Hinterglasmalen und entdeckte ihr Talent zur Seidenmalerei. Frau J. ist immer für etwas Neues offen, es gibt noch vieles, was sie ausprobieren möchte.

Der Freitag ist dann ein ganz besonderer Tag. Am Nachmittag nimmt Frau J. an der Musikrunde teil. Sie hat eine sehr schöne Stimme und singt sich voller Freude so richtig auf das Wochenende ein.

Das Beispiel von Frau J. zeigt besonders deutlich, dass die Lebensqualität sehr alter, chronisch kranker Menschen nicht nur vom Ausmaß ihrer Erkrankung oder Behinderung bestimmt wird. Wesentlich mitentscheidend ist ein menschlich und fachlich kompetentes Umfeld (zwischenmenschliche Beziehungen, Hilfsangebote, Gestaltungsmöglichkeiten, Freiheitsspielraum ...), das dem Kranken durch Zuwendung, Verständnis und gezielte Förderung hilft, wieder neue Perspektiven in seinem Leben zu erkennen.

Ergotherapie erfolgt auf ärztliche Anordnung und wird eigenverantwortlich durchgeführt. Je nach Zielsetzung erfolgt die Therapie einzeln oder in der Gruppe. In unserer Abteilung ist die Gruppentherapie ein wichtiges Instrument, da sie den Kontakt zwischen den Patienten einzelner Stationen aber auch zwischen den Geschlechtern fördert.

Oberstes Ziel ist stets das Erreichen der bestmöglichen Lebensqualität, ein Ziel, das nur in enger Zusammenarbeit zwischen Patienten, Therapeuten und Team erreicht werden kann.

Physiotherapie in der Palliativen Geriatrie

Elisabeth Bonomo

Die Physiotherapie leistet einen entscheidenden Beitrag in der ganzheitlichen Betreuung hochbetagter Menschen. Ihre Zielsetzung kann, je nach Ausgangslage, sehr unterschiedlich sein: Für eine 90-Jährige, die bis zu ihrer Schenkelhalsfraktur ohne wesentliche Hilfe zu Hause gelebt hat, soll die postoperative Rehabilitation die Rückkehr in die eigene Wohnung ermöglichen; für Patienten, deren Zustand sich nicht mehr wesentlich verbessern lässt, muss für die noch verbleibende Lebenszeit das Ziel das Erreichen und Halten der bestmöglichen Lebensqualität sein. Die klassische Rehabilitation endet mit dem Erreichen (oder endgültigen Verfehlen) ihres festgesetzten Zieles. In der Palliativen Geriatrie hat die Therapie eine andere Funktion: Sie ist ein wesentlicher Teil der umfassenden Lebensbegleitung.
Ein Patient, der unsere Hilfe braucht, wird, zum Beispiel mit der Bitte um Mobilisierung oder Schmerzbehandlung, vom Arzt zugewiesen. Wir suchen ihn auf der Station auf, stellen uns vor und versuchen in einem ersten Schritt, mit ihm in Beziehung zu treten. Zum Zeitpunkt des Kennenlernens ist oft noch unklar, über welche körperlichen Fähigkeiten er noch verfügt und was bereits unwiderruflich verloren gegangen ist. Behutsam erklären wir, was wir vorhaben und bemühen uns, sein Einverständnis dafür zu gewinnen. Es ist letzten Endes immer der Patient, der die Entscheidung trifft, ob er unser Angebot heute (oder in diesem Augenblick) annehmen möchte oder nicht. Sagt er entschieden nein oder zeigt er uns mit seiner Körpersprache, dass er jetzt in Ruhe gelassen werden möchte, versuchen wir es zu einem späteren Zeitpunkt wieder. Auch in Hinblick auf Dauer, Intensität und Art der Behandlung hat der Patient ein wesentliches Mitspracherecht. Seine Wünsche werden in die Therapie integriert, seine Verweigerung wird ernst genommen und muss akzeptiert werden. Die Tätigkeit im Rahmen der Palliativen Geriatrie erfordert flexible, einfühlsame und geduldige Physiotherapeuten.
Oft ist es notwendig, die fachspezifische Arbeit durch ein ruhiges und validierendes Gespräch zu ergänzen, manchmal kann es auch sinnvoll sein, sie für dieses Mal ganz ruhen zu lassen und durch ein Gespräch zu ersetzen. Das Bemühen, einzelne Symptome nach einem genauen, vorher festgelegten Schema zu behandeln, führt in der Palliativen Geriatrie kaum zum gewünschten Ziel. Je mehr wir die körperliche und seelische Tagesverfassung in die Behandlung mit einbeziehen, desto größer wird auch unser Erfolg in der Therapie sein.

DIE DREI AUFGABENGEBIETE DER PHYSIOTHERAPIE

- Hilfe zur Schmerzreduktion,
- Hilfe zur Kompetenzerhaltung angesichts großer Leistungseinbußen,
- Förderung der Kommunikation.

Schmerzbekämpfung

Solange es nicht gelingt, die Schmerzen auf ein gut erträgliches Maß zu reduzieren, bleiben alle anderen therapeutischen Versuche vergeblich. Der physikalischen Medizin stehen zahlreiche Methoden zur Schmerzlinderung zur Verfügung. Diese Verfahren haben für den Patienten viele Vorteile: Sie haben keine Nebenwirkungen, die neue Aktivität bringt Abwechslung in den Tag und – nicht zuletzt – der alte Mensch bekommt Nähe, Zuwendung und neue Gesprächspartner.

Die zahlreichen schmerztherapeutischen Möglichkeiten der Physiotherapie (Tabelle 1) werden noch immer zu wenig genützt. Neben ihrem Beitrag zur Therapie von Schmerzen leistet die Physiotherapie, vor allem bei Bettlägerigen, auch einen wesentlichen Beitrag zu deren Prophylaxe: Durch fachgerechte Lagerung und durch regelmäßiges, behutsames Durchbewegen der Gelenke gelingt es, Schmerzen, Verspannungen und das Entstehen von Kontrakturen hintanzuhalten. Soll der chronische Schmerz Hochbetagter ausreichend gelindert werden, muss der ganze Mensch und nicht nur ein schmerzendes Glied im Blickpunkt stehen. Der Schmerz Hochbetagter hat immer mehrere Dimensionen. Es genügt nicht, medikamentöse und physikalische Methoden fachkundig miteinander zu kombinieren! Der Leidensdruck wird erst dann nachlassen, wenn auch der „schmerzenden Seele" geholfen wird.

Ein von körperlichen und seelischen Schmerzen Gepeinigter wird jeden Gedanken an Mobilisation von sich weisen, sich so wenig wie möglich bewegen und keine Freude an den von der Station angebotenen Aktivitäten haben.

> **TABELLE 1: METHODEN DER SCHMERZLINDERUNG**
>
> - Reflexzonentherapie (Fußsohle, Ohr, Akupressur)
> - Lymphdrainage
> - Massage
> - Lagerung
> - Bewegungsbad
> - Kälte-Wärme-Anwendungen
> - Packungen (Munri, Moor)
> - Bestrahlungen
> - Elektrotherapie
> - TENS (transkutane elektrische Nervenstimulation)

Erhaltung der Selbständigkeit

Die meisten Menschen empfinden es als außerordentlich belastend, von anderen abhängig zu sein. Jedes kleine Stückchen Selbständigkeit, das der Hochbetagte behalten oder zurückerobern kann, ist ein Stück Lebensqualität. Mehr Selbständigkeit ist ja immer gleichbedeutend mit weniger Abhängigkeit. Wer noch selbst seinen Becher zum Mund führen kann, muss nicht warten, bis andere daran denken, ihm zu trinken zu geben. Wer zumindest noch seine Lage im Bett aus eigener Kraft verändern kann, ist nicht darauf angewiesen zu warten, bis jemand Zeit hat, ihm zu helfen ... Je mehr Kompetenzen man abgeben muss, desto größer wird die Hilflosigkeit.

Der wesentlichste Faktor der körperlichen Selbständigkeit ist die Erhaltung bzw. Wiedererlangung der Mobilität. Ist einmal ein Einbruch erfolgt, ist viel Ausdauer und Übung notwendig, um die Einbußen einigermaßen wettzumachen. Es ist ein großer Erfolg, wenn ein alter Mensch wieder lernt, zu stehen und sein Körpergewicht mit der Kraft seiner Beine zu tragen. Vom Stehen über die Gangschulung bis zum selbständigen Gehen und zum Stiegensteigen ist es ein weiter Weg. Jeder kleine Erfolg ist ein wesentlicher Meilenstein, der den Lebensmut, das Selbstwertgefühl und das Selbstvertrauen steigert. Kann eine Fähigkeit nicht in ausreichendem Maße wiedergewonnen werden, hilft die Versorgung mit geeigneten Hilfsmitteln dem Betroffenen, das Verlorene bis zu einem gewissen Grad zu kompensieren. Jede Woche, um die die Immobilität hinausgezögert werden kann, verkürzt die Zeit der vollständigen Abhängigkeit.

Eine Methode der Bewegungstherapie, die sich auch hervorragend für Hochbetagte eignet, ist die **Nowo Balance®** Therapie (1). Sie hat die Wiederherstellung des Gleichgewichts von Körper, Geist und Seele zum Ziel.

„Der lebendige Leib des Menschen ist immer ein bewegter Leib. Menschliche Bewegung ist mehr als ein physischer Vorgang. Sie ist immer Lebensausdruck des gesamten Menschen und dessen, was ihn bewegt. Die Bewegungstherapie aktiviert nicht nur das neuro-muskuläre System, der Patient wird dabei auch psychisch in Bewegung gesetzt" (Dr. Christiane May-Ropers).

Die normale Bewegung wird oft durch Ungleichgewicht, Anspannung, Verspannung oder Schmerz gebremst oder gehemmt. In unserer Arbeit als Therapeuten sind wir bestrebt, Bewegungshemmungen soweit es geht zu lösen und die natürlichen Bewegungsabläufe wiederherzustellen.

Kommunikation

Der alte Mensch erwartet auch vom Therapeuten die Bereitschaft zu einer kleinen Plauderei. Die Mühen des Alltags lassen sich viel besser ertragen, wenn man sich nicht mehr so einsam fühlt. Wer in einer Gemeinschaft geborgen ist, kommt auch mit Schmerzen und Belastungen besser zurecht.

Unser wöchentliches Gruppenturnen eignet sich außerordentlich gut dazu, soziale Kontakte zu fördern. Zu Beginn gibt es ein Begrüßungsritual, neue Turner werden vorgestellt und Neuigkeiten besprochen. Turnen fördert nicht nur die Beweglichkeit, sondern auch die Hirndurchblutung. Ich kann feststellen, dass sich im Laufe der Turnstunde auch die Gedächtnisleistung verbessert und freue mich jedes Mal, wenn sich die Turner nach der Stunde mit Handschlag verabschieden und sich beim Namen nennen. Zum Abschluss singen wir noch einige Lieder miteinander. Ich bin immer wieder erstaunt, wieviel Freude den alten Menschen das Singen macht und wie gut sie die Texte der alten Kinder- und Wanderlieder mitsingen können.

Herr A. möchte nach Hause gehen

Der 87-jährige Herr A. kam nach seinem zweiten Schlaganfall zu uns. Er und seine Frau hofften inständig, dass er sich weit genug erholen würde, um wieder zu Hause leben zu können. Frau A. war, obwohl selbst schon betagt, bereit, alles was in ihrer Kraft stand, dazu zu tun. Das Ehepaar A., die zuständige Ärztin und ich legten gemeinsam das Ziel fest: Für eine Entlassung musste Herr A. den Transfer vom Bett in den Rollstuhl, bzw. vom Rollstuhl zurück ins Bett, alleine bewältigen können.

Fast täglich machten wir Bewegungsübungen und übten das Aufstehen und Gehen. Herr A. war mit Eifer bei der Sache und bemühte sich sehr. Als er einen an seine Behinderung angepassten Rollstuhl bekam, den er mit einer Hand bedienen konnte, kam noch das Rollstuhltraining dazu. Obwohl Herr A. sein Möglichstes tat, war unser gemeinsames Bemühen leider nicht sehr erfolgreich: Es zeigte sich immer deutlicher, dass Herr A. in seinem Orientierungsvermögen und in seiner Konzentrationsfähigkeit zu massiv gestört war, um komplexe Bewegungsabläufe erlernen zu können.

Herr A. bemerkte, dass er kaum Fortschritte machte und war darüber sehr traurig. Wir setzten unsere Bemühungen fort und übten täglich mit ihm. Die Entlassung nach Hause wurde aber immer unwahrscheinlicher, und wir sahen schließlich ein, dass wir unser Ziel neu definieren mussten. Gemeinsam einigten wir uns darauf, Herrn A. dabei zu helfen, auf der Station so selbständig wie möglich zu leben. Es war für den alten Mann wichtig zu erleben, dass wir ihn nicht „aufgaben", sondern uns mit dem gleichen Einsatz wie bisher um ihn bemühten. Das half ihm dabei, sein Selbstbewusstsein und sein Selbstvertrauen nicht zu verlieren und sich nicht selbst aufzugeben.

Mit Freude und Begeisterung war er beim wöchentlichen Gruppenturnen dabei und genoss die Gesellschaft der Mitpatienten. Besonders viel Freude hatte er an der Therapiearbeit mit unserem Schäferhund Lord (Streicheln des Tieres mit der geschwächten Hand). Die freundschaftliche Beziehung zu dem Tier und das Berühren des warmen und weichen Fells steigerten auch sein seelisches Wohlbefinden.

Mit der Zeit verschlechterte sich sein Allgemeinzustand immer mehr. Er wurde schwächer und infektanfälliger und starb schließlich etwa zehn Monate nach seiner Aufnahme bei uns.

LITERATUR

(1) May, G., May-Ropers C.: „Balance und Bewegung", Gustav Fischer Verlag, 2. Auflage 1990

Haben alle Freunde zwei Beine?
Tierunterstützte Therapie

Renate Urban

Haustiere waren zu allen Zeiten und sind heute mehr denn je Gefährten des Menschen. Schon deshalb kommt ihnen eine wesentliche Funktion in unserer Gesellschaft zu. In den vergangenen Jahrzehnten sind die Menschen im Großen und Ganzen viel einsamer geworden: Die intakte Großfamilie wurde zur Rarität; heute dominiert die Kernfamilie. Sie besteht in der Regel aus Vater, Mutter und ein bis zwei Kindern oder begnügt sich schlichtweg damit, eine „Ein-Hund-Familie" zu sein. Daneben nimmt auch die Zahl der Single-Haushalte ständig zu. Außerhalb des Familienverbandes gibt es immer weniger Möglichkeiten, Kontakt zu knüpfen, zu kommunizieren, sein Herz auszuschütten. Besonders betroffen sind alte Menschen: Früher klingelte der Briefträger jeden Tag und nahm sich oft die Zeit für ein paar freundliche Worte. Im Laufe der Jahre lernte man einander besser kennen und die Gespräche wurden persönlicher. Um den Tagesbedarf einzukaufen, mussten viele kleine Geschäfte besucht werden: die Milchfrau, der Gemüsemann, der Bäcker, der Fleischer, der Trafikant ..., die Geschäftsleute grüßten freundlich, erkundigten sich nach erkrankten Familienmitgliedern und besprachen den neuesten Tratsch. Man traf beim Einkauf immer wieder die gleichen Menschen und kam, während man wartete, mit ihnen ins Gespräch. Heute kommen die Lebensmittel aus dem Supermarkt, jeder hat es eilig, muss man an der Kasse warten, reagiert man nur mit Ärger und Ungeduld. Der Autofahrer füllt sein Benzin selbst in den Tank, der Postbote wirft die Briefe in den Postkasten, der Geldbriefträger kommt schon längst nicht mehr. Seit es Bankomaten gibt, holt man sein Geld aus der Maschine. Statt mit anderen zu sprechen, sieht man fern oder surft im Internet. Es ist daher nicht weiter verwunderlich, dass immer mehr Menschen zu einem Haustier Zuflucht nehmen. Sie sind auf der Suche nach der Wärme, die sie immer seltener von ihren Mitmenschen bekommen.

Besonders betroffen von dieser neuen Form der Einsamkeit sind sehr alte Menschen. Solange sie noch einigermaßen beweglich und selbständig sind, haben viele von ihnen ein Haustier. Im hohen Alter wird die Pflege des vierpfotigen Freundes immer beschwerlicher, zuletzt ist sie oft gar nicht mehr möglich. Mit der Aufnahme in ein Pflegeheim erledigt sich das Thema Haustier im Allgemeinen ganz.[1] Zurück bleibt ein völlig verunsicherter alter Mensch in einer fremden Institution, in der er sich nicht zurechtfindet, umgeben von fremden Gesichtern.

Das GZW ist ein besonders tierfreundliches Haus. Schon vor vielen Jahren hat Primaria Dr. Eva Fuchswans an ihrer Abteilung damit begonnen, gezielt Tiertherapie einzusetzen und konnte seither damit vielen kranken und einsamen Hochbetagten zu einer besseren Lebensqualität verhelfen. An unserer Abteilung hatte es vor Jahren zwar vorübergehend Stationskatzen gegeben, aber eine Station im Pflegeheim ist für Katzen sichtlich kein richtiges Zuhause. Die Tiere zeigten bald durch ihr Verhalten, dass sie sich bei uns nicht wohlfühlten. Sonst gab (und gibt) es bei uns nur zwei Vögel, die man aber leider nicht streicheln kann. Einige Jahre lang kamen einmal in der Woche für zwei Stunden zwei große, außerordentlich gutmütige und freundliche Besuchshunde zu einigen Patienten, von denen wir wussten, dass sie sich darüber freuten. Das war nicht viel.

Alfred Chladek, einer unserer Ärzte, brachte mich eines Tages auf die Idee, meinen Schäferhund Lord zur Arbeit mitzubringen. Als ich zögerte, meinte er: „Warum denn nicht? Das wäre bestimmt eine große Bereicherung für unsere Patienten!" Wir fragten Marina Kojer, unsere Chefin. Sie war sofort von der Idee angetan und meinte, dass ein Abteilungshund uns schon lange genug gefehlt hätte. Erst mussten noch die rechtlichen Voraussetzungen erfüllt werden, Lord wurde untersucht und für gesund befunden, zudem musste er eine strenge „Prüfung" absolvieren, um seine Gutmütigkeit unter Beweis zu stellen und zu zeigen, dass er auch dann nicht zuschnappt, wenn er plötzlich erschreckt wird. Von nun an begleitete mich Lord als Co-Therapeut jeden Tag in den Dienst. Ich bin medizinisch-technische Fachkraft (MTF) und arbeite in der Physiotherapie. „Was macht ein Hund in der Physiotherapie?", mag sich mancher fragen.

> Eines meiner ersten überwältigenden Erlebnisse betraf Frau B., eine bettlägerige Patientin, die schon lange bei uns betreut wurde. Wir alle hatten bis jetzt kein einziges Wort von ihr gehört, sie unterhielt sich auch nicht mit den anderen Patienten im Zimmer. Eines Tages kam ich mit meinem Hund zu ihr. Frau B. war auf einmal hellwach und begann mit großer Freude mit dem Hund zu sprechen. Aus dem Gespräch mit Lord wurde bald auch ein Gespräch über Lord und über Hunde im Allgemeinen: Frau B. begann von

---

[1] Im GZW besteht an der von Primaria Dr. Eva Fuchswans geleiteten Abteilung für Tierunterstützte Therapie die Möglichkeit, gemeinsam mit dem eigenen Tier aufgenommen zu werden.

sich aus mit mir und meiner Kollegin zu sprechen. Damit war das Eis gebrochen. Mit der Zeit erwies sich Lord als wertvoller Co-Therapeut, denn Frau B. war nun, um den Kontakt zu dem Hund zu intensivieren, bereit zu üben und gegen ihre Behinderung anzukämpfen. Um Lord besser streicheln zu können, lernte sie schließlich sogar, sich wieder im Bett aufzusetzen. Die Freude über den vierbeinigen Freund befreite sie allmählich von ihrer Bedrückung und Resignation. Sie hörte auf, mit dem Schicksal zu hadern und begann auch wieder ein wenig mit ihren Zimmergefährtinnen zu sprechen. Sie freute sich auf jeden Tag, an dem sie von uns Besuch bekam und wurde zunehmend interessierter an ihrer Umwelt.

Dieses Beispiel zeigt sehr gut, worin die „Arbeit" des vierbeinigen Co-Therapeuten besteht: Das Tier schenkt den Menschen die Wärme und Nähe, die sie brauchen und nach der sie sich sehnen. Viele alte Menschen wehren Zuwendung und Berührung ihrer professionellen Helfer empört ab, auch wenn diese es noch so gut und ehrlich mit ihnen meinen: Sie möchten zeigen, dass sie ihr Leben noch im Griff haben, sie wollen unter gar keinen Umständen hilflos erscheinen. Ein Hund ist keine „Konkurrenz", er versteht einen wortlos, er urteilt und verurteilt nicht, er ist weich, warm und lebendig, er ist einfach da. Wenn er zum Bett kommt, lässt er sich streicheln und teilt seine Freude darüber durch seine Körperhaltung und durch Schwanzwedeln mit.

Lord ist auch ein großartiger Motivator: Im Sitzen streichelt es sich besser als im Liegen, daher lohnt es wieder sich anzustrengen, um das Verlernte zurückzuerobern. Um Lord streicheln zu können, nehmen die Kranken oft ohne nachzudenken „Übungen" auf sich, zu denen sie sich im Allgemeinen nur ungern und für kurze Zeit bereit finden. Es ist natürlich viel schöner, das weiche warme Hundefell zu streicheln oder zu bürsten, als zum Trainieren eben dieser Bewegungen nach Anweisung eines Therapeuten anstrengende Übungen zu machen. Das Üben fällt so viel leichter und ist erfolgreicher, weil „Streicheln" oder „Bürsten" im Gehirn alte Bewegungsmuster aktivieren und das Verlorengegangene dadurch rascher wieder erlernt werden kann. Der Patient verkrampft sich nicht und versucht sein Bestmögliches zu geben, weil es ihm Freude macht und weil der Hund so lieb und brav ist. Dadurch ist der Leistungsanreiz um vieles größer, und der Patient macht raschere Fortschritte. Die Freude über seine zunehmende Selbständigkeit wirkt sich als weitere Motivation aus.

Ist ein alter Mensch schließlich ganz bettlägerig geworden, bekommt er wenig Besuch, findet auch sonst nicht mehr viel Abwechslung oder Ansprache statt und kann er vielleicht auch nicht mehr sprechen und sich kaum

bewegen, darf Lord sich auf sein Bett legen. Selbst Schwerkranke lassen erkennen, wie sehr sie sich darüber freuen.
Auch bei Sprachstörungen (zum Beispiel nach einem Schlaganfall) bewährt sich Lord häufig als Co-Therapeut. Oft schämt sich der Kranke, mit anderen Menschen zu sprechen, er hat Angst, sich zu blamieren oder gar ausgelacht zu werden und gerät dadurch in Gefahr, ganz zu verstummen. Vor dem Tier braucht er sich nicht zu schämen, mit ihm kann er plaudern, auch wenn die Worte durcheinander purzeln und oft keinen Sinn ergeben. Für uns Therapeuten ist Lord ein guter Gesprächsvermittler und macht den Kontakt zu manchen Patienten um vieles leichter. Sobald wir mit dem Hund kommen, wirken wir sichtlich vertrauenserweckender und sympathischer, Hemmschwellen, Bewegungsunlust und Müdigkeit sind leichter zu überwinden und die Kommunikation kommt müheloser in Gang. Lord fördert auch die Unterhaltung zwischen den Patienten. Zu einem alten Menschen, der den Hund gerade halten darf und mit ihm spricht, gesellt sich bald ein anderer, der mitredet. Schließlich sprechen die beiden Menschen nicht mehr nur mit dem Hund, sondern miteinander über den Hund. So entstehen immer wieder nähere Bekanntschaften unter den Patienten, denn mit der Zeit wendet man sich auch anderen Gesprächsthemen zu, spricht über sich selbst und über die Vergangenheit.
Einmal in der Woche findet unsere Turngruppe statt. Auch bei dieser Gelegenheit darf Lord natürlich nicht fehlen. Es macht großen Spaß, den Ball zu ihm zu werfen, alle beobachten dann, was er damit macht. Um alles zu sehen und nichts zu versäumen, drehen und wenden sie sich viel aktiver als sonst in ihren Sesseln und Rollstühlen. Zum Abschied gibt es dann eine große Streichelrunde. Selbst ganz demente alte Menschen, die von einem Augenblick zum nächsten alles vergessen, erinnern sich beim Anblick des Hundes an das warme und tröstliche Gefühl, das sie beim Berühren seines Fells hatten und fragen, ob sie ihn wieder streicheln dürfen.
Das Tier tröstet den alten Menschen und gibt ihm das Gefühl, nicht so allein zu sein. Es lindert Kummer und Schmerz, es ist immer aufrichtig, erwidert Freundschaft und schenkt Liebe, ohne eine Gegenleistung zu erwarten. Auch Patienten, die depressiv und schwierig sind, niemanden an sich heranlassen und alles ablehnen, bleiben zumeist offen für die Freundschaft mit dem Tier. Bei Lord müssen Sie nicht befürchten, dass er sich über ihren Willen hinwegsetzt oder sie zu bestimmten Handlungen nötigen will. Für ihn machen sie alles freiwillig und aus eigenem Antrieb und gehen um vieles froher und leichter aus dieser Erfahrung hervor.

Eine Welt ohne Farben und Sinnlichkeit?
Müssen am Krankenbett Tätige Uniform tragen?

Marina Kojer

Der wesentlichste Unterschied zwischen den Patienten im Krankenhaus und im Pflegeheim besteht darin, dass Krankenhauspatienten vorübergehend, Pflegeheimpatienten dagegen zumeist für den Rest ihres Lebens aufgenommen werden. Im Krankenhaus (allerdings nur dort) kommt Zweckdienlichkeit und Nützlichkeit daher zurecht die Priorität vor Wohnlichkeit, Gemütlichkeit und Anregung zu.

Wird ein alter Mensch bei uns aufgenommen, ist seine gewohnte Welt in der Regel kurz zuvor zusammengebrochen. Ab nun spielt sich sein Leben in der nüchternen Atmosphäre einer Krankenanstalt ab. Damit hat er auch die Vielfalt der Welt hinter sich gelassen. Die Einrichtung in seinem neuen „Zuhause" ist in der Regel nüchtern, glatt, zweckdienlich, abwaschbar. Die Menschen, die ihm begegnen, tragen Uniform. Die meisten Uniformen sind weiß, andere sind blau gestreift, einige auch grünlich oder kakifarben. Menschen in Uniform sind „anders". Sie wirken fremd, beängstigend, unnahbar. Meist stecken auch die Patienten selbst in „Uniformen". Ihre Uniform besteht aus Nachthemd und Schlafrock. Das Anlegen der „Anstaltskleidung" kennzeichnet äußerlich den Schritt von der Privatperson zum „Pflegling". Ich habe viele Jahre gebraucht, um zu begreifen, was diese Verluste für unsere Patienten bedeuten und noch länger, ehe ich erkannte, dass viele dieser Verluste völlig unnötig sind. Die längst fällige Initialzündung für einen Umdenkprozess lieferte ein Erlebnis mit einer Patientin.

„Wissen Sie eigentlich, was das heißt ..."

Frau Christine, eine noch relativ junge Frau, lebte mehr als zehn Jahre an unserer Abteilung. Nach einer Querschnittlähmung konnte sie nur noch Kopf und Arme aus eigener Kraft bewegen. Sie konnte ihre Lage selbständig nicht um einen Millimeter verändern, geschweige denn sich alleine aufsetzen, und hatte keine Kontrolle mehr über Harnblase und Darm. Wir kannten einander jahrelang und hatten in der langen Zeit oft miteinander gesprochen. Bei diesen Begegnungen trugen wir beide stets unsere Uniformen: Sie Nachthemd und Schlafrock, ich weißes Kleid und weißen Mantel.

Eines Tages, ich war bereits zum Weggehen umgezogen, fiel mir ein, dass ich noch etwas auf der Station zu erledigen hatte. Im Vorbeigehen sah ich

Frau Christine am Gang sitzen und begrüßte sie. Als sie mich sah, lächelte sie bewundernd und sagte: „Sind Sie heute aber schön!" Ich gab (wie mir leider zu spät bewusst wurde) die dümmste und taktloseste Antwort, die ich nur geben konnte. Ich sagte: „Habe ich Ihnen bis jetzt etwa nicht gefallen?" Die Frau im Rollstuhl schwieg und sah mich mit großen Augen sehr ernst an, ehe sie erwiderte: „Wissen Sie eigentlich, was das heißt, nie etwas anderes zu sehen als das Zimmer und den Gang? Wissen Sie, was es für eine Frau heißt, nie schön angezogen zu sein? Wissen sie, wie das ist, wenn man nur von uralten Menschen in formlosen Schlafröcken und von Betreuern in weißen oder blaugestreiften Kitteln umgeben ist?" „Ich habe bis jetzt noch nie darüber nachgedacht", sagte ich ... und schämte mich.

Seither sind Jahre vergangen, im GZW hat sich vieles zum Besseren verändert, in unserer Abteilung hat der Geist der Palliativen Geriatrie Einzug gehalten. Sehr viele Patienten tragen heute Privatkleidung (auch Frau Christine saß, obwohl es schwierig und zeitraubend war sie anzukleiden, bald in Hose und hübscher Bluse oder schickem Pulli in ihrem Rollstuhl). Unsere „Dienstkleidung" wurde allerdings noch lange nicht in Frage gestellt und blieb als Selbstverständlichkeit weiter erhalten. Es war meine Kollegin Andrea Martinek, die gemeinsam mit ihrem Stationspfleger Franz Hammer erstmals energisch Sinnhaftigkeit und Notwendigkeit dieser Uniformen in Frage stellte und sehr eindrucksvoll und nachdrücklich auf die negativen Konsequenzen dieser Verarmung an Sinnesreizen für unsere Patienten hinwies. Die beiden nahmen den langen Kampf mit der „Obrigkeit" auf und versuchten der Menschlichkeit und der Vernunft, selbst gegen starre Regeln, die es „immer schon" gegeben hatte, zum Durchbruch zu verhelfen. Die beiden haben gesiegt und doch noch nicht ganz gesiegt. Heute ist es zwar erlaubt, bunte Kleidung zu tragen – aber nur wenige machen Gebrauch davon.

Was Farben bewirken können

Andrea Martinek, Marina Kojer

In meiner jahrelangen Tätigkeit in der Geriatrie fiel mir wiederholt auf, wie arm an Sinnesreizen das Leben für unsere Patienten in Pflegestationen ist. Manchmal denke ich mir, dass diejenigen, die noch nicht dement zu uns kommen, die besten Aussichten haben, es unter den herrschenden Bedingungen zu werden. Eine unserer großen Herausforderungen in der Arbeit mit Hochbetagten muss es daher sein, für ein gesundes Ausmaß an äußeren Reizen zu sorgen, um auf diese Weise wieder mehr Farbe, Bewegung und Klang in ihr Leben zu bringen.
Wie schaut der „normale" Pflegeheimalltag auf einer Langzeitstation aus? Mehr oder weniger mobile Patienten bewegen sich (oder liegen) in meist einheitlich hell ausgemalten Räumen mit weißen oder hellgrauen Möbeln und weißer (bei uns weiß-gelber) Einheitsbettwäsche. Sie werden von mehrheitlich weiß gekleideten Personen betreut.

WAS BEDEUTET DIE FARBE WEISS?

Schon der kleinste Fleck wird auf dem weißen Untergrund sichtbar. Weiß wird daher im Allgemeinen mit Sauberkeit und Hygiene gleichgesetzt. In der Krankenpflege gilt die weiße Kleidung als Symbol dafür, dass in diesem Bereich hygienisch einwandfrei gearbeitet wird. Für viele Menschen sind Spitalweiß und die sterile Atmosphäre eines Krankenhauses eng mit den negativen Erfahrungen, die sie als Patienten oder Besucher gemacht haben, verbunden. Das makellose Weiß vermittelt zwar einerseits das Gefühl der Sicherheit („ich bin bei Fachleuten") und der Perfektion („ich werde gründlich und sorgfältig untersucht bzw. behandelt"), es vergrößert aber auch die Distanz zwischen den Kranken und ihren professionellen Betreuern. Dabei sollen sich unsere Patienten doch gerade in einem Pflegeheim wohl, ja wenn möglich wie zu Hause fühlen. Sie bleiben bis zu ihrem Lebensende (Monate bis Jahre) bei uns, und wir versuchen, ein familiäres Umfeld für sie zu schaffen. Ihr Aufenthalt ist keine vorübergehende Episode, er ist alles, was ihnen das Leben noch zu bieten hat. Die Vergrößerung der durch die Dienstuniform bedingten Distanz zwischen Betreuern und Betreuten ist daher ausgesprochen kontraproduktiv.

Wer ohne Abwechslung tage-, wochen-, monate-, jahrelang dasselbe sieht, sehen muss, kann davon nicht unberührt bleiben. Der Entzug von Sinnesreizen ebnet den Weg in die Depression, in den Abbau geistiger Fähigkeiten und in die innere Emigration. Bereits vor Jahrzehnten konnte nachgewiesen werden, dass das Wegnehmen von äußeren Reizen sich häufig sogar dramatischer auswirkt als das Vorenthalten von Sozialkontakten (Spitz 1945, Bowlby 1951) (1). Es ist auch längst bekannt, dass Ausmaß und Vielfalt der angebotenen Erlebnismöglichkeiten und Sinneseindrücke über subjektives Erleben und Verhalten von Heimbewohnern entscheidet (Weinstock und Benett 1968) (1). Nicht zuletzt stellt der Entzug von Sinnesreizen einen nicht unbeträchtlichen Stressfaktor dar, der sich nicht nur auf das Verhalten, sondern auch auf die Krankheitsanfälligkeit auswirkt.

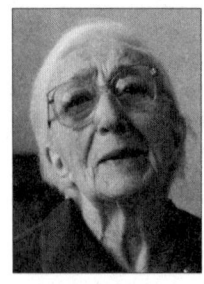

Es ist eine fast unlösbare Aufgabe zu versuchen, eine große Zahl von Patienten mit wenig Personal und ohne Geld in ein lebendigeres Leben zurückzuholen. Wir dachten lange darüber nach, was wir dazutun könnten, um den Alltag auf unserer Station wieder ein wenig anregender und interessanter zu machen. Wir entschieden uns schließlich dafür, zu versuchen, das Leben bunter zu gestalten. Wir – das heißt alle Teammitglieder, Stationsärztin, Stationspfleger, Pflegepersonal und Abteilungshelfer – wollten unseren Patienten in Hinkunft den Anblick unpersönlicher „Dienstuniformen" ersparen und stattdessen bunte Kleidung tragen. Diese Neuordnung sollte neue Anregungen bringen, alten Menschen dabei helfen Kontakt zu finden, sich bei uns zuhause zu fühlen und darüber hinaus den vorzeitigen geistigen Abbau hintanhalten.

Um augenfällig auf unser Ziel hinzuweisen, nannten wir unser Projekt „Multicolor." Natürlich muss die Dienstkleidung, ob sie nun weiß oder farbig ist, praktisch und leicht zu reinigen sein. Das bedeutet, dass die meisten von uns bunte T-Shirts in Kombination mit Hosen tragen. Vorerst musste dafür, für die Dauer des zunächst einjährigen Projekts, eine Ausnahmegenehmigung erwirkt werden. Dies gelang nach einigen Mühen. Die bunte Dienstkleidung wurde und wird allerdings nicht vom Dienstgeber zur Verfügung gestellt und muss von den Mitarbeitern selbst auf der Station gewaschen und gebügelt werden. Damit Patienten und Besucher wissen, mit wem sie es zu tun haben, werden deutlich sichtbare „Identitätskarten" mit Passfoto und dem Namen, in gut sichtbaren, großen Blockbuchstaben, getragen. Für Pflegende besteht darüber hinaus die Verpflichtung zum Tragen der Dienstbrosche, die die Träger als diplomierte Pflegekräfte bzw. als Pflegehelfer ausweist.

Der Beginn der Projektphase (1.1.1995) stand für uns alle im Zeichen der Umorientierung. Die Angehörigen reagierten zuerst leicht verwundert, weil wir nicht so aussahen, wie „richtige" Profis auszusehen haben, aber schon nach einigen Wochen waren die „bunten Schwestern" zum Alltag geworden. Unsere Patienten waren von Anfang an begeistert und warteten neugierig darauf zu sehen, was welche Schwester am nächsten Tag anhaben würde.
Als Stationsärztin und Initiatorin des Projekts stand ich natürlich von vielen Seiten unter genauester Beobachtung. Meine Dienstkleidung wurde sowohl von den Patienten als auch von den anderen Teammitgliedern sehr sorgsam unter die Lupe genommen. Bei der Auswahl der Stoffe für meine Röcke nahm ich stets Bedacht darauf, meinen Patienten besondere Anregungen zu bieten. Ich wählte daher große Motive, die ihnen bekannt und vertraut waren, zum Beispiel Hunde, Katzen, Blumen oder Musiknoten. Schon dadurch ergaben sich viele Gesprächsthemen: Die Patienten fingen zum Beispiel an, über ihre Erfahrungen mit Haustieren oder Pflanzen zu sprechen oder ich bekam, wenn ich bemerkte, dass jemand interessiert meine Kleidung betrachtete, einen guten Anknüpfungspunkt für ein Gespräch. So ergaben sich auch viele Gelegenheiten, über die Vergangenheit zu sprechen („Mein Hund hat genauso ausgeschaut wie der auf ihrem Rock. Er hat jedes Wort verstanden, wenn ich mit ihm gesprochen habe ...", „Tulpen sind meine Lieblingsblumen, im Frühling hat mein Mann mir immer Tulpen mitgebracht ..."). Es ist erstaunlich, welcher Gefühlsreichtum zuweilen allein schon beim Betrachten eines Kleidungsstücks zutage tritt, welche Tiefe ein dadurch ausgelöstes Gespräch erreichen und wie einschneidend die neue Bereicherung das Verhalten eines alten Menschen verändern kann. Manche alte Dame, die vor Beginn des Projekts eher teilnahmslos wirkte, begann nun aktiv zu werden, Wünsche hinsichtlich ihrer eigenen Kleidung oder einer schöneren Frisur zu äußern.
Die Kommunikation zwischen Betreuern und Betreuten verbesserte sich, der „Mensch Schwester" wurde zunehmend interessant. Unsere Patienten begannen sich für unser Leben zu interessieren und freuten sich, wenn wir sie daran teilhaben ließen. Dieses neue Interesse veränderte auch die Kommunikation zwischen den Patienten: Es wurde jetzt darüber diskutiert, warum einer bestimmten Schwester das rote T-Shirt besser steht als das grüne, oder dass ein Pfleger, der sich gerade einen Bart wachsen ließ, ohne diesen sympathischer ausgeschaut hat. Jede kleine Neuerung wurde genau registriert und interessiert diskutiert.
Diese Veränderungen brachten für unsere Patienten eine deutliche Steigerung der Lebensfreude mit sich. Um die erzielten Erfolge auch für Außen-

stehende sichtbar zu machen, war am Beginn des Projekts für alle Patienten eine Einstufung in Pflegekategorien erfolgt und ein Demenztest (Mini-Mental-State-Test) durchgeführt worden. Bei der Wiederholung nach einem Jahr konnte (obwohl doch alle mittlerweile älter geworden waren) eine messbare Steigerung der Selbständigkeit (Verminderung der Pflegebedürftigkeit) und bei einigen auch eine eindeutige Steigerung der geistigen Leistungsfähigkeit (bei den anderen zumindest ein Gleichbleiben, bzw. die Verlangsamung des geistigen Abbaus) festgestellt werden. Wir beobachteten, dass unsere Patienten selbstbewusster, aber auch anspruchsvoller wurden und vermehrt wagten, ihre Wünsche zu äußern.

Da wir auch wissen wollten, was Mitarbeiter und Angehörige von den veränderten Bedingungen hielten, wurden beide Gruppen gebeten, einen an der Station entwickelten Fragebogen auszufüllen. Die Auswertung ergab, dass die Befragten sich darin einig waren, dass der Umgang miteinander sich durch die Einführung bunter Dienstkleider zwangloser gestaltete, dass die Arbeitsfreude gestiegen war und dass es sich sichtlich lohnt, auch einmal etwas Neues auszuprobieren. Alle Befragten wussten die großen und gut lesbaren Namensschilder besonders zu schätzen (2).

Das Einschlagen eines unkonventionellen Weges hatte sich nachweislich bewährt. Nach einigem Zaudern wurde unser erfolgreiches Projekt nicht nur auf unbestimmte Zeit verlängert, es ist nun allen Mitarbeitern des GZW erlaubt, wenn sie es wünschen, bunte Dienstkleidung zu tragen. An unserer Abteilung hat unser Beispiel bereits Schule gemacht. Man sieht jetzt auch auf anderen Stationen immer öfter bunte T-Shirts auftauchen.

LITERATUR

(1) Zit. nach: Lehr, U.: Psychologie des Alterns, Heidelberg 1984
(2) Martinek, A., Hammer, F.: „Erfahrungsbericht über das Projekt Multicolor HM", unveröffentlichtes Manuskript, Wien 1995

Wie nehmen wir die Umwelt wahr?

Andrea Fink

Wenn von Wahrnehmung die Rede ist, denkt man im Allgemeinen an die fünf Sinne Sehen, Hören, Fühlen, Riechen und Schmecken, aber kaum daran, wie viel diese Fähigkeiten für unser Leben bedeuten: Die Wahrnehmung ist die einzige Brücke, die das Ich mit der Welt verbindet. Nur mit Hilfe seiner Sinne kann der Mensch sich in seiner Umwelt zurechtfinden. Was uns unsere Sinne mitteilen, wird im Gehirn verarbeitet; dort entstehen auch unsere Eindrücke und Vorstellungen von der Welt. Je stärker das Wahrnehmungsvermögen alter Menschen, zum Beispiel durch Einschränkungen des Sehvermögens, durch Schwerhörigkeit oder durch Nachlassen des Tastgefühls schwindet, desto ärmer wird ihre Welt. Reichtum oder Verarmung an Sinneseindrücken beeinflussen Bewegungsfreude, Denken und persönliches Verhalten. Kann die Umwelt nur mehr innerhalb enger Grenzen wahrgenommen werden, nimmt der Anreiz zu körperlicher Aktivität, zum Denken und zur Kommunikation mit der Umwelt ab. Da im hohen Alter Beweglichkeit, Unternehmungslust, Kommunikationsfähigkeit, Konzentration und Gedächtnis bereits aus biologischen Gründen eingeschränkt sind, kommt ein Teufelskreis in Gang. Gelingt es nicht rechtzeitig gegenzusteuern, geht mehr und mehr von den noch erhaltenen Fähigkeiten verloren, der alte Mensch zieht sich immer stärker in sich selbst zurück, letztlich schwindet sogar das Gefühl für den eigenen Körper.

Die Natur mit ihrer Vielfalt an Eindrücken und Möglichkeiten ist ein hervorragendes „Therapeutikum", um die Rückkehr ins lebendige Leben anzuregen und voranzutreiben. Leider bleiben sehr viele Menschen im hohen Alter die meiste Zeit in ihren vier Wänden. Sie können nicht mehr alleine hinaus, weil ihre Wohnung zum Beispiel im dritten Stock liegt und es keinen Lift im Haus gibt, weil sie sich nicht ohne Begleitung auf die Straße wagen, weil es im Alten- oder Pflegeheim zu wenig Personal gibt oder weil niemand auf den Gedanken kommt, sie im Rollstuhl (oder im Bett) ins Freie zu führen.

Die Natur ist reich an Farben, Klängen, Tast- und Geruchseindrücken: saftiggrünes Gras, bunte Blumen, blühende oder herbstlich verfärbte Bäume, blauer Himmel oder dunkle Wolken, Vogelgezwitscher, Windrauschen, das Plätschern des Wassers, das Prasseln des Regens, die samtige Oberfläche eines Blumenblatts, die prickelnde Kälte von Schnee, der Duft einer Rose oder eines Kräuterbeets, der Geruch der feuchten Erde nach dem Regen ... Uns ist das alles selbstverständlich, es fällt uns oft gar nicht mehr auf. Für viele unserer Patienten ist es schon lange nicht mehr selbstverständlich, einen Regentropfen auf der Haut zu spüren oder ihr Gesicht von der Sonne wärmen zu lassen. Sie haben vielleicht schon vergessen, wie es sich anfühlt, mit nackten Füßen durch das Gras zu gehen oder auf der Wiese zu sitzen und die hohen Halme an den Beinen zu spüren. Sie haben schon lange keine Möglichkeit gehabt, sonnenwarme Erdbeeren zu pflücken oder ein Butterbrot mit selbstgeschnittenem Schnittlauch zu essen. Ziel unseres Gartentherapieprojekts ist es, diesen Verlusten so gut es geht entgegenzuwirken. Wir möchten unseren Patienten helfen, die Natur neu zu entdecken und den Garten mit seinen vielfältigen Möglichkeiten als Lebensraum zu nutzen.

WIE SIEHT DAS IN DER PRAXIS AUS?

Alle Berufsgruppen müssen zusammenhelfen und ihren Beitrag leisten, damit die alten Menschen möglichst viel Zeit im Freien verbringen können. Mittagessen und Nachmittagsjause können bei schönem Wetter für viele Patienten im Garten serviert werden. Bettlägerige Patienten fühlen sich an einem schattigen Platz, zum Beispiel unter einem Baum, wohler als im Zimmer, mit gehfähigen Patienten können kleine Spaziergänge unternommen werden. Selbständige bewegen sich nach Lust und Laune im Garten und arbeiten mit oder ohne Anleitung an den Hochbeeten. Die wöchentliche Keramikgruppe, das Gruppenturnen, Spiel- oder Gesprächsrunden finden jetzt im Garten statt. Auch Aktivitäten der Ergo- und Physiotherapie werden, wenn es möglich ist, ins Freie verlagert.

Frau N., 68, blind, kam nach einer Unterschenkelamputation an unsere Abteilung. Die schweren Folgeerscheinungen ihres langjährigen Diabetes hatten ein selbständiges Leben zuhause für sie unmöglich gemacht. Schließlich traf sie selbst die Entscheidung für das Pflegeheim. Im Zimmer und auf der Station kam sie nahezu selbständig zurecht, dennoch lebte sie sich nicht richtig ein und wirkte sehr niedergeschlagen. Ich nahm Frau N. gemeinsam mit einer anderen Patientin zur Therapie in den Garten mit. Sie genoss das Gefühl, im Freien zu sein, Vögel zwitschern zu hören, Sonne und Wind auf der Haut zu spüren. Im Garten bekam sie wieder Freude daran, etwas zu tun und am Leben zu sein. Es machte ihr Spaß, Körbe zu flechten, im Freien schmeckte ihr auch das Essen wieder. Bald freundete sie sich mit ihrer Mitpatientin und deren Gatten an und verbrachte, wann immer dies möglich war, gemeinsam mit ihnen den Großteil des Tages im Freien. Frau N. wurde immer fröhlicher. Sie erzählte von Erlebnissen vergangener Jahre und erheiterte die anderen mit ihren Witzen.

Das Erleben des Gartens ist nur bedingt von Wetter und Jahreszeit abhängig. Bis zu einem gewissen Grad lässt sich die Natur auch ins Haus hereinholen. Blumensträuße und -gestecke erwecken bei vielen Patienten Freude und Aufmerksamkeit. Zimmerpflanzen tragen nicht nur viel dazu bei, eine Station wohnlicher und behaglicher zu gestalten, sie blühen, riechen, brauchen Wasser, müssen manchmal umgetopft werden.

Frau K. bekam von ihrem Enkel einen Gummibaum geschenkt, den sie seither liebevoll in ihrem Zimmer pflegt. Bei ihrer dementen Zimmergefährtin, Frau H. ergab sich anlässlich eines Hausbesuchs die Gelegenheit, ihre „Palme" mit ins Pflegeheim zu nehmen. Da die Pflanze für das kleine 4-Bett-Zimmer zu groß war, steht sie jetzt im Tagraum. Immer wenn Frau H. mit Angehörigen, Mitpatienten oder Betreuern im Tagraum sitzt, bringt sie den Stolz auf ihre „Palme" unmissverständlich zum Ausdruck.

In der Ergotherapie können viele im Garten gesammelte Materialien (Steine, Tannenzapfen, Kastanien, gepresste Blätter oder getrocknete Blumen) für kreativ-handwerkliche Arbeiten verwendet werden. Es gibt auch immer wieder Vorbereitungsarbeiten für Aktivitäten im Garten, zum Beispiel Plakate für ein Gartenfest, Schilder für die Beete ...

Wir haben unseren Garten bisher erst einen Sommer lang benützen können, unsere Gartentherapie steckt also noch in den Kinderschuhen. Vieles war noch nicht so, wie wir es uns gewünscht hätten, vieles werden wir im nächsten Frühjahr bestimmt besser machen. Eines wissen wir heute schon: Das Einbeziehen der Natur in unser ganzheitliches, palliatives Betreuungskonzept trägt viel dazu bei, die Lebensqualität von Betreuten und Betreuern zu verbessern.

Omas Garten

Marina Kojer

Maria W., eine zarte kleine Frau, kam schon schwer chronisch krank in die Abteilung und stand eigentlich vom ersten Tag an mit einem Fuß im Grab. Sie lebte allerdings zu ihrer und unserer Freude noch etliche Jahre bei uns, ehe sie, weit über 90-jährig, nach kurzer, schwerer Krankheit starb. Frau W. hatte eine große Familie, die sie oft besuchte und mit der sie in regem Austausch stand. Sie war eine leidenschaftliche Oma und identifizierte sich auch selbst mit dieser Aufgabe. Ihrem Wunsch entsprechend nannten wir sie von Anfang an Oma W.

Oma W. ertrug es nur schwer, die Hände in den Schoß zu legen. Sie nähte, strickte, räumte und versuchte anderen zu helfen. Schon bald stellte sich heraus, dass sie eine besonders innige Bindung zu allen Pflanzen hatte. Mit großer Liebe „adoptierte" sie jeden halb verreckten, traurig vor sich hin welkenden Blumentopf und erweckte ihn hingebungsvoll zu neuem Leben. In vielen Gesprächen bedauerte sie, keinen Garten mehr zu haben, um alle in der Zimmerluft zum Tode verurteilten Pflanzen richtig betreuen zu können. Damals war die Idee zur Gartentherapie noch nicht einmal geboren. Stationsärztin Susanne Pirker und Stationsschwester Michaela Zsifkovits überlegten lange, was sie tun könnten, um Oma W. den fehlenden Garten zu ersetzen. Schließlich erkämpften sie mit großem persönlichem Einsatz eine runde, mit Erde gefüllte Betonschale von circa 80 cm Durchmesser im Freien, unmittelbar neben dem Hintereingang des Pavillons. Von nun an war Oma W. in ihrem Element: Vom ersten Frühjahrssonnenstrahl im März bis tief in den November verbrachte sie einen Großteil der Tage damit, ihren „Garten" zu pflegen, das Wachstum der Pflanzen zu beobachten und Unkraut zu jäten. Da ihr kein geeigneteres Werkzeug zur Verfügung stand, verwendete sie sehr geschickt eine Gabel, um den Boden umzustechen. Traurig aussehende Topfpflanzen wurden behutsam aus dem Topf genommen und umgesetzt, Blumen und Schnittlauch angepflanzt. Oma W. schleppte alleine die schwere Wasserkanne von dem relativ weit entfernten Badezimmer bis zu ihrer Betonschale. Als sie einen Gartenzwerg geschenkt bekam, war ihr Glück vollständig. Leider wurde der Zwerg zu ihrem großen Entsetzen sehr bald gestohlen. (Den noch viel schöneren Nachfolgezwerg ließen wir vorsichtshalber einbetonieren.) Traf ich Oma W. am Gang, war sie meistens sehr geschäftig und rief mir nur im Vorbeieilen zu: „I muass zu mein' Garten!" Blieb sie stehen, erzählte sie vom Garten und war begierig, mir ihre Erfolge zu zeigen: „Hab'n

Sie scho g'sehn, wie schön mei' Goarten ang'setzt hat?" Begleitete ich sie dann hinaus, demonstrierte sie mit Liebe jede Knospe und jedes neue Blättchen und war liebevoll besorgt, wenn das eine oder andere noch nicht so recht gedeihen wollte. „Ma' muass Geduld hab'n, manche brauch'n halt länger, ma muass ihna a bisserl zured'n ... is' wie bei den Menschen a." Zwischendurch fiel ihr Auge sicher auf ein neues, winzig kleines Unkrautpflänzchen; sie zupfte es stets sorgfältig aus und schüttelte missbilligend den Kopf: „De Luadern, wenn ma net dauernd aufpasst!"

Hörst du es?

Snezana Lazelberger

Frau G. stand unter einem mächtigen Laubbaum im Lainzer Tiergarten. Die Sonnenstrahlen fielen durch das dichte, bereits bunt verfärbte Laubdach. Sie stand mit geschlossenen Augen da und sog die warme Spätsommerluft ein.

Als sie bemerkte, dass ich sie beobachtete, wandte sie sich mir zu. Ihre blauen Augen blitzten, als sie mich anlächelte. Dann schloss sie wieder die Augen und fragte kaum hörbar: „Hörst du es?" Ich horchte und antwortete dann: „Ich höre nur die Vögel und das Rascheln des Laubes". Nach einer kurzen Pause sagte sie: „Genau das ist es! Hier ist es so wunderbar still."

Mit beiden Händen tastete sie über die Rinde des uralten Baumes und freute sich darüber, zu spüren, wie rauh sie sich anfühlte. Es war lange her, seit sie das zuletzt hatte tun können ...

Frau G. nimmt, trotz ihres hohen Alters, ihrer schweren chronischen Erkrankung und ihrer starken Atemnot, ebenso wie viele andere Patienten an unseren Ausflügen teil. Die Patienten werden dabei von einigen Schwestern und Pflegern und von vielen Angehörigen (die meisten von ihnen sind schon im Ruhestand) begleitet und betreut. Diese Ausflüge sind Sternstunden für sämtliche Beteiligten. Unsere hochbetagten Patienten freuen sich über die frische Luft, die Sonne und die Schönheit der Natur. In familiärer Atmosphäre wird kreuz und quer geplaudert, gesungen und gelacht. Auf diese Weise gelingt es immer wieder, dem hohen Alter trotz schwerer Störungen und schmerzlicher Defizite, die es mit sich bringt, wunderbare, unwiederbringliche Momente abzugewinnen.

Der Garten aus der Sicht einer Patientin

Gerta Vasko

Mein Name ist Gerta Vasko, ich bin 70 Jahre alt, an beiden Beinen amputiert und an den Rollstuhl gefesselt. Seit 15.7.1999 bin ich im GZW. Ich war bis vor einiger Zeit in einer anderen Abteilung, als diese aufgelöst wurde, kam ich hierher.

Nach ein paar Tagen der Eingewöhnung habe ich erfahren, dass hier eine neue Therapieform erprobt wird. Um uns alten, kranken Menschen noch Mut und Lebenswillen zu geben, hat man einen Garten errichtet, mit erhöhten Blumenbeeten auf der einen Seite und auf der anderen Seite einem großen Rundbeet für Kräuter, Tomaten, Erdbeeren und Sonnenblumen. Sie wurden von einer Klasse der Akademie für Ergotherapie in Baden gespendet und von Patienten eingepflanzt. Man kann sich gar nicht vorstellen, mit welchem Eifer da gegraben und gepflanzt wurde. Unser lieber Dr. Neuhauser hat viele Fotos gemacht, auf denen man das Leuchten in den Augen der Menschen sehen kann.

Heute ist wieder ein schöner und heißer Sommertag. Auf der Wiese liegt unsere Ergotherapeutin Andrea und macht ihre Therapie mit einer alten Dame. Es ist so wundervoll still und eine so herrlich entspannte Welt hier draußen. Wir hören keinen Autolärm, nur Vogelgezwitscher.

Und nun zu meinem Bereich, zu den Blumenbeeten. Man hat sich hier leider mit der Fertigstellung sehr viel Zeit gelassen, und wir konnten erst am 10. Juni mit dem Einpflanzen beginnen. Ich habe leider die dumme Idee gehabt, noch mit Samen zu arbeiten, aber es war schon zu spät. Sie keimen zwar, aber es fehlen ihnen einfach die Frühlingstage. Auch in den anderen Wannen wurde mit emsiger Hingabe aufgekrampelt und in der Erde gewühlt.

Leute, die früher einen Garten hatten, finden hier wunderbare Erinnerungen. Ich kann dieses Gefühl nicht beschreiben, wenn man in der sonnenwarmen Erde arbeiten kann! Auch als die ersten Pflänzchen kamen! Es war ein Hochgefühl! Mir macht sie Freude und Spaß, diese Therapie!

Leider haben manche alte Menschen nicht mehr allzu viel Ausdauer. Aber es kommen auch immer wieder neue Leute dazu. Es war ergreifend, wie eine Mitpatientin, die schon seit längerem bettlägerig ist, vom Bett aus eine Sonnenblume pflanzte. Sie hatte vor Glück und Freude Tränen in den Augen. Ich hoffe, dieses Glücksgefühl kann jeder verstehen!

Wie darf ich dich pflegen?

Michaela Zsifkovics, Marina Kojer

WAS IST PALLIATIVE PFLEGE IN DER GERIATRIE?

Das Wort Palliativpflege weckt bei den meisten Menschen unmittelbare Assoziationen zu „Sterben", „Agonie", „Hand halten", „Sitzwache", „letzte Wünsche". Ohne Frage sind dies unverzichtbare Bruchstücke unseres Betreuungskonzepts, und doch geht die Zusammenschau dieses Stückwerks an der Vision der ganzheitlichen Pflege Hochbetagter, die unserem Handeln zugrunde liegt, vorbei.

Geriatrische Palliativpflege ist die aktive und ganzheitliche Pflege und Begleitung von schwerkranken, pflegebedürftigen, zum Großteil dementen alten Menschen bis zu ihrem Tod. Diese Art der Betreuung begreift den Menschen nicht als Sterbenden, sondern als Lebenden, als ein Wesen mit individueller Lebensgeschichte, geprägt von seinen einmaligen und einzigartigen Anlagen, Erlebnissen und Erfahrungen. Nicht seine Lebenserwartung entscheidet darüber, ob ein Hochbetagter Palliative Pflege braucht, sondern das Ausmaß seiner „unheilbaren" Hilfsbedürftigkeit.

Wir sehen den Menschen, den wir betreuen, nicht als die Summe von Funktionseinbußen, Krankheiten und Defekten, die unser Einschreiten verlangen. Wir sehen ihn als Ganzheit, in seiner Individualität, seinem Gefühlsreichtum, seinen Eigenheiten, Begabungen, Einschränkungen und Verlusten. Der Begriff der Pflege wird häufig mehr oder weniger mit der gezielten Fürsorge für den kranken Körper gleichgesetzt. Palliative Pflege begreift den Menschen als lebendes Kunstwerk.

Sie erfasst:

- **den Körper**

Was ist intakt geblieben, was garantiert Autonomie und stärkt das Selbstbewusstsein?
Wo können wir unterstützen und fördern?
Welche Einschränkungen erfordern unsere Hilfe?
Worauf müssen wir besonders achten (zum Beispiel Schmerzen, Wunden, Schluckstörungen)?

- **die Seele**

Haben wir genug Respekt vor diesem Menschen?

Was ist für ihn wichtig?
Was macht ihm Freude?
Was möchte er zulassen und was nicht?
Wovor hat er Angst?
Was belastet ihn besonders?

- **das soziale Netz**

Gibt es noch Angehörige, Freunde, Vertraute?
Sind alle ihm Nahestehenden schon gestorben?
Leidet der alte Mensch unter seiner Vereinsamung?
Gibt es noch eine Wohnung? Wie viel bedeutet sie ihm?

- **spirituelle Bedürfnisse und Nöte**

Erlebt der Hochbetagte sein Leben noch als sinnvoll?
Hat er religiöse Bindungen, Bedürfnisse?
Wünscht er den Tod herbei?
Hat er Angst vor dem Sterben?
Möchte er mit uns (mit dem Seelsorger) darüber sprechen?

Diese vier Aspekte existieren nicht getrennt voneinander. Sie sind nicht nur miteinander verknüpft, sie bilden jeweils eine einmalige Ganzheit: den Menschen.
„Der alte Mensch" ist eine Fiktion. Es gibt ihn nicht! Jeder erlebt sein Älter- und Altwerden, seine körperlichen Einbußen, Einschränkungen und Krankheiten in seiner besonderen Weise. Das Individuum findet seine persönlichen Antworten auf Leistungseinbußen, Verluste und zunehmende Schwäche. Jeder Mensch drückt die Bedürfnisse, die im Zusammenhang damit auftreten in seinem Verhalten aus und gibt uns damit wertvolle Einblicke in seine persönlichen Antworten auf die Fragen, die ihm das Leben stellt. Häufig weist das Verhalten auch auf einen besonders „wunden Punkt" („die Schande") hin, die Selbstrespekt und Würde bedroht.

Dazu zwei Beispiele

„Ich mache mir alles selber"

„In letzter Zeit komme ich manchmal nicht rechtzeitig auf die Toilette. Ein paar Tropfen Harn sind schon in meiner Unterhose, ehe ich sie erreiche. Ich begreife das nicht, ich war doch immer eine saubere und ordentliche Frau; ich schäme mich so. Auf keinen Fall darf jemand merken, dass mir so etwas passiert! Ich werde die Hose gut verstecken, damit niemand sie findet. Ich werde sie schnell auswaschen, wenn niemand es sieht. Aber was mache ich, wenn es wieder passiert? Meine Hose darf nicht noch einmal schmutzig werden! Ich werde die Unterhose mit viel Klopapier auslegen. Es ist auch besser, immer genug Klopapier griffbereit zu haben. Ich lege mir vorsichtshalber in meiner Tasche einen großen Vorrat an."

Wie soll die Pflege reagieren? Einfach wegschauen, um die alte Frau nicht zu verletzen? Das geht vielleicht für den Augenblick, aber nicht auf die Dauer!

Das wäre respektlos: „Frau A., Sie haben schon wieder Ihre schmutzige Unterhose im Kasten versteckt! Alles stinkt schon! Nehmen Sie doch endlich eine Windel, das ist ja keine Schande!" „Wozu brauchen Sie so viel Klopapier in der Tasche? Wir kommen gar nicht nach mit dem Nachfüllen!" „Sie sollen nicht immer ihre Hosen selbst waschen! Sie hängen ewig auf dem Heizkörper, und sauber werden sie durch Ihr Waschen auch nicht."

So können wir helfen: Gespräche über den „wunden Punkt" müssen vertraulich sein und sich nicht mit einem „Corpus delicti" (Unterhose, Klopapier) beschäftigen, sondern mit dem Problem selbst. Sie dürfen nur zwischen zwei Frauen unter vier Augen stattfinden. Die Schwester muss eine Vertrauensperson sein. Sie muss Verständnis und Mitgefühl zeigen, behutsam, in wiederholten Gesprächen, für die alte Frau die „Schande" in ein gesundheitliches Problem umwandeln, das mit dem Arzt besprochen und behandelt werden kann.

„Ich bin doch nicht dumm!"

Die Konzentrationsfähigkeit nimmt im Alter ab, beim einen schneller, beim anderen langsamer. Je schlechter der körperliche Zustand ist, je schwächer ein Mensch wird, desto schwerer fällt es ihm, den Faden eines Gespräches weiterzuspinnen oder sich an bestimmte Dinge zu erinnern. Die fortschreitende Demenz verstärkt diese Leistungseinbußen und führt meist auch dazu, dass wesentliche Angelpunkte der Orientierung verloren gehen.

Viele alte Menschen erkennen ihre auftretenden Defizite deutlich, empfinden sie als Makel und versuchen, sie so gut es geht zu verstecken und zu überspielen. Geht zum Beispiel der Faden in einem Gespräch verloren, wird rasch und animiert von etwas anderem weiter gesprochen. Direkte Fragen (etwa nach dem Lebensalter) werden zum Beispiel mit einem Scherz beantwortet: „Das möchten Sie gerne wissen, nicht wahr?"

Die schwer demente Frau S. gab auf die wiederholte Frage nach ihrem Alter schließlich ungehalten die Antwort: „Natürlich weiß ich, wie alt ich bin! Wenn ich nicht weiß, wie alt ich bin, bin ich ja dumm!"

Wie soll die Pflege reagieren?

Was wünschen wir uns, wenn wir etwas, was wir unbedingt wissen müssten, nicht wissen? Wir wünschen uns, dass unsere Wissenslücke nicht auffällt und wir nicht als Blamierte dastehen. Genau das Gleiche wünscht sich auch der alte Mensch! Wir helfen ihm, wenn wir ihn nicht bloßstellen, wenn wir mit ihm dorthin gehen, wohin er uns führt, wenn wir ihm in jeder Situation Respekt und Wertschätzung zeigen und seine Einzigartigkeit akzeptieren.

WELCHE ZIELE VERFOLGEN WIR?

(1) Herstellen einer tragfähigen Kommunikation,

(2) Erwerben von Vertrauen,

(3) körperliches Wohlbefinden,

(4) seelisches Wohlbefinden,

(5) Integration der Angehörigen,

(6) Betreuung und Begleitung Sterbender, ihrer Angehörigen und ihrer Mitpatienten.

Ad (1) Herstellen einer tragfähigen Kommunikation

Wollen wir einen Menschen kennen lernen, mit ihm Kontakt aufnehmen, sein Vertrauen erwerben, seine Schmerzen erkennen und seine vielfältigen Wünsche und Bedürfnisse wahrnehmen, müssen wir erst verstehen, was er uns sagen oder zeigen will. Wir müssen uns selbst so ausdrücken, dass er weiß, was wir von ihm wollen. Das Kapitel „Validation" behandelt die wesentlichsten Grundregeln der Kommunikation, die uns helfen, allen Menschen, nicht nur Dementen und Hochbetagten, näher zu kommen. Respekt und Wertschätzung sind Voraussetzung und Basis jeder guten Beziehung zwischen zwei Menschen. Sie sind die Garanten dafür, dass wir jedem Patienten, unabhängig von seinem Alter, vom Ausmaß seiner körperlichen und/ oder geistigen Erkrankung, seiner Weltanschauung oder seiner religiösen Überzeugung mit der Achtung begegnen, die jedem Menschen gebührt, einfach deshalb, weil er ein Mensch ist. Darauf soll hier nicht noch einmal eingegangen werden.
Vielleicht noch ein paar Worte zu den zahlreichen „kleinen Fehlern", die uns im Trubel des Alltags, aus Gedankenlosigkeit, Übermüdung, Personal-

mangel oder Pflichtenkollision immer wieder unterlaufen und die die Beziehung zum alten Menschen empfindlich stören und gefährden können. Hier einige Beispiele:

Patient: „Schwester bitte ..."

Schwester im Vorbeilaufen (wartet nicht, bis der Satz ganz ausgesprochen ist): „Ich habe keine Zeit."

Patient: „Ich muss groß!"

Schwester (im Vorbeilaufen): „Jetzt nicht!"

Patient: „Warum ist meine Tochter gestern nicht gekommen?"

Schwester (hat es eilig, will kein längeres Gespräch): „Heute wird sie schon kommen" (geht hinaus).

Patient: „Schwester bitte ..."

Schwester (in Eile): „Komme gleich!" (Vergisst und kommt in der nächsten halben Stunde nicht wieder.)

Patient (macht etwas falsch).

Schwester (ungeduldig): „Wie oft soll ich Ihnen noch sagen ..."

Patient fragt: „Wird mein Zustand wieder besser?"

Schwester (obenhin) „Ja, ja, das wird schon werden ..."

Fehler dieser Art sind nicht kleine, verzeihliche Versehen, sondern Verstöße gegen die Menschenwürde, Angriffe auf das Selbstverständnis von Wert und Autonomie des anderen, Auslöser für prägende Erlebnisse des nicht Ernstgenommenwerdens, des Ausgeliefertseins und der Ohnmacht. Sie zerstören den Boden, auf dem Vertrauen wachsen sollte.

Solche Fehler (weitgehend) zu vermeiden ist eine Herausforderung, der wir nur unter gewissen Voraussetzungen gewachsen sein können:

Fachliche Kompetenz. Fortbildungen und Zusatzausbildungen sind ein absolutes Muss. Sie sollen uns das fachliche Rüstzeug vermitteln, mit dessen Hilfe wir den uns anvertrauten Menschen auf allen Ebenen begegnen und ihnen in vielen Notlagen helfen können. Erst wenn wir über das Rüstzeug verfügen, auch mit schwierigen Situationen professionell umzugehen, kann unsere **menschliche Kompetenz** voll zum Tragen kommen und wir können von uns selbst und vom ganzen Team erwarten, dass unseren Patienten Respekt, Wertschätzung, Zuwendung, Verständnis, Geduld und Mitgefühl entgegengebracht werden.

Zeit. Zeit ist eine subjektive Größe. Fünf Minuten können sehr lang, ein ganzer Tag kann viel zu kurz sein. Die größte Kunst ist der eigene Umgang mit der Zeit: Bin ich bereit, für einen anderen Zeit zu haben, sagt das noch nichts über das Zeitausmaß aus, das mir zur Verfügung steht. Oft ersparen uns wenige Minuten ehrlicher Zuwendung viel Zeit, die wir kraftraubend verschwenden würden, wenn wir nicht gemeinsam mit einem Patienten, sondern gegen seinen Willen und „in seine Verzweiflung hinein" agieren.

Wertschätzender Umgang im Team
(Siehe: „Der hierarchiefreie Raum")

Personelle Ressourcen

Wir brauchen Mitarbeiter, die nicht bei uns „notgelandet" sind, sondern gerne und bewusst in der Palliativen Geriatrie arbeiten.
Jungdiplomierten Schwestern und Pflegern ist eher davon abzuraten, ihre Berufslaufbahn an einer geriatrischen Abteilung zu beginnen. Sie werden dort in der Regel zugleich unter- und überfordert: Sie wünschen sich faszinierende Aufgaben, spektakuläre Bewährungsproben für ihr frisch erworbenes Können und Wissen, den vermehrten Einsatz technischer Geräte und Patienten, die gesund nach Hause gehen. Wird unbedingter Respekt vor der Persönlichkeit schwacher, womöglich auch noch in ihrer Hirnleistung eingeschränkter Hochbetagter, Zurückhalten von Kundgebungen der eigenen (tatsächlichen oder vermeintlichen) Überlegenheit, Geduld, Einfühlungsvermögen und gleichmäßige Zuwendung von ihnen verlangt und erwartet, ist das oft mehr, als sie auf die Dauer geben können.
Es bedarf einer ausreichenden Zahl von Mitarbeitern, um den Anforderungen unserer Arbeit gewachsen zu sein.

Ad (2) Erwerb von Vertrauen

Der alte Mensch wird krank und hilflos bei uns aufgenommen. Er findet sich in einer erschreckend neuen Umgebung wieder, sieht viele Gesichter, keines davon ist ihm bekannt und vertraut. Bei der ersten Begegnung stehen einander zwei fremde Menschen gegenüber. Sie begegnen einander nicht von gleich zu gleich: Der eine ist jung, gesund, kräftig und schnell, der andere alt, krank, schwach und langsam. Dieses Ungleichgewicht bleibt auch dann erhalten, wenn wir unsere „Stärke" nicht ausspielen und dem anderen von gleich zu gleich begegnen. Noch immer müssen Hochbetagte uns als die „Machthaber" erleben: Wir agieren in einer uns vertrauten Umgebung, in der wir uns selbstverständlich zurechtfinden. Wir sind in unseren Bewegungen nicht eingeschränkt, hören und sehen gut, denken schnell und haben weder Schmerzen noch Angst. Auch wenn wir freundlich sind, bleiben wir die Bestimmenden! Wollen wir das Vertrauen Hochbetagter wirklich verdienen, müssen wir ihnen dort, wo es um ihre Bedürfnisse, Wünsche, Neigungen und Abneigungen geht, die Führung überlassen und nur dann selbst führen, wenn wir erkennen, dass sie damit einverstanden sind oder es von sich aus wünschen.

Vertrauen bekommt man nicht geschenkt, man muss es sich erarbeiten! Der Patient muss fühlen, dass ich es ehrlich mit ihm meine, dass ich tatsächlich für ihn da bin. Er muss erkennen, dass ich mir Zeit nehme, ihm zuzuhören, dass ich mich bemühe, seine Probleme mit ihm gemeinsam zu lösen, statt ihm einfach die Lösung überzustülpen, die ich selbst für angemessen halte.

KANN ICH DIR WIRKLICH VERTRAUEN?

Michaela Zsifkovics

Frau Maria O. kam vor einigen Monaten von einer anderen Abteilung zu uns. Dort hatte sie sich sehr abweisend verhalten und konsequent abgelehnt, zu essen und zu trinken. Infolge ihrer schweren Grundkrankheit war sie bei uns von Anfang an bettlägerig und in schlechtem Allgemeinzustand. Zu Beginn hatten auch wir große Schwierigkeiten, mit ihr in Kontakt zu treten, und dafür konnte nicht nur ihr schlechter körperlicher und geistiger Zustand verantwortlich gemacht werden: Frau O. war zwar verwirrt (aber nicht so stark verwirrt, dass ein Gespräch unmöglich gewesen wäre!) und hörte sehr schlecht (aber mit Hilfe ihres Hörgeräts verstand sie, wenn wir deutlich sprachen, sehr gut, was wir sagten). Die wirklichen Ursachen für die Kommunikationsschwierigkeiten der ersten Zeit lagen in ihrem Misstrauen und in ihrem Bedürfnis, sich abzugrenzen. Sie setzte ihr schlechtes Hörvermögen zum Beispiel sehr geschickt ein, um sich bei Bedarf zurückziehen zu können und eine größere Distanz zu erzwingen (ein bedauerndes Achselzucken: „Mein Hörgerät geht wieder einmal nicht").

Die erste Woche bei uns verlief daher recht problematisch: Frau O. aß und trank kaum, untertags wollte sie wenig von uns wissen, in der Nacht läutete sie ununterbrochen. Sichtlich fürchtete sie sich im Dunkeln und hatte das Bedürfnis, sich zu versichern, dass immer jemand da war. Für uns Pflegende war es eine schwierige Zeit, aber wir sahen ein, dass ihre Vertrautheit mit uns nur dann wachsen konnte, wenn Frau O. immer wieder die Erfahrung machte: „Es kommt jemand, wenn ich läute!" und: „Jeder, der kommt, ist freundlich zu mir, niemand schimpft und schreit".

Nach einigen Tagen äußerte Frau O. den dringenden Wunsch nach einem Bier und stellte bekümmert fest, dass sie leider kein Geld dafür hatte (eine Sachwalterschaft war eingereicht; ihr monatliches Taschengeld bekam sie aber erst nach der Ernennung des Sachwalters). Selbstverständlich streckten wir das Geld vor, Frau O. freute sich und fand das schön von uns. Ab sofort bekam sie so viel alkoholfreies Bier, wie sie wollte. Die Flasche stand immer in Sichtweite auf ihrem Nachtkästchen und der Becher wurde ganz nach Wunsch nachgefüllt. Sie fühlte sich ernst genommen und erkannte, dass wir ihre Wünsche nicht auf die leichte Schulter nahmen, sondern uns ehrlich bemühten, sie zu erfüllen.

Sobald der Sachwalter ernannt war, bekam Frau O. ihr Geld in ihre Handtasche. Sie konnte jederzeit nachschauen, ob es noch da war und stets bestimmen, was sie damit tun wollte. Selbstbestimmung war und ist für sie sehr wichtig. Es macht ihr zum Beispiel Freude, selbst zu entscheiden, ob sie sich an einem Tag eine Zeitung kaufen möchte oder nicht. Das Bier am Nachtkästchen und das Geld in der Handtasche bedeuten ihr viel, daher sind sie auch für das Team wichtig. Bei der Dienstübergabe wird regelmäßig weitergegeben, was gerade in dieser Richtung zu geschehen hat.

Essen hat eine Menge mit Gemeinschaft und Vertrauen zu tun. In dem Ausmaß, in dem sich Frau O. bei uns einlebte, begann sie auch wieder zu essen und zu trinken. Das Läuten in der Nacht wurde seltener und hörte schließlich ganz auf. Frau O. fühlte sich bei uns wohl, unterhielt sich gerne und war oft zu scherzhaften Gesprächen aufgelegt.

Vor einiger Zeit bekam sie starke Zahnschmerzen. Wir erklärten ihr, dass nur unser Zahnarzt Abhilfe schaffen könnte, und sie war damit einverstanden, sich in seine Behandlung zu begeben. In der Zahnambulanz sahen die Dinge für sie dann aber anders aus. Sie weigerte sich den Mund aufzumachen und lehnte jeden Eingriff von vornherein kategorisch ab. Wieder zurück auf der Station erzählte sie uns ihren Kummer: „Ich soll da zu einem Zahnarzt gehen, den ich gar nicht kenne!" Dem fremden Mann hatte sie nicht über den Weg getraut und lieber ihre Schmerzen weiter ertragen. Ich sah, dass sie große Angst hatte und versprach ihr, beim nächsten Mal mitzukommen und während der ganzen Behandlung bei ihr zu bleiben. Als wir gemeinsam den Zahnarzt aufsuchten, war Frau O. sehr froh, einen vertrauten Menschen bei sich zu wissen und ließ sich ruhig und bereitwillig ihre Brücke entfernen und einen Zahn ziehen. Später war sie glücklich darüber festzustellen, dass ihre Schmerzen nun verschwunden waren. Sie nahm mich bei der Hand, schaute mir in die Augen und sagte mit einem Seufzer der Erleichterung: „Kind, wenn du wüsstest, wie sehr ich Angst gehabt habe!"

Hochbetagte haben am eigenen Leib längst den geringen Stellenwert alter Menschen in der Gesellschaft kennen gelernt. Sie haben viele negative Erfahrungen gesammelt und sind Fremden gegenüber empfindlich und misstrauisch geworden. Die Betreuenden werden daher sehr aufmerksam beobachtet. Vor allem in der ersten Zeit ihres Aufenthalts stellen uns unsere Patienten oft auf die Probe. Sie stellen zum Beispiel verschiedenen Teammitgliedern die gleichen Fragen. Sie erkundigen sich zum Beispiel nach der Natur ihrer Krankheit oder nach Verlauf und Dauer ihres Aufenthalts im Pflegeheim. So versuchen sie herauszufinden, ob wir bereit sind, uns auf sie einzulassen, sie ernst zu nehmen und ihnen die Wahrheit zu sagen, oder ob wir sie mit unseren Antworten nur rasch abfertigen und ruhig stellen wollen.

Soll uns ein Patient sein Vertrauen schenken, dürfen wir ihn, auch mit besten Absichten, nicht überfahren. Jeder Mensch hat das Recht, selbst zu entscheiden, wie viel Distanz oder Nähe er zulässt. Auch wenn wir es noch so gut meinen: Ein alter Mensch empfindet es auch als demütigend, wenn er mit überströmender Zuwendung und nicht erbetener körperlicher Nähe überschüttet wird und sich nicht dagegen wehren kann. Wenn man einander erst kennen lernt, ist es sehr wichtig, dass jede Annäherung behutsam erfolgt. Kommen wir einen kleinen Schritt zu nahe, stellen wir rasch fest, dass der alte Mensch plötzlich angespannt ist, kurz den Atem anhält oder den Blickkontakt mit uns abbricht: Wir haben seine persönliche Distanzschranke überschritten und tun gut daran, gleich wieder einen Schritt zurückzugehen.

Ad (3) Körperliches Wohlbefinden

Unser Hauptanliegen ist es, belastende Symptome wie Schmerzen, Atemnot, Schlaflosigkeit, Angst und Verwirrtheit, aber auch „Kleinigkeiten" wie Durst, drückende Kleidung oder unbequeme Körperhaltung zu erkennen und zu lindern. Dafür stehen uns verschiedene Therapien, Pflegetechniken und Unterstützungsmöglichkeiten zur Verfügung, die wir, soweit uns dies möglich ist, nach den persönlichen Wünschen und Bedürfnissen jedes Einzelnen auswählen und einsetzen. Zahlreiche ausgezeichnete und detaillierte Informationen darüber finden sich in der Fachliteratur.

Im Folgenden sollen nur einige für die Geriatrie wesentliche Punkte herausgegriffen werden.

Schmerzen erkennen: Die Zeit, die ein Arzt mit dem Patienten verbringt, ist immer begrenzt. Wir Pflegende betreuen rund um die Uhr. Es ist daher im

Wesentlichen unsere Aufgabe, Schmerzen zu erkennen. Das ist bei körperlich und geistig eingeschränkten Hochbetagten nicht immer einfach (siehe „Schmerztherapie"). Um möglichst wenig zu übersehen, müssen wir uns Zeit nehmen, den Patienten in seiner Persönlichkeit, in seinen Anschauungen und Eigenheiten kennen zu lernen und etwas von seiner Biographie zu erfahren. Wir müssen ihn gut beobachten und lernen, mit ihm zu kommunizieren. Nur dann werden uns auch diskrete Schmerzzeichen nicht entgehen. Nur dann sind wir in der Lage zu erkennen, wo es weh tut, wann und bei welcher Gelegenheit Schmerzen auftreten, ob die Therapie ausreicht oder bei bestimmten Gelegenheiten (zum Beispiel Pflegehandlungen, Mobilisation) doch wieder stärkere Schmerzen auftreten.

EINE „AGGRESSIVE PATIENTIN"

Michaela Zsifkovics

Als Frau Elisabeth zu uns kam, war sie körperlich in gutem Zustand, sie litt kaum unter Einschränkungen, konnte gut alleine gehen, sich alleine anziehen, alleine essen und sich verständlich ausdrücken. Zu Hause hatte sie sich nicht mehr zurechtgefunden, sie war stark verwirrt. Es war schwierig für uns, mit ihr Kontakt aufzunehmen: Mit ihr in Blickkontakt zu treten, gelang, wenn überhaupt, nur für ganz kurze Zeit. Die Gespräche beschränkten sich auf einzelne Wörter, dann drehte sich Frau Elisabeth entweder um und ging weg oder sie wurde aggressiv und schlug mit ungeahnter Kraft blitzschnell zu. Wie wir später erfuhren, hatte sie in ihrer Jugend die Kunst der Selbstverteidigung erlernt und es darin zur wahren Meisterschaft gebracht. Sie zu pflegen wurde zum Hasardspiel: Wir mussten sie ununterbrochen genau beobachten und (oft vergeblich!) versuchen, rechtzeitig in Deckung zu gehen.

Als Frau Elisabeth gebadet werden sollte, zogen die Schwestern sie aus. Beim Heben der Arme war ihr Gesicht plötzlich schmerzverzerrt. Dabei blieb sie stumm und gab nicht die kleinste Schmerzäußerung von sich! Die Frage „Haben Sie Schmerzen?" negierte sie einfach. Als wir die Frage etwas eindringlicher wiederholten, wurde sie ungehalten und schlug um sich ... Wir berichteten unserer Ärztin Susanne Pirker von diesem Verhalten. Sie hielt sich in diesem Fall nicht lange mit „Beweisführungen" auf und begann sofort mit einer Schmerztherapie.

Bereits nach zwei Tagen konnten wir mit Frau Elisabeth länger Blickkontakt halten und auch längere Gespräche führen. Ihre Aggressionen ließen deutlich nach. Wenn wir sie nicht gleich verstanden, bemühte sie sich geduldig, uns immer wieder ihren Standpunkt zu erklären. Nach und nach gelang es uns, von ihr sehr viel von ihrer Biographie zu erfahren und sie besser zu verstehen. Frau Elisabeth lächelte uns an und ließ uns fühlen, dass es ihr bei uns gefiel. Nach einiger Zeit fühlte sie sich so wohl, dass sie jeden Nachmittag zu uns in die Teeküche kam, wenn wir Pause machten, sich zu uns setzte und mit uns gemütlich Kaffee trank.

Überwachung der Schmerztherapie: Schmerzmedikamente müssen genau nach Zeitplan verabreicht werden, um eine gleichmäßige Wirkung über 24 Stunden sicherzustellen und Schmerzspitzen zu vermeiden. Es genügt auch nicht, die Medikamente auszuteilen, ohne zu kontrollieren, was weiter damit geschieht. Kann der Patient die verordnete Therapie problemlos nehmen? Bereitet ihm das Schlucken Schwierigkeiten? Sind die Tabletten zu groß oder lehnt er die Tropfen ab, weil sie schlecht schmecken? Treten Nebenwirkungen auf? Leidet der Patient an Verstopfung, Übelkeit, Erbrechen oder Juckreiz? Gibt es Schwierigkeiten, beraten Patient, Arzt und Pflegende über eine Therapieänderung.

Der Umgang mit Schmerzpatienten: Schwestern und Pfleger tragen die Mitverantwortung für den Schmerzverlauf. Liegt der Schmerzgeplagte gut? Kann er alles, was er braucht, erreichen, ohne neuerlich Schmerzen auszulösen? Gehen wir behutsam genug mit dem schmerzenden Körperteil um? Erkennen wir, was Besserung oder Verschlechterung herbeiführt und reagieren darauf entsprechend? Fragen wir den Patienten und seine Angehörigen um ihre Meinung?

Lagewechsel: Wenn ein Mensch die Lage, in der er sich befindet, nicht aus eigener Kraft verändern kann, wird das Liegen für ihn zunehmend unangenehm. Dauert der Zustand lange genug an, bekommt er Schmerzen. Es ist daher bei diesen Patienten wichtig, immer wieder kleine Lageänderungen vorzunehmen, die Polster neu zu richten, die Höhe des Kopfteils zu variieren oder die Beine in eine andere Stellung zu bringen. Bei den meisten Patienten beeinflusst vermehrte Zuwendung den Schmerzverlauf positiv. Es gibt aber auch Patienten, die sich am wohlsten fühlen, wenn man sie so wenig wie möglich stört. Es ist eine wesentliche Aufgabe, dieses Bedürfnis rechtzeitig zu erkennen und zu akzeptieren. Ein solches Verhalten ist keine „Zurückweisung", sondern eine persönliche Art der Schmerzbewältigung.

Ad (4) Seelisches Wohlbefinden

Tag für Tag belasten Unsicherheiten, Sorgen, Nöte und Kümmernisse den alten Menschen. Dinge, die Jüngere mühelos lösen können, kaum beachten oder rasch bereinigen, lösen bei ihm Angst, Ratlosigkeit oder Verzweiflung aus. Unser wesentlichstes Ziel ist es, unseren hochbetagten Patienten bei der Bewältigung ihrer belastenden Situation beizustehen und ihnen dabei zu helfen, ihre zunehmende Hilflosigkeit anzunehmen. Die Tragfähigkeit des Einzelnen entscheidet darüber, ob ein Ereignis als Bagatelle oder als existentielle Bedrohung erlebt wird. Es liegt an der Reaktion der Umwelt, den Schaden zu beheben, zu begrenzen oder den seelischen Schmerz noch zu vergrößern.

DAS WAR EIN SCHRECK!

Marina Kojer

Lärm vor meiner Tür: Ich höre das schrille, wütende Gekläff eines kleinen Hundes, dazwischen erkenne ich die sonore, gleichfalls erboste „Stimme" unseres an sich lammfrommen Therapiehundes Lord. Als ich die Tür öffne, haben die Hundebesitzer die streitbaren Vierbeiner bereits getrennt.

Auf der Bank vor meiner Tür bleiben zwei zitternde, schreckensstarre Damen, beide sehr alt und sehr dement, zurück. Ihre angstvollen Augen sind hilfesuchend auf mich gerichtet. Ich setze mich zwischen sie. Sofort rücken sie, die Köpfe gesenkt, schutzsuchend, näher und lehnen sich an mich. Die größte Gefahr scheint gebannt, als ich ihnen, eine rechts, eine links, meine Arme um die noch immer zitternden Schultern lege. Ich sage: „Das war aber ein großer Schreck!" Dabei halte ich die beiden mit sanftem Druck an mich gedrückt. Nach einer kleinen Pause, das Zittern ist bereits schwächer, wiederhole ich mehrmals mit warmer ruhiger Stimme: „Es ist jetzt vorbei ... es kann nichts mehr geschehen ... es ist alles gut ..." Rechts und links, je ein tiefer Seufzer. Das Zittern ist jetzt ganz verebbt. Es bleibt eine Weile ruhig.

Schließlich hebt eine der beiden Damen den Kopf, schaut mir tief in die Augen und stellt erleichtert fest: „Jetzt sind wir noch einmal davongekommen!" Die andere nickt zustimmend mit dem Kopf und fügt nach einer kleinen Pause erklärend hinzu: „Wir möchten ja nur gesund bleiben und in Ruhe sterben können." Als ich mich kurz darauf verabschiede und in mein Zimmer zurück gehe, bleiben die beiden sitzen und plaudern angeregt miteinander weiter.

Für Menschen, deren seelisches Wohlbefinden so störungsanfällig geworden ist, genügt eine einzige Bezugsperson auch dann nicht, wenn es die geliebte Tochter ist, die jeden Tag kommt. In Notsituationen brauchen sie gleich und

auf der Stelle Zuwendung, Trost, und Sicherheit. Auch die „Lieblingsschwester" genügt nicht – sie ist ja gleichfalls nicht immer zur Stelle.
Das seelische Wohlbefinden Hochbetagter ist an die Möglichkeit gebunden, mit allen Teammitgliedern zufriedenstellend zu kommunizieren! Eine Voraussetzung dafür ist, dass sämtliche für das (körperliche und seelische) Wohlergehen wesentlichen Informationen an alle Teammitglieder weitergegeben werden. Deshalb gibt es in unserer Station täglich drei Dienstübergaben: In der Früh erfahren die Tagdienste die Ereignisse der Nacht; zu Mittag werden (gemeinsam mit der Stationsärztin) die Ereignisse des Vormittags besprochen, so wissen alle, was sich in jedem einzelnen Zimmer ereignet hat und worauf besonders zu achten ist. Am Abend findet dann die sorgsame Übergabe an den Nachtdienst statt. Verschlechtert sich der körperliche oder seelische Zustand oder ändert sich etwas in Pflege oder ärztlicher Therapie, so wird dies, da nie alle Pflegepersonen im Dienst sind, drei Tage lang weitergegeben. Damit versuchen wir, Informationslücken zu verhindern und die Kontinuität der körperlichen und seelischen Betreuung sicherzustellen. Nur wenn alle auf dem gleichen Wissensstand sind, kann jeder dem Patienten auf seine Fragen antworten und ihm Hilfestellung leisten, wenn sich sein körperlicher Zustand verschlechtert hat oder wenn ihn ein Kummer quält. So merkt der Patient, dass seine Bedürfnisse wahrgenommen werden und er als Mensch ernst genommen wird. Er spürt: „Ich bin für meine Betreuer wichtig. Alle bemühen sich um mich, versuchen meine Wünsche zu erfüllen und mir bei der Bewältigung von Schwierigkeiten zu helfen. Wenn ich traurig bin, ist jemand da, der mich tröstet. Wenn ich mich nicht auskenne, kann ich jeden fragen. Wenn ich Schmerzen habe und es mir schlecht geht, kommt der Arzt und tut etwas, um mir zu helfen."
Guter Informationsfluss und der gute Wille aller Teammitglieder sind wesentliche Voraussetzungen dafür, dass sich unsere Patienten bei uns sicher und geborgen fühlen und – trotz schlechter Wohnqualität – gerne bei uns sind. Damit dies tatsächlich der Fall ist, ist es auch besonders wichtig, das eigene Bemühen und die eigenen Leistungen immer wieder kritisch zu hinterfragen. Es ist stets gefährlich, von der Treffsicherheit der eigenen Leistungen überzeugt zu sein. Jede Maßnahme, die wir setzen, ist ein Versuch, Leiden zu lindern, Wünsche und Bedürfnisse zu erfüllen. Professionalität und menschliche Kompetenz sind aber keine unfehlbaren Garanten dafür, dass uns dies auch gelingt! Gut gemeint ist bekanntlich häufig das Gegenteil von gut. Um zu helfen, darf man sich selbst nicht zu wichtig nehmen. Es ist gut, immer wieder einen Schritt zurückzutreten, die Reaktionen des Patienten genau zu beobachten und die eigene Strategie flexibel an ihm zu orientieren.

Der alte Mensch soll jederzeit spüren, dass
- er respektiert wird,
- seine Bedürfnisse wahr- und ernst genommen werden,
- nach individuellen Lösungen gesucht wird,
- seine Lösungen erfragt und berücksichtigt werden,
- er ehrliche und einfühlsame Antworten erhält,
- er niemals verlassen wird, egal was geschieht,
- auch seine Bezugspersonen unterstützt und begleitet werden.

Ad (5) Integration der Angehörigen

Mehr als die Hälfte unserer Patienten haben niemanden mehr, der ihnen nahe steht und bereit ist, auch jetzt noch an ihrem Leben teilzunehmen, sie regelmäßig zu besuchen und sie bis zuletzt zu begleiten. Wenn es glücklicherweise noch jemanden gibt, der das Leben über viele Jahre mit dem alten Menschen geteilt hat, dann muss uns stets bewusst sein, wie kostbar diese Verbundenheit für den Kranken und Pflegebedürftigen ist. Hochbetagte Männer haben oft noch Ehefrauen, die sich liebevoll um sie kümmern. Manche von ihnen sind sogar bereit, regelmäßig den Großteil des Tages bei ihnen zu verbringen. Die Ehemänner sind, wenn ihre Frauen bei uns aufgenommen werden, meist schon lange tot oder bereits selbst pflegebedürftig. Sehr alte Damen haben daher nur selten das Glück, von ihren Partnern betreut zu werden. In der Regel kümmern sich ihre Kinder (vor allem die Töchter) um sie. Da wir wissen, wie groß die Bedeutung all dieser Verbindungen ist, betrachten wir in der palliativ-geriatrischen Pflege von vornherein Patienten und Angehörige als eine Einheit und versuchen, unser Verhalten danach auszurichten. Wir wissen: Unseren Patienten kann es nur dann gut gehen, wenn es den Pflegenden gelingt, eine gute Beziehung zu den Angehörigen zu finden, diese über die ganze Zeit aufrechtzuerhalten und wenn möglich immer weiter zu vertiefen. Das bedeutet, dass wir vom Tag der Aufnahme an aktiv den Kontakt suchen, Biographie, Vorlieben und Abneigungen des von uns betreuten Menschen erfragen, alle relevanten Informationen rechtzeitig weitergeben und, wenn es Not tut, Rat einholen.

AUS EINEM „SCHWIERIGEN ANGEHÖRIGEN" WIRD EIN PARTNER

Michaela Zsifkovics

Herr K., selbst schon in Pension, hatte seine Mutter jahrelang zu Hause betreut, ehe sie, über 90-jährig, bei uns aufgenommen wurde. Von Anfang an entpuppte er sich als „schwieriger Angehöriger". Er war in seinem Beruf sehr erfolgreich gewesen und hatte über viele Jahre eine Führungsposition bekleidet. Dabei hatte er sich mit der Zeit zu einem „Macher" entwickelt: Er war gewohnt zu befehlen. Sein Wort hatte stets den Ausschlag zu geben. Er war ein Mann, dem man gehorchte! Mit großer Selbstverständlichkeit behielt er auch bei uns den Befehlston bei. Wir konnten machen was wir wollten – er war ewig unzufrieden. Gewisse Dinge gelangen uns nie so, wie er es sich vorgestellt hätte.

Frau K., eine kleine, zarte, psychisch labile und sehr empfindsame Frau, war sehr ruhebedürftig und erschrak leicht. Ihre Wünsche und Bedürfnisse wechselten von Tag zu Tag, je nachdem, wie sie sich zu diesem Zeitpunkt gerade körperlich und seelisch fühlte. Der laute Befehlston ihres Sohnes ließ sie stets schmerzhaft zusammenzucken, sie hielt ihn (wie sie uns, sobald er gegangen war, häufig sagte) fast nicht aus. Herr K., der „Macher", beurteilte die Welt ausschließlich aus seinem persönlichen Blickwinkel. Alles musste für ihn logisch sein. Hielt er etwas für angenehm, zweckdienlich oder passend, musste es auch für seine Mutter das Richtige sein. Diese Einstellung hinderte ihn oft daran, die Bedürfnisse seiner Mutter zu erkennen. Aber selbst wenn er ihre Wünsche wahrnahm, sie aber selbst für „unlogisch" hielt, setzte er sich ohne viel Federlesens über sie hinweg. Seine Sicherheit, alles besser zu wissen als wir, beruhte bis zu einem gewissen Grad auf den Erfahrungen aus der langen Zeit, in der er seine Mutter zu Hause betreut hatte. Den wesentlichsten Teil aber machte die unerschütterliche Überzeugung aus, dass er, der große Herr K., nicht irren konnte. Mit dieser Einstellung überforderte er nicht nur seine Mutter, er überforderte auch uns alle restlos! Die Krise war vorprogrammiert.

Oft saßen Pflegeteam und Stationsärztin zusammen, um den „Problemfall" zu besprechen. Letztlich kamen wir zu dem Schluss: Gegen Herrn K. zu agieren war nicht nur sinnlos und ein unnötiger Kraftverschleiß, wir schadeten damit seiner Mutter, uns selbst und letztlich sogar ihm. Die vermeintlich schlechte Betreuung zwang ihn ja, ständig präsent zu sein, alles zu überwachen und sich laufend aufzuregen. Schließlich beschlossen wir, es nicht mehr auf Konfrontationen ankommen zu lassen, sondern ihn geduldig in ruhigen Gesprächen in alles, was wir taten, mit einzubeziehen.

Wir besprachen nun jedes Mal mit ihm, was wir vorhatten und warum wir gerade das tun wollten. Wir erklärten ihm stets, was hinter unseren Vorhaben stand und was wir uns dabei gedacht hatten. Unsere Ärztin setzte ihm zum Beispiel auseinander, dass es noch kein gesundheitliches Drama war, wenn seine Mutter an einem Tag kein Fleisch essen wollte. Sie führte aus, warum es richtig sein kann nachzugeben, wenn eine über 90-Jährige sich einmal nicht wohl genug fühlt, um aufzustehen. Mit der Zeit verstand er, warum es für uns entscheidender war, ihren Wünschen nachzukommen, und nicht den seinen. In vielen Gesprächen erklärte ihm unsere Ärztin jedes Medikament, das seine Mutter bekam, und warum es für sie besser war, wenn sie nicht noch mehr Medikamente schluckte.

Gleichzeitig gelang es uns auch, Herrn K. die Sicherheit zu geben, dass wir uns für seine Meinung interessierten und dass wir uns bemühten, im Einverständnis mit ihm zu handeln. Wir hatten erfasst, dass er es als Mann, der immer Verantwortung übernommen hatte, nicht ertrug, auf einmal „draußen" zu stehen und uns die volle Verantwortung zu überlassen. Von nun an fragten wir ihn, auch bei Kleinigkeiten, stets nach seiner Meinung und bezogen ihn, wo immer es ging, in die Pflege mit ein. Unsere Ärztin übertrug ihm zum Beispiel die Verantwortung dafür, dass seine Mutter ihre Mittagsmedikamente jeden Tag ordnungsgemäß einnahm.

Mit der Zeit wurde Herr K. unser Freund. Er spricht jetzt auch im Allgemeinen leiser mit seiner Mutter und geht auf ihre Wünsche ein. Wird er aus alter Gewohnheit doch einmal lauter, stärken wir Frau K. den Rücken und fragen sie: „Was haben Sie denn früher immer gemacht, wenn der Hans so schlimm war?" Dann lacht sie und droht ihm mit dem Finger: „Gleich hole ich die Rute!" Herr K. lacht mit und dämpft seine Lautstärke wieder. Im Zimmer beschäftigt sich Herr K. jetzt nicht mehr ausschließlich mit seiner Mutter. Er kümmert sich auch um Mitpatienten und plaudert gerne mit ihnen. Unsere Station ist ihm vertraut geworden, er fühlt sich zugehörig. Wenn er eine Schwester oder einen Pfleger eine Weile nicht gesehen hat, vermisst er sie und erkundigt sich besorgt nach ihr oder ihm.

Als vor einiger Zeit seine Frau schwer erkrankte, wurden wir zu seinen Angehörigen. Wir hörten ihm zu, trösteten ihn und sprachen ihm Mut zu. Jedes Mal, wenn seine Frau im benachbarten Krankenhaus aufgenommen wurde, besuchten wir sie. Mittlerweile kennt sie uns auch schon und freut sich, wenn wir kommen. Herr K. ist froh darüber, seine Probleme mit jemandem besprechen zu können. Er war immer ein starker Mann und glaubt es in seinem privaten und beruflichen Bekanntenkreis auch heute noch sein zu müssen. Bei uns kann er endlich zeigen, wie ihm wirklich zumute ist, er kann seinen Schmerz und seine Angst zugeben, ohne sich dafür zu schämen. Bei uns darf auch er einmal schwach sein.

Mit der Integration der Angehörigen in die „Stationsfamilie" verfolgen wir drei Hauptziele:

- verhindern, dass der Patient sich „abgeschoben" fühlt,
- Aufrechterhaltung des Familienkontakts,
- Befreiung der Angehörigen von der Last ihres unbegründet schlechten Gewissens.

Aufrechterhaltung des Familienkontakts

Die Erfahrung zeigt, dass Bezugspersonen, die sich auf der Station nicht wohl fühlen, weil niemand mit ihnen spricht, weil sie „nichts zu reden haben", weil es immer wieder zu unerfreulichen Auseinandersetzungen mit dem Personal kommt oder weil sie nicht unterstützt werden, wenn sie sich hilflos fühlen, seltener kommen oder ganz ausbleiben. Je besser es uns gelingt, sie in das Stationsleben zu integrieren, desto eher bleibt der Familienkontakt erhalten, dem pflegebedürftigen alten Menschen bleibt ein vollständiger Bruch zwischen einst und jetzt erspart. Das Band, das Vergangenheit, Gegenwart und Zukunft verbindet, bleibt bestehen und wird weitergewoben. Lebensqualität definiert sich weitgehend durch Beziehungsqualität. Weder fachliche Kompetenz noch die menschliche Nähe einer „Lieblingsschwester" können die Vertrautheit der Familie ersetzen.

Befreiung der Angehörigen von ihrem schlechten Gewissen

Oft betreuen Angehörige schwerkranke und pflegebedürftige Hochbetagte über lange Zeit zu Hause. Sie stellen dabei eigene Bedürfnisse zurück, belasten sich bis zur Erschöpfung und erbringen eine bewundernswerte Leistung. Verschlechtert sich der Zustand des Betreuten schließlich so stark, dass eine Aufnahme im Pflegeheim unvermeidbar wird, ziehen die bisherigen Betreuer die Notwendigkeit dieses Beschlusses immer wieder in Zweifel. Ihr schlechtes Gewissen quält sie, auch wenn jeder Außenstehende auf den ersten Blick erkennt, dass die Betreuung zu Hause nicht mehr in Frage kommt. Wird der Hochbetagte bei uns aufgenommen, nehmen wir gleichzeitig „schwierige" Angehörige mit auf. Die Krise scheint vorprogrammiert: Nichts was wir machen ist recht, überall wittern sie Schlamperei, Vernachlässigung und Herzlosigkeit. Die Mutter wird nicht richtig gewaschen, die Füße werden nicht mit der richtigen Salbe eingeschmiert, sie verhungert, wenn man sie nicht täglich füttern kommt ... Die natürlichen Reaktionen des Pflegeteams auf so ein Verhalten wären Ablehnung und glühende Verteidigung der eigenen Kompetenz. Zum Glück kommen sie in unserem Team nicht mehr zum Tragen. Wir wissen jetzt, warum Angehörige so reagieren: Zum einen lässt ihr eigenes schlechtes Gewissen sie nicht zur Ruhe kommen, daher müssen sie ihr Unbehagen, ihre Sorge und ihren Schmerz auf uns übertragen. Zum anderen fühlen sie sich und ihre Kompetenz von der weiteren Betreuung ausgeschlossen. Zudem haben sie bisher nur einen einzigen Menschen betreut und konnten sich ihm den ganzen Tag widmen. Zumindest diese Qualität erwarten sie nun auch von uns. Wir betreuen aber 39 Patienten und können daher auch beim besten Willen für den Einzelnen nicht so viel Zeit aufbringen.

Maria S. und ihre Töchter

Michaela Zsifkovics

Frau Maria stammt aus einfachsten Verhältnissen. Sie hatte ein schweres Leben. Das Schicksal schenkte ihr nichts. In einer Zeit, in der das ganz und gar nicht üblich war, zog die alleinstehende Mutter liebevoll und tatkräftig vier Kinder auf. „Aus allen ist etwas geworden", erzählt sie stolz. „Alle haben einen Beruf gelernt und sind tüchtige Menschen geworden!" Die Kinder hatten es immer gut bei ihr und betonen, auch nach vielen Jahrzehnten, noch immer voll Liebe, Dankbarkeit und Bewunderung, was die Mutter alles für sie getan hat: „Sie hat sich immer für uns die Haxen ausgerissen!"

Zur Zeit ihrer Aufnahme an unserer Station war die über 80-Jährige in sehr schlechtem Zustand, völlig hilflos, schmerzgeplagt und verzweifelt. Mit ihr kamen zwei Töchter. Deren Augen waren angsterfüllt und voller Misstrauen. Sie fühlten sich ohnmächtig und waren fassungslos darüber, ihre starke und tatkräftige Mutter so sehen zu müssen. Weder Frau Maria noch ihre Kinder konnten und wollten diesen Zustand als gegeben akzeptieren. Ein Mensch, der immer stark und gesund war, braucht ganz bestimmt nur die richtige Betreuung, um wieder so zu werden wie früher! Es muss jemand schuld daran sein, dass der Zustand so schlimm ist und sich nicht rasch bessern lässt! Anklagend und voller Zorn lastet Frau Maria der Station die „Schuld" auf. Sie wird nicht so gepflegt, wie es sich gehört, niemand kommt, wenn sie etwas braucht, nichts ist ordentlich gemacht ... Es ist fast unmöglich, ihr etwas recht zu machen. Diese Haltung überträgt sie voll und ganz auf ihre Töchter. Sie kommen aggressiv und anklagend, fordern „ihr Recht" ein und drohen wiederholt, sich „an eine höhere Stelle" zu wenden. Eine der beiden bringt als Draufgabe ihren eigenen Gesundheitszustand mit ins Spiel und „droht", sollten die vermeintlichen Missstände noch länger anhalten, mit einem zweiten Herzinfarkt.

Alle im Team sahen, wie schlecht es Frau Maria ging und wie schwer sie es mit sich selbst hatte, und bemühten sich so gut es nur ging, ihr zu helfen und ihr das Leben zu erleichtern. Die beständigen Anklagen und Drohungen der Töchter trieben uns allerdings mit der Zeit fast zur Verzweiflung. Unsere Stationsärztin und ich versuchten von Anfang an mit den beiden ins Gespräch zu kommen, ihren Informationsstand über den Gesundheitszustand der Mutter und ihre Erwartungen für die weitere Entwicklung zu erfragen. In vielen Gesprächen bemühten wir uns, ihnen anhand von Befunden und mit Hilfe eingehender Erklärungen ein Bild des tatsächlichen Sachverhalts zu vermitteln. Solche Gespräche führten vorübergehend zur Einsicht und besserten das Gesprächsklima. Dieses labile Gleichgewicht kippte jedoch bei jeder kleinsten Veränderung. Vor allem eine der beiden Töchter, die „Haupttochter", die sich der Mutter besonders verbunden und verpflichtet fühlte, konnte es kaum über sich bringen, irgend etwas, was wir versuchten, gut zu finden.

Mit der Zeit stellte sich heraus, dass Frau Maria großen Druck auf ihre Kinder ausübte. Sie war die Mutter, die nie etwas für sich selbst beansprucht hatte, für sie war das Wohl ihrer Kinder stets an erster Stelle gestanden. Nun meinte sie mit Fug und Recht erwarten zu dürfen, dass vor allem die Töchter im selben Ausmaß für sie da und von früh bis spät immer um sie sein mussten. Beide haben eine eigene Familie, Ehemänner, Kinder, Enkelkinder. Sie können, auch wenn sie sich noch so bemühen, den Einsatz, der von ihnen erwartet wird, nicht erbringen. Sie kommen jeden Tag für einige Stunden – aber das ist viel zu wenig. Ständig sind sie unter Zugzwang. Sie erleben die Forderungen der Mutter als berechtigt („Sie war immer für uns da. Sie hat sich für uns aufgeopfert. Wir lieben sie und enttäuschen sie dennoch") und fühlen sich sowohl ihr als auch ihrer Familie gegenüber schuldig. Diesen Druck, diese Unzufriedenheit müssen sie, um wenigstens einen Teil der Last abgeben zu können, auf uns übertragen.

Eines Tages sah ich die „Haupttochter" den Gang entlang kommen. Ihre Miene und Körpersprache zeigten wieder einmal die gefürchteten Sturmzeichen. Ich war, was diese Familie anbelangt, auch schon ganz verzagt und entfloh daher, bevor sie mich sehen konnte, in mein Zimmer, um einer Konfrontation aus dem Weg zu gehen. Dort setzte ich mich nieder und zündete mir erst einmal eine Zigarette an. Als die Zigarette ausgedrückt im Aschenbecher lag, dachte ich: „Ich muss heute wieder mit ihr sprechen". Mit der Aussicht auf dieses Gespräch vor Augen fühlte ich mich bange. „Mache ich es gleich oder rauche ich noch eine Zigarette?" Ich entschloss mich zur zweiten Zigarette ... Dann riss ich mich zusammen, ging in das Zimmer von Frau Maria und bat die Tochter um ein Gespräch. Es wurde kein „Dienstgespräch". Wir setzten uns nebeneinander. Ich sagte ihr wahrheitsgemäß, dass wir den großen Einsatz, den sie und ihre Schwester für die Mutter erbrachten, anerkannten und bewunderten und zeigte auch, wie hilflos ich selbst und wir alle waren, weil wir der kranken alten Frau – trotz bester Pflege und liebevoller Fürsorge – Krankheit und Verschlechterung ihres Zustands nicht abnehmen konnten. Plötzlich begann diese, bisher stets harte und herrische Frau heftig zu weinen. Sie konnte ihren Schmerz und ihre Hoffnungslosigkeit endlich zugeben. Wir saßen lange zusammen. Ich versprach ihr, dass wir alles dazutun würden, sowohl ihre Mutter als auch sie selbst zu unterstützen und zu begleiten. Nachher ging es nicht nur uns beiden besser: Die entspannte Atmosphäre führte auch dazu, dass sich Frau Maria über lange Zeit wohler fühlte.

Gemeinsam versuchten wir Frau Maria alle erfüllbaren Wünsche nach bestem Vermögen zu erfüllen. Sie konnte mehrfach mit dem Fahrtendienst nach Hause fahren, und – das hatte sie sich sehr gewünscht – an der Hochzeit ihrer Enkelin teilnehmen. Der Tochter gelang es ohne schlechtes Gewissen – erstmals seit Jahren – ein wenig loszulassen und mit ihrer Familie in Urlaub zu fahren.

Einmal im Monat (wenn zwischendurch ein Problem auftaucht, auch öfter) habe ich mit der „Haupttochter" einen fixen Gesprächstermin, an dem alles Wesentliche besprochen wird. Immer wieder versichere ich ihr, dass sie alles tut, was man nur tun kann und dass sie weder Angst noch ein schlechtes Gewissen haben muss, weil wir immer verlässlich für ihre Mutter da sind. Seither haben die Drohungen und Beschuldigungen aufgehört. Die Tochter weiß, wohin sie sich wenden kann, wenn sie glaubt, dass die Mutter nicht verstanden wurde. Sie weiß auch, dass sie selbst ernst genommen und anerkannt wird. Sie ist beruhigt, weil sie versteht, was wir machen und warum wir etwas tun, weil sie uns vertraut und über alles sprechen kann.

Was können wir tun, um die beiden, für alle Beteiligten so wesentlichen Ziele trotz aller Schwierigkeiten zu erreichen? Die Frage lässt sich ganz leicht beantworten, sobald wir bereit sind, in Gedanken aus unserer Berufsrolle und in die Rolle der Angehörigen zu schlüpfen. Die Angehörigen wünschen sich eigentlich nur das, was wir uns an ihrer Stelle selbst wünschen würden. Ihre Wünsche sind zum Großteil erfüllbar.

Die wesentlichsten sind:
- Verständnis,
- detaillierte Erklärungen zum Stationsablauf (am besten bereits bei der Aufnahme),
- Akzeptanz, Wertschätzung und Anerkennung,
- laufende Information,
- Anerkennung der eigenen Kompetenz,
- Einbindung in die Betreuung,
- Einbeziehung in wesentliche Entscheidungen,
- persönliche Gespräche.

Wenn wir uns bemühen, diese Wünsche und Erwartungen so gut wir können zu erfüllen, machen wir den Patienten, den Angehörigen und auch uns selbst das Leben leichter.

Integration wird erst dann möglich, wenn wir auch das Vertrauen der Angehörigen verdient haben. Die Zauberworte dafür lauten Einbeziehung statt Ausgrenzung! So dürfen die Angehörigen, wenn sie es wünschen, gerne einen aktiven Beitrag zur Pflege leisten. Gerne leiten wir sie zu kleinen Verrichtungen an, mit deren Hilfe sie ihrer Liebe und Fürsorge Ausdruck verleihen können. Dazu gehört zum Beispiel das Verabreichen von Nahrung (falls nicht besondere Schluckbeschwerden bestehen) oder das Eincremen von Gesicht, Händen und Füßen. Wir ermutigen sie dazu, ihre Lieben bei Schönwetter im Rollstuhl in den Garten zu führen oder – falls dies noch möglich ist – mit ihnen im Garten spazieren zu gehen. So oft es geht, versuchen wir Besuche zu Hause zu ermöglichen und administrative Probleme, die sich dabei ergeben (zum Beispiel durch Bestellen eines geeigneten Fahrtendienstes) für sie zu lösen. Wenn wir Angehörigen begegnen, plaudern wir in der Regel kurz mit ihnen, erklären, falls sich etwas geändert hat, unsere Vorgangsweise, fragen sie nach ihrer Meinung und ihren Wünschen. Ein solches Gespräch dauert oft nicht länger als zwei bis drei Minuten und gibt den Betroffenen die Sicherheit, dass nichts über ihren Kopf hinweg entschieden wird und dass die Mutter bei uns gut aufgehoben ist. Zu Stationsfesten laden wir immer auch die Angehörigen mit ein, und sie kommen gerne und fühlen sich bei uns wohl.

Wir wissen oft sehr wenig über unsere Patienten. Viele wertvolle Informationen über ihr Leben werden uns erst durch wiederholte Gespräche mit ihren Angehörigen zugänglich. So lernen wir die alten Menschen allmählich besser kennen und verstehen. Je besser wir über Vergangenheit und Familienverhältnisse Bescheid wissen, desto intimer und vertraulicher können sich auch unsere Gespräche gestalten. Damit fällt eine wesentliche Schranke weg: Nicht zwei Funktionsträger (Schwester – Patient), sondern zwei Menschen, die einander kennen, schätzen und vertrauen, reden miteinander. Beide fühlen sich geborgen in der Atmosphäre der gegenseitigen Nähe und Verbundenheit.

Ad (6) Betreuung und Begleitung Sterbender, ihrer Angehörigen und ihrer Mitpatienten

Unsere Patienten leben und sterben in 8-Bett-Zimmern. Sie leben oft lange Zeit auf engem Raum zusammen, manchmal mehr als ein Jahr, meist viele Monate, aber zumindest mehrere Wochen, und kommen einander in dieser Zeit sehr nahe. Schicksalsgemeinschaften entstehen allein schon aus Platzgründen: Ein unruhiger Patient weckt in der Nacht sieben Schlafende auf. Feiert eine alte Dame ihren 90. Geburtstag, kommt der Bezirksvorsteher zwar zu ihr auf Besuch, aber er begrüßt auch die anderen sieben Damen, und der Tag ist für alle ein Festtag. Verschlechtert sich der Zustand eines Patienten bedrohlich, schauen Pflegende und Ärzte viel öfter nach ihm als sonst und die anderen im Zimmer spüren genau, dass Gefahr im Verzug ist. Früher breiteten wir im Vorfeld des Sterbens den Mantel des Schweigens über unsere eigene Ohnmacht, über die Not der Sterbenden, über die Angst und Trauer der Mitpatienten (siehe „Sterben und Tod, ein Regiefehler der Natur"). Ein Mensch starb, das Bett wurde hinausgeschoben. Wenn wir eine Stunde später das Zimmer betraten, war scheinbar alles „wie immer". Erst als es uns gelang, das „Tabu Tod" aufzubrechen, konnten wir erkennen, dass es zu unseren wichtigsten Aufgaben gehört, die Zimmergemeinschaft laufend zu informieren, sobald sich der Zustand eines Mitpatienten ernsthaft verschlechtert.

Ein Außenstehender mag sich vielleicht denken, dass die viele Mühe nicht viel Sinn haben kann: Der eine Hochbetagte hört fast nichts, der andere hat nach einer halben Stunde vergessen, was er zu Mittag gegessen hat, der Dritte weiß weder wo er ist noch wie alt er ist. Und doch spüren alle, wenn das Leben eines Zimmergefährten zu Ende geht. Die Patienten sitzen dann still auf ihren Betten oder beim Tisch. Die Atmosphäre im Zimmer ist verändert, sie ist angespannt, ängstlich, fragend. Das betreuende Team nimmt die schweigende Botschaft auf. Wir gehen von einem zum anderen, setzen uns für eine kleine Weile zu jedem Einzelnen und erklären in verständlichen Worten, wie es um den schwerkranken Mitpatienten steht und was mit ihm geschieht. Dabei ist es auch wichtig, möglichst genau zu sagen, welche Veränderungen in den nächsten Stunden eintreten könnten, zum Beispiel „Es kann sein, dass Frau B. unruhig wird, vielleicht beginnt sie auch lauter zu atmen. Bitte holen Sie uns gleich, wenn Ihnen das auffällt".

Der Sterbende ist nicht allein und seine Mitpatienten fühlen sich weniger hilflos, wenn es gelingt, den Kontakt zwischen ihm und ihnen nicht ganz abreißen zu lassen, ja ihn noch zu fördern. Wir ermutigen alle, wann immer ihnen danach zumute ist, zu dem Sterbenden zu gehen, mit ihm zu sprechen, seine Hand zu nehmen oder ihn zu streicheln. Sehen wir dem Patienten an, dass er ein wenig Angst davor hat, bieten wir an ihn zu begleiten. Ist das Eis erst einmal gebrochen, braucht er unsere Vermittlung nicht mehr. Wir nehmen bald wahr, dass die Stimmung in dem Zimmer gelöster und angstfreier geworden ist. Dieser Umschwung spiegelt sich in der Stimmung innerhalb des Betreuungsteams: Wir erfahren, dass wir nicht mehr alleine bei dem sterbenden alten Menschen stehen, unsere Patienten unterstützen uns jetzt, sie fühlen mit uns, tragen und ertragen Zweifel, Trauer und Hilflosigkeit mit uns. Sie kommen zu uns, schauen uns in die Augen, berühren uns tröstend oder drücken uns die Hände. Damit sprechen sie zu unseren Herzen, schenken uns Kraft und neuen Mut.

Diese „neue" Atmosphäre umfasst und stützt auch die Angehörigen: Sie werden Teil der Zimmergemeinschaft. Sie sitzen bei ihren Lieben, spüren die Anteilnahme der Mitpatienten und des Teams und fühlen sich nicht mehr so allein. Auch sie werden über jede Zustandsveränderung, über jede pflegerische und ärztliche Handlung genau informiert. Wir zeigen ihnen, was sie noch für den Sterbenden tun können (zum Beispiel den Mund feucht halten, einen feuchten Wachlappen auf die Stirne legen, den Polster richten ...) und helfen ihnen so, das quälende Gefühl, nur mehr zu warten und nichts mehr tun zu können, zu mildern.

Ist der Tod dann eingetreten, informieren wir wieder jeden einzelnen Zimmergefährten davon, aber auch die Patienten in anderen Zimmern, von denen wir wissen, dass sie mit dem Verstorbenen mehr Kontakt hatten. Angehörige, Mitpatienten und Betreuer halten eine Gedenkminute für den Menschen, der kurz zuvor aus dem Leben gegangen ist. Wer möchte, kann auch ein Gebet sprechen. Der Verstorbene bleibt dann etwa eine halbe Stunde in seinem Zimmer, dann kommt er in seinem Bett in unseren Verabschiedungsraum. Nun können alle von ihm Abschied nehmen.

Wenn wir am Abend das Zimmer betreten, in dem nur sieben Betten stehen und ein Mensch fehlt, der noch vor kurzem dort gelebt hat, zünden wir für ihn eine Kerze an. Gemeinsam denken wir noch einmal an den Verstorbenen.

In jedem Pflegeheim, in jeder Abteilung leben auch einige jüngere, meist von Geburt an behinderte Menschen, die „eigentlich" nicht in eine geriatrische Abteilung gehören. Sie sind da, weil die Gesellschaft keine geeignetere Betreuungsform für sie geschaffen hat. So bleiben sie eben bei uns und haben ein Recht darauf, dass wir ihnen helfen, sich in ihrem Leben zurechtzufinden. Junge Behinderte begegnen der Welt anders als schwerkranke oder demente Hochbetagte. Wie erklären wir ihnen, was geschieht, wenn ein Mensch stirbt?

Wo ist Tante Rosi?

Susanne Pirker

Diese Frage, an uns gestellt von Herta, einer 34-jährigen Frau mit Downsyndrom, machte uns alle ratlos.

Wer war für Herta Tante Rosi? Tante Rosi war eine Patientin unserer Station, eine feine, sehr gebildete alte Dame – aber todkrank. Sie widmete einen Teil des Tages der schwierigen Kommunikation mit Herta, die schimpfte, Gegenstände durch die Gegend warf und Wasser aus ihrem Trinkglas auf Mitpatientinnen schüttete. Tante Rosi fühlte sich in gewisser Weise für Herta verantwortlich und erwarb innerhalb kurzer Zeit ihr Vertrauen. Die alte Dame war früher Schauspielerin gewesen, ihr ruhiges und sicheres Auftreten, ihre schöne Sprache und ihr fester Glaube daran, dass auch eine schwerst geistig und körperlich Behinderte „erzogen" werden könne, blieben nicht ohne Wirkung. Zwischen den beiden ungleichen Menschen entstand eine tragfähige Beziehung; Herta hörte auf Tante Rosis Ermahnungen, gebrauchte viel seltener Kraftausdrücke und lernte eine „andere" Sprache kennen.

Eines Tages konnte Tante Rosi nicht mehr aufstehen und zu Herta gehen. Wir erklärten Herta, dass es Tante Rosi nicht gut ging, dass sie sehr krank war. Wenige Tage später starb die alte Frau. Herta, die sehr schlecht sieht, aber gut hört, merkte, dass im Zimmer für sie ungewöhnliche Aktivitäten einsetzten. Sie verstand nicht genau, was geschah, und als sie erfuhr, dass Tante Rosi gestorben war, nahm sie zwar die Worte zur Kenntnis, konnte aber nichts damit anfangen. Für sie war nur spürbar, dass Tante Rosi plötzlich nicht mehr da war. Herta wurde erst unruhig, dann zog sie sich zurück, wiegte sich hin und her und raunzte – wir alle merkten: Herta war beunruhigt, fühlte sich verlassen und war traurig. Erst nach einiger Zeit stellte sie die Frage: „Wo ist Tante Rosi?"

Unsere Stationsschwester Michaela ist eine sehr warmherzige, kluge Frau – sie setzte sich zu Herta und sagte zu ihr: „Schau Herta, weißt du noch, dass Tante Rosi sehr, sehr krank war und weh – weh gehabt hat?" Herta nickte ja, ja. Darauf sagte Schwester Michaela: „Tante Rosi ist gestorben – sie ist jetzt im Himmel." Während sie das sagte, deutete sie nach oben. Herta blickte auch nach oben. Nach einer Pause sagte die Schwester: „Weißt du, wir hier, du und ich, können Tante Rosi jetzt nicht sehen, aber sie sieht dich und uns und sie passt auch dort, wo du sie nicht sehen kannst, auf dich auf. Sicher lacht sie, weil sie jetzt keine Schmerzen mehr hat!" Daraufhin lächelte Herta und winkte zur Zimmerdecke hinauf. Herta war beruhigt – ihre Tante Rosi war ja da.

Dieses Gespräch wurde von mehreren Mitarbeitern, wenn die Frage nach Tante Rosi auftauchte, wiederholt in ähnlicher Form geführt. Herta weiß jetzt: Alle Menschen, die sie hier kennen gelernt hat und die im Laufe der Zeit verstorben sind, sind nicht mehr hier, sondern „dort".

Müssen alte Menschen Schmerzen haben?

Marina Kojer

„DAS KANN NICHT SO WEH TUN"!?

Die alten Griechen nannten den Schmerz den „bellenden Wächter der Gesundheit". Von Hippokrates, dem Vater der Medizin, ist der Satz überliefert „Der Schmerz, oh Mensch, ist nicht dein Feind". Gemeint ist der akute, physiologisch sinnvolle Schmerz, der den Weg zur „Causa", das heißt zur Wurzel des Übels weist und uns mahnt, rechtzeitig Gegenmaßnahmen zu ergreifen und den Schaden möglichst klein zu halten. Der chronische Schmerz hat keine Warnfunktion, seine Ursache ist nicht (mehr) ausschaltbar, er nimmt dem Menschen sinnlos Kraft weg und zehrt allmählich seinen Lebensmut auf. Wenn die Tage zur Qual werden, erschöpft sich die Tragfähigkeit, der Leidende wünscht nur mehr ein Ende herbei, u.U. sogar um den Preis seines Lebens, denn „es genügt nicht am Leben zu sein, man muss auch ein Leben haben!" (Erich Loewy) (1).

Chronische Schmerzen beruhen in der Regel auf schon länger bekannten Leiden (zum Beispiel auf Abnützungserscheinungen im Bereich von Wirbelsäule und Gelenken), die sich nicht mehr wesentlich bessern lassen. Der Schmerz kann erst dann nachlassen, wenn er behandelt wird. Es ist mehr als sinnlos ihn zu ertragen: Die falsch verstandene „Tapferkeit" trägt dazu bei, den Schmerz immer mehr zu verstärken. Je länger er anhält, desto unerträglicher wird er. Bereits der primäre Schaden (Körpergewebe wird zerstört) führt zur Freisetzung von Substanzen, die die Schmerzrezeptoren empfindlicher machen. Bleibt der Zustand ungelindert bestehen, ist damit bereits ein Teufelskreis in Gang gesetzt: Nachfolgende Schmerzreize werden von nun an verstärkt wahrgenommen, die Schmerzrezeptoren beginnen sich zu vermehren. Dadurch steigen Schmerzintensität und Schmerzdauer, und das schmerzende Areal vergrößert sich. Das quälende Erleben hinterlässt bleibende Spuren im Gehirn und im Rückenmark, es entwickelt sich das Schmerzgedächtnis (2). Von nun an kann sogar bereits die Erinnerung an einen starken Schmerz diesen Schmerz neuerlich auslösen. An starke Schmerzen gewöhnt man sich daher nie! Die Schmerzspirale (Wind-up-Phänomen) dreht sich immer weiter (3), der ganze Mensch ist in Mitleidenschaft gezogen, der Schmerz wurde zur Schmerzkrankheit.

WAS IST PALLIATIVE SCHMERZTHERAPIE?

Die palliative Schmerztherapie bildet einen wesentlichen, vielleicht sogar den wesentlichsten Teil der Palliativmedizin und ist wie diese im Grunde Aufgabe jedes Arztes. Sie beginnt, sobald die Schmerzursache nicht mehr kurativ behandelbar ist, und der Arzt vom Heiler zum Helfer wird. Unabhängig von Schmerzursache, Lebensalter und Lebenserwartung des Leidenden ist es Aufgabe der palliativen Schmerztherapie, chronische Schmerzen zu diagnostizieren, nach ihrer Ursache zu suchen und sie unter Zuhilfenahme aller dazu nötigen Mittel bestmöglich zu lindern.

PALLIATIVE SCHMERZTHERAPIE IN DER GERIATRIE

Noch immer werden Schmerzen betagter Patienten viel zu oft nicht beachtet und/oder in ihrer Intensität unterschätzt (4) (5). Laut internationalen Studien leiden bis zu 80% der Langzeitpatienten in Pflegeheimen unter zumeist chronischen Schmerzen (6). Etwa die Hälfte von ihnen erhält keine adäquate Therapie, sondern lebt und stirbt mit ihren Schmerzen. Bis vor nicht allzu langer Zeit waren die Schmerzen alter Menschen für die Medizin noch kein Thema. Man nahm an, dass mit zunehmendem Alter die Schmerzempfindlichkeit stark absinkt und kümmerte sich nicht weiter darum. Heute wissen wir, dass Hochbetagte ihren Anspruch auf Hilfe in der Regel nicht mehr lautstark genug geltend machen können. Sie haben nicht weniger Schmerzen, sie schreien nur nicht mehr so laut!
Aber auch heute werden Schmerzen häufig nicht erkannt, zu wenig ernst genommen oder gar völlig bagatellisiert. Im Krankenhaus hat die Schmerztherapie, verglichen mit der fachspezifischen Behandlung, vielfach noch immer einen zu geringen Stellenwert, die ärztliche Präsenz in Alten- und Pflegeheimen ist zumeist viel zu gering oder die Ärzte schrecken aus Unwissenheit davor zurück, bei Hochbetagten stark wirksame Analgetika einzusetzen. Dazu kommt noch, dass sehr alte Menschen schlecht sehen und hören, zu müde sind, Hilfe zu erbitten, oder längst resigniert haben, weil ihnen ihr Schmerz nicht geglaubt wurde. Außerdem leiden alte Menschen oft an Sprachstörungen und verfügen nicht mehr über das volle Repertoire von Mimik und Körpersprache. Die Kommunikation ist häufig auch deshalb erschwert, weil etwa 30% der 80-90-Jährigen (und mehr als 60% aller Langzeitpatienten) dement sind und keine klaren Aussagen über ihre Befindlichkeit machen können. Wie sollen wir erkennen, dass unsere Patienten Schmerzen haben, wenn wir

nicht imstande sind, ihre Bedürfnisse wahrzunehmen, wenn wir sie nicht verstehen und sie uns nicht? Falls wir wirklich Ärzte und nicht nur medizinische Facharbeiter sein wollen, müssen wir lernen, uns auf unsere Patienten einzustellen und eine gemeinsame Basis mit ihnen zu finden. „Der Arzt wird lernen müssen, aus seinem mühseligen und anstrengenden Kreislauf der perfekten Medizin auszusteigen, und der Mediziner wird morgen sehr viel mehr Kommunikator der Hilfe sein als heute. Wir brauchen nicht mehr Bioingenieure, wir brauchen eher Spezialisten der Menschlichkeit im Leben und Sterben" (7).

Hochbetagte verarbeiten jede Störung, die Körper oder Seele trifft, schwerer als Jüngere, ihre Ausgleichsfähigkeit für Belastungen aller Art nimmt laufend ab. Mit zunehmendem Alter werden die Kraftreserven von Tag zu Tag kleiner. Sehr alte Menschen haben kein bißchen Kraft zu vergeuden, und doch zehrt der unbehandelte Schmerz erbarmungslos immer weiter an ihnen. Oft bleibt kaum mehr genug Kraft, um weiter zu leben. Leben wird gleichbedeutend mit Leiden.

„Ich kann nicht mehr, ich will nicht mehr ..."

Als ich Frau Stefanie kennen lernte, war sie 90 Jahre alt. Sie lag auf einer der beiden Aufnahmestationen des GZW, und ich war als diensthabende Ärztin der Schmerzambulanz zu ihr gerufen worden. „Wir sind verzweifelt, sie schreit den ganzen Tag", erzählte mir der Stationsarzt. Als ich zu Frau Stefanie kam, schluchzte sie laut. Sie bedeckte dabei ihr Gesicht mit beiden Händen. Als ich versuchte, mit ihr Kontakt aufzunehmen, weigerte sie sich mich anzuschauen und mir auch nur einen Augenblick zuzuhören: „Lassen Sie mich, mir kann niemand helfen. Ich kann nicht mehr, ich will nicht mehr ..." Ihre zufällig anwesende, ebenfalls völlig verzweifelte Tochter erzählte mir in wenigen Sätzen die Leidensgeschichte: Die Mutter war bis vor zwei Monaten völlig selbständig gewesen und hatte ihren Haushalt noch allein geführt. Nach einer Schenkelhalsfraktur musste sie operiert werden, seither weine sie die ganze Zeit. Ärzte und Physiotherapeuten hätten alles probiert, nichts hätte geholfen. Der körperliche Schmerz könne gar nicht mehr so schlimm sein, meinten die Ärzte, man vermutete seelische Ursachen. Frau Stefanie erhielt daher ein Antidepressivum, bisher ohne Erfolg. Auf den ersten Blick sah ich, dass die bisherige Schmerztherapie niedrig dosiert war und niemals 24 Stunden wirken konnte.

Ich setzte mich neben die schluchzende alte Frau und begann ruhig und mitfühlend zu ihr zu sprechen: „Es ist jetzt sehr schlimm für sie, niemand will Ihnen glauben, wie weh es tut. Sie haben schon allen Mut verloren", sagte ich. Frau Stefanie schluchzte weiter, aber sie hob den Kopf und schaute mich an. „Es tut schrecklich weh", wiederholte ich und legte meine Hand auf ihre Hand. Frau Stefanie nickte und war bereit, mir direkt in die Augen zu schauen; das Schluchzen wurde schwächer. Dass ihr endlich jemand Glauben schenkte und „erlaubte", das zu spüren, was sie tatsächlich erlebte, empfand sie sichtlich als tröstlich und wohltuend. Ich hielt jetzt ihre Hände in meinen Händen und sagte: „Ich glaube, ich kann Ihnen helfen, aber Sie müssen selbst auch mittun. Sind Sie damit einverstanden, dass wir beide es versuchen?" Das Schluchzen hatte aufgehört. Sie schüttelte den Kopf: „Mir kann niemand helfen ..." Nach ein paar weiteren Sätzen einigten wir uns aber doch darauf, es zumindest zu versuchen. Ich ließ ihr gleich ein Schmerzmittel geben, erklärte ihr und ihrer Tochter die geplante Therapie und versprach, am nächsten Tag wieder zu kommen und nicht aufzugeben, auch wenn wir nicht so schnell Erfolg haben sollten. Dann verabschiedete ich mich. Ich fühlte mich selbst auch etwas mutlos und wusste nicht, wie es weitergehen würde.

Da an unserer Abteilung gerade ein Bett frei war, wurde Frau Stefanie am nächsten Tag zu uns transferiert. Ich hatte, da die Schmerzen so stark waren, gleich mit einer Kombinationstherapie mit Morphium angefangen. Zu unser aller Überraschung ließen sich die Schmerzen innerhalb weniger Tage gut unter Kontrolle bringen. Frau Stefanie strahlte, sowohl sie als auch ihre Tochter konnten gar nicht fassen, dass der Albtraum ein so rasches Ende gefunden hatte.

Sobald die Schmerzen nachgelassen hatten, erhielt Frau Stefanie regelmäßig Physiotherapie. Sie begann bald wieder zu gehen und lief schließlich mit ihrer Gehhilfe mit großer Begeisterung vergnügt und mit ziemlich hohem Tempo in unserem langen Gang hin und her. Die Angst vor einem neuerlichen Sturz verließ sie allerdings nie ganz. Von der Gehhilfe wollte sie sich, so lange sie lebte, nicht trennen.

Frau Stefanie lebte mit guter Lebensqualität noch mehr als fünf Jahre bei uns.

Was war geschehen? Hatten wir ein „Wunder" vollbracht? Nicht im Mindesten! Wir hatten nur die einfachsten Gebote jedes zwischenmenschlichen Kontakts und die grundlegenden Schritte der Schmerzbehandlung beachtet:

- Es gelang mir den Kontakt herzustellen.
- Ich nahm ihre Schmerzen und ihre Verzweiflung ernst.
- Ich verordnete von Anfang an ein stark wirksames Opioid, weil andere Mittel für ihre intensiven Schmerzen alleine sicher zu wenig gewesen wären.

- Die Therapie wurde allmählich immer genauer an das Schmerzausmaß angepasst.
- Schmerzlinderung, aber auch Verständnis und Mitgefühl aller Betreuenden führten zur Entspannung und zum Nachlassen der Angst. Durch die Beherrschung des seelischen und sozialen („niemand glaubt mir") Schmerzes nahmen die Beschwerden weiter ab.
- Die regelmäßige Physiotherapie trug wesentlich dazu bei, den Zustand weiter zu verbessern und über lange Zeit stabil zu halten.

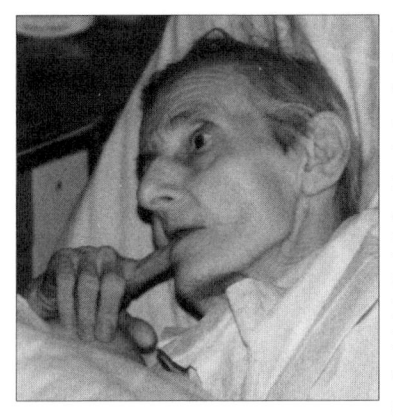

Jede Palliativmaßnahme richtet sich an den ganzen Menschen und erfordert daher ein ganzheitliches Konzept. Schmerzerleben und Schmerzausmaß werden wesentlich von anderem Leid mitbestimmt. Es ist wichtig zu wissen, ob und in welchem Ausmaß neben den körperlichen auch seelische (zum Beispiel Angst, Hoffnungslosigkeit, Verlusterlebnisse), soziale (zum Beispiel Fehlen von nahen Bezugspersonen) oder spirituelle Schmerzen (zum Beispiel Sinnlosigkeitsgefühl) den Menschen belasten. Der tatsächlich erlebte Schmerz ist die Resultierende aus allen gleichzeitig bestehenden Beeinträchtigungen. Seine Behandlung erfordert neben der unverzichtbaren fachlichen auch ein hohes Ausmaß an menschlicher Kompetenz. Cicely Saunders, die Begründerin der Hospizbewegung, spricht in diesem Zusammenhang von „total pain". Schmerz ist für sie das, was der Patient als Schmerz bezeichnet (8). Ob und wie sehr ihm etwas weh tut, weiß nur der Leidende selbst; er ist dafür der einzige Experte. Ist er aus somatischen oder kognitiven Gründen nicht mehr dazu fähig sich mitzuteilen, sind wir auf indirekte Schmerzzeichen angewiesen (Tabelle1). Ist das Gesicht angespannt, die Haltung verkrampft? Ist der Schlaf gestört oder schmeckt das Essen nicht mehr? All das kann (aber muss nicht!) Hinweis auf Schmerzen sein.

> **TABELLE 1: INDIREKTE SCHMERZZEICHEN**
>
> - Angespannter Gesichtsausdruck
> - Verkrampfte Haltung
> - Schonhaltung
> - Veränderung des Atemrhythmus
> - Appetitlosigkeit
> - Beschleunigter Puls
> - Unruhe, Schreien, Anklammern
> - Ständiges Läuten
> - Ratlosigkeit, Verwirrtheit
> - Schlaflosigkeit
> - Verschlechterung des Allgemeinzustands

WAS WÜNSCHT SICH DER PATIENT?

Als Ärzte sind wir gewohnt, uns in erster Linie zu fragen: „Was fehlt dem Patienten?" Die Frage hat auch für die palliative Schmerztherapie Bedeutung: Eventuell ist die Ursache doch noch ganz oder teilweise reversibel. Dann kann und muss die Sanierung angestrebt werden. Aber auch wenn sich das Leiden als unheilbar erweist, kann die exakte Schmerzdiagnose entscheidend zur Verbesserung der Therapie beitragen. So muss zum Beispiel ein neuropathischer Schmerz, er entsteht durch Kompression oder Irritation von Nervengewebe, ganz anders behandelt werden als ein Nozizeptorschmerz, der durch direkte Irritation von Schmerzrezeptoren in den Geweben zustande kommt. Der Palliativmediziner stellt sich aber stets auch die Frage: „Was wünscht sich der Patient?" Probleme, Wünsche und Bedürfnisse hochbetagter, oft auch dementer Menschen sollten wann immer möglich erkannt und berücksichtigt werden. Einige selbstverständliche Wünsche, die die Lebensqualität jedes Menschen (einschließlich unserer eigenen) maßgeblich mitbestimmen, können wir auch dann bei Hochbetagten voraussetzen, wenn sie uns nicht eigens mitgeteilt werden.

- **Gehört und respektiert werden.** Menschen, die vergesslich, langsam und umständlich geworden sind, leiden darunter, wenn wir ihnen zu we-

nig Achtung entgegen bringen, ihnen das Wort abschneiden und uns über ihre Aussagen und ihren Willen hinwegsetzen.
- **Mit meinem Leiden Mittelpunkt sein dürfen.** Es ist schwer, sehr alt zu sein; es wird noch schwerer, wenn man an den Rand gedrängt wird, weil die Kraft nicht reicht, um sich Beachtung zu erzwingen.
- **Stets ernst genommen werden.** Alte Menschen lesen in unseren Augen, welchen – oft sehr geringen! – Stellenwert wir ihren Worten noch einzuräumen bereit sind.
- **Autonomie.** Hochbetagten wird häufig stillschweigend das Recht auf Selbstbestimmung genommen. Sie müssen das Recht des Stärkeren akzeptieren; das macht bitter und zwingt zum Rückzug.
- **Wahrhaftigkeit.** Jeder wünscht sich zurecht klare und ehrliche Antworten auf seine Fragen. Alte Menschen sind sehr sensibel, sie spüren schnell, ob wir ausweichen, beschönigen oder etwas verschweigen.

Es lohnt immer wieder, an solche „Selbstverständlichkeiten" zu denken!

WAS KANN ALLES WEHTUN?

Je mehr Jahre ein Leben zählt, desto häufiger treten Schmerzen und Beschwerden auf. Fast alle alten Menschen lernen mit der Zeit neben den körperlichen auch seelische, geistige und soziale Schmerzen kennen. Sie bedingen und verstärken sich gegenseitig und sind in der Regel kaum ganz voneinander zu trennen. Durch gleichzeitig bestehende, belastende Gefühle wie Angst, Trauer, Enttäuschung oder Verlassenheit nimmt auch der körperliche Schmerz an Intensität zu und wird schwerer zu behandeln. Es ist nie genug, sich ausschließlich mit dem organischen Schmerz zu befassen!

KÖRPERLICHE SCHMERZEN

Ursachen für sie finden sich im Winter des Lebens reichlich:
- **Abnützungserkrankungen im Bereich von Wirbelsäule und Gelenken:** Viele gelebte Jahrzehnte hinterlassen mit der Zeit ihre Spuren. Gelenke, die 90 Jahre lang das Gewicht des Körpers getragen haben, nützen sich ab und tun weh. Gleichzeitig lässt die Kraft der Muskeln, Sehnen und Bänder nach, und das Körpergewicht kann sich immer ungebrems-

ter auf das kranke Gelenk übertragen. Abnützungserscheinungen und die von ihnen verursachten Schmerzen nehmen immer mehr zu.

- **Osteoporose** ist vor allem bei alten Frauen sehr häufig. Oft kommt es dabei auch zum (äußerst schmerzhaften) Einbruch von Wirbelkörpern (Kompressionsfraktur) und in der Folge zum immer stärkeren Zusammensintern des gesamten Oberkörpers. Mit fortschreitender Erkrankung wird die Belastbarkeit der Knochen immer geringer, die Wahrscheinlichkeit von Knochenbrüchen daher immer höher.
- **Knochenbrüche und ihre Folgen:** Alte Menschen stürzen öfter und erleiden leichter Frakturen als Jüngere. Am gefährdetsten ist der Oberschenkel, knapp unterhalb des Hüftgelenks. Die Folgen von Schenkelhalsfrakturen schmerzen oft lange. Nicht selten schmerzen sie für den Rest des Lebens: Die Stellung des Beins ist nicht ideal, Nägel verrutschen, Gelenksprothesen halten im porotischen Knochen schlecht und lockern sich und werden so zur Ursachen anhaltender Schmerzen.
- **Tumorschmerzen:** Die Wahrscheinlichkeit zu erkranken nimmt mit zunehmendem Lebensalter zu. Daher leiden viele Hochbetagte an bösartigen Erkrankungen. Leider werden sie oft viel zu spät entdeckt, denn selbstverständliche Kontrollen (zum Beispiel beim Urologen oder Gynäkologen) sind Errungenschaften der jüngeren Vergangenheit. Angst, Schamgefühl, mangelnde Aufklärung und der oft beschwerliche Weg zum Facharzt schränken die Bereitschaft, sich untersuchen zu lassen, weiter ein. Wird der Krebs endlich im fortgeschrittenen Stadium entdeckt, ist ein bitterer Leidensweg oft unabwendbar.

BEI EUCH HABE ICH ERST ZU LEBEN GELERNT

Michaela Zsifkovics, Marina Kojer

Es ging ihr körperlich und seelisch sehr schlecht, als sie bei uns aufgenommen wurde. Frau Pauline wurde auf der Tragbahre liegend gebracht; sie brachte nichts als eine Papiertragtasche mit ein paar Habseligkeiten mit. Sie lag regungslos, mit halb geschlossenen Augen, die Tragtasche stand auf ihrem Bauch. Schon bei der Begrüßung war ihre Ablehnung gegen das Pflegeheim als Institution und gegen uns als Teile dieser Institution deutlich spürbar: Sie schaute uns nicht einmal an und beantwortete Fragen betont widerwillig. Von sich aus richtete sie das Wort nur dann an uns, wenn es sich nicht umgehen ließ.

Als Frau Pauline kam, war sie 80 Jahre alt. Sie lebte zwei Jahre bei uns. Erst nach und nach erfuhren wir etwas von ihrer Biographie: Frau Pauline war nie ein einfacher Mensch gewesen. Sie war von jeher sehr selbständig und eigenwillig, eine Frau, die genau wusste, was sie wollte und niemandem das Recht zugestand, über sie zu bestimmen. Von ihrer Ehe erzählte sie kaum. Sie hatte gut mit ihrem Mann zusammengelebt. Seit seinem Tod vor zwölf Jahren lebte sie ganz alleine, zog sich immer mehr von anderen Menschen zurück und wurde immer eigenbrötlerischer. Ihr Sohn war Alkoholiker; die Beziehung zu ihm war problembeladen und schwer belastet. Pauline konnte niemals akzeptieren, dass er nicht so war, wie er, ihrem Wunsch entsprechend, sein sollte. Die beiden sahen einander höchstens viermal im Jahr. Ihre einzige regelmäßige Bezugsperson war die Heimhilfe. Ihren Hausarzt suchte sie einmal im Quartal auf. Er hatte ihr auch die Heimhilfe vermittelt.

Bereits vor längerer Zeit stellte Pauline selbst einen Knoten in ihrer linken Brust fest und beschloss, ihn, weil unliebsam, unnötig und peinlich, zu ignorieren. Der Knoten wurde langsam größer. Erst als er geschwürig aufbrach, übel roch, schwer zu verbinden war und sich auch noch starke Schmerzen einstellten, informierte sie ihren Arzt. Sie wurde sofort im Krankenhaus aufgenommen, radikal operiert und – soweit sie es zuließ – nachbehandelt. Schließlich verweigerte sie weitere Behandlungen und ging, gegen den Rat der Ärzte, in elendem Allgemeinzustand nach Hause. Als Operationsfolge entwickelte sich eine mächtige, schmerzhafte Schwellung des linken Armes und der linken Hand. Der Arm war so schwer, dass sie ihn ohne Zuhilfenahme der zweiten Hand nicht heben konnte.

Bis zu ihrer Aufnahme im Krankenhaus hatte Pauline als selbständiger Mensch gelebt. Nun war sie plötzlich hilflos und ans Bett gefesselt. Bisher hatte ihr starker Wille ihren Lebensweg bestimmt und geprägt. Jetzt versuchte sie noch einmal, das Rad des Lebens herumzureißen. Sie wollte, koste es was es wolle, zu Hause bleiben. Die Heimhilfe konnte der Fülle an pflegerischen und administrativen Aufgaben, die ihr aufgelastet wurden, nicht gewachsen sein. Bereits nach wenigen Tagen beantragte sie Paulines sofortige Aufnahme in ein Pflegeheim.

Der medizinische Fall Pauline I.

Diagnose: Exulceriertes duktales Mamma-Karzinom links, Lymphknotenmetastasen (linke Axilla).
Therapie: Radikale Mastektomie (Entfernung der linken Brust einschließlich des großen Brustmuskels, totale Ausräumung der linken Achselhöhle).

Wahrscheinlich bereits zu diesem Zeitpunkt vorhandene weitere Metastasen werden im Befundbericht nicht erwähnt.

Weitere Therapieversuche:
- Chemotherapie (von der Patientin abgebrochen),
- Strahlentherapie,
- Hormonrezeptorbestimmung: Östrogen und Progesteronrezeptoren negativ (keine Hormontherapie).

Status zur Zeit der Aufnahme im GZW, Pavillon VII, Station 0 rechts:
- Mächtiges Lymphödem (linker Arm, linke Hand),
- Hautrezidiv im Bereich der Operationsnarbe,
- Metastasen:
  - Multiple Knochenmetastasen,
  - Spontanfraktur rechter Oberschenkel,
  - Lymphknotenmetastasen,
  - Carcinosis Pleurae (Metastasen im Bereich des Brustfells),
- Tumormarker (CEA, C15-3, TPP) deutlich erhöht.

Schmerzen und Beschwerden bei der Aufnahme
- Starker Ruheschmerz,
- unerträglicher Bewegungsschmerz,
- Schmerzlokalisationen:
  - linker Arm bis in die Fingerspitzen,
  - rechter Oberschenkel (Fraktur),
  - BWS, LWS,
  - beim Husten,
- täglich mehrmals Erbrechen,
- Reizhusten.

Schmerztherapie und Begleitmedikation bei Aufnahme:
(Vortherapie):
- 2x1 Morphinsufat 30 mg,
- Agaffin 2 EL.

Anpassung der Therapie an Schmerzen und Beschwerden:
- Morphinsulfat 1. Woche 2x60mg

- 2. Woche 2x100mg
- Metamizol 30gtt alle 4 Stunden
  (8 Stunden Nachtpause)
- Triflupromazin 2x1 A
  Versuche mit 2x10mg p.o. scheiterten
- Dihydrocodein 3x15gtt

Pauline war sehr ungern und mit großem Widerwillen zu uns gekommen und ließ uns das, wie erwähnt, anfangs auch deutlich spüren. Auf all unsere Bemühungen und Vorschläge reagierte sie ablehnend und schroff. Auch wenn wir sie ansprachen, blieben ihre Augen halb geschlossen, ihr Gesicht blieb unbewegt. Boten wir ihr Hilfe an, lehnte sie diese unwillig ab, forderte sie aber knapp darauf in schroffem Befehlston ein. In den Nächten litt sie sichtlich unter starker Angst. Es wäre mit ihrem Stolz niemals vereinbar gewesen, dies offen zuzugeben, Hilflosigkeit zu zeigen oder gar eine Schwester zu bitten, ein wenig bei ihr zu bleiben. Statt dessen machte sie sich durch häufiges Läuten bemerkbar. Einmal wollte sie ein Glas frisches Wasser, dann wieder sollte der Polster gerichtet werden. Sie läutete auch, wenn die Pflegenden kurz vorher bei ihr gewesen und gerade erst hinausgegangen waren, um nach anderen Patienten zu sehen. Dieses Verhalten erschwerte die Kommunikation mit ihr, war für das Team schwer zu ertragen und außerordentlich belastend. Dass es letztlich doch gelang, hinter der Fassade aus Verachtung und Bösartigkeit Verzweiflung, Leid und Schmerz zu erkennen und darauf zu reagieren, sprach für die hohe Qualität der interprofessionellen Zusammenarbeit (vgl. „Der hierarchiefreie Raum") und für die Reife des Teams. Allmählich verstanden wir alle, dass das Schicksal diese eigenwillige alte Frau hart getroffen hatte, dass sie vorerst nicht in der Lage war, über ihren Schmerz zu sprechen und Trost anzunehmen, und dass sie aus Verzweiflung so schroff und verletzend reagierte.

Gequält von ständigen Schmerzen, die bei jedem Lagewechsel von „stark" zu „unerträglich" wechselten, mehrmals täglichem Erbrechen und einem belastenden und schmerzhaften Reizhusten, war das Leben schon aus rein körperlichen Gründen für Pauline eine Qual. Hinzu kam das unerträgliche seelische Leid, hilflos ausgeliefert und in jeder Hinsicht abhängig zu sein. Beides zusammen führte dazu, dass ihre Gedanken ausschließlich um ihre Krankheit kreisten. Ein Leben unter diesen Bedingungen lehnte sie schlichtweg ab und sprach wiederholt und sehr bestimmt den Wunsch nach seiner baldigen Beendigung aus.

Ein so komplexes Leid erfordert neben der fachlichen auch ein hohes Ausmaß an menschlicher Kompetenz. Professionelle Schmerztherapie und Symptomkontrolle genügen alleine nicht, die lebenserfüllende Wucht dieses Schmerzes zu lindern. Selbstverständlich wurde zuerst die Schmerztherapie schrittweise an den eigentlichen Bedarf angepasst, Erbrechen und Reizhusten wurden bekämpft und beherrscht. Aber Paulines totaler Schmerz war noch immer unerträglich.

Die größte körperliche und seelische Belastung für Pauline bildete das Lymphödem, das von der Schulter bis in die Fingerspitzen reichte und ihr nicht einmal erlaubte, die Finger abzubiegen. Die Haut über der Schwellung war gespannt und glänzte, das Gewebe war durch den hohen Flüssigkeitsdruck so kompakt, dass der Arm sich steinhart anfühlte. Zu der schweren Last der praktisch bewegungsunfähigen Extremität kam ein quälender, medikamentös kaum zu lindernder Spannungsschmerz. Unsere nächste Aufgabe musste es daher sein, diese Situation erträglicher zu machen.

Als Pauline bei uns aufgenommen wurde, arbeitete Renate Binder-Krieglstein, eine erfahrene und hochqualifizierte Physiotherapeutin, vorübergehend in unserer Abteilung. Sie hatte kurz zuvor ihr Psychologiestudium abgeschlossen und überbrückte bei uns die Zeit bis zu ihrer Anstellung als Psychologin. Frau Renate besuchte Pauline und nahm mit ihr Kontakt auf. War es ihr psychologisches Fachwissen oder doch eher ihre einfühlsame, offene und warmherzige Art – Pauline machte die Augen auf und fand sie nett. Frau Renate durfte ihr Lymphödem behandeln. Das war nicht selbstverständlich – bisher hatte Pauline Nähe und Körperkontakt, wenn irgend vermeidbar, strikt abgelehnt. Frau Renate begann konsequent mit Lymphdrainagen. Es gelang ihr auch, die starrsinnige Pauline davon zu überzeugen, dass die Massagen nur in Kombination mit (recht unangenehmen) Kompressionsverbänden helfen konnten. Bereits nach wenigen Anwendungen begann die mächtige Schwellung allmählich zurückzugehen. Diese Tatsache war für Pauline ungeheuer entlastend! Der Arm war nun nicht mehr so schwer, die quälenden Schmerzen ließen nach. Bald konnte Pauline auch wieder ihre Finger bewegen. In der Freude darüber begann die Mauer der Ablehnung langsam zu bröckeln. Frau Pauline machte ihre Augen nicht mehr nur für Frau Renate auf. Sie schaute uns an – und lächelte! Das Eis war gebrochen. Einmal, als ich (Marina Kojer) an ihrem Bettrand saß, zeigte sie mir voller Stolz ihren nun relativ schlanken Arm: „Erinnern Sie sich noch? Meine Finger haben ausgeschaut wie Würstel!" Vorerst sprach Pauline fast nur mit akademisch gebildeten „Höhergestellten", mit der Zeit begegnete sie allen Teammitgliedern offen und herzlich. Sie begann zu begreifen, dass sie nicht fordern musste, damit ihre Wünsche erfüllt wurden. Sie sah, dass alle bemüht waren, ihre

Bedürfnisse zu erkennen und ihr das Leben leichter zu machen, und sie erkannte, dass Kompetenz nicht unbedingt an akademische Ausbildung gebunden ist.

Unser Therapierepertoire wurde mit der Zeit reicher und linderte immer mehr Facetten des komplexen Lebensschmerzes:

- Pauline besprach ihre medizinischen und menschlichen Sorgen täglich mit der Stationsärztin Susanne Pirker. Sie durfte sicher sein, immer ehrliche und erschöpfende Antworten zu bekommen. Die Therapie wurde laufend an den aktuellen Bedarf angepasst. Die begleitenden empathischen Gespräche beruhigten, trösteten und gaben ihr die Gewissheit, ernst genommen und respektiert zu werden.
- Eine Zeitlang erhielt Pauline Akupunktur als Zusatztherapie. Sie war mit dem Effekt zufrieden und freute sich über ihren Kontakt mit der freundlichen Ärztin.
- Frau Renate setzte Lymphdrainagen und begleitende Gespräche fort.
- Unsere Physiotherapeutin, Frau Liesl Bonomo, kam, um Pauline durch zu bewegen und behutsam mit Bewegungsübungen zu beginnen. Pauline sah, dass sie Fortschritte machte. Sie freute sich auch auf die Gespräche, die die Übungen begleiteten und sie von ihrer Krankheit ablenkten.
- Jede Pflegehandlung wurde von Gesprächen, allmählich auch von Scherzen und Lachen begleitet.

Ganz langsam kehrte der Lebenswille zurück; das Pflegeteam konnte mit der Mobilisierung beginnen. Frau Pauline blieb vorsichtig und misstrauisch allen Veränderungen gegenüber. Wohl wünschte sie sich, das Leben nicht nur aus der liegenden Perspektive zu sehen und träumte davon, wieder einmal ins Freie zu kommen, aber gleichzeitig hatte sie große Angst, die Geborgenheit ihres Bettes zu verlassen: Würde sie das bisher Erreichte gefährden? Könnten dann neue Schmerzen und Beschwerden auftreten? Ganz langsam, Schritt für Schritt, wuchs ihr Vertrauen in Schwestern und Pfleger. Schließlich gelang es uns, sie ins Leben zurück zu verlocken.

Ein Rollstuhl wurde für sie angepasst. Pauline verbrachte jeden Tag einige Zeit außerhalb ihres Bettes. Sobald sie längere Zeit im Rollstuhl sitzen konnte, fuhren wir mit ihr in den Garten. Sie liebte es, im Schatten zu sitzen und ins Grüne zu schauen. Im Garten entdeckte sie auch ein lange Zeit vergessenes Hobby wieder: Rätsel auflösen. Während der schönen Jahreszeit verbrachte sie täglich viele Stunden im Freien und nahm auch gerne ihr Mittagessen und ihre Jause draußen ein. Sie las Illustrierte, löste Rätsel und plauderte mit uns, wenn wir nach ihr sahen. „Geht es mir nicht gut", meinte sie,

„ich habe 17 (Zahl der Teammitglieder) Bedienstete!" Dieser gute Zustand dauerte mehrere Monate an. Pauline hatte Freude am Leben. Immer wieder sagte sie: „Wie gut, dass ich damals nicht gleich gestorben bin!" und „Ich bin froh, dass ich zu Euch gekommen bin!" Sie lachte und plauderte mit allen und nahm mit großer Freude an den Aktivitäten der Station teil.

In dieser Zeit entwickelte sich eine tiefe Beziehung zwischen mir (Michaela Zsifkovics) und Pauline. Einmal sagte sie zu mir: „Mit eurer Hilfe habe ich erst zu leben gelernt. Erst jetzt kann ich meine Wünsche aussprechen und ihnen auch nachgeben."

In der Zwischenzeit verschlechterten sich ihre Befunde kontinuierlich: Die Tumormarker stiegen an, die Metastasen nahmen zu.

Ein Mensch ist viel mehr als ein Bündel seiner körperlichen Defekte. Pauline fühlte sich wohl. Ihre Beschwerden waren nicht wie weggeblasen, aber sie konnte sie gut ertragen. Ihr Leben war für sie, so wie es war, sinnvoll und gut, sie hatte warme, herzliche Kontakte zu vielen Menschen. Trotz ihrer immer schlechter werdenden Befunde wurde Pauline in dieser Zeit „gesünder". Etwas in ihr war (vielleicht zum ersten Mal?) heil geworden.

Im zweiten Jahr ihres Lebens an unserer Station verschlechterte sich Paulines Zustand schließlich doch merklich. Sie konnte immer weniger Zeit außerhalb des Betts verbringen. Die Schmerzen nahmen wieder zu, und die Morphiumdosis musste schrittweise erhöht werden.

Leben im Bett

Die letzten Monate

- Schmerzen nehmen zu
  - Morphinsulfat 2x200mg
    nach einem Monat: 2x400mg
  - Benozodiazepine in niedriger Dosierung nach Bedarf
- „Leben im Bett"
  - Alles was Pauline braucht, ist jederzeit gut für sie erreichbar,
  - „Besuche" bei ihr werden häufiger und länger,
  - sie nimmt im Bett an allen Aktivitäten teil.

Die hohe Morphiumdosis nahm ihr auch das Gefühl der Atemnot. In den letzten sechs Monaten vor ihrem Tod beschränkte sich ihr Leben auf ihr

Bett. Die Monate ihrer Bettlägerigkeit waren nicht nur eine Zeit, die sie mehr oder minder geduldig hinbrachte, es war ein „Leben im Bett". Pauline nahm auch im Bett an den Aktivitäten teil, die ihr Freude bereiteten. So fuhren wir sie, wenn sie das wollte, statt mit dem Rollstuhl mit dem Bett in den Garten hinaus. Nachtkästchen und Bett-Tischchen waren so angeordnet, dass sie alles, was sie brauchte, selbst auf einen Griff erreichen konnte: Brille, Zeitung, Rätsel und Kugelschreiber, ein frisches Glas kaltes Wasser, einen feuchten Waschlappen. Pauline fand sich gut damit zurecht.

In den letzten zwei Monaten ihres Lebens nahmen alle Beschwerden rasch zu. Der linke Arm nahm wieder an Umfang zu, Hand und Finger schwollen an; das Gefühl der Beengung und Schwere sowie Spannungsschmerz stellten sich wieder ein. Bald darauf schwoll auch das linke Bein an. Die Schmerzen waren nicht mehr durch Tabletten beherrschbar; Morphium wurde jetzt über eine einfache Schmerzpumpe zugeführt. Vom Operationsgebiet ausgehend breiteten sich Haut- und Lymphknotenmetastasen panzerartig über den ganzen Brustkorb aus (Cancer en cuirasse). Pauline konnte sich kaum mehr bewegen, das Sprechen fiel ihr immer schwerer, schließlich verstummte sie ganz.

In dieser schweren Zeit musste sich das betreuende Team wieder neu bewähren und seine Vertrauenswürdigkeit unter Beweis stellen.

Wünsche werden bis zuletzt respektiert. Problemlösungen

Signal	Ursache	Lösung
Läuten	Angst	Tür offen
Klammert sich an	Läuten unmöglich	Schwestern kommen oft
Ablehnend	Hemd passt nicht	Ärmel erweitern
Gibt Hemd nicht her	1 Tag ohne passendes Hemd	Waschen auf Station
Gibt Hemd nicht her	Wünscht Kontrolle	Hemden beim Bett

Pauline war immer daran gewöhnt gewesen, über sich und den Rhythmus ihres Lebens selbst zu bestimmen. Wir wussten, wie wichtig ihre Autonomie auch – und gerade! – jetzt für sie war. Sie konnte zunehmende Bewegungseinschränkung, Schmerzen, Atemnot und nahenden Tod annehmen. Die Angst, fremdbestimmt und wehrlos ausgeliefert zu sein, stellte für sie die größte Bedrohung dar. Daher taten wir unser Bestes, um ihre Wünsche und Bedürfnisse bis zuletzt zu erkennen, zu erahnen oder zu erraten und mit ihr gemeinsam nach Lösungen zu suchen, die sie annehmen konnte.

Seit sie begonnen hatte, uns zu vertrauen, war Pauline nie mehr fordernd gewesen. Plötzlich fing sie wieder an, in kurzen Abständen „grundlos" zu läuten. Wir erkannten: Ihre Angst vor dem Alleinsein war wieder sehr groß. Es mussten Lösungen gefunden werden, die ihr die Angst nahmen, den Mitarbeitern aber dennoch einen geregelten Tagesablauf ermöglichten. Wir versprachen ihr, die Tür ihres Zimmers (es lag unmittelbar neben der Teeküche) offen zu lassen, auch ohne Glockenruf öfter nach ihr zu sehen und jedes Mal, wenn eine Pflegeperson im Zimmer zu tun hatte, nach ihren Bedürfnissen zu fragen. Auch wenn sie selbst gepflegt wurde, fragten wir zum Schluss: „Brauchen Sie noch etwas oder haben Sie noch einen Wunsch?" Pauline war zufrieden; das Läuten hörte auf.

Eine Zeit später klammerte sich Pauline plötzlich, so gut sie konnte, an jeden, der an ihr Bett trat und wollte ihn nicht mehr fortlassen. Ihre Angst hatte wieder stark zugenommen. Wir stellten fest, dass sie die Glocke nicht mehr erreichen konnte.

Sofort ließen wir den Elektriker kommen und die Schnur verlängern. Die Glocke lag nun so, dass Pauline nur mehr den Mittelfinger der rechten Hand niederdrücken musste, um zu läuten. Als sie auch das nicht mehr konnte, kamen wir unaufgefordert in kurzen Abständen zu ihr. Jeder ging, ehe er andere Patienten versorgte, zu ihr, fragte nach ihren Wünschen, feuchtete ihren Waschlappen frisch an und legte ihn ihr so auf die Stirn, wie sie es liebte; Pauline wünschte sich, jederzeit darüber informiert zu sein, in welchem Zimmer wir arbeiteten und wie lange es beiläufig dauern würde, ehe wir wiederkamen. Wir gaben ihr unaufgefordert alle Informationen. Pauline fühlte sich sicherer und hatte weniger Angst davor, verlassen zu werden.

Als ihr linker Arm weiter an Umfang zunahm, passte er nicht mehr in unsere Nachthemden. Pauline reagierte ablehnend, zog die Mundwinkel nach unten und machte die Augen zu. An ihrer Nasenwurzel bildete sich eine steile Falte. Wir begriffen, dass sie es als demütigend empfand, nicht richtig angezogen zu sein. – Wir verständigten die Näherei. Noch am selben Tag wurden die linken Ärmel einiger Hemden für Pauline weiter gemacht. Eines Tages war keines ihrer Hemden greifbar: Die Wäscherei hatte nicht rechtzeitig geliefert. Erst am nächsten Tag kam ein passendes Hemd. Als es schmutzig war, wollte Pauline es nicht mehr hergeben.

Unser Versprechen, ihre Hemden von nun an auf der Station zu waschen, beruhigte sie nur kurzfristig. Erst als ich (Michaela Zsifkovics) ihr zwei Wäschekörbe ans Bett stellte, einen für die reinen, den anderen für die schmutzigen Hemden, war sie zufrieden. Sie hatte nun immer die Kontrolle über ihre Hemden.

In den letzten Tagen ihres Lebens konnte Pauline nicht mehr schlucken und war auf die engmaschige palliative Mundpflege angewiesen. Jeder, der an ihr Bett trat, machte ihren Mund wieder frisch. Vor allem nachts litt sie an Atemnot. Sie wünschte sich, eine Nacht auf der Terrasse im Freien zu verbringen, und wir führten sie mit dem Bett hinaus; dort fühlte sie sich gleich wohler. Sie hatte erträgliche Schmerzen; wenn nötig erhielt sie zusätzlich Morphin. Sie konnte nicht sprechen und sich nicht bewegen. Bis zum Schluss gelang es uns mit ihr zu kommunizieren: Sie „antwortete" mit den Augen, dem Atemrhythmus und den Falten, die sich an ihrer Nasenwurzel, um Augen und Mund bildeten, wenn sie mit etwas nicht einverstanden war. Unsere stets von neuem ihren Bedürfnissen angepassten Maßnahmen vermittelten ihr das Gefühl, geliebt, umsorgt und geborgen zu sein. In diesen letzten Tagen vertraute sie sich dem begleitenden Team rückhaltlos an. Sie war fast nie allein. Zuletzt hatte sie keine Angst mehr. Es war Pauline vergönnt, ruhig und begleitet zu sterben.

WEITERE SCHMERZURSACHEN IM ALTER

Schmerzen nach Schlaganfall

Sie können verschiedene Ursachen haben:

- Nervenschmerzen (Neuropathie) im gelähmten Glied sind relativ häufig. Sie können quälend sein und sind oft nur schwer in den Griff zu bekommen.
- Zug am Schultergelenk, an dem stets das „tote" Gewicht des gelähmten Armes hängt.
- Ungleich belastete Wirbelsäule bei Lähmung (Schwächung) eines Beines (durch physiotherapeutisch überwachte Mobilisierung vermeidbar!).
- Überlastung der Gelenke des „gesunden" Beins beim Stehen und Gehen.

Nervenschmerzen (Neuralgie, Neuropathie) lassen sich häufig besonders schwer lindern

- Noch viele Jahre nach der Erkrankung kann eine Gürtelrose (Herpes zoster) quälende Schmerzanfälle auslösen.
- An der schmerzhaften Form einer Polyneuropathie leiden vor allem Langzeit-Diabetiker und Alkoholiker.

- Phantomschmerzen sind Schmerzen in einem, durch Amputation verlorengegangenen Körperteil. Sie können jahrzehntelang bestehen bleiben.

Sauerstoffmangel im Gewebe (Ischaemie)

Die versorgenden Blutgefäße werden im Laufe der Zeit immer schwerer durchgängig. Vor allem in den herzfernsten Körperteilen (Füße!) vermindert sich die Durchblutung. Oft werden negative Zusatzfaktoren (Herzschwäche, niederer Blutdruck, Langzeit-Diabetes, Rauchen) wirksam, die die Durchblutung noch weiter verschlechtern. Schließlich treten heftige Sauerstoffmangel-Schmerzen auf. Schreitet die Erkrankung fort, „verhungern" Gewebspartien und es entstehen Geschwüre (Ulzera).

Immobilität

- Manche Erkrankungen (zum Beispiel M. Parkinson) beeinträchtigen die Beweglichkeit deutlich. In fortgeschrittenen Stadien können die Patienten oft kaum mehr umgelagert werden, ihre Krankheit zwingt ihnen eine bestimmte Haltung auf. Langfristiges Verharren in ein und derselben Haltung führt zu Verkrampfungen und löst Schmerzen aus.

- Viele Menschen sind in ihrer letzten Lebenszeit bettlägerig und kaum beweglich. Muskel- und Fettgewebe polstern zu diesem Zeitpunkt meist das Liegen nicht mehr ausreichend ab, die Knochen liegen oft dicht unter der Haut. Es entstehen Schmerzen an den harten Auflagestellen (zum Beispiel Steiß, Schulterblätter). Vor allem in der Zeit vor dem Tod kommt es im schlecht durchbluteten Gewebe leicht zum Wundliegen (Dekubitus). Die dadurch entstehenden Schmerzen nehmen bei der kleinsten Bewegung und bei jeder Pflegehandlung zu.

Seelische Schmerzen

Leistungseinbußen, Verlusterlebnisse und die damit verbundenen Ängste vor der Zukunft sind im hohen Alter unvermeidbar.

- **Leistungseinbußen:** Nachlassende Sehkraft, schwindendes Hörvermögen, wachsende Schwierigkeiten, das Gleichgewicht zu bewahren und sich ohne Hilfe fortzubewegen, verminderte Geschicklichkeit, beginnende Inkontinenz und zunehmender Verlust der Gedächtnisleistung stellen erhebliche Belastungen dar und lassen Hochbetagte zu Recht um ihre Selbständigkeit und Unabhängigkeit fürchten.

- **Verlusterlebnisse** mehren sich für alte Menschen über einen langen Zeitraum von Jahr zu Jahr. Ehepartner, Geschwister, Freunde sterben. Kinder sterben vor ihren Eltern oder ziehen weit weg und kommen nur selten zu Besuch. Es gibt immer weniger Zeitzeugen, mit denen man gemeinsam in die Vergangenheit zurückgehen kann. Oft gibt es niemanden mehr, zu dem man sagen kann: „Erinnerst du dich noch?" Engere, neue Kontakte bleiben die Ausnahme. Viele alte Menschen klagen: „Ich habe liebe Menschen nur mehr auf dem Friedhof." Solange sie wenigstens in ihrer eigenen Wohnung bleiben können, trösten sie die vertrauten Gegenstände und Erinnerungsstücke, die ihr Leben jahrzehntelang begleitet haben. Diese kleine Heimat wird zum letzten Hort für Sicherheit und Selbstvertrauen. Nimmt das Schicksal auch noch dieses Gut weg, ist der Schmerz besonders groß.

- **Ängste.** Leistungseinbußen und Verlusterlebnisse schränken das Ausmaß der Selbständigkeit immer mehr ein. Es vergeht fast kein Tag ohne Angst: Angst vor dem Alleinsein („Es ist niemand da, der mir helfen kann!"), Angst vor einem Sturz („Wann wird man mich finden, wenn ich nicht mehr aufstehen kann?"), Angst vor der „Schande" („Niemand darf wissen, dass ich Harn verliere! Niemand darf herausfinden, dass ich vieles vergesse und mich schwer zurechtfinde!"), Angst vor dem Verlust der Autonomie („Ich will nicht ins Pflegeheim; ich will alleine auf die Toilette gehen; ich will nicht gefüttert werden!").

Frau Emma litt, als sie vor vielen Jahren bei uns aufgenommen wurde, an Darmkrebs in einem fortgeschrittenen Stadium. Ein großes Stück ihres Dickdarmes war bei der Operation entfernt worden, aber die Krankheit hatte bereits die Grenzen der Darmwand überschritten, an Heilung war nicht mehr zu denken. Als Folge der großen Operation war Frau Emma stuhlinkontinent und litt an therapeutisch nur mangelhaft beherrschbaren Durchfällen, die sie sehr belasteten. Frau Emma war verzweifelt. Sie war körperlich trotz ihres hohen Alters und der schweren Erkrankung noch immer in relativ gutem Zustand und wollte nach Hause gehen. Zu Hause würde bestimmt alles wieder besser werden! Sie war voll mobil und hätte sicher noch einige Zeit, im Familienverband betreut, zu Hause leben können. Wir hätten ihr das auch gerne ermöglicht, aber keines ihrer beiden Kinder konnte oder wollte die mühsame und anstrengende alte Frau zu sich nehmen. Frau Emma verstand nicht, warum wir sie nicht nach Hause gehen ließen und stellte anklagend Fragen über Fragen; sie brauchte dringend mitfühlende Gespräche. Wir wollten ja gerne mit ihr sprechen, aber ihre extreme Schwerhörigkeit hinderte uns daran. Wir konnten ihr entweder einen kurzen Satz groß in Blockbuchstaben aufschreiben oder ihr einige wenige Worte so laut es nur ging und in geeigneter Stimmlage in das etwas weniger taube Ohr brüllen. Männerstimmen hörte sie etwas besser, mich verstand sie gar nicht. Empathische Gespräche, wie sie sie gebraucht hätte, kamen auf diese Weise nicht zustande. Da Frau Emma Wert auf eine respektvolle Distanz zwischen sich und ihrer Umgebung legte, konnte man sie auch nicht einfach in den Arm nehmen und trösten. Im Laufe der Zeit stellten sich bei ihr auch Schmerzen ein. Sie bekam immer stärkere Medikamente, aber nichts half. Die Schmerzen waren schwer lokalisierbar, einmal im Bauch, dann wieder in den Schultern, bald darauf in den Oberschenkeln. Eine konkrete Schmerzursache fand sich nie.

Eines Tages stürzte sie und brach sich den Schenkelhals. Nach der Operation klagte sie kaum mehr über Schmerzen. Ihre Schmerztherapie bekam sie weiter, aber jetzt gab sie auf Befragen nur geringe Schmerzen an. Sie richtete ihre ganze Energie darauf, das letzte ihr verbliebene Stück Selbständigkeit, ihr Gehvermögen, zurück zu erobern, und sie schaffte es auch! Erst hatte ihre Angst, nie mehr gehen zu können, alle anderen Gefühle verdrängt, dann war ihre Freude, sich wieder selbständig fortbewegen zu können, so groß, dass sie für den Augenblick alle seelischen und sozialen Schmerzen übertönte. Erst nach einiger Zeit nahmen die Schmerzäußerungen wieder stark zu und nichts, was wir versuchten, half.

Soziale Schmerzen stehen in engem Zusammenhang mit den seelischen, denn Leistungseinbußen, Verlusterlebnisse und Ängste schaffen ja die Voraussetzungen für die zunehmende Isolierung und Vereinsamung Hochbetagter. Ängste, die den Aktionsradius des Betagten immer weiter einschränken, führen zum Verbleib in den eigenen vier Wänden und machen ihn noch einsamer. Zudem „bestraft" die Gesellschaft verminderte Kommunikationsfähigkeit und zunehmende Gebrechlichkeit häufig mit Ausgrenzung. Gedanken- und Verständnislosigkeit der Umwelt führen nicht selten dazu, dass ein alter Mensch schon zu Lebzeiten vergessen – gleichsam ausradiert wird. Er ist den sozialen Tod gestorben.

Spirituelle Schmerzen im hohen Alter manifestieren sich zumeist in einem überwältigenden Sinnlosigkeitsgefühl, dem „Existentiellen Vakuum", wie Viktor Frankl es nennt (7). Hochbetagte sehen den Tod oft nicht mehr als Feind, sie fürchten eher die Lebensspanne, die noch vor ihnen liegt. Schwach und hilflos geworden, fühlen sie sich nur mehr als Belastung sowohl für andere als auch für sich selbst. Die Leistungen vieler gelebter Jahrzehnte zählen nicht mehr, das Leben ist nur mehr eine Bürde, die es abzustreifen gilt. Wozu war das Leben gut? Wozu weiterleben? Wir hören oft

Sätze wie „ich bin nichts mehr wert", „mein Leben hat keinen Sinn mehr", „ich bin für niemanden mehr wichtig", „ich gehöre schon weg".
Viel zu selten werden diese Schmerzen so ernst genommen, wie es ihnen zukommt. Meist werden sie bagatellisiert oder mit Antworten wie „das will ich aber gar nicht hören" einfach weggeschoben.
Am Beispiel eines typischen Gesprächs möchte ich eine der Möglichkeiten aufzeigen, einem hochbetagten Menschen zu helfen, nicht in diesem Schmerz verloren zu gehen. Für den Gesprächserfolg entscheidend ist es stets, den Schmerz, ohne Wenn und Aber, als legitim anzuerkennen.

> Frau H. hatte mit 90 Jahren ihren einzigen Sohn verloren. In der Zeit danach war sie im Schmerz dieses Verlustes wie versteinert. Sie lebte danach noch mehr als fünf Jahre bei uns. Allmählich nahm sie wieder am Alltag des Pflegeheims teil, schimpfte und lachte und war zu Zeiten stolz auf ihr hohes Alter. Dennoch blieb das Sinnlosigkeitsgefühl ihr immer wiederkehrender Begleiter. Ihre ambivalente Lebenshaltung spiegelte sich in einem, mit geringen Variationen, stets wiederkehrenden Gesprächsritual: Frau H., nicht ohne Stolz: „Ich bin schon 93 (94, 95 ...) Jahre alt!" Darauf ich: „Das ist allerhand, das wird nicht ein jeder!" Frau H., mit einer wegwerfenden Handbewegung: „Ich gehör' schon weg!". Ich: „Sie haben viel mitgemacht. Ich kann mir vorstellen, dass Sie vom Leben genug haben". Frau H: „Mein Sohn ist gestorben". Ich: „Das ist sehr traurig". Frau H. energisch: „Ich will sterben!" Ich nicke verständnisvoll: „Man kann sich das aber leider nicht aussuchen." Frau H., aufgebracht: „Sterben will ich!" – Ich: „Damit werden Sie halt doch warten müssen, bis der Petrus für Sie aufsperrt!" Zu dem Zeitpunkt begann Frau H. in der Regel zu lachen: „Bleib' ich halt noch bei euch!" und wandte sich damit wieder dem Leben zu.

WAS „DARF" WEH TUN?

Die Schmerzen Hochbetagter bleiben häufig unbehandelt, weil sie gar nicht erkannt werden. Dafür gibt es viele Ursachen:

Vorurteile der Betreuer

„Alte Menschen sind weniger (gar nicht) schmerzempfindlich."
„Banale Schmerzen tun nicht wirklich weh."
Ärzte sind gewöhnt, Krankheiten nach ihrer biologischen Bedeutung zu bewerten. Ein Schnupfen ist eine Bagatelle-Erkrankung, ein Karzinom dagegen

lebensbedrohlich. Daraus ergeben sich sinnvolle Prioritäten für die Therapie; der Irrtum beginnt erst, wenn die Bedeutung, die ein Symptom (zum Beispiel Schmerz) für die Lebensqualität des Erkrankten hat, mit der Schwere der Erkrankung gleichgesetzt wird. Eine Kniegelenksarthrose ist nicht lebensbedrohlich, aber die Schmerzen, die sie verursacht, können das Leben für den Betroffenen dennoch zur Qual machen. Es gibt keine Hierarchie der Schmerzen!
„Alte Menschen haben eben Schmerzen." Sie haben sie zu akzeptieren und geduldig zu ertragen. „Sie sind 92 Jahre alt, in ihrem Alter ist es ganz normal, da und dort Schmerzen zu haben! Danken Sie Gott, dass es Ihnen noch immer so gut geht!" „Wohlmeinende" Ratschläge wie dieser sind wenig hilfreich. Schmerzen mögen im Alter häufig sein, sie sind aber für niemanden „normal"! Mit solchen Antworten liefert man den Hochbetagten hilflos seinen Leiden aus.
„Mit der Zeit gewöhnen Sie sich an die Schmerzen." Vorurteile können sich nur halten, wenn die nötige fachliche Kompetenz fehlt und wenn eine große Distanz zwischen dem Helfer und dem Leidenden besteht. In der mitfühlenden Wärme der Arzt-Patienten-Beziehung gedeihen sie nicht. Bereits die vortastende Frage an mich selbst: „Wie würde ich mich fühlen, wenn ich bei jeder Bewegung, bei jedem Schritt Schmerzen hätte?" bringt sie zum Verstummen.

Einstellung zum Schmerz

Die Generation der heute 80- bis 90-Jährigen hat von klein auf gelernt, Schmerzen als gott- oder schicksalsgewollt anzunehmen. Viele sehen Schmerzen als Strafe für Fehler, die sie früher begangen haben. Was einem auferlegt wird, muss ohne zu klagen getragen werden, ist doch zu hoffen, dass einem dadurch manche Sünde verziehen wird.

Klagen bleiben aus

„Ich bin zu müde, um die Augen zu öffnen, zu müde, um die Hand zu heben, zu müde, um zu klagen"
„Es hilft doch nichts. Niemand glaubt mir, niemand hilft mir."
„Ein Mann muss die Zähne zusammenbeißen." Es widerspricht dem Ehrenkodex, über Schmerzen zu klagen. Dem Arzt gegenüber möchte man auf keinen Fall wehleidig erscheinen!
„Der Herr Doktor hat sich so bemüht!" Auch alte Frauen geben ihre Schmerzen nicht immer gerne zu. Oft wollen sie den geliebten Arzt nicht durch die Mitteilung kränken oder verärgern, dass der Erfolg seiner Behand-

lung zu wünschen übrig lässt. Der Schwester, die immer da ist und zu der meist ein viel engeres Verhältnis besteht, vertraut man sich eher an. In einem rein hierarchisch ausgerichteten System ohne tragfähige Vertrauensgrundlage zwischen den Berufsgruppen bleiben diese zaghaften Klagen oft auf der Strecke (siehe „Der hierarchiefreie Raum").

„Ich kann mich nicht mehr an meine Schmerzen erinnern." Im hohen Alter lässt das Kurzzeitgedächtnis in der Regel stark nach. Was vor 20 Jahren war, weiß man genau, was vor einer Stunde erlebt wurde, ist bereits vergessen. Da Schmerzspitzen häufig bei Bewegung (durch Pflegehandlungen oder durch Mobilisation) ausgelöst werden, können Patienten sie zum Zeitpunkt der Befragung oft nicht mehr in ihr Bewusstsein zurückholen. Ihr Körper vergisst den Schmerz allerdings nicht; mit jedem weiteren Schmerzdurchbruch nimmt die Schmerzintensität weiter zu. Ein sinnvolles Therapiekonzept muss daher immer in enger Zusammenarbeit zwischen dem Arzt, dem Patienten, den Pflegenden und den nahen Bezugspersonen des Patienten erstellt werden.

Die Kommunikation ist erschwert

Etwa 30% unserer Patienten sind infolge ihrer schweren Erkrankungen und Behinderungen nicht ohne weiteres in der Lage, sich allgemein verständlich mitzuteilen. Oft sind Hochbetagte zu „sprachlos" (zum Beispiel infolge von Sprachstörungen nach Schlaganfall), um uns zu sagen, wie sehr sie leiden, und um unsere Hilfe zu erbitten. Schwerhörigkeit oder Taubheit verhindern ein Gespräch. Übergroße Schwäche kann selbst die kleinste Bewegung unmöglich machen. Starke Atemnot lässt keinen Raum für den Hilfeschrei.

Mimik und Körpersprache sind abgeflacht (fehlen). Je jünger ein Mensch ist, desto beredter gibt sein Ausdruck Auskunft über sein Lebensgefühl. Im hohen Alter bleibt davon oft nur mehr wenig übrig. Es ist immer schwieriger, oft vollends unmöglich, jemandem den Schmerz „vom Gesicht abzulesen". Ein 90-Jähriger kann mit völlig unbewegtem Gesicht versichern, dass er starke Schmerzen hat – und es entspricht der Wahrheit.

Verwirrtheit und Demenz verhindern nur die uns angemessen scheinende Reaktion, nicht aber den Schmerz! Die Annahme, dass ein Mensch, der nicht mehr folgerichtig denken kann, auch keinen Schmerz empfindet, ist ein verbreiteter Irrtum. Jeder Mensch bleibt, unabhängig von Alter, Krankheit und Leistungszustand seines Gehirns, ein fühlendes Wesen, jeder behält die Fähigkeit zu leiden. Demente können ihren Schmerz nicht mehr in allgemein verständlicher Weise beschreiben. Sie wissen vielleicht nicht einmal, dass das, was sie gerade quält, „Schmerz" heißt, und sie können uns nicht mehr um Hilfe bitten. Sie leiden ebenso wie jeder andere, nur können sie ihren Schmerz nicht verarbeiten und sind ihm daher noch hilfloser ausgeliefert.

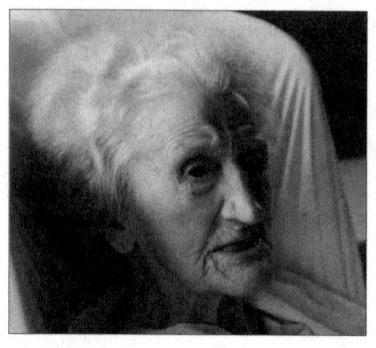

Wenn wir das Leiden Hochbetagter lindern wollen, dürfen wir uns nie mit landläufigen, für jüngere Erwachsene entwickelten Methoden zufrieden geben. Wie bereits besprochen, müssen vorerst die brennenden Fragen der Kommunikation gelöst werden. Solange ich als Arzt nur darauf ausgerichtet bin, mein medizinisches Repertoire fachgerecht einzusetzen, stehe ich in der Palliativen Geriatrie auf verlorenem Posten. Erst wenn es mir gelungen ist, eine Beziehung zu meinen Patienten aufzubauen, wenn ich mir ihr Vertrauen verdient habe, wenn ich sie verstehe und sie mich, habe ich die erste Voraussetzung erfüllt, um ihnen zu helfen. Auch für den Arzt ist es unverzichtbar, spezielle Kommunikationsmethoden wie Validation und Basale Stimulation zu erlernen.

Die zweite unverzichtbare Voraussetzung für den Arzt ist, dafür zu sorgen, dass auch zwischen ihm und zu den Mitgliedern des Teams eine tragfähige Kommunikationsschiene besteht. Selbst der gewissenhafteste Arzt sieht seine Patienten nicht Tag und Nacht und kann daher den Großteil dessen, was er braucht, um eine komplexe Situation richtig zu beurteilen, nicht aus eigener Erfahrung wissen. Es sind stets die wehrlosesten Patienten, die am meisten unter den Kommunikationsschwierigkeiten zwischen Ärzten und Pflegepersonen leiden. Sehr alten, schwerkranken, vor allem aber dementen und verwirrten Patienten gegenüber ist unsere Verantwortung besonders groß. „Es sind nicht irgendwelche Patienten, von denen wir hier sprechen, es sind die kränkesten und hilflosesten." (10) Nur einer berufsgruppenübergreifenden kollegialen Zusammenarbeit aller am Krankenbett Tätigen kann es gelingen, dem Anspruch dieser Patienten gerecht zu werden.

Im Kommunikationsmodell des hierarchiefreien Raumes wird jedes Teammitglied im Rahmen seiner Kompetenz anerkannt und übernimmt in diesem Rahmen Verantwortung. Für den Arzt bedeutet das, dass er zu allererst einmal die unsichtbare Krone der Allwissenheit ablegt und die Beobachtungen und Gedanken seiner Kollegen aus der Pflege als gleichwertige Beiträge anerkennt.

Was hat der Patient? Probleme der Schmerzerkennung bei Dementen

Martina Schmidl, Marina Kojer

Eine befriedigende Schmerzdiagnostik und -therapie bei Dementen wird erst dann möglich, wenn wir Ärzte es schaffen, eine funktionierende Kommunikation herzustellen. Gelingt das nicht, scheitern wir unweigerlich. Wir scheitern bereits von der ersten Minute an! Es ist einfach, jüngere, kognitiv kompetente Patienten zu untersuchen, sie über ihre Beschwerden zu befragen und sich dann letztlich selbst ein Bild zu machen. Sie kommen zum Arzt, weil sie Hilfe suchen und sind bereit und in der Lage, ihm alles Zweckdienliche zu berichten. Demente verstehen oft gar nicht, was wir von ihnen wollen, antworten „unsinnig", unverständlich oder gar nicht. Sie haben Angst und lassen sich nicht untersuchen. Fragt der Arzt nach Schmerzen, weiß der Patient oft nicht einmal, dass das damit gemeint ist, worunter er gerade leidet (Tabelle 1).

Diese von Seiten des Patienten bestehenden, gravierenden Kommunikationshindernisse machen es uns wohl oft schwer, zu einer Diagnose zu kommen und eine passende Therapie zu finden, aber sie können, vor allem bei entsprechender Kompetenz in Kommunikation mit dementen alten Menschen, überwunden werden. Irreparabel verfahren ist der Karren erst dann, wenn Berufsroutine und mangelnde Achtung vor dem „armseligen und mühsamen Bündel Mensch" neue Kommunikationsprobleme von Seiten des Arztes schaffen. Es täte allen Ärzten gelegentlich gut, sich selbst in Frage zu stellen, sich gleichsam im Spiegel zu betrachten und das eigene Verhalten kritisch zu bewerten. Gehen wir offen auf den Patienten zu oder sind immer wir es, die von vornherein den Ton angeben? Schüchtern wir die Patienten durch unser Verhalten ein und drängen sie damit in die Defensive? Interessieren wir uns für die Persönlichkeit der Patienten, für ihre Gedanken und Gefühle oder gehen wir nur unserer beruflichen Pflicht nach (Tabelle 2)?

Bevor ich mich einem Patienten zuwende, muss ich für mich klären, ob ich bereit bin, mich jetzt auf seine Welt einzulassen, oder ob ich nur drauf und dran bin, ihn „abzuhandeln". Bin ich wirklich willens, dem Patienten mit Respekt, Wertschätzung und Anerkennung zu begegnen? Habe ich ausreichend Zeit und Geduld, ihn als Menschen wahrzunehmen und seine Nöte zu meinem Anliegen zu machen? Habe ich erkannt, dass die Kunst der geglückten Kommunikation ein wichtiger Bestandteil meines Berufsbilds sein muss?

Ziel einer geglückten Kommunikation ist das Herstellen von Vertrauen. Erst wenn der Patient zu mir Vertrauen gefasst hat, lassen sich die anderen Schwierigkeiten überwinden. In unserer nüchternen, auf Nützlichkeit und (vermarktbare) Leistung ausgerichteten Welt neigen wir allzu leicht dazu, ein Individuum nur nach seiner Hirnleistungsfähigkeit zu beurteilen. „Ein Mensch besteht nicht nur aus dem Gedächtnis. Er verfügt auch über Gefühle und Empfindungen, über einen Willen, über moralische Grundsätze ... In diesem Bereich ... finden Sie vielleicht eine Möglichkeit, ihn zu erreichen und eine Veränderung herbeizuführen" (11).

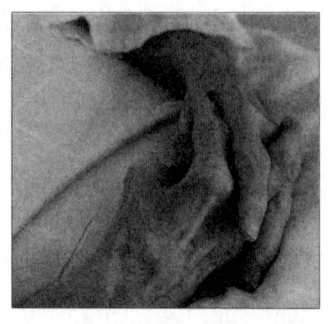

Kann man Vertrauen herstellen?

Vertrauen ist etwas sehr Komplexes, es lässt sich nicht „produzieren" wie eine Holzkiste, die man aus Brettern zusammennagelt. Wann schenkt man einem Arzt das Vertrauen? Wenn man keine Angst zu haben braucht, dass er einem Schaden zufügt, wenn man zu wissen meint, dass er sein Fach versteht, wenn man sich von ihm wertgeschätzt und verstanden fühlt, wenn er verständlich erklärt, was er mit einem vorhat, wenn er auch Mitgefühl und menschliche Wärme zeigt. Von der fachlichen Einschätzung abgesehen, trifft das sinngemäß auch für Demente zu, wenn hier auch Vermeiden von Angst und Zulassen, bzw. Zeigen von Gefühlen deutlich im Vordergrund stehen. Nichts, was geschieht, darf abrupt erfolgen: Es ist zum Beispiel wichtig, dass der Patient die Person, die mit ihm Kontakt aufnehmen will, sieht und dass sie ihn nicht von hinten „überfällt". Alle Handlungen müssen vorher angekündigt und erklärt werden und dann ruhig und langsam vor sich gehen, um den, schon durch seine Krankheit verunsicherten, alten Menschen nicht zu erschrecken (siehe Tabelle 3). Alle Berührungen erfolgen langsam, ruhig und vorsichtig: Zum Beispiel beginne ich meine Untersuchung nicht gleich damit, dass ich sein Hemd aufknöpfe, sondern berühre den Patienten erst an einer Hand und warte seine Reaktion ab. Während der ganzen Zeit sende ich Signale aus wie „ich verstehe dich", „ich respektiere dich so, wie du bist", „ich höre dir zu und habe Zeit für dich", „ich fühle mit dir", „ich bin aufrichtig". Demente durchschauen die Maske gespielter Freundlichkeit und Anteilnahme sofort!

Wie äussern Demente ihre Schmerzen?

Wenn wir wissen wollen, ob ein schwer dementer Mensch Schmerzen hat, müssen wir sein Verhalten genau beobachten, denn jede Verhaltensänderung kann (aber muss nicht!) bedeuten, dass er Schmerzen hat. Nur ein bisschen Aufmerksamkeit braucht es, um an Schmerzen zu denken, wenn der Patient die Hand entweder an die schmerzende Stelle hält oder immer wieder über diese Stelle reibt, wenn sein Gesicht angespannt ist, seine Mimik wie eingefroren wirkt oder er trostlos vor sich hin starrt. Je mehr Erfahrung wir haben und je länger wir den Menschen schon kennen, desto leichter fällt es uns, mehrdeutige Symptome richtig zuzuordnen. Ähnlich einer Mutter, die am Schreien ihres Babys genau erkennt, ob es Hunger hat, nass ist, sich verlassen fühlt oder ob ihm etwas weh tut, gelingt es auch uns zumeist zwischen den verschiedenen Arten des Schreiens zu differenzieren. Hochbetagte, die Schmerzen haben, schreien eher leise jammernd, und ihr Schreien hört auch nicht auf, wenn ein vertrauter Mensch sich ihnen zuwendet. Doch nicht jeder schreit oder weint, es kommt nicht selten vor, dass Leidende verstummen, sich immer mehr zurückziehen, bis sie schließlich, wenn der Zustand lange anhält, scheinbar unerreichbar in Embryonalstellung daliegen.

Entscheidend für die Diagnose „Schmerz" ist letztlich immer, dass wir daran denken, dass beobachtete Symptome oder Veränderungen Schmerzzeichen sein könnten und nicht mit unserer Therapie zu schnell auf das Augenfällige reagieren und dabei die zugrundeliegende Ursache übersehen. Besonders leicht geschieht dies bei „lästigen" Verhaltensweisen: Der Patient ist stärker verwirrt als sonst, ist unruhig, verweigert alles, wirkt ängstlich, schläft nicht, schlägt um sich. Was liegt näher, als ihn zu „beruhigen" und seine Schmerzäußerungen damit ungewollt zuzudecken? Hellhörig sollten wir auch werden, wenn ein Patient plötzlich nicht aufstehen will, wenn er unsicherer geht als sonst und häufig stürzt. Nicht selten treten auch rein körperliche Symptome auf: Der Schmerzgeplagte will nicht mehr essen und magert ab, ihm ist übel, er erbricht, der Blutdruck ist höher als sonst oder er sieht blass und schweißig aus.

Frau Resi isst nicht

Frau Resi, eine burgenländische Bäuerin, hatte bereits jahrelang bei uns gelebt, als sie stürzte, sich den Schenkelhals brach und zur Operation ins Spital musste. Da Komplikationen eintraten, dauerte es ziemlich lange, ehe sie zu uns zurückkam. Sie kam in sehr schlechtem Zustand, und wir fürchteten um ihr Leben. Sie wurde mit Liebe und großer Sorgfalt umhegt und gepflegt. Die Stationsärztin verbrachte täglich viel Zeit mit ihr, die Therapie musste immer wieder an eingetretene Veränderungen adaptiert werden. Nur ganz langsam begann sich ihr Zustand zu bessern, Frau Resi erholte sich weitgehend – aber doch nicht ganz! Ihr Verhalten war unauffällig, sie fühlte sich sichtlich wohl bei uns, freute sich über jede Zuwendung und kommunizierte offen mit dem ganzen Team. Aber sie blieb schwach und wurde sogar noch schwächer, denn sie wollte oder konnte nicht essen und verlor laufend an Gewicht. Beim Essen wälzte sie jeden Bissen lange im Mund herum und brachte ihn nur mühsam und von Husten unterbrochen oder überhaupt nicht hinunter. Mit dem Trinken ging es nicht viel anders. Dabei machte selbst das Bier, ihr Lieblingsgetränk, keine Ausnahme. Da sie schon seit langer Zeit eine Reihe gravierender neurologischer Symptome hatte, vermuteten wir primär eine schwere Schluckstörung, dachten aber auch an viele andere Möglichkeiten. Fachärzte wurden zugezogen, Therapien erprobt, nichts, was wir versuchten, half. Schließlich begann das Team ernsthaft über eine PEG-Sonde nachzudenken. Wir erklärten Frau Resi, dass, wenn sie nicht selber aß, ein Röhrchen in ihren Magen eingesetzt werden musste, durch das sie dann ernährt werden konnte. Frau Resi ist zwar dement, aber das verstand sie sehr gut – sie war und blieb eindeutig dagegen! Es war zum Verzweifeln, nur Frau Resi selbst schien von dem Problem unberührt.

Als Stationsärztin und Stationsschwester wieder einmal über die Therapie berieten, stellte die Stationsschwester plötzlich fest, dass das Schmerzmittel, das Frau Resi schon einige Zeit vor ihrer Spitalsaufnahme bekommen hatte, bei Beibehaltung der gesamten restlichen Therapie, sichtlich auf der Chirurgie, gestrichen worden war. Wir hatten dann die im Vergleich zu „vorher" scheinbar unveränderte, nun ihrerseits von der Chirurgie vorgeschlagene Therapie wieder übernommen; das Schmerzmittel war unter den Tisch gefallen. Nun wurde es schnell wieder aufgeschrieben, Frau Resi begann nach wenigen Tagen mit gutem Appetit zu essen, nahm regelmäßig an Gewicht zu und erholte sich bereits nach kurzer Zeit so weit, dass sie ihr Bett verlassen konnte.

Wir waren erschüttert darüber, dass wir nicht früher daran gedacht hatten. Man kann etwas übersehen, an etwas im Moment nicht denken, aber dann muss es einem schließlich doch auffallen! Waren wir nachlässig gewesen? Frau Resi war wochenlang die „Hauptperson", um die die Gedanken der ganzen Station kreisten. Natürlich war sie auch wiederholt nach Schmerzen gefragt worden, die Frage hatte sie jedes Mal ruhig verneint. Sie hatte in der ganzen Zeit niemals gejammert oder über Schmerzen geklagt, nie eine Miene verzogen, kein einziges der anderen Schmerzzeichen gezeigt! Aber

Frau Resi ist das, was man einen „harten Knochen" nennt. Sie hatte es im Leben nie leicht gehabt und es sich nie leisten können, empfindlich zu sein. Auch seit sie bei uns war, hatte sie nie auf „Wehwehchen" geachtet und nie gejammert. Ich vermute, sie hat sich selbst nie gestattet, dem Schmerz in ihrem Leben eine wesentliche Rolle einzuräumen. Nun war sie schwer dement und wahrscheinlich kaum mehr in der Lage, den Begriff „Schmerz" überhaupt auf den eigenen Körper zu beziehen. Wenn sie unsere Frage nach Schmerzen verneinte, tat sie das sicher aus ehrlicher Überzeugung.

HABEN DEMENTE EINE EIGENE MEINUNG?

Demente werden viel zu selten und viel zu wenig intensiv in Vorgänge und Entscheidungen, die sie selbst und ihren eigenen Körper betreffen, mit einbezogen. Das hat seine Ursache darin, dass wir uns in der Art, dem Menschen zu begegnen, hauptsächlich auf die bekannten Mängel konzentrieren. Viele empfinden das Defizitäre, vor allem wenn es sich nicht auf den rein körperlichen Bereich beschränkt, als abstoßend, unwürdig, peinlich und beängstigend und begegnen ihm mit Ablehnung. Diese Ablehnung spürt der Patient, sie löst ihrerseits Ablehnung aus und schwächt obendrein sein (ohnedies angeschlagenes) Selbstwertgefühl. Wenn ich mich dagegen vermehrt auf all das konzentriere, was intakt geblieben ist, was der Patient noch kann, begegne ich ihm von vornherein mit mehr Respekt und Wertschätzung. Der Patient selbst spürt, dass er ernst genommen und akzeptiert wird, er kann sich entspannen und uns den Weg weisen, auf dem wir ihm helfen können.

Mit vielen Dementen lässt sich sehr gut verbal kommunizieren. Oft hilft es uns und ihnen weiter, wenn wir ihnen Fragen stellen: „Können Sie mir zeigen, wo es weh tut?" „Seit wann tut es weh?" „Was ist das Schlimmste für Sie?" „Wann ist es am schlimmsten?" Wichtig ist es auch, sich im Gespräch nicht nur auf den Schmerz zu beziehen, sondern zum Beispiel auch zu fragen, „Wie geht es Ihnen sonst?", denn jeder Mensch will nicht nur mit seinen Krankheitssymptomen, sondern als ganzer Mensch beachtet werden.

Viele Menschen, auch nicht demente, haben konkrete Vorstellungen darüber, was für sie gut ist und „was hilft". Es ist für die Therapie sehr sinnvoll, persönliche Präferenzen zu erfragen und damit nicht nur eine positive Erwartungshaltung zu erzeugen, sondern auch sicherzustellen, dass der Patient die Therapie nicht verweigert und ablehnt. Ich frage zum Beispiel: „Möchten Sie ein paar Tropfen haben?" „Hat Ihnen früher eine Spritze geholfen?" „Sollen wir Sie mit einer Salbe einreiben?" Gemeinsam mit dem Patienten entscheide ich mich für eine Therapie und hole immer wieder Rückmeldungen ein, ob es auch wirklich besser geworden ist. Nicht immer wird es ganz so gehen, wie wir es uns wünschen. Im Vordergrund muss stets die Sorge darum stehen, die für den Betroffenen beste, zuzeiten aber auch nur die erträglichste Lösung zu finden.

TABELLE 1: HABEN SIE SCHMERZEN?

- Versteht meine Frage nicht
- Kann nicht sprechen
  - Wortfindungsstörungen
  - Konzentrationsstörungen
  - Aphasie
- Kann Schmerzen nicht lokalisieren
- Ist mit der ganzen Situation überfordert
- Hat Angst

TABELLE 2: KOMMUNIKATIONSPROBLEME. WAS LIEGT AM ARZT?

- Wirkt einschüchternd:
  - Sagt nicht, was er macht
  - Sagt nicht, was er will
  - Redet zu schnell
  - Redet zu viel
  - Redet zu unverständlich
- Wirkt gehetzt und ungeduldig:
  - Wirkt desinteressiert
  - Lässt den Patienten nicht ausreden
  - Hört nicht zu
  - Wirkt eher gleichgültig als empathisch
  - Bezieht den Patienten wenig (gar nicht) in seine Überlegungen ein

> **TABELLE 3: VERTRAUEN HERSTELLEN**
>
> - Sichtbar und hörbar sein für den Patienten:
>   - Nicht hinter dem Patienten stehen
>   - Langsam, verständlich und ruhig sprechen
>   - Möglichst auf Augenhöhe sein
> - Blickkontakt herstellen
> - Erklären, wer man ist
> - Erklären, was man von dem Patienten will
> - Vor einer Handlung erklären, was man macht:
>   - „Ich möchte mir gerne den Bauch anschauen"
>   - „Jetzt höre ich auf die Lunge"
> - Aussagen des Patienten ernst nehmen, darauf eingehen
> - Gefühle zulassen

Frau Margarete hat noch immer Schmerzen ...

Als Frau Margarete hochbetagt, mittelgradig dement und multimorbid (unter anderem mit gravierenden Abnützungserscheinungen an Wirbelsäule und Gelenken) bei uns aufgenommen wurde, war ihr Mann bereits einige Zeit auf einer unserer beiden Männerstationen. Sie lebte sich rasch ein, weil sie wusste, dass sie zu Hause alleine nicht mehr zurechtkam und weil sie beruhigt war, ihren Mann bei uns gut betreut zu wissen. Mit ihrem Stock war sie selbständig mobil und wirkte, trotz ihrer vielen Leiden, vorerst recht zufrieden. Das änderte sich nach einiger Zeit, Frau Margarete wurde immer unzufriedener und mürrischer. Fast bei jeder Visite klagte sie über Schmerzen, mal im Rücken, dann im rechten Knie, beim Aufstehen, beim Gehen, beim längeren Sitzen. Bald klagte sie zu allen Tageszeiten über wechselnde Schmerzen ohne erkennbares Muster. Therapievorschläge nahm sie zunächst dankbar an. Alles half vorerst einmal gut, bald aber war es wieder zu wenig. Ich verordnete weitere Medikamente; die jeweils am stärksten schmerzende Stelle wurde zudem mit TENS behandelt. Dazu kam Frau Renate von der Physiotherapie und brachte Lord, unseren Therapiehund, mit. Wie die meisten Patienten war auch Frau Margarete von Lord begeistert und freute sich jeden Tag auf sein Kommen. Schließlich waren die Schmerzen deutlich gelindert, die Klagen wurden selten und hörten schließlich fast auf. Frau Margarete fühlte sich recht wohl. Sie war weiterhin gut mit dem Stock mobil.

Da es auf der Station nun einige andere „Problemfälle" gab, die mehr Zeit beanspruchten, wurden die Begegnungen mit Frau Margarete etwas kürzer. Es vergingen nur wenige Tage, dann nahmen die Beschwerden rasch wieder zu. Frau Margarete litt bei der Visite furchtbar, seufzte laut vor Schmerzen, verzog das Gesicht und konnte sich scheinbar kaum mehr rühren. Etwas später sah man sie dann häufig verhältnismäßig locker über den Gang in den Aufenthaltsraum marschieren. Wir erkannten rasch: Frau Margarete fühlte sich zurückgesetzt und daher einsam und verlassen. Sie wünschte sich, ausführlich über ihre Sorgen sprechen oder wenigstens mit jemandem plaudern zu können. Auf genaueres Nachfragen erzählte sie, dass sie finanzielle Probleme und Probleme mit ihrer Wohnung hatte. Sie litt auch sehr darunter, keine Freunde und Bekannten zu haben, die sie besuchen kommen könnten. Andere im Zimmer bekamen viel mehr Besuch. Sie bekam immer nur Besuch von ihrem Mann, und die Tage wurden ihr lang. Das alles belastete sie schwer, und sie hatte Angst, es nicht alleine bewältigen zu können. Frau Margarete benutzte das Thema Schmerz, um auf sich aufmerksam zu machen. Sie wusste, dass wir dann ein längeres Gespräch mit ihr führen mussten. Der Schmerz war daher ein willkommener Gesprächsstoff für sie, von dem aus sie dann auf ihre eigentlichen Sorgen übergehen konnte. Es wird eher akzeptiert, wenn der Patient sagt: „Kann ich etwas gegen meine Schmerzen haben?" als: „Ich bin so niedergeschlagen, bitte kommen Sie, um mit mir zu reden." (12)

Sie brauchte keine neuen Medikamente, keine physikalische Therapie, sie brauchte mich, meine Zeit und Geduld, meine Empathie. Sie brauchte das Gefühl, nicht allein zu sein, mit ihren Sorgen und Nöten verstanden zu werden. Es war nicht nur wichtig für sie, ernst genommen und respektvoll behandelt zu werden. Sie brauchte vor allem die Möglichkeit, zu klagen und ihre Gefühle auszudrücken, und die Sicherheit, geborgen zu sein und immer jemanden um sich zu haben, der sich um sie und ihre Probleme kümmerte. Natürlich litt sie auch unter ihren Schmerzen, die sie bestimmt unter dem Einfluss ihrer Einsamkeit, Bedrücktheit, Angst und Trauer stärker empfand als in einem Zustand der seelischen und sozialen Balance.

Es ist wichtig, dass ich mir immer wieder genug Zeit nehme, um sorgsam zuzuhören und mit Frau Margarete zu besprechen, was getan werden könnte, um den Zustand zu verbessern. Ich muss meine eigenen Überlegungen immer wieder kritisch hinterfragen, Diagnose und Therapie wiederholt überdenken. Eine unverzichtbare Hilfe dazu bieten die Informationen anderer Berufsgruppen. Wir sehen den Patienten meist nur für relativ kurze Zeit, wir wissen aus eigener Erfahrung nur, wie er sich zu uns verhält. Unser Bild wird zutreffender und schärfer, wenn wir erfahren, wie er sich bei verschiedenen Teammitgliedern und zu unterschiedlichen Tageszeiten verhält. Der Arzt muss wissen, dass er nicht jeden Schmerz wegzaubern kann. Er muss lernen zu akzeptieren, dass nicht er allein für Schmerz und Schmerzlinderung „zuständig" ist, dass auch einmal, wie zum Beispiel bei Frau Margarete, TENS die wirksamste Therapie sein kann, weil dann die Therapeutin mit dem Hund kommt. Darüber hinaus muss er dem Patienten die Sicherheit geben, mit Sorgfalt, Geduld und Zuwendung weiter betreut zu werden, auch wenn die Grenzen des Machbaren erreicht sind. Frau Margarete und ihre Schmerzen waren und sind nie allein „mein" Fall, sie sind Aufgabe für das gesamte Team. Anhaltende Verbesserungen lassen sich nur dann erzielen, wenn jedes Teammitglied in seinem Verhalten auf eine veränderte Situation Rücksicht nimmt. Für Frau Margarete hieß das: Als es ihr körperlich und seelisch schlechter ging, wurde sie von allen häufiger validiert. Sie wurde so oft es nur ging in Gruppenaktivitäten wie Lesen, Spielen, Plaudern mit einbezogen. Wir kümmerten uns um ihre finanziellen Probleme. Der Hund kam, solange es ihr schlecht ging, jeden Tag auf Besuch zu ihr. Schmerzende Körperstellen wurden regelmäßig mit Salben eingerieben. Wir unterstützten sie dabei, sich als Frau gepflegt und adrett zu fühlen, bewunderten ihre Kleidung, organisierten Friseurbesuche und den Besuch der Fußpflegerin und verhalfen ihr so zu mehr persönlicher Sicherheit und zu einem höheren Selbstwertgefühl.

Wie kann man Schmerzen alter Menschen messen?

Marina Kojer, Susanne Pirker

Schmerzerlebnisse existieren nur in der Realität dessen, der sie am eigenen Leib verspürt; niemand kann sie beweisen, niemand kann sie widerlegen, niemand kann nachempfinden oder beurteilen, wie stark ein bestimmter Schmerz ist. Es gibt keinen Eichwert, an dem sich messen lässt, wie stark etwas weh tun „darf"! Schmerz ist also etwas vollständig Subjektives, er lässt sich auch vom größten Experten nur indirekt, das heißt nach Angabe dessen, dem es weh tut, beurteilen. Glücklicherweise kann der Schmerzgeplagte in der Regel über Art, Dauer und Lokalisation seiner Schmerzen Auskunft geben (Schmerzanamnese), die empfundene Schmerzintensität auf Skalen ankreuzen, die die Schmerzstärke entweder in Zahlen (numerische Analogskala: zum Beispiel 0 = kein Schmerz, 10 = der stärkste vorstellbare

Schmerz) oder in Farben (visuelle Analogskala: zum Beispiel weiß = kein Schmerz, schwarz = der stärkste vorstellbare Schmerz) darstellen. Detaillierte Fragebögen und Schmerztagebücher, in denen die Patienten regelmäßig mehrmals täglich Lokalisation, Ausstrahlung und Stärke ihrer Schmerzen festhalten, geben dem Arzt ein ziemlich genaues Bild und eignen sich gut dazu, den Erfolg der Therapie zu überprüfen und die verwendeten Präparate an den Bedarf anzupassen (13) (14).

Ist der schmerzgeplagte Mensch allerdings hochbetagt, kann er sein Schmerzerleben häufig nicht mehr ausreichend kommunizieren, geschweige denn seinen Anspruch auf Hilfe geltend machen. Die erwähnten Methoden eignen sich bestenfalls für einzelne 90-Jährige, die im hohen Alter üblichen Leistungseinschränkungen und Behinderungen limitieren im Großen und Ganzen ihre Anwendbarkeit (siehe Tabelle 4). Visusbeeinträchtigungen, gestörte Kommunikation, Gedächtnis- und Konzentrationsschwierigkeiten bilden oft unüberwindbare Hindernisse. Noch schwieriger ist die Beurteilung der Schmerzstärke bei auch nur geringgradig Dementen. Übliche Methoden werden nicht verstanden, es gelingt nicht, den Bezug zwischen einer Skala und dem eigenen Zustand herzustellen. Schon bei relativ geringen Einschränkungen der geistigen Leistungsfähigkeit nimmt die Fähigkeit, abstrakte Aufgaben zu erfassen, rasch ab.

Abbildung 1: Schmerzgesichter

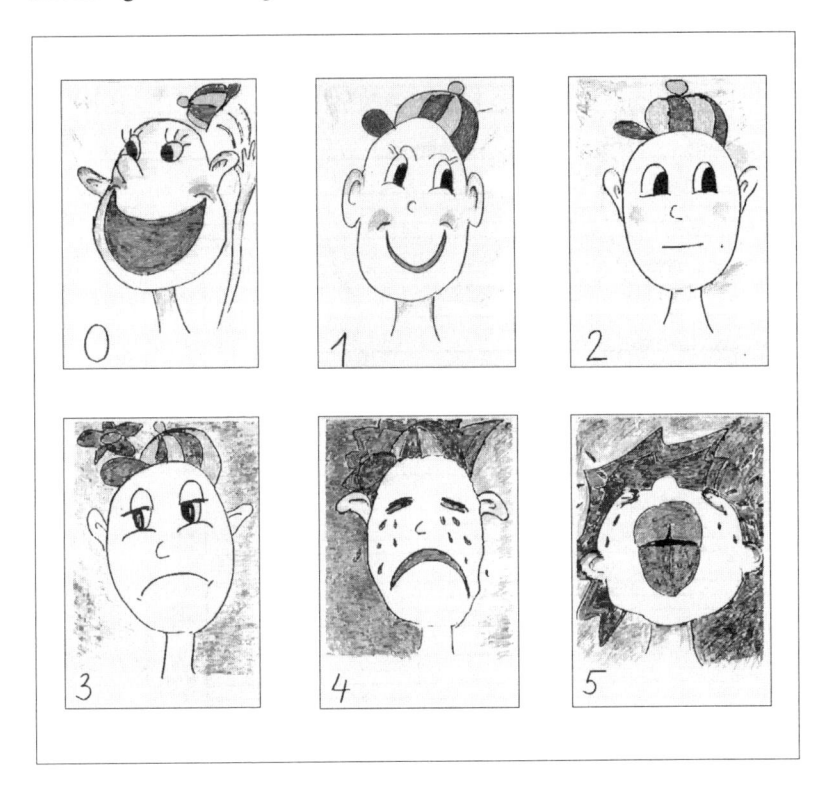

Abbildung 2: Schmerzblatt

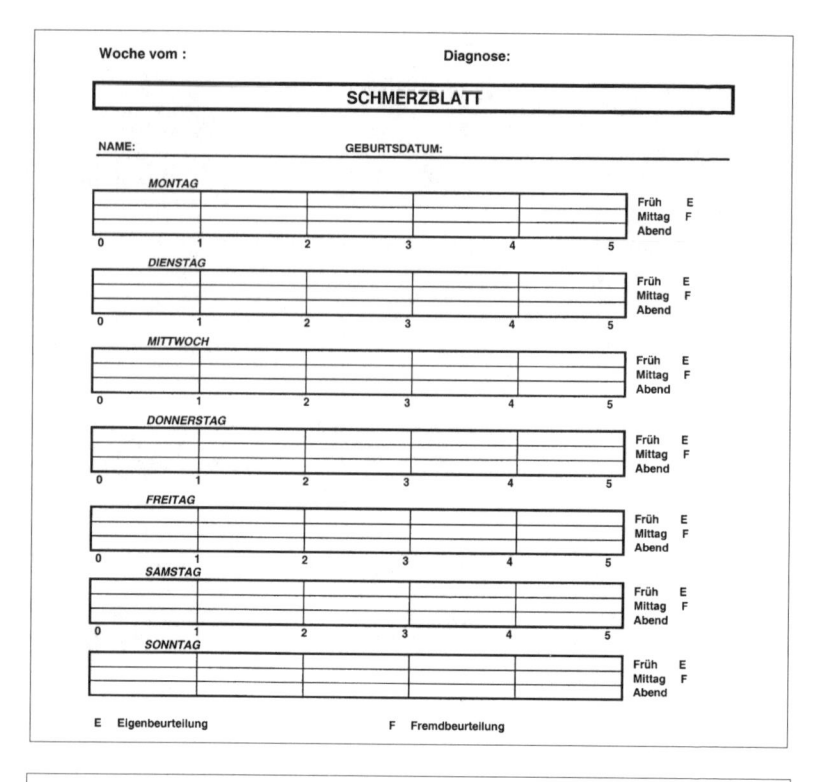

```
Woche vom :                    Diagnose:

┌─────────────────────────────────────────────────────┐
│                    SCHMERZBLATT                      │
└─────────────────────────────────────────────────────┘

NAME:                   GEBURTSDATUM:

        MONTAG                                    Früh   E
                                                  Mittag F
                                                  Abend
   0       1       2       3       4       5
        DIENSTAG                                  Früh   E
                                                  Mittag F
                                                  Abend
   0       1       2       3       4       5
        MITTWOCH                                  Früh   E
                                                  Mittag F
                                                  Abend
   0       1       2       3       4       5
        DONNERSTAG                                Früh   E
                                                  Mittag F
                                                  Abend
   0       1       2       3       4       5
        FREITAG                                   Früh   E
                                                  Mittag F
                                                  Abend
   0       1       2       3       4       5
        SAMSTAG                                   Früh   E
                                                  Mittag F
                                                  Abend
   0       1       2       3       4       5
        SONNTAG                                   Früh   E
                                                  Mittag F
                                                  Abend

   E  Eigenbeurteilung        F  Fremdbeurteilung
```

TABELLE 4: PROBLEME DER SCHMERZMESSUNG

- Visusverschlechterung, Erblindung
- Schwerhörigkeit und Taubheit
- Motorische Behinderungen (Lähmung, Tremor ...)
- Kommunikationsprobleme
- Konzentrationsschwäche
- Gedächtnisschwäche
- Verständnisschwierigkeiten
- Demenz
- Ablehnung

Viele Hochbetagte zeigen uns durch ihr Verhalten sehr deutlich, ob unsere Behandlung ihnen geholfen hat. Es gibt aber auch genug Patienten, aus deren Verhalten wir nur bedingt Rückschlüsse ziehen können. Wie soll es da gelingen, das Schmerzausmaß zu beurteilen und den Erfolg unserer Therapie zu objektivieren? Jeder Arzt, der sich ernsthaft bemüht, alten Menschen zu helfen, kennt diesen Konflikt. Aus diesem bekannten Notstand heraus, entwickelten die vier Ärztinnen der neu gegründeten Schmerzambulanz des Geriatriezentrums am Wienerwald (darunter die beiden Autorinnen) 1995 sechs Schmerzgesichter. Ein Schmerzschieber für Kinder, der statt Zahlen winzige Smilies verwendet, brachte uns auf die Idee, es auch bei alten Menschen so zu versuchen. Eine Kollegin zeichnete die sechs Gesichter (Abbildung 1), die Schmerzempfindungen von „kein Schmerz" bis zum „stärksten vorstellbaren Schmerz" darstellen sollten und von denen wir hofften, dass unsere Patienten in ihnen den eigenen Zustand wiedererkennen würden. Diese Annahme erwies sich für den Großteil als richtig. Die farbigen Bilder im A4-Format sind in robusten Klarsichthüllen zu einem leicht handhabbaren Heft zusammengefasst. Die Patienten werden ersucht, auf das für sie passende Gesicht zu zeigen. Jedes Bild ist mit einer Ziffer (0-5) gekennzeichnet. Die Ziffern entsprechen ungefähr einer numerischen Analogskala und können unmittelbar in ein vereinfachtes Schmerztagebuch (Abbildung 2) übertragen werden. Das klingt einfacher, als es in der Praxis ist. Man kann den Patienten das Heft nicht nur in die Hand drücken. Voraussetzung für eine sinnvolle Verwendung ist, neben Zuwendung, Einfühlungsvermögen und Geduld, auch die Fähigkeit, die Aufgabe wiederholt in einfachen Worten zu erklären und sich sorgsam vom Erfolg der eigenen Bemühungen zu überzeugen. So ist die Frage: „Welches Manderl soll ich heute nehmen?" hinweisend dafür, dass die Aufgabe nicht verstanden wurde, während die Mitteilung: „Mir geht es so wie diesem da" auf gutes Verständnis schließen lässt.

Die Smilies sind bis zu mittlerer Demenz einsetzbar, vorausgesetzt, dass die Bereitschaft von Seiten der Pflege (der Angehörigen) gegeben ist, ihren Gebrauch mehrmals geduldig zu erläutern und immer wieder zu überprüfen, ob der Patient tatsächlich verstanden hat, was von ihm erwartet wird. Sie erlauben die Identifikation mit dem eigenen Zustand und machen weitere Fragen überflüssig. Schmerzstärke und emotionale Beteiligung sind bei der Beurteilung nicht trennbar, das mag für Wissenschaftler ein Nachteil sein, für die Arbeit mit Hochbetagten halten wir es für einen Vorteil: Unsere Patienten erleben sich in ihrer Gesamtbefindlichkeit und sind nicht in der Lage, diese in einzelne Komponenten zu zerlegen.

Weitere Vorteile (Tabelle 5): Die Gesichter sind gut sichtbar und einfach zu handhaben. Der Arzt kann sich auf dem Schmerzblatt mit einem Blick vom

Erfolg der Therapie überzeugen. Es ergeben sich weitgehend reproduzierbare Werte: Bei Schmerzkonstanz zeigt der Patient, auch bei Befragung durch verschiedene Pflegepersonen, auf das gleiche Gesicht. Gelegentlich wird er auch zwischen zwei benachbarten Gesichtern wechseln. Die Verwendung von Smilies und Schmerzblatt erleichtern schwierige Schmerzeinstellungen und erlauben uns in vielen Fällen, die Therapie jeweils an geänderte Gegebenheiten anzupassen. Das Verfahren ist allerdings nicht standardisiert, die Abstände zwischen den einzelnen Smilies sind nicht ganz gleich, die Farbwahl ist nicht optimal (in diesem Buch nicht erkennbar, da schwarz/weiß) ... Für den praktischen Gebrauch überwiegen jedoch die Vorteile dieser wissenschaftlich sicher anzweifelbaren Methode. Derzeit erwägen wir das erste und letzte Gesicht wegzulassen, um vor allem dementen Patienten die Wahl leichter zu machen. Die Idee, die Smilies durch zwei Serien mit schwarzweiß-Photos (hochbetagte Gesichter einer Frau und eines Mannes) zu ersetzen, ließe sich nur mit Hilfe zweier professioneller Schauspieler und eines erstklassigen Photographen verwirklichen und scheitert daher vorerst an der Finanzierung. Ich könnte mir vorstellen, dass alte Menschen sich mit „wirklichen" Gesichtern leichter zu identifizieren vermögen. Sollte dies zutreffen, würde es sich wahrscheinlich auch lohnen, den mühsamen Versuch auf sich zu nehmen, die so entstandene visuelle Analogskala für alte Menschen zu standardisieren.

TABELLE 5: VORTEILE DER SMILIES

- Bis zur mittleren Demenz einsetzbar
- Erlauben Identifikation mit dem eigenen Zustand
- Auch bei Visusverschlechterung gut sichtbar
- Einfache Handhabung
- Entsprechen annähernd einer numerischen Analogskala
- Reproduzierbare Werte
- Erleichtern Schmerzeinstellung und Re-Evaluierung der Therapie
- Hilfe bei Fremdbeurteilung

Bei aller Freude, eine Möglichkeit gefunden zu haben, die Schmerzen vieler Hochbetagter besser zu beurteilen, darf man allerdings nicht vergessen, dass die große und stetig anwachsende Zahl schwer Dementer auch mit dieser Methode nicht beurteilt werden kann. Für sie werden auch weiterhin Erfahrung und feines Beobachtungsvermögen den Maßstab setzen müssen.

Sind Schmerzen für alte Menschen schicksalhaft?

Marina Kojer

Wenn es darum geht, chronische Schmerzen zu lindern, genügt es nicht, sich ausschließlich auf den schmerzenden Körperteil zu konzentrieren. Jeder Schmerz erhält seine Wertigkeit erst im Rahmen der Gesamtsituation. So gut wie nie bildet der schmerzende Rücken oder die Durchblutungsstörung im Fuß den einzigen Leidensquell. Nicht nur die Schmerzschwelle (das ist das Schmerzausmaß, das eben noch als Schmerz wahrgenommen wird), auch die erlebte Schmerzstärke wird von vielen Faktoren beeinflusst. Der erlebte Schmerz ist die Resultierende aller gleichzeitig bestehenden positiven und negativen Einflussgrößen. Schlechter Allgemeinzustand, andere gleichzeitig bestehende körperliche, seelische, soziale und spirituelle Schmerzen, frühere Schmerzerfahrungen, Angst, Verzweiflung, aber auch Langeweile senken die Schmerzschwelle und steigern den Schmerz. Dagegen können Geborgenheit, Zuwendung, Angstfreiheit, die Gewissheit, ernst genommen und verstanden zu werden, ein gutes Gespräch oder der Besuch eines geliebten Menschen Schmerzen deutlich lindern. Das gilt für jede Altersstufe, ganz besonders aber für Kinder und alte Menschen.

Nicht nur Patienten, auch Mitarbeiter aus anderen Berufsgruppen erwarten vom Arzt oft ein Wundermittel, das den für den Leidenden und seine Umwelt belastenden chronischen Schmerz bannt. Schon lange bestehende Schmerzen sind leider schwer zu bekämpfen (siehe „Was darf weh tun? Schmerzspirale und Schmerzgedächtnis). Nur selten ist völlige Schmerzfreiheit zu erreichen, das Ziel wird in der Regel die ausreichende Schmerzlinderung sein. „Ausreichend" heißt, dass der Schmerz so weit nachgelassen hat, dass er die Lebensqualität nicht mehr wesentlich beeinträchtigt. Ein schon seit langem schmerzgepeinigter alter Mensch ist bereits dann gut eingestellt, wenn er bei mehrmals täglicher Messung der Schmerzspitzen nie über Schmerzgesicht drei hinausgeht.

Schmerztherapie wird allgemein mit der Verordnung von Medikamenten gleichgesetzt, aber nicht immer ist der Griff zum Rezeptblock die beste Lösung. Auch die „ideale" medikamentöse und physikalische Therapie führt nicht zum Erfolg, wenn unnötige Belastungen die Schmerzspirale ständig weiter in Gang halten. Um solche Pannen zu vermeiden, ist es entscheidend, einen Schritt zurückzutreten und den alten Mensch in seinem Umfeld zu betrachten. Es genügt dazu meist, die Augen offen zu halten, sich in die Lage des Kranken hinein zu versetzen und den normalen Hausverstand walten zu lassen. Ist zum Beispiel kein körpergerechter Sessel vorhanden, der dem Zustand der Wirbelsäule Rechnung trägt, sind die Beine zu kurz, um mit der vollen Sohle den Boden zu erreichen oder wurde die Lagerung eines schmerzenden Glieds dem Zufall überlassen, kann der verhängnisvolle Circulus vitiosus nie wirksam unterbrochen werden. Das endgültige Auflassen der eigenen Wohnung oder ein dreiwöchiger Urlaub der geliebten Tochter verschlechtern für den Augenblick die Erfolgsaussichten der Therapie.

DIE TRAGENDEN SÄULEN DER SCHMERZBEHANDLUNG

(1) Was tut weh? (Schmerzdiagnose): Schon diese einfache Frage ist bei sehr alten Menschen nicht immer einfach zu beantworten. Es darf übrigens im hohen Alter auch einmal der ganze Körper weh tun!

(2) Seit wann tut es weh? Sind nur diskrete Schmerzzeichen vorhanden, ist oft nicht leicht zu differenzieren, ob der Patient an akuten oder chronischen Schmerzen leidet. Was muss abgeklärt werden, um diese Entscheidung treffen zu können? Sind die Untersuchungen für den Patienten überhaupt zumutbar?
Ist der chronische Schmerz ein Oberflächen- oder ein Tiefenschmerz? Ist die Schmerzursache feststellbar? Kann sie vielleicht ganz oder teilweise (zum Beispiel durch körpergerechte Lagerung, eine andere Matratze oder orthopädische Schuhe) ausgeschaltet werden?

(3) Darf der Patient noch Schmerzen haben? Die **bedingungslose Akzeptanz des Patienten mit seinem Schmerz** ist eine wesentliche Voraussetzung dafür, ihm helfen zu können. So einfach das klingt, es bringt extreme Anforderungen für das gesamte Team mit sich! Der Leidende „darf" Schmerzen haben, obwohl alles Menschenmögliche geschieht, um ihm zu helfen. Seine Schmerzen dürfen, unseren unermüdlichen Bemühungen zum Trotz, hartnäckig sein, sogar stärker werden und ihn und uns quälen. Die Schmerzen dürfen heute auf die Therapie ansprechen und morgen trotz gleichbleibender Therapie wieder zunehmen. Diese Haltung erfordert nicht nur vom gesamten Team Kraft, sondern auch ein großes Ausmaß an Frustrationstoleranz. Nur zu leicht werden entweder Patient („Er kann keine Schmerzen mehr haben!

Vielleicht hat er überhaupt nie Schmerzen gehabt!") oder Arzt („Er versteht nichts von Schmerztherapie! Er bringt nichts zusammen!") zu Blitzableitern der angestauten negativen Emotionen!

(4) Was können wir tun? Pflegerische und physikalische Maßnahmen, medikamentöse Therapie (siehe unten).

(5) Haben sterbende alte Menschen Schmerzen? (Siehe unten.)

(6) Wer kann noch helfen? Psychologische Begleitung, Seelsorge (aus Schmerzgründen nur in Einzelfällen erforderlich).

(7) Was muss bei der Behandlung Hochbetagter berücksichtigt werden? Altersspezifische Probleme (siehe unten).

(8) Was muss geschehen, damit die Schmerzen nachlassen? Kontrolle des Symptoms Schmerz – eine Leistung des ganzen Teams (siehe unten).

WAS KÖNNEN WIR TUN? – PFLEGERISCHE UND PHYSIKALISCHE MASSNAHMEN, MEDIKAMENTÖSE THERAPIE

Gerade in der Geriatrie sollten stets alle für alte Menschen gangbaren Möglichkeiten der nichtmedikamentösen Schmerztherapie bedacht und ausgeschöpft werden. Dies sind vor allem

Verbesserung der Kommunikation

(darüber wurde bereits ausführlich berichtet)

Tägliche pflegerische Maßnahmen

- Jede Lageveränderung wird vorher angekündigt,
- Berührungen erfolgen schonend, behutsam und langsam,
- Aktivierende Pflege verhindert vermeidbare Schmerzursachen (Versteifungen, Bewegungseinschränkungen, Kontrakturen, Wundliegen),
- körpergerechte Position im Sitzen und Liegen,
- Wahl der angemessenen Matratze,
- fachgerechte Lagerung, häufiger Lagewechsel ...

Physikalische Maßnahmen

Nicht mehr zur Selbständigkeit rehabilitierbare alte Menschen erhalten viel zu selten die Möglichkeit zur physikalischen Therapie. Pflegeheime verfügen meist nur über wenige Therapeuten, und diese werden bevorzugt für „Hoffnungsträger" eingesetzt, „aus denen noch etwas werden kann". Die Lebensqualität der Mehrzahl der Pflegeheimbewohner bleibt dabei auf der Strecke.

Die effektivste physikalische Maßnahme ist die Bewegungstherapie, das heißt

- Turngruppe,
- Gangschulung,
- Stiegensteigen,
- Gehtraining,
- Bewegungsübungen,
- aktives und passives Durchbewegen.

Davon könnte zumindest das Gehtraining unter Umständen auch von der Pflege übernommen werden – allerdings nur unter zwei Voraussetzungen: 1. die Therapeuten müssen den Patienten erst einmal so weit gebracht haben, dass Gehen nur mehr trainiert werden muss; und 2. es sind so viele Pflegepersonen auf der Station, dass sie Zusatzaufgaben übernehmen können (was leider kaum jemals der Fall ist).

Medikamentöse Schmerztherapie

Grundlagen der medikamentösen Schmerztherapie:

- **Orale Medikamentengabe.** Solange dies möglich ist, sollte der Patient die nötigen Präparate schlucken. Andere, einfach zu verabreichende Darreichungsformen wie Zäpfchen oder Pflaster werden weniger verlässlich resorbiert. Spritzen sind belastend für den Patienten und beeinträchtigen Tag für Tag seine Lebensqualität. Für die Therapie chronischer Schmerzen, die in der Regel über einen längeren Zeitraum erfolgt, sind sie bestimmt nicht geeignet. Sie sollten daher nur dann gesetzt werden, wenn der augenblickliche Zustand des Patienten dies tatsächlich erforderlich macht.

- **Regelmäßige Einnahme nach festem Zeitplan.** Chronische Schmerzen müssen kontinuierlich behandelt werden, das heißt, man wartet mit der Medikamentengabe nicht darauf, dass der Patient wieder starke Schmerzen bekommt, sondern beugt Schmerzspitzen rechtzeitig durch

die Gabe nach einem (von der Wirkungsdauer der Präparate bestimmten) Zeitschema vor.
- **Individuelle Dosierung.** Sie ist für alte Menschen besonders wichtig (siehe „altersspezifische Probleme")! Die Dosierung orientiert sich zwar an Therapieempfehlungen, muss aber stets individuell erfolgen.
- **Kontrollierte Dosisanpassung.** Die einmal gefundene Schmerzeinstellung wird nicht nach dem Motto: „Hat es dir gestern geholfen, muss es dir heute auch noch helfen!" automatisch ein für alle Mal beibehalten. Sie muss regelmäßig überprüft und wenn nötig an den aktuellen Bedarf angepasst werden.
- **Prophylaxe von Nebenwirkungen durch Begleitmedikamente.** Viele Schmerzmittel haben bekannte und vorhersehbare Nebenwirkungen, die von Anfang an mitbehandelt werden müssen. Es ist ein Kunstfehler, ein Morphiumpräparat zu verordnen, ohne gleichzeitig auch ein Abführmittel aufzuschreiben!
- **Überlegter Einsatz von Co-Analgetika.** Co-Analgetika sind keine Schmerzmittel, sie können aber in bestimmten Fällen wesentlich dazu beitragen, Schmerzen erfolgreich zu behandeln. In der Geriatrie ist allerdings jede zusätzliche Tablette stets problematisch (vgl. altersspezifische Probleme), die Einführung eines weiteren Präparats ist daher stets besonders sorgsam abzuwägen. Unter Umständen kann es, anstelle einer Erweiterung der Therapie, ratsamer sein, ein Morphiumpräparat in niedriger Dosierung zu verwenden.

Kardinalfehler der Schmerztherapie: Zu spät, zu wenig, zu kurz, zu selten, bei Bedarf

In der Therapie geriatrischer Patienten führen oft grundlegende Fehler zum Scheitern der Bemühungen. Immer wieder überlegt man lange hin und her und beginnt die Behandlung dann, wenn der Schmerz lange Zeit besteht, seine Intensität bereits unnötig hoch ist, der Patient schon sehr gelitten hat und es viel schwieriger geworden ist, eine ausreichende Schmerzlinderung zu erreichen.

Sind die verordneten Dosen zu gering, hat man lediglich eine symbolische Handlung gesetzt – der Patient leidet weiter.

Ist ein zufriedenstellendes Therapieregime gefunden, sollte man es nur aus guten Gründen beenden und nur unter sorgsamer Beobachtung mit der Dosis zurückgehen. Ein Grund für einen Ausschleichversuch ist sichtliches Wohlbefinden und gute Beweglichkeit einige Monate nach Hüftgelenksersatz.

Wird ein Patient unter Morphintherapie plötzlich unerklärlich müde, kann dies ein Zeichen von Überdosierung sein. Die (meist erst nach ausreichender medikamentöser Therapie mögliche!) erfolgreiche Bewegungstherapie, aber auch eine bedeutende Gewichtsabnahme erlauben bei Hüft- oder Kniegelenksarthrosen meist eine deutliche Dosisreduktion. Wird die Therapie sofort beendet, sobald der Patient schmerzfrei ist, entspricht das dem Absetzen einschlägiger Medikamente, sobald der Blutdruck sich endlich normalisiert hat! Vielleicht, um ihnen die häufige Einnahme zu ersparen, erhalten alte Menschen ihre Schmerzmedikation oft viel zu selten. Es treten wieder gehäuft leicht vermeidbare Schmerzspitzen auf, die Angst wächst, die Patienten müssen um ihre Tabletten oder Tropfen betteln. Das Intervall zwischen aufeinanderfolgenden Dosen kann sich sinnvollerweise nur an der Wirkungsdauer der Medikamente orientieren. Es ist zum Beispiel unsinnig, ein Mittel, das eine Wirkungszeit von vier Stunden hat, zwei Mal täglich zu verordnen. Es gibt außerdem eine genügende Anzahl retardierter Präparate, die nur zwei Mal (manche sogar nur ein Mal) in 24 Stunden eingenommen werden müssen.

Akute Schmerzen (zum Beispiel während einer Gallenkolik) sind nicht vorhersehbar. Sie werden dann behandelt, wenn der Bedarf auftritt. Bei chronischen Schmerzen ist der Bedarf Tag für Tag gegeben. Ihre Behandlung erfordert daher eine Dauertherapie.

Placebo

Ein Placebo ist ein Scheinmedikament, es enthält keinerlei Wirkstoff. In Pflegeheimen leben die Patienten oft für lange Zeit, und die ständigen Klagen Einzelner zehren besonders stark an den Nerven ihrer Betreuer. Hier ist die Versuchung groß, Zuflucht bei einem Placebo zu suchen. Die Wirkung dieser Scheinmedikamente ist bestens belegt: Bis zu 80% der Patienten geben, zumindest nach erstmaliger Gabe, eine deutliche Besserung an. Die Wirkung ist leicht erklärbar: Das Placebo hebt viele Faktoren, die das Schmerzgeschehen negativ beeinflussen, auf: Schmerzen machen Angst, Angst, die abnimmt, sobald einem geholfen wird. Wer ein Placebo verabreicht, tut das in der Regel mit großer Überzeugungskraft („Das ist ein besonderes neues Mittel, das Ihnen auf jeden Fall helfen wird!"), eine Mühe, der er sich leider kaum unterzieht, wenn es um ein „echtes" Schmerzmittel geht! Der Leidende glaubt der Pflegeperson (dem Arzt), dass er ihm helfen will, er freut sich, dass er ein so „gutes" Mittel bekommt und erwartet, dass der Schmerz bald nachlassen wird. Außerdem wird seine, vor allem in der Schmerzsituation stets beängstigende Einsamkeit mehrfach unterbrochen – und auch das tut ihm gut. Die vielen positiven Impulse drehen die Schmerzspirale für kurze Zeit in die ent-

gegengesetzte Richtung: Eines macht das andere besser; der erleichterte Mensch fühlt sich, wenn auch nur vorübergehend, wohler.
Aus der Sicht der Palliative Care, für die Respekt und Wahrhaftigkeit die obersten Gebote darstellen, sind solche Aktionen bewusst gesetzte Täuschungen. Sie missbrauchen (und zerstören mit der Zeit) das kostbarste Gut der Helfer: das Vertrauen ihrer Patienten. Ein Mensch in Not bittet um Hilfe, wir verweigern sie ihm und üben (der Patient kann sich ja nicht dagegen wehren) kaltblütig unsere Macht über ihn aus. Wenn ein Patient „nur" einsam und voller Angst ist und daher „nur" Zuwendung braucht, sollte er diese auch bekommen. Hat er indes körperliche Schmerzen, soll er so rasch wie möglich die wirksame Therapie erhalten, die er benötigt. Ein Placebo ist in beiden Fällen überflüssig.

Das WHO-Stufenschema

Das bereits vor Jahrzehnten von der Weltgesundheitsorganisation vorgeschlagene Stufenschema bietet eine gute Grundlage für den Therapieeinstieg. In der Geriatrie werden grundsätzlich die gleichen Präparate verwendet wie für jüngere Menschen. Auf weiterführende physiologische, pharmakologische und therapeutische Informationen über Schmerztherapie kann ich daher im Rahmen dieses Buches verzichten. Abgesehen von Details (siehe „altersspezifische Probleme") treffen sie für Schmerzpatienten aller Altersklassen zu. Interessierte Leser finden in den Literaturangaben am Ende des Kapitels Hinweise auf einige gut lesbare und informative Standardwerke (13) (14) (15). Ich werde mich daher nur dann auf einzelne Präparate beziehen, wenn es besondere, geriatriespezifische Aspekte zu berücksichtigen gilt.

- Die Schmerzeinstellung beginnt in der Regel mit einem Stufe-1-Präparat (**einfache Analgetika, Nicht-Opioid-Analgetika**). Dazu gehören Mittel wie Metamizol (Novalgin®) und Paracetamol (Mexalen®) und, als eigene Gruppe, die sogenannten Nichtsteroidalen Antirheumatika (NSAR) wie Diclofenac (Voltaren®), Ibuprofen (Brufen®), Meloxicam (Movalis®), Rofecoxib (Vioxx®). NSAR sind entzündungshemmend und wirken besonders gut bei Gelenkserkrankungen. Sie werden daher in der Geriatrie häufig verwendet, obwohl sie von allen Schmerzpräparaten die gefährlichsten Nebenwirkungen haben. Diese Nebenwirkungen (vor allem Magen- und Zwölffingerdarmgeschwüre mit Neigung zu Blutungen) sind zwar bei den neueren Präparaten (zum Beispiel Vioxx®) seltener, sie treten aber immer noch häufig genug auf, um vor allem alte Menschen mit ihren oft symptomlosen Geschwüren schwer zu gefährden. Sie sollten daher nur dann für begrenzte Zeit und in möglichst niedriger Dosierung verordnet werden, wenn die entzündliche Schmerzkomponente im Vordergrund steht. Es ist auf jeden Fall empfehlenswert, ein Präparat zum Schutz der Magenschleimhaut mit zu verordnen. Die Kombination eines NSAR mit Metamizol oder Paracetamol bringt oft gute Ergebnisse. Die Kombination mehrerer NSAR verstärkt nicht die Wirkung, sondern nur die Nebenwirkungen. Metamizol ist ein außerordentlich gut wirksames Mittel, das, wenn es geschluckt wird, kaum Nebenwirkungen verursacht. Da es auch in Tropfenform erhältlich ist, eignet es sich besonders gut für hochbetagte Patienten, denen das Schlucken von Tabletten Schwierigkeiten macht. Findet man mit diesen Mitteln in mittlerer Dosierung nicht das Auslangen, empfiehlt die WHO den Wechsel zu

- Stufe 2, den **schwachen Opioiden.** Allein verwendet bieten sie kaum einen entscheidenden Vorteil gegenüber den Stufe-1-Präparaten, wohl aber in Kombination mit einem Nichtopioid. Die Mittel verstärken sich gegenseitig in ihrer Wirkung, nicht aber in den Nebenwirkungen. Das am häufigsten in der Geriatrie verwendete Präparat dieser Gruppe ist das Tramadol (Tramal®, Tramundal®). Tramadoltropfen sind eine gute Alternative, wenn Metamizoltropfen infolge ihres schlechten Geschmacks abgelehnt werden. Schwache Opioide werden im Allgemeinen gut vertragen. Sie haben die gleichen Nebenwirkungen wie starke Opioide allerdings in stark abgeschwächter Form.

- Stufe 3: **Starke Opioide.** Reicht eine Kombination zwischen einem Stufe-1- und einem Stufe-2-Präparat in mittlerer Dosierung nicht aus, ist es nicht sinnvoll zu versuchen, die beiden Medikamente auf die maximale Dosis zu steigern. Man riskiert dabei, vor allem beim alten Menschen, schwere Nebenwirkungen und erkauft darum bestenfalls eine bescheidene Wirkungssteigerung. Es ist besser, ohne unnötiges Zaudern auf die Stufe 3 überzugehen. Morphium und seine Abkömmlinge gehören zu den sichersten und komplikationsärmsten Präparaten und verursachen – im Gegensatz zu vielen durchaus gängigen Mitteln – niemals Organschäden. Sie werden, richtige Präparatwahl und professionelle Anwendung vorausgesetzt, auch von Hochbetagten ausgezeichnet vertragen! Wie für andere Präparate auch, sind ausreichende Kenntnisse, sorgsame Dosierung und laufende Kontrolle von Wirkung und Nebenwirkungen die notwendigen Voraussetzungen für eine sichere Verwendung. Leider werden starke Opioide in der Geriatrie noch immer viel seltener verwendet, als sie indiziert wären!

Eine unvermeidbare Nebenwirkung aller Morphiumpräparate ist die Obstipation (Stuhlverstopfung). Da alte Menschen ohnedies zu hartnäckigen Stuhlschwierigkeiten neigen, erfordert die begleitende Stuhltherapie immer besondere Beachtung und kann unter Umständen sogar zum Abbruch der Therapie zwingen. Andere typische Nebenwirkungen wie Übelkeit und Erbrechen, Müdigkeit bis Somnolenz (Bewusstseinstrübung) und Verwirrtheit können, aber müssen nicht auftreten. Die Übelkeit verschwindet nach den ersten zehn bis vierzehn Therapietagen von selbst und ist bis dahin mit einem geeigneten Präparat gut beherrschbar. Bewusstseinstrübung und Verwirrtheit sind allerdings beim alten Menschen sehr ernstzunehmende limitierende Faktoren.

Frau Maria G., damals 92 Jahre alt, klagte über starke Schmerzen, vor allem im Bereich der Schultern und der Lendenwirbelsäule. Eine Kombinationstherapie aus einem einfachen Analgetikum und einem schwachen Opioid besserte den Zustand nur geringfügig, die Schmerzen blieben weiterhin für die alte Frau sehr belastend. Wir entschlossen uns daher, auf das einzige bis vor wenigen Jahren erhältliche retardierte Morphinpräparat umzusteigen und begannen mit der niedrigsten Dosierung. Tatsächlich ließen die Schmerzen sehr rasch nach. Frau G. musste für diesen Gewinn allerdings einen zu hohen Preis zahlen: Schwere Verwirrtheits- und Angstzustände belasteten sie jetzt noch mehr, als es vorher ihre Schmerzen getan hatten. Schon nach wenigen Tagen bat sie mit erhobenen Händen: „Bitte nehmen Sie mir die neue Schmerztablette wieder weg! Meine Schmerzen sind zwar fast verschwunden, aber ich habe jetzt so schreckliche ‚Albträume'. So möchte ich nicht weiterleben! Lieber ertrage ich meine Schmerzen!" Auch nach Absetzen des Morphiums blieb sie bei dieser Meinung. Erst Jahre später, als Hydromorphon, das bis heute für Hochbetagte am besten geeignete Morphinpräparat, auf den Markt kam, konnten wir Frau G. erfolgreich von ihren schweren Schmerzen befreien.

Hydromorphon (Hydal®) steht seit einigen Jahren in Österreich als Alternative zu Morphin zur Verfügung. Für die Behandlung sehr alter Menschen ist Hydromorphon, dank seines wesentlich günstigeren Nebenwirkungsprofils, viel besser geeignet als Morphin: Übelkeit und Erbrechen in der Einstellungsphase (Morphin: ca. 30%) treten so gut wie nie auf. Die Obstipation ist wesentlich schwächer und leichter beherrschbar (wir waren in mehr als drei Jahren nicht ein einziges Mal zum Therapieabbruch gezwungen). Die anfängliche Müdigkeit ist viel geringer und steigert sich – außer bei Überdosierung – nie bis zur Somnolenz. Schwere Verwirrtheitszustände haben wir bisher niemals beobachten können. Es lässt sich daher – in der Geriatrie ein großer Gewinn – auch ein Großteil der unter Morphin benötigten Begleitmedikamente einsparen. Dank der geringen Nebenwirkungsrate und der geringen Kumulationsgefahr kann die Steigerung bis zur optimal wirksamen Dosis zügig erfolgen. Mit Hydromorphon kann bereits die Indikation zur Opioidtherapie bei Hochbetagten großzügiger gestellt werden. Es hat keine aktiven Metaboliten (wirksame Abbauprodukte) und ist daher auch bei schwacher Leber- und Nierenleistung ein sicheres Präparat mit geringem therapeutischem Risiko. Soll die Zahl der verwendeten Medikamente klein gehalten werden, ist das Umsteigen auf eine Therapie mit Hydromorphon in niedrigster Dosierung häufig eine empfehlenswerte Option. Das Präparat hat sich, dank seiner hohen Wirksamkeit und guten Verträglichkeit, innerhalb weniger Jahre für uns zum wichtigsten und verlässlichsten Grundpfeiler in der Therapie starker chronischer Schmerzen Hochbetagter entwickelt.

Als weitere Möglichkeit steht seit einigen Jahren in Österreich **Fentanylpflaster (Durogesic®)** zur Verfügung. Da es nur einmal alle drei Tage aufgeklebt werden muss und wenig Nebenwirkungen hat, ist es in kurzer Zeit sehr populär geworden. Für geriatrische Patienten, die schwer schlucken können, wäre die Aufnahme des Wirkstoffs über die Haut an sich ein klarer Vorteil. Dieser Vorteil wird aber leider durch gravierende Nachteile mehr als zunichte gemacht: Je älter ein Patient ist, desto schwächer und schwerer kalkulierbar ist seine Hautdurchblutung. In der letzten Lebensphase, oftmals einer Phase intensiver Schmerzen und großer Hilflosigkeit, liegen Kreislauf und Hautdurchblutung meist ganz danieder. Da die Resorption des Wirkstoffs von der Zirkulation abhängig ist, bleiben viele Hochbetagte mit dem Pflaster unterversorgt. Sehr schwache, alte Patienten, die mit dem Pflaster, selbst in hoher Dosierung, nicht ausreichend schmerzgelindert sind, lassen sich oft zufriedenstellend mit einer wesentlich geringeren Dosis Hydromorphon einstellen.

Haben sterbende alte Menschen Schmerzen?

Zu den vornehmsten Aufgaben der Palliativmedizin zählt die Behandlung und Begleitung von Sterbenden. Auch wenn es auf Anhieb nicht so scheinen mag, ist, „wenn nichts mehr zu machen ist, noch viel zu tun" (16). Schmerzen sind ein häufiges Symptom in der letzten Lebenszeit alter Menschen. Auch Patienten, die bis dahin schmerzfrei waren, zeigen dann oft indirekte Schmerzzeichen, die sich in der Regel auf eine Therapie mit starken Opioiden rasch bessern. Laut einer Untersuchung im größten Pflegeheim Norwegens benötigen mehr als 80% der Patienten in den letzten 24 Stunden vor ihrem Tod Opioide (Indikationen: Schmerzen, Atemnot) (17). Bei jüngeren Menschen ist die Opioidtherapie Sterbender längst State of the Art, bei alten Menschen, die in Pflegeheimen und zu Hause sterben, ist sie leider noch immer die Ausnahme. Sterbende, die nicht mehr schlucken können, lassen sich oft recht gut mit Morphin-Suppositorien behandeln. Am wirksamsten und schonendsten ist die Verwendung einer einfachen und kostengünstigen Schmerzpumpe, die nicht programmiert werden muss und den Wirkstoff über 24 Stunden gleichmäßig unter die Haut abgibt. Die feine Nadel stört kaum und kann über zwei bis drei Tage liegen bleiben. Patienten, die bereits vorher auf ein Opioid eingestellt waren, erhalten die entsprechende Dosis nun über die Pumpe, bei Sterbenden, die bisher nie Opioide erhalten hatten, beginnt man mit der kleinstmöglichen Dosierung und steigert sie unter laufender Beachtung indirekter Schmerzzeichen so lange, bis Entspannung eintritt.

Der sterbende alte Mensch braucht in der Regel nichts, was er bei einigem guten Willen nicht auch in seiner gewohnten Umgebung bekommen könnte. Wenn wir etwas für Sterbende nicht verantworten können, dann ist es, ihnen unnötiges Leid zuzumuten und nicht, wie häufig angenommen, sie zu Hause sterben zu lassen!

ALTERSSPEZIFISCHE PROBLEME DER SCHMERZTHERAPIE – WAS MUSS BEI DER BEHANDLUNG HOCHBETAGTER BESONDERS BERÜCKSICHTIGT WERDEN?

Veränderte Stoffwechselbedingungen. Verglichen mit jüngeren sind die Leistungen von Niere und Leber schon beim gesunden alten Menschen deutlich reduziert. So kann zum Beispiel die Niere eines 70-Jährigen in der Zeiteinheit nur mehr etwa halb so viel Blut von harnpflichtigen Substanzen befreien wie die eines 25-Jährigen, und mit jedem weiteren Lebensjahr nimmt die Leistung weiter ab. Viele chronische Krankheiten reduzieren die Funktion der Entgiftungsorgane noch zusätzlich. Da alle Medikamente über Leber und/oder Niere abgebaut werden, wird die gewählte Dosis und das erforderliche Intervall zwischen aufeinanderfolgenden Arzneimittelgaben maßgeblich von der Funktion dieser Organe mitbestimmt. Der verordnende Arzt sollte nie vergessen, einen Blick auf die Leber- und, noch wichtiger, auf die Nierenfunktion zu werfen, bevor er zum Kugelschreiber greift. Bei stark verminderter Nierenleistung kann es leicht zur Kumulierung und damit zur Überdosierung kommen, das bedeutet zum Beispiel für die Therapie mit starken Opioiden das gehäufte Auftreten starker Müdigkeit und Somnolenz, die Verminderung der geistigen Leistungsfähigkeit und eine stark erhöhte Sturzgefahr.

Da der Anteil des Körperwassers im Alter ab und der relative Fettanteil des Körpers zunimmt, haben wasserlösliche Medikamente (zum Beispiel Morphin) bei alten Menschen ein vermindertes, fettlösliche ein erhöhtes Verteilungsvolumen. Ein vermindertes Verteilungsvolumen bedingt höhere Spitzenkonzentrationen, ein Umstand, der für die Morphintherapie bedeutsam sein kann (18). Da wie erwähnt im Alter die Ausscheidung über die Niere verzögert erfolgt, erklärt sich das vermehrte und verstärkte Auftreten von Nebenwirkungen. All das ist für Dosisfindung und u.U. auch für die Festlegung des Intervalls zwischen den Medikamentengaben zu berücksichtigen.

Verminderte Durchblutung: Nachlassende Herzkraft, nachlassende Elastizität der Gefäßwände, Verengung der Blutgefäße und Erschlaffung der Gewebe führen im Laufe der Jahrzehnte zu merkbar verschlechterten Durchblutungsbedingungen. Je näher der Tod rückt, desto stärker schreitet dieser Prozess fort und beeinträchtigt die Versorgungslage im ganzen Körper. Arzneimittel, die über die Haut resorbiert werden, sind davon besonders betroffen. Handelt es sich dabei, wie beim Fentanylpflaster, um ein Analgetikum, das einem hochbetagten Patienten in sehr schlechtem Allgemeinzustand verabreicht wird, kann das für ihn schlimme Folgen haben: Krankheit, Schwäche und Müdigkeit hindern ihn daran, Hilfe einzufordern. Schwestern und Pfleger wiegen sich in der Gewissheit, ihm ein stark wirksames Medikament verabreicht zu haben und beobachten ihn nicht mehr so genau. In den letzten Tagen vor dem Sterben sinkt die Hautdurchblutung weiter ab, es wird noch weniger Wirkstoff resorbiert. Fazit: Für den Sterbenden kann die letzte Zeit seines Lebens zur Qual werden. Wird ein zu hoch dosiertes Pflaster verwendet (oder die Resorption verbessert sich in einem Fieberschub sprunghaft) und der Patient resorbiert plötzlich zu viel von der hochwirksamen Substanz, kann das sogar unter Umständen zum Atemstillstand führen. Es hilft dann wenig, das Pflaster sofort zu entfernen, das Wash-out (die Zeit bis zur Elimination des Arzneimittels) dauert bereits bei Jüngeren mindestens 15 Stunden, bei Hochbetagten kann sich diese Zeit, unter verschlechterten Stoffwechselbedingungen, auf weit über 48 Stunden verlängern.

Multimorbidität. Hochbetagte sind stets auch multimorbid. Das macht ein besonders sorgsames Abwägen von Nutzen und Risiko geplanter Maßnahmen erforderlich und schließt bestimmte Therapieformen für bestimmte Patientengruppen von vornherein aus. Je mehr gesundheitliche Schwachstellen ein Kranker aufweist, desto genauer muss jede Therapie durchdacht werden, sollen die Nebenwirkungen nicht mehr Schaden anrichten, als der erwartete Nutzen des Präparats rechtfertigen könnte. Medikamentennebenwirkungen erhalten im vorgeschädigten Organismus ein höheres Gewicht. Die Nutzen-Risiko-Relation muss von Fall zu Fall genau abgewogen werden. Man wird sich zum Beispiel hüten, für einen Patienten, der mehrmals Magengeschwüre gehabt hat, ein Mittel mit bekannt schlechter Magenverträglichkeit auszuwählen.

Das gleichzeitige Vorliegen mehrerer, ernsthafter und behandlungsbedürftiger Gesundheitsstörungen zwingt den Arzt oft zur Verordnung mehrerer Medikamente, von denen nicht nur jedes für sich bestimmte Nebenwirkungen hat, sondern die einander auch gegenseitig beeinflussen. Je mehr Präparate verwendet werden, desto größer ist die Anzahl der zu berücksichtigenden Neben- und Wechselwirkungen. Wir wissen heute, dass es nicht sinnvoll ist, für die Therapie Hochbetagter mehr als drei, maximal aber fünf verschiedene Arzneimittel zu verwenden. Das zwingt den Arzt oftmals dazu, Prioritäten zu setzen.

Die klassische Schmerztherapie ist eine Kombinationstherapie aus verschiedenen Präparatengruppen. Eine solche Therapieform ist für den alten multimorbiden Menschen mit nachlassenden Stoffwechselleistungen und der zwingenden Notwendigkeit, zum Beispiel Herz, Blutdruck und Diabetes zu behandeln, äußerst problematisch. In der Geriatrie wird man zu Gunsten einer möglichst kleinen Gesamtzahl von Präparaten darauf oft verzichten müssen und sich dazu entschließen, nicht (oder sehr sparsam) zu kombinieren. Starke chronische Schmerzen machen das Leben zur Qual. Sie erfüllen das Bewusstsein ganz und lassen nichts anderes mehr neben sich zu. Es muss daher Priorität haben, sie ausreichend zu behandeln! Ein Ausweg aus dem Dilemma ist wie erwähnt das weitgehende Verlassen der Kombinationstherapie und das rasche Umsteigen auf ein starkes Opioid, eventuell noch in Kombination mit einem gut verträglichen Stufe-1-Analgetikum (wir verwenden dafür am häufigsten Metamizol). Seit uns Hydromorphon zur Verfügung steht, ist die Häufigkeit schwerer, schlecht beherrschter Schmerzen an unserer Abteilung stark zurückgegangen und beschränkt sich nun auf vereinzelte Problempatienten.

Darreichungsform der Medikamente. Alte Menschen nehmen meist nicht gerne Medikamente ein. Die kompetenteste Therapieempfehlung nützt aber nichts, wenn das Präparat nur abgelutscht und dann wieder ausgespuckt wird. Das kann verschiedene Ursachen haben: Schluckprobleme (die Tabletten sind zu groß oder „rutschen" nicht; der Patient kann in den letzten Lebenstagen nicht mehr schlucken), starkes Grausen vor der Einnahme von Tabletten, Angst vor Nebenwirkungen („Ich muss jede halbe Stunde auf die Toilette",

„Ich bin dauernd müde"), generelle Abneigung gegen Medikamente („Das nehme ich erst, wenn ich es nicht mehr aushalte").

Ein gangbarer Weg kann von Arzt und Schwester nur gemeinsam mit dem Patienten gefunden werden. Glücklicherweise steht uns in der Schmerztherapie ein reichhaltiges Repertoire zur Verfügung: Retardierte Präparate müssen nur alle zwölf Stunden genommen werden, Dragees und Kapseln lassen sich leichter schlucken. Manche Kapseln können, wenn es sein muss, geöffnet werden, das mikroverkapselte Präparat verliert dabei seine Retardwirkung nicht und kann mit Flüssigkeit oder in eine sämige Speise eingerührt leichter geschluckt werden. Das Gleiche gilt für Granulate. Tropfen und Säfte können fast bis zuletzt geschluckt werden, leider schmecken sie oft schlecht und werden deshalb abgelehnt. Manchmal lässt sich der schlechte Geschmack durch Mischung mit Fruchtsaft ausschalten. Einige Präparate gibt es auch als Suppositorien (Zäpfchen). Da man nie ganz sicher sein kann, ob das Suppositorium nicht in einem Stuhlknollen gelandet und mit diesem ausgeschieden wurde, und ob die Resorption aus dem Enddarm tatsächlich ordnungsgemäß funktioniert, verabreichen wir Suppositorien nur dann, wenn die orale Aufnahme nicht möglich ist und auch keine Ernährungssonde gelegt wurde. Gelegentlich ist aber einer Therapie der 2. Wahl (zum Beispiel Tropfen, Suppositorien) der Vorzug zu geben, wenn nur diese die ausreichende Mitarbeit des Patienten sichert.

Wer sorgt dafür, dass die Schmerzen nachlassen?

Symptomkontrolle in der Schmerztherapie – eine Leistung des ganzen Teams

Susanne Pirker

Sehr alte Menschen haben oft schon seit langer Zeit Schmerzen. Diese haben ganz allmählich an Stärke zugenommen. Wenn die Therapie einsetzt, sind sie oft bereits sehr hartnäckig geworden und lassen sich nur schwer bekämpfen. Die sorgsame Beobachtung des Patienten, seines Verhaltens und seiner gesamten Befindlichkeit verdient daher immer unser besonderes Augenmerk. Es sind nicht die Ärzte, sondern vor allem Schwestern und Pfleger, die Tag für Tag mit direkten und indirekten Schmerzzeichen konfrontiert sind. Sie sind den ganzen Tag um die Patienten, sprechen mit ihnen, beobachten ihr Verhalten, sehen, was sich im Laufe eines Tages ändert. Ihre Beobachtungen und Erfahrungen sind unverzichtbar, oft wird der Arzt erst durch sie auf ein Schmerzgeschehen aufmerksam.

Das Symptom Schmerz kann in der Regel nur dann gut kontrolliert werden, wenn Arzt, Patient und das ganze Team daran arbeiten. Der gute persönliche Kontakt zu unseren Patienten ist jedem von uns ein besonderes Anliegen. Meistens steht den Patienten aber das Pflegepersonal, das die meiste Zeit mit ihnen verbringt und daher die intensivste Beziehung zu ihnen entwickelt, am nächsten. Daher kommt der Pflege eine Schlüsselrolle in der Schmerzeinstellung zu. Schwestern und Pfleger kommen bei Pflegehandlungen mit jedem Patienten mehrmals täglich in engen Kontakt, sie sind bei der Körperpflege, beim Umlagern, bei Kleiderwechsel oder bei der Mobilisation bei ihm, also gerade in den Situationen, die für schmerzgeplagte Patienten die intensivsten Belastungen mit sich bringen. Daher erkennen Pflegende auch rascher und vollständiger als der Arzt, ob eine Therapie greift, ob andere (oder stärkere) Medikamente, Pflegemittel, Lagerungshilfen oder auch ein anderes Bett nötig sind.

Symptomkontrolle bedeutet auch, dass eine einmal eingeleitete Therapie jederzeit ergänzt, geändert oder ganz verlassen werden kann, je nachdem, welche Schlüsse die Aussagen des Patienten und die Beobachtung seines Verhaltens nahe legen. In diesem Zusammenhang hat sich unser Kommunikationsmodell des „hierarchiefreien Raumes" als außerordentlich hilfreich erwiesen. Bei unserer täglichen Besprechung diskutieren wir über Therapieerfolg, Therapieänderung oder Therapieabbruch. Dabei wird nicht automatisch die Meinung des „höheren Ranges", zum Beispiel des Arztes oder der Stationsschwester, akzeptiert. Entscheidend ist das bessere Argument, unabhängig davon, ob es von der Abteilungshelferin oder von der Primarärztin kommt. Jedes Teammitglied wird in seiner fachlichen, in seiner menschlichen und in seiner Teamkompetenz anerkannt. Das erlaubt nahtlose Übergänge zwischen den Aufgaben der verschiedenen Berufsgruppen. So ist der Arzt nicht Vollzugsbeamter für Schmerztherapie, sondern notwendiges Glied in der Betreuungskette, mit deren Hilfe wir gemeinsam die beste erreichbare Lebensqualität für den Patienten sichern wollen. Die Gespräche werden so offen, wie es jedem möglich ist, geführt. Alle Informationen über den Patienten fließen in die Entscheidung mit ein. Probleme, die sich in der Schmerztherapie ergeben, können nur gemeinsam gelöst werden. Eines der häufigsten und schwierigsten ist das Auftreten von **Schmerzspitzen**. Um sie beherrschen zu können, ist vorerst entscheidend festzustellen, bei welchen Gelegenheiten die Schmerzstärke plötzlich zunimmt. Zumeist stellt sich heraus, dass dies zu bestimmten Tageszeiten und/ oder bei Lageänderungen der Fall ist. Treten die Schmerzspitzen zu bestimmten Tageszeiten auf, ist zu klären, ob das Schmerzmittel zu niedrig dosiert ist und seine Wirkung gegen Ende des Dosierungsintervalls schon nachlässt oder die Schmerzen aus einem anderen Grund (zum Beispiel Angst, Dunkelheit, Schlaflosigkeit, Langeweile ...) stärker empfunden werden. Damit ergeben sich verschiedene Lösungsmöglichkeiten: Dosissteigerung im Fall von Untermedikation, im anderen Fall Gespräche, soziale Problemlösungen, evtl. einmal ein Schlaf- oder Beruhigungsmittel. Starke Schmerzen bei Lageänderungen sind bei geriatrischen Patienten ein sehr häufig anzutreffendes Problem. Abhilfe lässt sich meist durch ein 20-30 Minuten vor Pflegehandlungen oder Mobilisation verabreichtes, kurz wirksames Analgetikum und durch die Verwendung besserer Pflegebehelfe schaffen. Das alleine ist aber nicht ausreichend. Gerade bei diesen Patienten ist die fachgerechte, einfühlsame, jede Reaktion des Schmerzgeplagten beobachtende Pflege besonders wichtig. Mitteilungen über Linderung oder Verstärkung von Schmerzen bei bestimmten Berührungen, Körperhaltungen oder Lageveränderungen können sehr hilfreich sein. Nur wenn alle dazu notwendigen Informationen verfügbar sind, können Arzt und Schwester gemeinsam versuchen, eine maßgeschneiderte Therapie für einen bestimmten Menschen mit seinem besonderen Problem zu finden.

Was geschieht, wenn Schmerzen unzulänglich behandelt werden?

Martina Schmidl

Es ist längst erwiesen, dass alte Menschen viel häufiger an Schmerzen leiden als jüngere, wir wissen, dass es sich dabei meist um chronische, das ganze restliche Leben begleitende Schmerzen handelt, die sehr stark sein können. Dennoch werden die Schmerzen alter Menschen noch immer unzulänglich behandelt! Bei 45-80% aller Pflegeheimpatienten lässt die Schmerztherapie ernsthaft zu wünschen übrig (19). Über 80-Jährige bekommen um ein Drittel weniger Opiate verschrieben als Jüngere (20). Dementen alten Menschen werden generell weniger Analgetika verschrieben als nicht dementen (21).

Wie kann es dazu kommen? Wie bereits ausführlich aufgezeigt, gibt es viele Gründe, warum Schmerzen oft nicht erkannt werden. Sie reichen allein aber nicht aus, um die eben zitierten Zahlen zu erklären! Dazu kommt sicher das geringe Ansehen, das Hochbetagte ohne besonderen „Nutzwert" heute in der Gesellschaft genießen und, als Folge davon, die mangelnde Bereitschaft, mehr Ressourcen für sie aufzuwenden, als zu ihrer einigermaßen menschenwürdigen Aufbewahrung nötig ist. Viel mehr noch als „normale" Hochaltrige, haben völlig Hilflose, die man nicht mehr „auf die Beine stellen" kann, und schwer Demente unter Prestigeverlust und mangelndem Verständnis der Umwelt zu leiden. Meist wendet man für sie nur die nötigste Zeit auf und denkt nicht besonders intensiv darüber nach, ob regelmäßige Physiotherapie ihre Lebensqualität verbessern könnte oder warum eine verwirrte alte Frau sich so und nicht anders verhält. Es gibt auch genug Menschen, die zwar ihrem Hund zutrauen zu leiden, sich aber kaum vorstellen können, dass schwer Demente ebenso leidensfähig sein könnten wie jeder andere Mensch!

Alte Menschen in der Institution werden im Allgemeinen dann behandelt, wenn eine gesundheitliche Störung augenfällig wird (Lungenentzündung, Harnwegsinfekt, Sturzfolgen ...) oder wenn ihre Symptome andere stören (starke Verwirrtheit, Unruhe, Schreien ...). **Statt der Schmerzen werden Schmerz-Folgestörungen wie Depression und Schlafstörungen beachtet, Verhaltensstörungen wie Aggressivität und Reizbarkeit werden mit Psychopharmaka behandelt.**

Wenn Hochbetagte ständig Schmerzen haben, kann das für sie nicht ohne gesundheitliche und seelisch-geistige Folgen bleiben. Selbst selten von Mitgefühl bestimmten, politischen Entscheidungsträgern müsste daher einleuchten, dass es bei weitem ökonomischer wäre, das Personal so zu schulen, dass es fachlich und menschlich in der Lage ist, kompetent mit Schmerzen umzugehen, als die nicht unbeträchtlichen Folgekosten mangelnder Schmerzbehandlung zu tragen (Tabellen 6 bis 8): Schmerzgeplagte alte Menschen werden schwächer, müder und unselbständiger, sie sind krankheitsanfälliger und stärker sturzgefährdet, sie brauchen öfter den Arzt, mehr und teurere Medikamente, sie brauchen mehr Pflege und aufwändigere Pflegemittel ...

TABELLE 6: KÖRPERLICHE FOLGEN UNZULÄNGLICHER SCHMERZBEHANDLUNG

- Kraftverlust
- Kompetenzverlust
- Unselbständigkeit
- Zunehmende Immobilität
- Bettlägerigkeit
- Dekubitus
- Appetitlosigkeit
- Kachexie
- Gangstörungen
- Stürze, Frakturen
- Infektanfälligkeit ...

TABELLE 7: SEELISCH-GEISTIGE FOLGEN UNZULÄNGLICHER SCHMERZBEHANDLUNG

- Abnahme der Hirnleistungsfähigkeit
- Depression
- Sozialer Rückzug
- Schlafstörungen
- Unruhe und Angst
- Ständiges Schreien
- Aggressivität
- Verwirrtheit
- Isolation ...

TABELLE 8: FOLGEKOSTEN UNZULÄNGLICHER SCHMERZBEHANDLUNG

- Unnötige Untersuchungen
- Schenkelhals-Operationen
- PEG-Sonden
- Sondennahrung
- Infusionen
- Antibiotika
- Psychopharmaka
- Schlafmittel
- Verbandmaterial
- Pflegemittel
- Weichlagerungssysteme
- Überstunden (erhöhter Pflegebedarf)

Selbstverständlich führen unerkannt, unbeachtet und unbehandelt gebliebene Schmerzen auch zur laufenden Verschlechterung allgemein geriatrischer Probleme: Die Rehabilitation macht langsamere Fortschritte (vgl. „Was hat der Patient?" Frau Resi isst nicht) oder ist überhaupt unmöglich. Diskrete Beeinträchtigungen der Hirnleistungsfähigkeit schreiten unnötig rasch fort, Essen und Trinken werden immer mehr zum Problem, fehl- und mangelernährte Patienten stellen neue Anforderungen an das Team ...
Der unbehandelte chronische Schmerz kann eine Kaskade von Folgestörungen verursachen, bildet häufig die Initialzündung für einen Teufelskreis und löst so eine Fülle negativer Szenarien aus.
Dazu ein Beispiel:

Frau A. kann nicht schlafen

Frau A. bekommt Schlaftabletten, sie ist jetzt ruhig, schläft aber weiterhin nicht gut. Mit der Zeit gleitet Frau A. unbemerkt in einen Erschöpfungszustand, sie ist taumelig, geht unsicher, stürzt und bricht sich den Schenkelhals. Frau A. kommt ins Krankenhaus und wird operiert. Sie kommt zurück, das Bein ist laut Aussage des Chirurgen wieder belastbar, aber die Rehabilitation macht kaum Fortschritte ...

Frau A. bekommt Schlaftabletten, schläft aber weiterhin nicht gut. Mit der Zeit ist sie erschöpft. Sie wird infektanfälliger, bekommt erst eine leichte

Verkühlung mit gering erhöhter Temperatur, dann eine Bronchitis. Kaum hat sie aufgehört zu husten, fiebert sie hoch an. Das Röntgen zeigt eine Lungenentzündung. Frau A. wird antibiotisch behandelt und erholt sich. Kurze Zeit später fiebert sie wieder auf ...

Frau A. bekommt Schlaftabletten, schläft aber weiterhin nicht gut. Mit der Zeit ist sie erschöpft. Sie bekommt etwas schlechter Luft, ihre Knöchel schwellen an. Frau A. bekommt etwas zum Entwässern. Sie kann den Harn nicht mehr halten und braucht Inkontinenzeinlagen. Die Knöchel sind wieder schlanker, Frau A. bekommt noch immer zu wenig Luft. Das Röntgen zeigt ein beginnendes Herzversagen. Frau A. bekommt eine Reihe weiterer Medikamente ...

Frau A. bekommt Schlaftabletten, schläft aber weiterhin nicht gut. Mit der Zeit ist sie erschöpft. Sie bleibt jetzt tagsüber länger im Bett liegen. Wird sie dazu überredet aufzustehen, schläft sie beim Tisch ein. Frau A. kommt nur mehr zum Mittagessen für wenige Stunden aus dem Bett. Da sie im Sitzen sehr unruhig ist, das Essen verweigert und Gewicht verliert, bleibt sie schließlich ganz im Bett. Frau A. ist bettlägerig und voll pflegebedürftig. Gesäß und Fersen werden rot, sie bekommt eine Würfelmatratze, Fersenschutzverbände und wird alle zwei Stunden gelagert ...

Ich habe das Symptom „Schlaflosigkeit" als Initialzünder gewählt, ich hätte genauso „Aggression", „Depression", „Appetitverlust", oder „Flüssigkeitsverlust" wählen können. Jedes dieser Symptome hätte (ebenso wie alle anderen indirekten Schmerzzeichen) wieder viele verschiedene Teufelskreise in Gang setzen können.

LITERATUR

(1) Loewy, E. : Wiederholte mündliche Mitteilung (1999-2001)
(2) Bernatzky, G., Likar, R: „Pathophysiologie von Schmerz", Physiotherapie 12/1997
(3) Bernatzky, G.: „Entstehung und Verarbeitung von Schmerzen", Krankenhaus und Management, 4/1995
(4) Ferrell B.A.: „Overview of Aging and Pain". In: Ferrell, B.R., Ferrell, B.A. (eds) Pain in the Elderly.IASP Press, Seattle 1996
(5) Gagliese, L., Melzack, R.: Pain 70/1996
(6) Heinrich, R.: „Schmerz und Alter", vorläufiger Bericht der DGSS-Initiativgruppe „Schmerz und Alter", Stand September 1998
(7) Huber, E.: „Gesundheit und Kommunikation". In: Communications, Berichtband über den 1. Kongress „Gesundheit und Medien", Vol. 19, 2-3/1994

(8) Saunders, C., Baines, M., Dunlop, R.: „Living with Dying", Oxford Medical Publications, 3. Auflage 1995
(9) Frankl, V.: „Ärztliche Seelsorge", Franz Deuticke Verlag Wien, 9. Auflage 1979
(10) Husebø, S.: Mündliche Mitteilung im Seminar „Grundlagen Palliativer Geriatrie", 26.-29.6.2000, Salzburg
(11) Sacks, O.: „Der Mann, der seine Frau mit einem Hut verwechselte", Rowohlt Taschenbuchverlag, letzte Auflage 2/2000
(12) Saunders, C.: „Hospiz und Begleitung in Schmerz", Herder Verlag Freiburg, 4. Auflage 1999
(13) Klaschik, E.: „Schmerztherapie und Symptomkontrolle in der Palliativmedizin". In: Husebø, S., Klaschik, E. (Hrsg.): „Palliativmedizin", Springer Verlag Berlin, 2. Ausgabe 2000
(14) Zech, D., Schug, St. A., Grond, St.: „Therapiekompendium Tumorschmerz und Symptomkontrolle" Spitta Verlag GmbH Balingen, 5. Auflage 1999
(15) Beubler, E.: „Kompendium der medikamentösen Schmerztherapie, Springer Verlag Wien 2000
(16) Heller, A., Heimerl, K., Husebø, S. (Hrsg.): „Wenn nichts mehr zu machen ist, ist noch viel zu tun", Lambertusverlag Freiburg im Breisgau, 2. Auflage 2000
(17) Sandgathe-Husebø, B.: „Palliativmedizin in der Geriatrie – Wie alte, schwerkranke Menschen leben und sterben". In: Husebø, S., Klaschik, E.: „Palliativmedizin", Springer Verlag Berlin, 2. Auflage 2000
(18) Likar, R., Pinter, G., Bernatzky, G.: „Schmerz im Alter", Ärztemagazin 36/99
(19) Ferrell, B. A.: „Pain evaluation and management in the nursing home. A. Intern. Med. 1995; 123: 681-687
(20) Bernabei, Gambassi, Lapane: „Management of pain in elderly patients with cancer"; JAMA 1998; 279 (23): 1877-1882
(21) Kaasakainen et al „Pain and cognitive status in the institutionalized elderly: Perceptions and interventions". Gerontological nursing 1998, 24 (7): 24-31

Kapitel 3

Was verändert sich, wenn ein Mensch stirbt?

Bis zur letzten Stunde ...

Gedanken zur Begleitung Sterbender aus der Sicht der Pflege

Ursula Gutenthaler, Marina Kojer

Wenn das Leben eines Menschen zu Ende geht, werden Tage und Stunden besonderes kostbar. Was können wir in dieser Zeit für ihn tun? Was wünscht er sich?
In der letzten Zeit vor seinem Tod kann der Sterbende uns nur mehr in Ausnahmefällen selbst mitteilen, was ihn stört und was ihm wohl tut. Wir wissen aber aus Erfahrung, dass Menschen, deren Sterben bevorsteht, oft konkrete körperliche und seelische Nöte haben, die sie sehr quälen können, wenn sie nicht rechtzeitig gelindert werden. Sterbende möchten zum Beispiel bequem liegen, weder Angst noch starke Schmerzen haben und nicht an Durst oder Mundtrockenheit leiden. Diese und andere Bedürfnisse zu erkennen, sorgsam zu beachten und ihnen kompetent zu begegnen, bildet die unverzichtbare Basis der Betreuung todesnaher Menschen. Die professionelle, bedürfnisgerechte Pflege Sterbender kann durch nichts, auch nicht durch den besten Willen und das größte Einfühlungsvermögen, ersetzt werden! Sie ist das Rüstzeug, das sich jeder, der Menschen bis zu ihrem Tod betreut, aneignen muss und auch aneignen kann. Interessierte finden in Bibliotheken und im Internet jede Menge Artikel, Lehrbücher und Standards der Palliativpflege. Es werden in den letzten Jahren auch im deutschsprachigen Raum genügend Lehrgänge zu diesen Inhalten angeboten.

PALLIATIVE CARE IN DER GERIATRIE

Unsere Abteilung betreut schwer chronisch kranke, zum Großteil auch demente Hochbetagte bis zu ihrem Tod. Ziel der Abteilung ist es, die Inhalte von Palliative Care für unsere Patienten umzusetzen und durch Methoden, die speziell auf die Ansprüche sehr alter Menschen zugeschnitten sind, zu ergänzen. Hochbetagte leiden in der Mehrzahl an schwerwiegenden Kommunikationsproblemen wie Schwerhörigkeit, Sehschwäche, Sprachstörungen, Demenz und Verwirrtheit. Andere zu verstehen und von ihnen verstanden zu werden, ist ein maßgeblicher Faktor der Lebensqualität. Wie sollen wir Wünsche und Bedürfnisse erkennen, wenn wir nicht in der Lage sind, mit unseren Patienten in Beziehung zu treten?

Ich bin Stationsschwester auf einer Station, die 35 multimorbide, mittel bis schwer demente Frauen betreut. Wir haben weder im Hinblick auf personelle Ressourcen noch auf Wohnqualität einen Sonderstatus. Unsere Station gleicht den anderen Langzeitstationen im GZW: Die Patientinnen sind in 8-Bett-Zimmern untergebracht; der derzeitige Pflegeschlüssel ist 1:0.45 (etwa 40% mit Diplom). Wir arbeiten unter Voraussetzungen, die sich stark von denen einer Palliativstation unterscheiden. Unter diesen Bedingungen ist es schwer, aber keineswegs unmöglich, Palliative Care zu leben. Wir wissen, dass wir unsere Arbeitsbedingungen kaum beeinflussen können. Unsere einzige Chance besteht darin, uns selbst zu ändern, sensibler für die unausgesprochenen Wünsche alter Menschen zu werden, Kompetenz zu erwerben, unsere Einstellung zu Schwerkranken und Sterbenden zu verbessern. Im Jänner 2000 habe ich, um den Bedürfnissen unserer Patienten besser gerecht zu werden, versucht, aus Gelerntem, Gelesenem, vor allem aber aus meiner langjährigen Erfahrung für meine Station, eine kleine Broschüre („Handbuch für Palliativpflege") zu erstellen. Es ist dies ein Versuch, Wesentliches und Bewährtes zur selbstverständlichen Grundlage unseres Handelns werden zu lassen, ein Versuch, der keinen Anspruch auf Unfehlbarkeit oder Vollständigkeit erhebt.

Ich möchte in diesem Kapitel nicht auf die „Techniken" der Pflege in der letzten Lebensphase eingehen, sondern auf die Ansprüche und Bedürfnisse Sterbender, die über das bloß Erlernbare hinausgehen und uns nicht nur als Pflegepersonen, sondern als ganze Menschen fordern. Da ich mein Berufsleben von Anfang an der Betreuung schwerkranker, meist auch dementer Hochbetagter gewidmet habe, kann ich natürlich nur über das berichten, was mich diese Patienten im Verlauf der Jahre gelehrt haben. Vieles davon wird vorwiegend den Bedürfnissen sehr alter Menschen begegnen, anderes wird auch für Jüngere zutreffen.

ERWERB VON KOMPETENZ

Wenn man Demente betreut, muss es das vordringlichste Anliegen sein zu lernen, mit Menschen, die in veränderten Wirklichkeiten leben, in Beziehung zu treten. Auf der Suche nach einer lehr- und lernbaren Technik stießen wir bald auf die Validation nach Naomi Feil. Validation ist die bewährteste Kommunikationsmethode für den Umgang mit desorientierten alten Menschen. 1998 absolvierten alle Mitarbeiter der Station (von der Ärztin bis zur Abteilungshelferin) die einjährige Ausbildung zum Validationsanwender.

Meine Stationsärztin und ich besuchten den interdisziplinären Palliativlehrgang der Kardinal-König-Akademie in Wien. Seither versuchen wir uns laufend auf diesem Gebiet weiterzubilden und das erworbene Wissen, so gut wir können, unseren Mitarbeitern zu vermitteln. Wir versuchen unseren Teammitgliedern den Besuch von Fortbildungsveranstaltungen zu ermöglichen; in den vergangenen zwei Jahren haben sie an insgesamt 110 Vorträgen, Kursen und Seminaren zu Themen von Palliative Care und verwandten Wissensgebieten teilgenommen.

Kann ich das?

Als mich die Bitte erreichte, dieses Kapitel zu schreiben, erschrak ich erst einmal. „Kann ich das überhaupt?", fragte ich mich. Ich kann nur erzählen, was wir erleben, wenn Tage und Stunden gezählt sind und wie uns selbst dabei zumute ist. Und, da ich nicht als Solistin arbeite, will ich das nicht allein, sondern gemeinsam mit einigen aus meinem Team tun. Wir haben gemeinsam erlebt, wie es früher war und sind in den letzten Jahren gemeinsam Schritt für Schritt ein Stück weiter gegangen. Gute Palliativpflege und gute Begleitung sind keine Solonummern, sie sind Leistungen des gesamten Teams. So kann ich nur darauf vertrauen, dass unsere Erfahrungen auch für andere hilfreich sind.

Sterbende und Team

In den letzten Lebenstagen bedarf der Sterbende einer intensiveren Betreuung als zu irgendeiner anderen Zeit. Die meisten Menschen leiden dann nicht nur unter Schmerzen und quälenden Beschwerden wie Atemnot oder Übelkeit, sondern auch unter großen seelischen Nöten wie Angst, Verwirrtheit, Einsamkeit oder Sehnsucht nach der Nähe eines lieben Menschen. Aus diesem Blickwinkel müssen alle Arbeitsabläufe neu überdacht werden. Es gibt nichts, was unbedingt gemacht werden muss, weil es zum Selbstverständnis guter Pflege gehört. Alles hat sich an den augenblicklichen Bedürfnissen des Sterbenden zu orientieren. Das erfordert sowohl Wissen und Können (welches Repertoire steht mir zur Verfügung?) als auch eigene Kreativität und ein großes Ausmaß an Sensibilität. Angesichts des Todes gibt es keine Routine.

Die Pflege von Schwerstkranken und Sterbenden ist daher auch für die Pflegenden selbst körperlich und seelisch außerordentlich fordernd. Oft fühlen wir uns sehr hilflos, zweifeln an uns, fürchten, die Wünsche des Sterbenden nicht zu erkennen, nicht die richtigen Worte zu finden, in entscheidenden Momenten nicht genug Geduld und Einfühlungsvermögen zu haben. In diesen Situationen ist ein gefestigtes, gut kommunizierendes Team besonders wichtig, ein Team, auf das man sich verlassen kann und das in der Lage ist, jeden Einzelnen und alle zusammen zu halten und zu tragen: Ein gut funktionierendes Team gibt uns die Sicherheit, dass der Einzelne sich nicht überfordert. Einer muss nicht alles schaffen, er kann Unterstützung bei seinen Kollegen suchen. Wenn ich spüre, dass ich mich meinen Grenzen nähere, muss ich nicht bei dem Sterbenden bleiben, sondern kann ohne schlechtes Gewissen jemanden anderen aus dem Team bitten, meinen Platz zu übernehmen. Ein anderes Mal werde ich diejenige sein, die hilft.

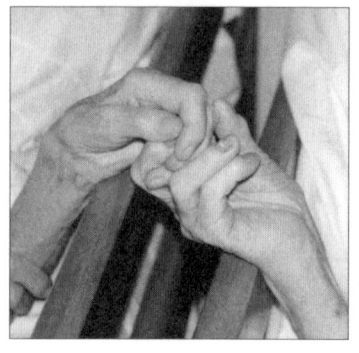

Es ist für uns Pflegende auch wichtig zu wissen, dass wir „verbotene" Gefühle wie Angst, Verzweiflung, Ekel, Überdruss, Ablehnung oder Zorn ruhig bei uns zulassen und im Team offen ansprechen können. Zu erfahren, dass wir alle in einem Boot sitzen, dass es den anderen auch nicht anders geht, macht es einem leichter, auch in schwierigen Situationen das seelische Gleichgewicht zu bewahren. Die Bearbeitung dieser Belastungen in Fallbesprechungen, Teamgesprächen und (soweit wir die Möglichkeit dafür erhalten) in der Supervision hat sich bei uns sehr bewährt.

Sterbende begleiten

Erst in den letzten Jahren haben wir gelernt, Sterben nicht als Wartezimmer zum Tod, sondern als Zeit des Lebens zu sehen, bis zuletzt auf Wünsche und Bedürfnisse zu achten und bewusst Zeit mit den Sterbenden zu verbringen. Diese Erlebnisse haben uns nicht nur tief berührt, sondern auch verunsichert und zu Zeiten überfordert. Ich denke, die Erfahrungen meiner Mitarbeiter könnten auch für andere hilfreich sein.

Was früher unvermeidlich und selbstverständlich war, nämlich dem Sterbenden zuzusehen, es mitzuerleben, haben wir verlernt. Sterben hat Hausverbot erhalten. Wir haben unsere letzte wie die erste Stunde ausquartiert aus den Räumen, in denen wir wohnen.

Wie aber wollen wir Leben begreifen, wenn wir Anfang und Ende isolieren und uns der leibhaftigen Erfahrung entziehen (Hans Jürgen Schultz)?[1]

---

[1] „Letzte Tage, Sterbegeschichten aus 2 Jahrtausenden", Deutscher Taschenbuch Verlag, München 1988.

Vom Abschied im Badezimmer zur Palliative Care

Eva Schäfer

Ich bin seit zehn Jahren diplomierte Krankenschwester. Von Palliative Care habe ich in meiner 3-jährigen Ausbildung nichts gehört.

Auf den Stationen, die ich im Rahmen meiner Praktika durchlief, war es gang und gäbe, dass sterbende Patienten, um Mitpatienten nicht zu „belästigen", ins Badezimmer geschoben wurden. Die Patienten wurden mit Heptadon ruhig gestellt. Oft wurden Magensonden oder Cava-Katheder gesetzt, damit sie beim Sterben nicht verhungerten, wenn es sich über einen längeren Zeitraum erstreckte.

Angehörige wurden in der Regel erst informiert, wenn der Patient bereits gestorben war. Gleichzeitig wurde ihnen mitgeteilt, dass sie Kleidung für das Begräbnis auf die Pathologie bringen sollten – Punktum. Ein Abschied vom Verstorbenen konnte höchstens im Badezimmer stattfinden.

Nach meiner Diplomierung kam ich auf eine gerade neu eröffnete Station. Hier durften die Patienten, von einem Paravent abgeschirmt, bis zuletzt im Zimmer bleiben. Auf ihren Wunsch hin wurde es Angehörigen ermöglicht, Sterbende zu begleiten.

1994 wechselte ich in das Geriatriezentrum am Wienerwald, an die 1. Medizinische Abteilung für Palliativmedizinische Geriatrie. Erst hier lernte ich, dass Sterben zum Leben gehört und dass es wichtig ist, Sterbende zu betreuen und zu begleiten. Ich erfuhr, dass Achtung der Menschenwürde und der Individualität einen hohen Stellenwert haben und erlernte neue Pflegehandlungen, die ausschließlich der Lebensqualität der Sterbenden dienen.

Erst jetzt weiß ich, wie wichtig es ist, auf Schmerzen zu achten, mit den richtigen Maßnahmen darauf zu reagieren und so gut es geht auf die Wünsche Sterbender einzugehen. Gefühle werden hier ernst genommen und akzeptiert.

Angehörige sind willkommen und nicht nur „geduldet"; ich weiß jetzt, wie wichtig sie für die Patienten sind und beginne zu begreifen, wie schwer es sein kann, einen geliebten Menschen loszulassen. Den Abschied im Badezimmer kennen wir schon lange nicht mehr. Die Angehörigen können sich in unserem lichten und freundlichen Verabschiedungsraum dafür viel Zeit nehmen.

In gewissem Sinne musste ich nach Jahren der Berufstätigkeit nochmals in die Schule gehen.

Es ist schwer loszulassen

Julia Kozlak

Früher hat man tunlichst vermieden, die Worte „Sterben" und „Tod" auch nur auszusprechen, heute ist es modern geworden, Hospiz und Sterbebegleitung sind im Trend und daher in aller Munde. Viele beschäftigen sich damit, nicht alle eignen sich auch dafür.

Es braucht Reife und Erfahrung

Junge Menschen wählen den Pflegeberuf, weil sie helfen, retten, heilen, „wieder auf die Beine stellen" wollen. Man tut alles dazu, um den Patienten am Leben zu halten. Genauso hat zu Beginn auch mein eigenes berufliches Weltbild ausgeschaut. Nun soll man plötzlich loslassen und einem Menschen „erlauben" zu sterben. Das ist sehr schwer! Alles in uns schreit „Nein!", vor allem solange wir noch sehr jung sind und wenig Erfahrung haben. Wir tun alles Mögliche (manchmal auch das Unmögliche, Sinnlose) und sind enttäuscht von uns und von unserem Patienten, wenn er trotzdem stirbt. Erst mit der Zeit sehen wir ein, dass Ärzte und Pflegende nicht jeden Patienten gesund machen können.

Was ist wichtig, wenn das Leben zu Ende geht?

Mit den Jahren beginnt man umzudenken: Wir erkennen dann, dass wir nicht „Besserwisser" sein dürfen! Das heißt: Wir sollen alle Möglichkeiten nützen, die einem Menschen helfen können weiterzuleben, nicht aber alle Mühe nur darauf verwenden, sein nahendes Sterben zu erschweren! Ich begann darüber nachzudenken, was man einem Menschen antut, wenn man ihn in seinen letzten Lebenstagen noch mit Intensivmedizin und Intensivpflege quält! Was möchte der Sterbende selbst? Wenn er es uns nicht mehr sagen kann, wissen wir es nicht. Wir dürfen aber sicher sein, dass er sich nicht wünscht, an Maschinen angeschlossen zu sterben, sondern sich nach Schmerzlinderung und einer Atmosphäre der Geborgenheit sehnt. Ganz bestimmt wünscht er sich, dass seine Würde als Mensch unangetastet bleibt und sein Wille respektiert wird.
Heute ist es mir ein Anliegen, dem Sterbenden sein restliches Leben so leicht wie möglich zu machen. Dazu möchte ich soviel ich kann beitragen.

Am besten gelingt mir die Begleitung Sterbender im Nachtdienst ...

Heinz Michalek

In der Betreuung Hochbetagter ist es von der ersten bis zur letzten Stunde meine Aufgabe, Menschenwürde zu ermöglichen und Lebensqualität zu erhalten. Das Besondere der Arbeit an einer geriatrischen Langzeitstation liegt darin, dass die alten Menschen ihren letzten Lebensabschnitt ganz bei uns verbringen. Sie kommen bereits multimorbid, schwer dement und hilflos zu uns: Das bedeutet, dass Begleitung im palliativen Sinne für uns nicht nur „Endzeitbetreuung" ist, sondern immer vom ersten Tag an stattfindet. Dazu ist es für mich nötig, den alten Menschen so gut wie möglich kennen zu lernen. Die Begleitung in den letzten Stunden muss immer aus dem Verständnis der Vorgeschichte und aus dem gemeinsam zurückgelegten Weg gespeist werden. Das macht uns ein wenig sicherer, das Richtige zu tun, wenn ein Mensch sich zuletzt nicht mehr mitteilen kann. Trotzdem fühle ich, wenn es soweit ist, oft große Rat- und Hilflosigkeit in mir.

Darf ich so fühlen?

Auch in der Betreuung der letzten Tage und Stunden bleiben Sympathie und Antipathie für mich maßgebliche Faktoren. Zwar habe ich an mir beobachtet, dass die Antipathie, die ich in seinen gesünderen Tagen gegen einen Menschen empfunden habe, verschwindet, sobald er im Sterben liegt, und dass ich ihn dann mit offenem Herzen betreuen kann. Dennoch stehe ich ihm nicht mit dem gleichen Gefühl gegenüber wie jemandem, den ich immer gemocht habe. Darf das sein? Es ist einfach so und ich kann es nicht ändern. Gefühl lässt sich nicht erzwingen. Ich halte diesen Konflikt fest; es ist nicht Sinn und Zweck dieser Zeilen zu beschönigen, Schwierigkeiten und Gewissenskonflikte, vor denen wahrscheinlich nicht nur ich stehe, zu verschweigen.

Distanz und Nähe in der Begleitung

Es wird viel über Bedingungen guter Sterbebegleitung geschrieben. Ich denke, es ist auch wichtig aufzuzeigen, was gute Begleitung von vornherein unmöglich macht. Für mich sind es vor allem zwei, im diametralen Gegensatz zueinander stehende Verhaltensformen:

(1) Das exakte Absolvieren des Dienstes am Sterbenden als Teil der Pflichterfüllung, aber ohne innere Anteilnahme.

(2) Die Belastung Sterbender mit einem Überschwang eigener Gefühlsaufwallungen. Dabei wird die Intimsphäre oft rücksichtslos überrannt. Meines Erachtens irritiert man damit den Menschen, der auf seiner letzten Wegstrecke bestimmt genug mit sich selbst zu tun hat und nimmt ihm die dafür nötige Ruhe.

Die Begleitung Sterbender im Pflegealltag

Früher wurden Sterbende abgesondert, heute bleiben sie in ihrer gewohnten Umgebung. So begrüßenswert dies auch ist, es macht, zumindest für mich, die konzentrierte Zuwendung zu ihnen schwer. Eine Langzeitstation für hochbetagte Demente ist kein Hospiz, vieles, was dort unter anderen Voraussetzungen selbstverständlich gelingen kann, ist für uns problematisch. Rund um den Sterbenden findet der Pflegealltag statt. Wir versuchen zwar die richtige Atmosphäre zu schaffen, aber es gelingt uns oft nicht; vielleicht fehlt es uns dabei auch noch an Erfahrung. Es heißt immer, dass man im Prinzip nichts falsch machen kann, wenn man sich dem sterbenden Menschen mit ehrlichem Bemühen voll zuwendet. Das klingt zwar beruhigend, doch die Schwierigkeit besteht ja gerade darin, dass volle Zuwendung unter ungünstigen äußeren Bedingungen zum Problem wird. Wie ein Sterbender begleitet werden möchte, kann naturgemäß niemand wissen. Abgesehen vom Repertoire der Palliativpflege und gewissen allgemeinen Verhaltensregeln, verhält sich der Begleitende daher so, wie es seiner Mentalität entspricht, wie es ihm sein Gefühl eingibt. Genau dieser Punkt macht mir im Pflegealltag die meisten Schwierigkeiten. Ich kann meine Gefühle nicht oder nur sehr schwer in der Öffentlichkeit zeigen. Ich empfinde sie als etwas Intimes, etwas, das nur für einen Menschen bestimmt ist, sich nur zwischen ihm und mir abspielt. Als Lebensbegleiter eines Sterbenden stört und irritiert mich der unvermeidbare Pflegeablauf rund um uns beide.

Am besten, so glaube ich, gelingt mir die Begleitung Sterbender im Nachtdienst. Dann fühle ich mich wirklich wohl dabei. Dazu mag auch meine Überzeugung beitragen, dass Sterbende in diesen Stunden Begleitung am meisten brauchen. Ich spreche dann in ganz natürlichem Tonfall mit dem Menschen, ich spreche von Dingen, von denen ich glaube, dass sie ihn berühren, aber oft auch über das, was mir selbst am Herzen liegt. Je nachdem, ob es meinem Empfinden nach „richtig" ist, halte ich dabei seine Hand oder streichle seine Schläfe.

Was bedeutet es für den Begleiter?

Mit jeder Begleitung betrete ich Neuland. Es mag für manche befremdend klingen, aber ich empfinde das, was mir jedes Mal widerfährt, als ein Abenteuer, ein Abenteuer, auf das sich jeder in diesem Beruf einlassen sollte. Es macht uns reicher! Natürlich schmerzt es auch, doch dieser Schmerz macht nicht schwächer, sondern stärker. Wenn man einmal die nötige Einstellung gefunden hat, verzweifelt man nicht, sondern fühlt sich eher gefestigt. Es gibt immer wieder Augenblicke, in denen ich fühle, dass der Sterbende mir mehr gibt als ich ihm.

Wie ist es, wenn man stirbt, und wer weiß es?

Eduard Falkner

Wenn ich einen Sterbenden begleite, lasse ich mich immer von meinem Gefühl leiten. Ich führe nach bestem Wissen und Gewissen die erforderliche Palliative Pflege durch, doch das alleine ist zu wenig: Ich bleibe bei dem Menschen, beobachte ihn genau und berühre ihn vorsichtig. Meist merke ich an ganz kleinen Veränderungen in seinem Gesicht, ob Berührung und Streicheln ihm angenehm sind. Spüre ich, dass Körperkontakt gerade nicht willkommen ist, ziehe ich meine Hand wieder zurück. Fast immer habe ich allerdings das Gefühl, dass der Sterbende sich in dieser schweren Zeit die Nähe eines Menschen wünscht, der mit ihm fühlt und ihn nicht allein lässt. Ich glaube und hoffe, dass meine Anwesenheit und meine Berührung ihm seine Einsamkeit nehmen und ihm ein wenig helfen können. Manchmal, wenn ich mich dem Sterbenden sehr nahe fühle, spreche ich laut ein Gebet für ihn.

Willst du wirklich sterben?

Wenn ich neben einem Sterbenden sitze, denke ich oft über ihn nach. Möchte er jetzt jemanden an seiner Seite haben? Ich bin jetzt bei ihm, aber bin ich auch der Richtige? Hätte er gerne weitergelebt, oder ist er bereit, aus dem Leben zu gehen? Ich sitze bei ihm und fühle mich hilflos. Ich kann nur beobachten und mein Inneres handeln lassen. Ich meine, zumindest für mich ist es am richtigsten, wenn mein Denken sich ruhig und konzentriert mit den Aufgaben der Palliativen Pflege im engeren Sinne befasst und ich Kommunikation und Beziehung meinem Gefühl überlasse. Es ist auch schon vorgekommen, dass ich mit Angehörigen mitweinen musste. Es war mir nicht peinlich, ich dachte: „Gott sei Dank, dass ich noch weinen kann."

Ich denke an mein eigenes Sterben

Manchmal, wenn ich im Nachtdienst mit dem Sterbenden allein bin, denke ich auch darüber nach, wann es wohl bei mir selbst so weit sein wird und wie ich mich dann fühlen werde. Werde ich allein sein wollen oder froh sein, wenn jemand für mich da ist und mich hält? Kann man, wenn das eigene Sterben sich nähert, einfach mit dem Leben abschließen? Werde ich loslassen können? Wie wird es sein ... wie ist es überhaupt ... und wer weiß es ...

Wenn ich mehr Zeit mit einem Sterbenden verbracht habe, habe ich das Bedürfnis allein zu sein. Es kommt mir dann so vor, als wäre diese Pause für mich nötig, um von „drüben" wieder in unsere Welt zu kommen. Oft bin ich eine Zeitlang nicht richtig anwesend; meine Gedanken bleiben, auch wenn ich schon zu Hause bin, bei dem jüngst vergangenen Abschied hängen. Ich denke an die Zeit, die dieser Mensch mit uns verbracht hat, an seine letzten Tage und daran, ob er es zum Schluss wohl schwer gehabt hat. Meist erfüllt mich dann ein Gefühl der Ruhe und Zuversicht: „Gott sei Dank, nun hat er es geschafft."

Das Team und seine Bedürfnisse

Ursula Gutenthaler

Warum beginne ich mit dem Team und nicht mit den Sterbenden? Warum räume ich dem Team so viel Platz ein?

Die Antwort ist einfach: Die wesentlichste Voraussetzung dafür, dass wir unsere menschliche und fachliche Kompetenz in der Pflege und Begleitung Schwerstkranker und Sterbender voll entfalten können, ist, dass wir uns selbst wohl fühlen. Diese Atmosphäre zu schaffen, liegt nicht nur an den Führenden, sondern auch an jedem Einzelnen. Wachheit und Aufmerksamkeit dafür können jungen Menschen, die sich auf ihren Berufsweg vorbereiten, nicht früh genug vermittelt werden.

Bedingungen für ein funktionierendes Team

Jeder Neubeginn braucht Zeit. Das Beherrschen des kleinen Einmaleins der Palliative Care ist noch lange keine Selbstverständlichkeit! Neue Mitarbeiter haben bisher an Abteilungen gearbeitet, die völlig andere Prioritäten setzen und stehen dann vor ganz neuen Anforderungen. Es braucht Zeit, sie für die Ideen der Palliative Care zu gewinnen. Diese Zeit ist eine unverzichtbare Investition in die Lebensfähigkeit des Teams.
Das gemeinsame Ziel. Das gemeinsame Ziel muss klar formuliert, allen bekannt und bewusst sein. Es muss von allen Teammitgliedern mitgetragen werden.
Das ist leichter geschrieben als getan: Wir sind eine Krankenanstalt der Gemeinde Wien. Bis jetzt können wir uns unsere Mitarbeiter nicht selbst aussuchen. Es ist daher eher die Regel als die Ausnahme, dass uns auch Mitarbeiter, die nicht „zu uns passen" (zum Beispiel nicht gerne mit Dementen arbeiten, lieber rehabilitieren als Sterbende zu pflegen ...) zugewiesen werden. Bleibt diese Haltung bestehen, kann sie das ganze Team gefährden. Wer sich auf Dauer nicht mit unseren Zielen identifizieren kann, muss daher das Team wieder verlassen.
Fachliche Kompetenz in Palliative Care, Validation, Basaler Stimulation ... Nur wenn die Teammitglieder die Chance bekommen zu lernen, auch schwierige Situationen professionell zu bewältigen, darf man von ihnen erwarten, dass sie ihre menschliche Kompetenz entfalten können und sich

Schwerkranken und Sterbenden einfühlsam, geduldig und verständnisvoll zuwenden.
Partnerschaftliche interprofessionelle Zusammenarbeit. Dazu gehören in erster Linie die gegenseitige Wertschätzung und Anerkennung aller Teammitglieder. Wo es um gemeinsame Anliegen geht, werden Beschlüsse gemeinsam gefasst. Wir sind nicht alle gleich und tun nicht alle das Gleiche; jeder ist auf seinem Platz wichtig und leistet einen wertvollen Beitrag für die Betreuung und Begleitung.
Ehrlichkeit, Vertrauen und gegenseitiges Verständnis.
Belastendes (Zorn, Abneigung, Ekel ...) darf an- und ausgesprochen werden.
Es ist keine Schande, etwas nicht tun zu können.
Man muss nicht alles wissen. Fragen ist erlaubt und erwünscht!
Jeder macht Fehler. Es ist nur wichtig, sie auch zuzugeben.
Bei Fehlern wird nicht nach „Schuldigen" gesucht, sondern überlegt, wie sie künftig vermieden werden könnten
Förderung der Kreativität. Gute neue Ideen sind stets willkommen und dürfen erprobt werden.
Zulassen von Individualität. Jeder Mensch begegnet dem Sterben in seiner Weise. Es darf dafür keinen genormten Umgang geben!

Was erleben Teammitglieder in der Begleitung als schwierig?

Loslassen. „Ich will dich doch gesund pflegen!"
Gewissenskonflikte. „Darf ich so fühlen, wie ich fühle?"
Pflegealltag und Begleitung. „Mich stört die Alltagsaktivität, die den Sterbenden und mich umgibt."
„Richtig" begleiten. „Darf ich mich von meinen Gefühlen leiten lassen?"
Hilflosigkeit. „Ich will helfen und fühle mich selbst hilflos."
Weinen. „Darf ich mitweinen?"
Rückzugsmöglichkeit. „Wenn ich einen Menschen bis zum Tod begleitet habe, habe ich das Bedürfnis mich zurückzuziehen."
Unsicherheit. „Was wünscht der Sterbende selbst?"

Die letzte Tage im Leben von Frau Elisabeth S.

Ursula Gutenthaler

Frau Elisabeth S. wurde im September 2000 im GZW aufgenommen. Sie wurde direkt vom Krankenhaus auf die Kurzzeitpflege transferiert, weil Hoffnung bestand, sie nach einer längeren Rehabilitationsphase wieder nach Hause entlassen zu können. Zum Zeitpunkt ihrer Aufnahme im GZW war Frau Elisabeth 97 Jahre alt. Sie war seit vielen Jahren verwitwet und hatte bis zuletzt allein in einer Villa gewohnt. Sie hatte zwei Adoptivkinder, sonst keine Angehörigen.

Auf der Kurzzeitpflege verschlechterte sich ihr Zustand, Unruhe und zunehmende Verwirrtheit stellten sich ein. Nach einer interkurrent erforderlichen Spitalsaufnahme (Verdacht auf Ileus) war Frau Elisabeth „nicht mehr kooperativ" und voll pflegebedürftig. Eine Entlassung nach Hause kam nicht mehr in Frage. Die Psychologen stellten eine fortgeschrittene Demenz fest. Es erschien am besten, sie auf eine Langzeitstation mit unterstützender validierender Begleitung zu verlegen. So kam Frau Elisabeth im Oktober 2000 zu uns.

Sie saß im Rollwagen und wirkte sehr interessiert an der neuen Umgebung. Ich stellte mich vor, gab ihr meine Hand zur Begrüßung und fragte sie nach ihrem Namen. Frau Elisabeth antwortete sehr geordnet, sagte ihren vollen Namen und begrüßte mich sehr freundlich.

Als sie mich gleich anschließend fragte, ob ich auch hier wohne und ob ihre Mutter heute von Nussdorf zu Besuch kommen würde, wusste ich, dass sie desorientiert war.

Sie fragte: „Bleibe ich jetzt da oder muss ich wieder weg?" Sie hatte dabei ein so besorgtes Gesicht, dass ich sie, ohne zu wissen, wie sie darauf reagieren würde, ganz einfach umarmen musste. Ich hielt sie fest und streichelte ihre Wange. „Sie müssen nicht von hier weg, Sie können so lange Sie wollen bei uns bleiben". Sie sagte: „Du gefällst mir, weil du so eine Ruhe ausstrahlst". Dann begann sie zu weinen. Ich streichelte sie. Nach ein paar Sekunden sagte sie: „Es ist in der letzten Zeit so schwer für mich gewesen, allein sein zu müssen. Weißt du, mein Sohn, der Roland, ist schon ab und zu gekommen, aber der Tag ist lang, wenn man allein und krank ist."

Ich erzählte Frau Elisabeth von unserer Station und fragte sie nach ihren Hobbys und Vorlieben. Sie hörte gerne klassische Musik, Rätsel waren von jeher ihre Leidenschaft, aber ihre Augen waren leider schon zu schlecht dafür. So begann unsere Freundschaft.

Ich brachte ein Radio mit CD-Player, um ihr Opern und Operettenlieder vorzuspielen.

Sie erkannte beinahe jede Arie, sang mit, und eine zweite Patientin begann auch gleich mitzusingen. Die beiden Damen hatten große Freude daran.

Solche guten Tage wurden bald seltener und Tage, an denen sich Frau Elisabeth zu schwach fühlte, um aufzustehen, mehrten sich. Sie hatte nun häufig keinen Appetit und aß sehr wenig. Wenn sie im Bett bleiben wollte, brachte ich ihr ein vergrößertes Kreuzworträtsel, das wir dann gemeinsam auflösten. Oft wusste sie Begriffe, die mir nicht so schnell einfielen, dann lächelte sie und sagte: „Da bin ich doch noch gut beieinander – da war ich immer besser als die anderen".

Am häufigsten wurde Frau Elisabeth von Frau Anna, ihrer Ex-Schwiegertochter besucht. Die beiden waren einander von jeher sehr zugetan gewesen. Frau Anna war auch jetzt ihre Hauptbezugsperson. Manchmal verwechselte mich Frau Elisabeth mit ihr und bestürmte mich mit Fragen („Was macht der Roland?", „Geht sein Geschäft gut?"). Dann war ich für sie wieder Schwester Ursula. Mit Frau Anna sprach ich sehr oft. Wir standen die ganze Zeit über in regelmäßigem telefonischen Kontakt.

Der Zustand von Frau Elisabeth verschlechterte sich rasch. Sie wurde immer stiller, häufig lag sie nur mehr zusammengerollt mit geschlossen Augen da. Ich ging oft zu ihr. Bis zuletzt spürte ich, dass ich ihr noch etwas geben konnte. Das gab mir Kraft und erfüllte mich mit innerer Ruhe. Ich saß an ihrem Bett, streichelte ihren Kopf und gab ihr vorsichtig zu trinken. Als sie sich immer öfter verschluckte, fror ich ihr den Orangensaft, den sie so gern hatte, lieber ein und gab ihr kleine Eiswürfel zum Lutschen. Dazwischen träufelte jeder von uns immer wieder mit einer Pipette ein wenig Flüssigkeit in ihren Mund. Wir achteten ständig darauf, dass ihr Mund feucht blieb.

Auch als sie schon sehr schwach war und sich beim Sprechen immer mehr plagte, freute sie sich über meine Besuche. Immer wieder bedeutete sie mir, dass das Pflegepersonal sie liebevoll umsorge und so behutsam umlagere, dass sie dabei kaum Schmerzen habe.

Wenn ich ihr nun Musik vorspielte, wollte sie nach kurzer Zeit nicht mehr zuhören.

Sie sagte: „Ich brauche jetzt viel Ruhe und einen Menschen, der für mich da ist, wenn es mit mir zu Ende geht." Sie wusste genau Bescheid über ihren bevorstehenden Tod.

DIE LETZTE TAGE IM LEBEN VON FRAU ELISABETH S.

Frau Elisabeth war eine kleine, zarte Frau. In den letzten Tagen ihres Lebens wirkte sie so winzig klein. Sie lag in Embryonalstellung da und hielt meine Hand mit ihrer unglaublich kleinen Hand fest.

Als ich sie das letzte Mal besuchte, war sie dem Sterben sehr nahe. Ich saß lange Zeit bei ihr. In letzter Zeit hatte sie immer wieder Schmerzen in den Füßen und im Rücken gehabt. Ich massierte sie und rieb dann ihren Körper sanft mit einer Mischung aus Oliven- und Lavendelöl ein. Dann rieb ich ihr etwas Rosenöl auf Hände und Stirn. Anschließend rollte ich eine Steppdecke zusammen und baute damit um ihren Körper ein Nest, in dem sie sich geborgen und gehalten fühlen konnte. Noch während ich bei ihr war, schlief sie ganz entspannt ein.

„Ist das der Abschied?", dachte ich. Ich zündete eine Kerze an und blieb noch ein paar Minuten bei der ruhig und fest Schlafenden sitzen.

Als ich hinausging, benachrichtigte ich den Sohn vom bevorstehenden Tod seiner Mutter. Er kam bald darauf, hatte aber nicht die Kraft, zu ihr zu gehen und sich von ihr zu verabschieden.

Frau Anna konnte ich leider telefonisch nicht rechtzeitig erreichen.

Frau Elisabeth starb noch am selben Abend. Es war knapp nach Weihnachten 2000. Sie wurde nicht mehr wach, sie starb sanft im Schlaf ohne Anzeichen von Schmerzen, Angst oder Unbehagen. In ihren letzten Stunden wurde sie von den beiden Kollegen, die an diesem Tag Nachtdienst hatten, begleitet.

WÜNSCHE UND BEDÜRFNISSE SCHWERKRANKER UND STERBENDER ALTER MENSCHEN

Am Beispiel von Frau Elisabeth will ich versuchen, einige, für Hochbetagte wesentliche Elemente der Begleitung kurz zusammenzufassen:

(1) Solange noch genug Zeit ist

Palliative Begleitung beginnt im Augenblick des Kennenlernens. Dabei sind Kleinigkeiten (zum Beispiel: wie begrüße ich eine neue Patientin?) bedeutsam.
Vertrauen muss verdient werden. Erst muss ich die Nagelprobe auf Echtheit bestehen!
Es ist wichtig Vorlieben und Interessen kennen zu lernen, Wünsche zu erfüllen und eine Atmosphäre der Geborgenheit zu schaffen.

Nicht immer sind die nächsten Angehörigen auch die Hauptbezugspersonen. Zwischen der Hauptbezugsperson und dem Team sollte ein guter Kontakt bestehen. Bezugspersonen brauchen unsere Begleitung oft ebenso nötig wie der Patient!

(2) Wenn Tage und Stunden gezählt sind

Die irreversible Verschlechterung muss erkannt und akzeptiert werden.
Pflegemaßnahmen müssen immer wieder an den jeweiligen Zustand angepasst werden.
Auch das Bemühen, Freude zu bereiten, muss feinfühlig die geänderte Realität berücksichtigen (Frau Elisabeth wollte zum Beispiel zuletzt keine Musik mehr hören).
Je näher der Tod rückt, desto wichtiger wird es, den eigenen Kopf von allem Störenden zu befreien, innerlich ruhig zu werden, genau zu beobachten und sich nur mehr auf die Bedürfnisse des sterbenden Menschen einzustellen.

(3) Was ist noch wichtig?

Ich habe den Fallbericht von Frau Elisabeth ausgewählt, weil er die für die Betreuung dementer Hochbetagter entscheidende menschliche Kompetenz der begleitenden Pflege klar zeigt. Zwei sehr wesentliche Faktoren, die Linderung von Schmerzen und die Relativierung landläufiger Prioritäten der Pflege konnte ich an ihrem Beispiel (fast) nicht aufzeigen und möchte dies nun nachholen:

Schmerzen erkennen

Eine der wesentlichsten Aufgaben der Pflege in der Geriatrie ist es, Schmerzen zu erkennen. Das ist oft nicht einfach: Alte Menschen klagen selten. Viele sind zu dement und verwirrt, andere sind zu schwach, müde und resigniert, leiden an Sprachstörungen, Lähmungen und der Verflachung ihrer Körpersprache. Daher ist es besonders wichtig, genau auf indirekte Schmerzzeichen (zum Beispiel Unruhe, Schlaflosigkeit, Veränderungen des Atemrhythmus, Appetitverlust, zunehmende Bewegungsunlust, Gesichtsausdruck) zu achten und sie zu dokumentieren. Für die Betreuung dementer alter Menschen ist es unverzichtbar, ihre Sprache zu sprechen. Gelingt das nicht, bleiben Schmerzen meist unerkannt und ungelindert.

Schmerzen lindern in der Pflege

Die moderne Schmerztherapie bietet eine Vielzahl hochwirksamer Medikamente an, mit deren Hilfe es fast immer gelingt, die Schmerzen Hochbetagter zu lindern. Doch nicht immer muss der Arzt auf den Plan gerufen werden: Wir ersparen unseren Patienten Schmerzen, wenn wir zum Beispiel

- jede Pflegemaßnahme vorher ankündigen,
- bei anstrengenden Pflegemaßnahmen Pausen einlegen,
- vor jeder schmerzhaften Prozedur schmerzstillende Mittel verabreichen,
- steife und schmerzende Körperteile stets schonend und behutsam berühren,
- darauf achten, dass der Patient bequem und entspannt liegen kann,
- für körpergerechte Position sorgen (zum Beispiel stehen beim Sitzen beide Füße fest am Boden? Eine gelähmte Extremität ist stets richtig gelagert).

Oft ist es nötig, über reine Pflegemaßnahmen hinauszugehen:

- Basale Stimulation: Mit Hilfe von Berührungen (zum Beispiel durch sanfte Massagen) gelingt es oft, Körper und Seele zu entspannen und Schmerzen zu lindern.
- Der gezielte Einsatz von ätherischen Ölen (Aromatherapie) hat sich bei uns sehr bewährt.
- Oft führen Angst, Hilflosigkeit und das Gefühl der Verlassenheit zu schmerzhaften Verspannungen. Oft genügt es, einfach da zu sein, den Menschen zu berühren, zu halten, ihm mit ruhiger Stimme zuzusprechen, vielleicht auch ein vertrautes Lied zu singen.
- Für angenehme, ruhige Zimmeratmosphäre sorgen, keine hektische Arbeitsweise bei Pflegehandlungen.
- Seelische Schmerzen haben viele Ursachen, nicht immer sind wir in der Lage, sie zu identifizieren. Auch wenn das nicht gelingt, wirkt oft schon die zuwendende Nähe allein lindernd und beruhigend.

Die Körperpflege Sterbender

Vieles, was in der Regel „sein muss", macht dem Sterbenden sein Leben nur unnötig schwer. Dafür einige Beispiele:

Mobilisation. „Muss" ein Mensch u.U. im Sessel sterben, damit „alle" täglich aus dem Bett kommen?

Mehrere Tage kein Stuhl. „Muss" der Sterbende Stuhl haben?
In den letzten Lebenstagen fällt die Nahrungsaufnahme kaum mehr ins Gewicht. Sterbende haben zumeist kaum Hunger.
Der Bauch ist klein, weich und verursacht keine Beschwerden.

Der sterbende Patient trinkt nicht mehr. „Muss" genug Flüssigkeit zugeführt werden? Es genügt sorgsame und regelmäßige Mundpflege, je nach Vorlieben des Patienten, am besten halbstündig, mindestens aber alle zwei Stunden.

In der Terminalphase Eisstückchen (eventuell gefrorenen Fruchtsaft) in eine Mullkompresse einwickeln (Zipfel hängt aus dem Mund; dies verhindert, dass sich der Patient verschluckt). Pipetten anwenden, um Lösungen und Tees zu verabreichen. Die Applikationsmenge ist sehr gering, dadurch besteht keine Aspirationsgefahr.

Lagerung bei Dekubitus. „Muss" der Patient gelagert werden? Pflegende können hier nichts mehr zum Heilungsprozess beitragen. Die Linderung von Schmerzen steht im Vordergrund. Kleine Lageveränderungen können allerdings auch dann noch oft Linderung verschaffen.

Nur Pflegehandlungen durchführen, die der Lebensqualität der Sterbenden dienen!

Über viele Jahre als Krankenschwester lernte ich, dass jeder Sterbende, den ich begleite, mir etwas für mein weiteres Leben mitgibt. Jeder war ein Wissensschatz und eine außergewöhnliche Quelle der Lebensweisheit für mich.

Sie waren alle meine Lehrer. Sie lehrten mich Respekt, Wertschätzung und Behutsamkeit, sie führten mich in meine eigene Tiefe und lehrten mich, wie ich leben soll. Durch sie weiß ich, was Freude für mich bedeutet und auch, was es heißt, hilflos zu sein und zu weinen.

Ich lernte, wie weh es tun kann, Abschied für immer zu nehmen. Ich habe erfahren, was Demut ist.

Das Vermächtnis des todgeweihten Professors **Moorie Schwartz** an seine Studenten:[1]

---

[1] Prof. Moorie lehrte Psychologie und Philosophie an der Brandeis Universität in den USA.

Was ist wirklich wichtig im Leben?

„Weißt du, was dich wirklich befriedigt? Anderen Menschen zu geben, was dir möglich ist. Ich meine nicht Geld. Ich meine Zeit, Fürsorge und Gespräche."

„Du lernst, was Schmerz ist. Du lernst, was Liebe ist. Du lernst, was Kummer ist."

„Lerne zu sterben, und du lernst zu leben."

„Der Tod beendet das Leben, aber eine Beziehung kann dadurch nicht beendet werden."

LITERATUR

(1) Andreas Heller, Katharina Heimerl, Christian Metz (Hg.): Kultur des Sterbens, Lambertus-Verlag, Freiburg 2. Auflage 2000
(2) Heinrich Pera: Sterbende verstehen. Herder, Freiburg im Breisgau, 3. Auflage 1995
(3) Martina Kern: Palliativpflege. Richtlinien und Pflegestandards, Pallia Med Verlag, Zentrum für Palliativmedizin, Bonn
(4) Oskar Mittag: Sterbende begleiten. Georg Thieme, Stuttgart 1994

Muss Sterben so sein?
Erlebnisse eines indischen Pflegers in Österreich

Kumar Verender

Hinduismus und seine Bedeutung für Leben und Sterben in Indien

Wir Hindus glauben an die Wiedergeburt. Der Körper stirbt, aber die Seele lebt weiter. Das ist natürlich nicht wissenschaftlich beweisbar. Sicher ist jedoch, dass wir weiterleben, weil sich andere nach unserem Tod an uns erinnern.

Wir glauben sehr stark an unser KARMA. Wenn jemand ein gutes KARMA hat (das bedeutet, dass er sich ein ganzes Leben lang gut verhalten hat und für andere da war), dann kommt er in den Himmel und wird in einem menschlichen Körper wiedergeboren. Wenn jemand ein schlechtes KARMA hat, kommt er in die Hölle. Er muss 384-tausend Mal leben, bevor seine Seele in einen menschlichen Körper zurückkehrt.

Wir werden wiedergeboren, um die Schuld, die wir während des Lebens auf uns geladen haben, zu begleichen. Unsere heiligen Bücher sagen: Wenn ein Mensch in diesem Leben seine Ziele oder Vorhaben nicht erfüllt hat, dann wird er kurze Zeit später in einem anderen Körper wiederkommen. Er weiß dann nicht, was er in seinem vorherigen Leben gewesen ist. Er weiß es erst, wenn er wieder stirbt.

Der „gute" und der „schlechte" Tod

Man hört immer wieder, dass jemand einen „schönen" oder einen „schrecklichen" Tod gehabt hat. Ich denke, es gibt eigentlich keinen „guten" oder „schlechten" Tod, da die Art und Weise, in der wir sterben, nicht in unseren Händen liegt. Jeder braucht einen Weg, seinen Weg, um diese Welt zu verlassen. Die Unterscheidung ist vielmehr für uns andere, für die Überlebenden, für die Gesellschaft von Bedeutung. Für mich ist wichtig, dass die Menschen, die dem Sterbenden beistehen, alles dazutun, damit er in Ruhe sterben kann.

In Indien wird auch zwischen gutem und schlechtem Tod unterschieden. Man versteht darunter aber etwas anderes als in Österreich. Wenn ein Mensch sehr alt geworden ist und seine Angehörigen glauben, dass er seine Aufgaben im Leben erfüllt hat und ein guter Mensch gewesen ist, dann sagt man, dieser

Mensch hatte einen guten Tod. Sein Leichenbrett wird schön dekoriert, die Leiche wird mit einer Musikkapelle zum Friedhof begleitet und dort feierlich verbrannt. Wenn ein Mensch aber überraschend stirbt, weil er zum Beispiel ermordet wird oder bei einem Unfall ums Leben kommt, glaubt man in Indien, dass sein Tod „schlecht" gewesen ist. Wir Hindus glauben, dass die Seele eines solchen Menschen keinen Frieden findet. Seine ruhelose Seele wird in einen bösen Geist verwandelt. Um einer solchen Seele doch noch Ruhe zu verschaffen, wird ein besonderes Ritual abgehalten.

Meine persönliche Einstellung zu Leben und Sterben

Ich betrachte unser Leben so wie eine Kerze: Wenn wir eine Kerze anzünden, müssen wir zunächst die kleine Flamme schützen, damit sie nicht wieder ausgeht. Auch der Lebensanfang des kleinen Kindes ist „wackelig" und unsicher. Auch Kinder brauchen Schutz und Hilfe.
Die Kerze bringt Helligkeit und Licht ins Zimmer, so wie unsere Kinder Freude in unser Leben bringen. Die Kerze gibt auch Wärme, so wie uns die Kinder Energie geben. Während die Kerze immer mehr niederbrennt, fließt oft Wachs herab und beschmutzt den Untergrund. Wenn sie schließlich zu Ende geht, brennt sie noch einmal mit voller Energie sehr hell und sehr stark. Das Kerzenlicht beginnt dann zu flackern, dadurch ist die Umgebung der Kerze nicht mehr gut zu sehen. Dann geht es mit der Kerze zu Ende und es bleibt nur das geschmolzene Wachs, das wir wegwerfen.
In gewisser Weise spiegelt sich das Niederbrennen der Kerze auch in unserem Leben: Wenn wir alt sind, werden wir (wieder) „schmutzig", wir können vielleicht den Harn nicht mehr halten, wir können uns nicht mehr selbst pflegen und sind dabei auf andere angewiesen. So wie von einer Kerze nur ein bisschen Wachs übrig bleibt und nichts von ihrem Leuchten, so zeigt unser sehr altes und faltiges Gesicht oft nichts mehr von der Fülle des früheren Lebens. Doch genauso wie die Kerze zum Schluss noch einmal mit Energie aufleuchten kann, so kann auch der alte Mensch oft seine Bedürfnisse oder Ereignisse aus seinem früheren Leben mit starken Gefühlen wie Freude, Stolz, Trauer oder Zorn zum Ausdruck bringen.

Wie ich Sterben in Österreich erlebte

Ich habe erlebt, dass es hier oft wenig Beziehung zu den Sterbenden gibt. Manchmal geschieht es, dass ich bei Antritt des Nachtdienstes höre, dass es jemandem sehr schlecht geht und er/sie möglicherweise in der Nacht sterben wird. Oft habe ich dann gehört: „Bitte nicht in meinem Nachtdienst. Ich bin heute allein auf der Station."[1]

Oftmals fragen Angehörige: „Was glauben Sie, wann meine Mutter (oder mein Vater) sterben wird?" Ich denke mir dann manchmal: Wir sind doch nicht Gott, dass wir sagen können, wann jemand stirbt. Manchmal sagen Angehörige Sterbender zu uns: „Wenn in der Nacht etwas passiert, rufen Sie mich bitte an – bis 10 Uhr am Abend und ab 7 Uhr in der Früh." Es kommt nur selten vor, dass jemand sagt: „Bitte informieren Sie mich jederzeit. Egal wie spät oder früh es ist." Ich habe auch nur selten erlebt, dass jemand seinen Verwandten bis zur letzten Sekunde begleitet. Natürlich gibt es das auch: So blieb eine Tochter bis zuletzt bei ihrer Mutter, bis die alte Frau um Mitternacht in ihrem Beisein die Augen für immer zugemacht hat.

Was mich als Pfleger im Zusammenhang mit dem Sterben schon immer gestört hat, ist Folgendes: Auch wenn bei einem Patienten bereits zu erkennen ist, dass er/sie aller Voraussicht nach sterben wird, müssen wir ihn/sie alle zwei Stunden umlagern und absaugen, damit er/sie keinen Dekubitus bekommt und nicht verschleimt. Ich denke, das ist letztlich nur eine Quälerei. Wir geben dem Sterbenden keine Ruhe, wir kümmern uns nur um seinen Körper und nicht um seine Seele. Ich denke, wenn jemand im Sterben liegt, dann ist es für ihn ganz egal, ob er gelagert wird oder verschleimt ist. Er braucht in erster Linie Ruhe.

Ich glaube, dass wir, die wir uns für die Pflege verantwortlich fühlen, zeigen wollen, dass wir alles Mögliche getan haben und dies auch dokumentieren können. Es soll sich nur ja niemand beschweren können.

Wie schon erwähnt, braucht jeder einen Weg, um diese Welt zu verlassen. Für uns sollte entscheidend sein, ob wir diesen Weg für ihn erträglicher gemacht haben oder nicht. Wenn wir nur unsere Pflicht erfüllen und nur an Pflichten und Vorschriften denken, dann vergessen wir dabei ganz den Menschen, der sich nun auf seinen letzten Weg vorbereitet. Wenn wir uns ausschließlich an dem orientieren, was wir gelernt haben, was in den Büchern steht und was uns das Gesetz vorschreibt, vergessen wir unsere eigene Menschlichkeit und unsere Gefühle.

Einmal hatte ich allein Nachtdienst. Einer Frau ging es sehr schlecht, es war eindeutig zu sehen, dass sie nur noch ein paar Stunden zu leben hatte. Ich schaute mehrere Male nach ihr. Sie atmete schwer, ihre Füße und Hände wurden kalt, es bildeten sich auf ihnen langsam dunkelblaue Flecken. Mei-

---

[1] Diese Erfahrung wurde nicht im GZW gemacht. Es sind stets zwei Nachtdienste auf einer Station.

ne wiederholte Nachschau störte den Schlaf ihrer Nachbarin. Sie fragte mich: „Ist sie schon gestorben?" Ich antwortete: „Es geht ihr sehr schlecht." Um circa 5 Uhr ging ich mit einem Kollegen in ihr Zimmer. Ich sah, dass aus ihrem Mund Schleim austrat. Der Kollege sagte: „Du musst absaugen!" Ich sagte: „Ich möchte nicht, sie stirbt." Mein Kollege schaute mich sehr erstaunt an, weil ich nicht absaugen wollte. Die Frau atmete noch ein paar Mal sehr tief und in kurzen Abständen. Dann hörte sie auf zu atmen.

Ich stand in der Nähe ihres Kopfes und sah sie mit großen Augen an. Einige Minuten lang war mein Kopf ganz leer, ich konnte nicht sprechen, es war ein Gefühl, als ob ich gar nicht da wäre. Erst später machte ich ihren Mund sauber. Dann ging ich, um meine andere Arbeit zu erledigen. Als ich später wieder in das Zimmer kam, sah ich: Sie hatte die Augen offen und einen halb offenen Mund. Der Körper war kalt und das Bett schmutzig.

Ihre Nachbarin fragte mich wieder: „Ist sie schon gestorben?" Ich sagte: „Ja". Sie erwiderte: „Schon wieder eine gestorben." (Die Nachbarin lebte schon lange in diesem Zimmer und hatte hier mehrere Menschen sterben gesehen.) Ich habe die Verstorbene gewaschen und mit einem Leintuch zugedeckt. Ich dachte: „So einfach ist das Ende unseres Lebens."

Darf ich dich begleiten?

Das letzte Jahr im Leben von Frau Johanna

Michaela Zsifkovics

Als sie nach vielen Spitalaufenthalten in unserer Station aufgenommen wurde, war Frau Johanna körperlich, geistig und seelisch in sehr schlechtem Zustand. Vor allem die vielen Begleitsymptome ihres chronischen Nierenversagens machten ihr das Leben schwer. Sie war schwach, bettlägerig und inkontinent. Das Denken bereitete ihr Schwierigkeiten, sie war weitgehend desorientiert. Fast in allem war sie auf fremde Hilfe angewiesen: Sie konnte mit viel Mühe gerade noch Gesicht und Hände selbst waschen, die Mahlzeiten mussten ihr in mundgerechten Bissen vorgerichtet werden, und auch dann brauchte sie beim Essen oft noch die Unterstützung einer Schwester, weil ihre Hände so stark zitterten.

Auf den ersten Blick hatte die Frau, die zu uns kam, nicht viel Gewinnendes an sich. Sie wirkte unzugänglich und angespannt, war mürrisch und ständig unzufrieden. Es brauchte eine Zeit, ehe wir herausfanden, dass wir sie in unserem Bemühen, ihr zu helfen, oftmals überforderten. Wenn wir ihr zum Beispiel beim Austeilen der Mahlzeiten anboten, zwischen zwei Menüs zu wählen, machte sie ein verärgertes Gesicht, antwortete entweder gar nicht oder sagte mit verdrossenem Achselzucken: „Gebt mir, was ihr wollt!" Wir erfassten bald, dass die Leistung, zu der wir sie aufforderten, für ihren Kopf zu schwierig war, und suchten nach einer besseren Lösung. Wir wollten Frau Johanna unsere Wertschätzung zeigen und ihr nicht einfach etwas vorsetzen. Zudem merkten wir auch, dass ihr nicht jede Speise gleich gut schmeckte und wollten ihr wenigstens die kleine Freude erhalten, das essen zu können, was ihr schmeckt. Wie konnten wir ihr die Auswahl erleichtern, ohne ihren Kopf zu überfordern?

Schließlich fanden wir die Lösung: Wir richteten beide Menüs an und zeigten ihr die zwei Teller. So konnte sie mit den Augen entscheiden, was sie essen wollte. Auf diese Weise versuchten wir in vielen kleinen Alltagsentscheidungen Lösungen zu finden, die Johanna und ihrem Zustand gerecht wurden. Mit der Zeit merkte sie, dass wir uns stets ehrlich darum bemühten, unser Angebot ihren Bedürfnissen anzupassen. So gelang es uns allmählich, ihr Vertrauen zu gewinnen. Mit der Zeit veränderte sich ihr Verhalten, sie wurde freundlicher und wirkte entspannter.

Zu dieser Zeit begann auch die sorgfältige, auf alle ihre quälenden Symptome Bedacht nehmende, ärztliche Behandlung langsam Früchte zu tragen. Frau Johanna ging es schön langsam merkbar besser. Nun konnten wir vorsichtig mit der Mobilisation beginnen. Zuerst wurde sie während der Visite für zwei bis drei Minuten Querbett gesetzt. Frau Oberarzt und ich blieben bei ihr, stützten sie, soweit es nötig war und gaben ihr Sicherheit. Die Zeit, die sie ohne sich zu überfordern sitzend zubringen konnte, wurde allmählich länger. Schließlich konnte sie das ganze Mittagessen im Sitzen einnehmen. Von da an ging es schnell vorwärts. Frau Oberarzt kontrollierte immer wieder die medikamentöse Therapie und passte sie mehrmals den sich laufend verändernden Bedingungen an. Infolge ihrer chronischen Grunderkrankungen konnte Frau Johanna zwar nicht wesentlich gesünder werden, aber es gelang doch, die belastenden Beschwerden, die ihr viel Kraft wegnahmen und sie am aktiven Leben hinderten, durch ärztliche, pflegerische und therapeutische Maßnahmen zu lindern.

Bald konnte Frau Johanna einen Teil des Tages außerhalb des Bettes zubringen. Ihre Beine wurden durch Übung etwas kräftiger, schließlich konnten sie ihr Körpergewicht übernehmen: Sie konnte jetzt allein stehen und wir begannen mit Gehübungen.

Aus ihrer Biographie wussten wir, dass Frau Johanna einen behinderten Sohn hatte. Sie erzählte kaum von ihm. Er kam sie jeden Samstag besuchen, blieb etwa zwei Stunden bei ihr und brachte regelmäßig zwei Wurstsemmeln mit, eine für seine Mutter, eine für sich selbst. Von ihrem Sohn abgesehen kam niemand zu Besuch.

Frau Johanna erholte sich weiter. Sie war wieder weitgehend orientiert und durchaus in der Lage, kleine Alltagsaufgaben zu durchdenken. Mit der Zeit wurde sie auch körperlich leistungsfähiger. Schließlich konnte sie allein mehrere Ganglängen zurücklegen, ohne zwischendurch stehen zu bleiben. Je selbständiger sie wurde, desto mehr begann sie unter ihre Inkontinenz zu leiden. Solange sie schwach, verwirrt, hilflos und in allen Aktivitäten des täglichen Lebens auf fremde Hilfe angewiesen war, hatte der vollständige Verlust der Kontrolle über ihre Blasenfunktion sie nicht weiter belastet. Jetzt sah sie ihre Situation mit anderen Augen: Sie konnte wieder gehen, klar denken und selbständig essen. Mit der Verbesserung ihres Zustands hatte sich auch ihr Selbstbild verändert. Inkontinent zu sein, passte in dieses neue Bild nicht hinein.

Frau Johanna war nie ein Mensch gewesen, der sein Herz auf der Zunge trägt. Sie vertraute uns ihre Sorgen daher nicht spontan an. Wir tauschten unsere Beobachtungen, vor allem beim Wechsel der Inkontinenzeinlagen, aus, und sie ließen sich wie die Steinchen eines Mosaiks zu einem Bild zusammenfügen. Ich sprach Frau Johanna vorsichtig an, und sie war froh, ihr Problem mitteilen zu können: Sie wollte sich endlich wieder als vollwertiger Mensch fühlen und schaffte es nicht, solange sie, in ihren eigenen Worten, „in die Windel machte wie ein kleines Kind". Wir erklärten ihr, dass man die Kontrolle der Blase durch konsequentes Üben wiedererlangen kann, und versprachen, sie auf diesem nicht ganz leichten Weg zu unterstützen. Frau Johanna war erleichtert zu erfahren, dass ihr Problem nicht hoffnungslos war, und versprach mitzumachen. Wir begannen sofort mit dem Toilettentraining. Alle zwei Stunden erinnerten wir sie daran, das WC aufzusuchen; das tat sie dann auch jedes Mal gerne. In der Nacht ließen wir sie schlafen.

Frau Johanna war, auch wenn es ihr nun wesentlich besser ging, auch weiterhin eine schwache und kranke Frau und brauchte die ungestörte Nachtruhe, um bei Kräften zu bleiben. Es dauerte eine Zeitlang, bis sie wieder rechtzeitig spürte, wenn sie auf die Toilette musste. Sie wurde tagsüber vollständig kontinent. In der Nacht brauchte sie zwar weiterhin eine Windel, damit konnte sie aber gut leben.

Frau Johanna empfand Selbständigkeit und die Möglichkeit, ihr Leben so zu gestalten, wie es ihr am besten passte als die maßgeblichen Faktoren ihrer Lebensqualität. Wir hielten uns daher überall dort zurück, wo sie unsere Hilfe nicht brauchte und versuchten auch nicht, ihr einen Rhythmus vorzugeben oder gar aufzuzwingen. Den Tagesablauf gestaltete sie in der Weise, die ihr die liebste war, dabei war sie aber bereit, sich an bestimmte Vereinbarungen zu halten. Da sie kein Morgenmensch war, begann der Tag mit einem geruhsamen Frühstück im Bett. Danach blieb sie gerne noch eine Weile gemütlich liegen. Gegen 9 Uhr läutete sie, und wir zogen ihr ihre Stützstrümpfe an (das war ausgemacht!), ehe sie aufstand, um sich waschen zu gehen. Den Rest des Vormittags verbrachte sie in der Regel im kleinen Tagraum vor dem Fernsehapparat. Nach dem Mittagessen war dann ein kleines Schläfchen angesagt, am Nachmittag las sie oder setzte sich, wenn das Wetter es zuließ, ein bisschen in den Garten. Mit diesem Tagesplan fühlte sie sich wohl und war mit dem Leben, das sie nun wieder führen konnte, recht zufrieden. So verging fast ein Jahr. Ihr Zustand blieb konstant.

Eines Tages berichtete die Nachtdienstschwester in der Früh bei der Dienstübergabe: „Frau Johanna hat in der Nacht eine Hochdruckkrise und Herzbeschwerden gehabt. Ich habe den Blutdruck gemessen und sofort den diensthabenden Arzt gerufen. Er hat sie untersucht und Medikamente verordnet. Eine halbe Stunde später war der Blutdruck wieder normal. Es ist ihr für den Rest der Nacht gut gegangen und sie hat ruhig geschlafen." In den nächsten Wochen kam es immer öfter zu nächtlichen Hochdruckkrisen; die Abstände zwischen den gestörten Nächten wurden immer kürzer. Während dieser ganzen Zeit ordnete Frau Oberarzt immer wieder Untersuchungen an, stellte die Medikation um oder verordnete neue Präparate.

Gelegentlich hatte es kurzfristig den Anschein, als würde sich der Blutdruck daraufhin stabilisieren, letztlich blieben aber alle Bemühungen ohne durchschlagenden Erfolg. Frau Oberarzt schüttelte ratlos den Kopf: „Diese Krisen müssen eine Ursache haben! Warum treten sie immer nur in der Nacht auf?" Wir fanden vorerst keine Antwort.

Nach einer schlimmen Nacht standen wir bei der Visite wieder einmal ratlos vor dem Bett. Frau Oberarzt sagte: „Wir machen uns große Sorgen um Sie, weil es Ihnen jede Nacht so schlecht geht." Dann baten wir Frau Johanna zu erzählen, wie diese Anfälle anfingen, welche Symptome ihr dabei selbst auffielen und was sie dabei empfand. Sie erzählte uns: „Ich wache auf und habe das Gefühl, dass mein Herz rast. Der Schweiß bricht mir aus und ich habe große Angst." Ich fragte: „Wissen Sie, wovor Sie Angst haben? Bedrückt Sie vielleicht etwas? Haben Sie Sorgen?" Frau Johanna senkte den Blick und schwieg. „Möchten Sie uns nicht sagen, wovor Sie Angst haben?", fragte Frau Oberarzt. Frau Johanna hielt die Lider gesenkt und antwortete nicht. Als ich später alleine zu ihr kam, sagte sie: „Schwester Michaela, Sie kennen doch meinen Sohn. Er ist von Geburt an behindert. Was wird aus ihm, wenn ich sterbe? Ich weiß nur, dass er jeden Tag in eine Behinderten-Werkstätte arbeiten geht, aber ich kenne seinen Betreuer nicht. Mein Sohn mag ihn und erzählt gerne von ihm, aber ich weiß nicht, wie er zu ihm ist, ob er ihn gern hat, ihn versteht, seine Probleme zu lösen versucht. Ich weiß nicht, ob ich ihm vertrauen kann und ob er sich wirklich gut um ihn kümmern wird, wenn ich tot bin und er alleine die Verantwortung trägt." Die Angst um die Zukunft des Sohnes überfiel sie (wie jeden von uns!) besonders stark, wenn sie nachts im dunklen Zimmer erwachte.

Wir schämten uns. Wir hatten immer gewusst, dass Frau Johanna einen behinderten Sohn hatte, an dem sie mit großer Liebe hing. Dennoch hatten wir nicht daran gedacht, dass sie sich jetzt, da ihr Leben zu Ende ging, um seine Zukunft große Sorgen machen musste.

Auf den Wunsch von Frau Johanna nahmen wir mit dem Betreuer Kontakt auf. Er war sofort bereit, die Mutter seines Schützlings kennen zu lernen, und wir vereinbarten einen Termin, an dem Frau Johanna mit ihm zusammentreffen sollte. Als der Sohn und sein Betreuer zu der vereinbarten Zeit auf der Station eintrafen, holten wir Frau Johanna und baten alle drei, in unserem kleinen Tagraum Platz zu nehmen. Frau Oberarzt und ich nahmen am ersten Teil des Gespräches teil. Am Anfang kam die Unterhaltung nur schwer in Gang. Belanglose Dinge wurden langatmig besprochen, Frau Johanna wirkte gehemmt und war äußerst zurückhaltend. Die Haltung des Betreuers blieb vorerst abwartend. Alle fühlten sich offensichtlich recht unbehaglich. Mit der Zeit gelang es uns, Frau Johanna dabei zu helfen, ihre Sorge und ihren Herzenswunsch zu formulieren. Der Betreuer gab bereitwillig Auskunft und zeigte der besorgten Mutter Fotos von der Behindertenwerkstätte und von der Wohnungsrenovierung. Sobald wir sahen, dass das Gespräch gut lief, ließen wir die drei allein. Sie sprachen lange und angeregt miteinander. Vor dem Mittagessen begleitete Frau Johanna ihre Besucher noch bis zur Eingangstür und winkte ihnen nach, als sie das Haus verließen. Danach war sie sehr erleichtert und sagte: „Ich habe einen sehr guten Eindruck von dem Betreuer meines Sohnes. Ich weiß jetzt, ich kann ihm mein Kind mit gutem Gewissen anvertrauen."

Ab diesem Zeitpunkt erlebte Frau Johanna ruhige Nächte. Herzjagen und Hochdruckkrisen stellten sich nicht mehr ein. Bald darauf starb sie. Sie war eines Nachts ganz ruhig eingeschlafen.

Darf Herr Kurt R. von seiner Frau Abschied nehmen?

Susanne Schragel, Manuela Thaller

Kurt R. kam im Herbst '99 an unsere Abteilung. Er war rechts oberschenkelamputiert und hatte im Frühjahr einen Schlaganfall mit einer Halbseitenlähmung links erlitten. Die Kombination dieser beiden Leiden hatte ihn vollständig gehunfähig gemacht. Außerdem hatte der Schlaganfall auch eine schwere Sprachstörung zur Folge; Kurt R. konnte die Worte, die er suchte, zumeist nicht finden. Seine Ehefrau hatte bisher die gesamte Pflege alleine zu Hause bewerkstelligt. In der letzten Zeit hatte sich ihr körperlicher Zustand ständig verschlechtert, aber da sie wusste, dass ihr Mann ganz auf sie angewiesen war, war sie bislang nicht bereit gewesen, sich durchuntersuchen zu lassen. Als sie schließlich doch ins Krankenhaus musste, wurde ein Pancreaskarzinom im Endstadium diagnostiziert und ihre Überlebenszeit mit wenigen Wochen begrenzt.

Als Kurt R. in unserer Abteilung aufgenommen wurde, hatte er keine Informationen über das Befinden seiner Frau. Obwohl er unentwegt danach fragte, bekam er von seinen Söhnen nur ausweichende Antworten. Wenn ich (Susanne Schragel) auch in der Regel gerne mit Gesprächen, die sehr Persönliches berühren, warte, bis eine Vertrauensbasis zwischen uns entstanden ist, führte ich, meinem Instinkt folgend, bereits bei der Aufnahme mit dem Sohn ein Gespräch über das weitere Vorgehen. Ich versuchte ihm zu erklären, dass man dem Vater wesentliche Informationen nicht vorenthalten könne. Er hätte ein Recht darauf und müsse Gelegenheit bekommen, sich von seiner Frau zu verabschieden. Im Verlauf des Gespräches erkannte ich rasch, dass ich mit diesen Gedanken, die für mich so selbstverständlich waren, für den Sohn zu schnell war. Die Familie war durch die Ereignisse völlig überfordert. Die tiefe Verzweiflung über den drohenden und unerwarteten Verlust der Mutter ließ keinen Platz für den Schmerz des Vaters. Wir beschlossen also zunächst eine Art Stillhalteabkommen. In dieser besonderen Situation war ich für kurze Zeit zu einer Hinhaltetaktik bereit. Ich lehnte allerdings entschieden ab, meinem Patienten falsche Informationen zu geben.

In den nächsten Tagen verschlechterte sich der Zustand von Frau R. dramatisch, sie verfiel in ein Koma, und von einem gegenseitigen Abschiednehmen konnte nicht mehr die Rede sein. Die einzige Frage, die sich stellte, war, ob Herr R. noch zurechtkommen würde, um sie lebend anzutreffen. In vielen Telefongesprächen zeigte sich die Gespaltenheit der Familie zu dieser Frage: Die Schwiegertöchter waren zwar einsichtig, standen jedoch erst in der zweiten Linie. Der jüngere Sohn war völlig verunsichert und wusste nicht, was er für richtig oder für falsch halten sollte. Der ältere stand einer Aufklärung des Vaters ganz ablehnend gegenüber. Er fürchtete um die Gesundheit des Vaters, der schließlich schon einen Schlaganfall erlitten hatte. Keiner fühlte sich in der Lage, in dieser Belastungssituation auch noch den Schmerz des Vaters zu ertragen. Da die Zeit drängte, sah ich mich gezwungen, Prioritäten zu setzen und ein „Machtwort" zu sprechen. Ich teilte mit, dass ich es übernehmen würde, Herrn R. über den Zustand seiner Frau aufzuklären, und dass wir bereit wären, ihn, falls er es wünsche (wovon ich überzeugt war), zu seiner Frau zu begleiten.

Ich glaube, Herr R. hatte die ganze Zeit über geahnt, dass seine Frau ernsthaft erkrankt war, denn als ich ihm ohne viel Umschweife sagte, was ich wusste, schien er mir erstaunlich wenig überrascht. Dank seiner schweren Sprachstörung brachte Herr R. normalerweise keinen verständlichen Satz heraus. Jetzt packte er mich am Kragen meines weißen Mantels und sagte, wie aus der Pistole geschossen, als hätte er nur auf diese Mitteilung gewartet: „Ich muss sie sehen! Ich muss die Mutti noch einmal sehen!".

Kurt R. nimmt Abschied

Wir bestellten sofort einen Transport ins Donauspital, und ich (Manuela Thaller) begleitete Herrn R. auf diesem schweren Weg. Im Donauspital warteten bereits seine beiden Söhne und eine Schwiegertochter. Wir hatten mit Herrn R. kein Zeitlimit für die Verabschiedung vereinbart, und darüber war er sichtlich sehr froh. Die Angehörigen waren allerdings damit nicht zufrieden, denn sie fürchteten, ein längerer Aufenthalt neben seiner sterbenden Frau könnte dem Vater zuviel werden. Sie hatten in der letzten Zeit immer für den Vater entschieden und waren überzeugt davon, zu wissen, was für ihn gut und richtig ist.

Herr R. blieb den ganzen Vormittag bei seiner Frau, hielt ihre Hand und streichelte ihr Gesicht. Er war sichtlich froh, dass sie noch lebte, auch wenn sie nicht mehr reagieren konnte. Für ihn wäre es eine Katastrophe gewesen, sich von seiner sterbenden Gattin nicht verabschieden zu können. Erst da merkten die Angehörigen, wie viel dieser Abschied für ihren Vater bedeutete und dass die Entscheidung, die wir ihnen mit sanfter Gewalt aufgezwungen hatten, die richtige war. Zu Mittag bat mich Herr R., den Transport zurück ins GZW zu bestellen.

Zwei Tage später verstarb Frau R. im Donauspital. Auf das Begräbnis wollte Herr R. nicht gehen. Er hatte sich schon vorher von seiner Frau verabschiedet und sie losgelassen. Erst einige Monate später fuhr ich mit ihm zum Friedhof.

Das Leben geht weiter ...

Nach einer Zeit völliger Resignation fand Herr R. wieder zunehmend ins Leben zurück. Er lebt nun in einem anderen Pflegeheim in der Nähe seiner Angehörigen. Ich habe ihn dort besucht. Er hat viele Bilder und Handarbeiten seiner Frau bei sich, der verzweifelte Schmerz ist einer milden Trauer gewichen. Er gab mir zu verstehen, dass seine Angehörigen nicht wollten, dass er immerzu von ihr spricht. Aber wenn man am Ende seines Lebens steht, sind Erinnerungen ein wichtiger Teil der Identität; so wird Frau R. für immer bei ihrem Mann sein.

Mein Abschied von Nagymama

Ursula Gutenthaler

Es fällt mir unglaublich schwer, von ihr Abschied zu nehmen.

Sie schaut mich mit fragenden Augen an.

„Bleib' bei mir", sagt sie ganz leise.

Ich sitze an ihrem Sterbebett, streichle ihre Hand, die ich so gerne habe, die so weich und warm ist, wie die Hand eines Kindes.

Ich lasse meine Gedanken Revue passieren.

Wie war sie, als sie vor drei Jahren zu uns gekommen ist?

Anfänglich hatte sie große Probleme, sich an die neue Umgebung zu gewöhnen. Alles war fremd für sie, die Station mit 35 Frauenbetten, das Zimmer, das sie mit sieben anderen teilen musste, die Schwestern und Pfleger aus aller Herren Ländern ... Frau Maria B. ist Ungarin; sie wurde in Budapest im Jahr 1910 geboren. Als ungarischer Flüchtling kam sie nach Österreich, sie wollte zu ihren zwei Söhnen, die schon sehr lange in Wien lebten.

Maria B. war von Beruf Kunststickerin. Wie gerne erzählte sie mir über ihre Handarbeiten, die allgemein geschätzt und bewundert wurden. Wie viel Freude sie bei der Arbeit hatte, besonders dann, wenn sie einen Auftrag von der Kirche oder von einem Museum (sie machte auch Restaurierungsarbeiten) bekam.

Frau Maria war mit einem Mann verheiratet, der ihr die Liebe und Zuneigung, die sie sich verdient und innig gewünscht hätte, nicht geben konnte. Sie lebte mit ihm viele Jahre lang zusammen, ohne Liebe und Verständnis erfahren zu haben. Ihr Mann war Musiker, er reiste viel und war dadurch nur wenig zuhause. Sie blieb zuhause zurück und fühlte sie sich oft sehr einsam. Nur die Kinder gaben ihr Trost und ihrem Leben Sinn ... Frau Maria ließ sich von ihrem Mann scheiden, sobald sie nach Wien gekommen war.

Bis zur Aufnahme bei uns im GZW lebte sie in einer kleinen Garconniere im 11. Wiener Gemeindebezirk. Zum Zeitpunkt ihrer Aufnahme bei uns war Frau Maria 87 Jahre alt. Sie litt, bedingt durch ihre Parkinson'sche Erkrankung, unter starkem Tremor. Zunehmender Drehschwindel hatte in der Zeit vor ihrer Aufnahme immer wieder zu Stürzen geführt, von denen sie nicht mehr alleine aufstehen konnte. Ihre Familie fühlte sich schließlich mit der Aufsicht von Frau Maria überfordert.

So kam sie zu uns, ängstlich, verunsichert, zur eigenen Person unglücklich und mangelhaft orientiert.

Schon damals hatten alle Mitarbeiter unserer Station eine Ausbildung in Validation nach Naomi Feil absolviert und waren daher gut für die Betreuung von alten, desorientierten Menschen vorbereitet.

Bald stellten wir fest, wie dringend auch Frau Maria eine validierende Betreuung brauchte. Sie gehörte damals zu der besonders schwierigen Personengruppe im Validationsstadium I (siehe „Kommunikation mit Dementen und Verwirrten, Validation"), zu den sogenannten „Beschuldigern", die sich nur gelegentlich ihrer Verwirrtheit, ihrer Vergesslichkeit und ihrer körperlichen Einbußen bewusst sind und dieses schmerzhafte Wissen vor sich und andern verbergen möchten.

Immer wieder, wenn Frau Maria aufgeregt war, sprach sie ausschließlich Ungarisch. Keiner von uns kann Ungarisch. Es genügte oft, ihr ein paar Minuten zuzuhören, ihre Aufregung und Empörung in gemilderter Form mit Hilfe der eigenen Körpersprache zu spiegeln, Aufmerksamkeit zu zeigen, selbst ohne auch nur ein Wort verstanden zu haben. Trotz aller Schwierigkeiten gelang es mir, Kontakt zu ihr zu finden. Aus ihrer Stimme und Körpersprache konnte ich erraten, wie schlecht es ihr im Moment ging, wie schrecklich die augenblickliche Situation für sie war.

Wenn sie sich wieder entspannt hatte und ruhiger wurde, fragte ich sie, ob ich sie richtig verstanden hätte, da ich ja leider nicht Ungarisch könne.

Unsere neue Gemeinsamkeit half dann zumeist mit, und es gelang ihr, ihre Situation und ihre Aufregung in gebrochenem Deutsch zu erklären. Gemeinsam suchten wir nach Lösungen für ihre Probleme. Auch wenn es uns nicht gelungen war, eine Lösung zu finden, bedankte sie sich bei mir für die Geduld und das Verständnis.

Mit der Zeit wurde ich eine Bezugsperson für sie. Es entwickelte sich zwischen uns eine Art Freundschaft. Sie wünschte sich, dass ich sie „Nagymama" nenne. Das bedeutet auf ungarisch so etwas wie Großmutter.

Schon bald konnte sich meine „Nagymama" in unser Stationsleben einigermaßen einleben. Besonders gerne arbeitete sie in der Ergotherapie, wo sie sehr schöne Seidentücher anfertigte. Manchmal ging ich sie dort besuchen und schaute zu, wie sie mit viel Freude ihre Tücher und Schals bemalte. Dabei erzählte sie mir aus ihrem Leben, über ihre Söhne und von ihrer Kindheit.

Der älteste Sohn konnte sie nicht oft besuchen kommen, weil er herzkrank war und der Besuch bei der Mutter für ihn jedes Mal zu einer großen Strapaze wurde. Dafür kam, meistens am Wochenende, die Schwiegertochter zu Besuch, brachte immer frisch gewaschene Kleider und gute Mehlspeisen mit.

„Nagymama" fühlte sich oft einsam, sie hatte keinen besonderen Kontakt zur ihren Zimmergenossinnen. Manchmal weinte sie, weil sie von den anderen Patientinnen wegen ihrer ungarischen Sprache als Zigeunerin beschimpft wurde.

Eines Tages fand ich in meiner Kassettensammlung eine Kassette mit ungarischen Volksliedern. Ich spielte ihr die Musik vor. Ihre Augen wurden sehr lebendig, und plötzlich begann sie voller Begeisterung zu singen.

Sie sagte zu mir: „Heute ist für mich ein besonderer Tag, ich habe schon viele Jahre nicht mehr gesungen, und in meiner Muttersprache habe ich bestimmt seit 50 Jahren nicht mehr gesungen!" Plötzlich stand sie auf und sagte: „Mucikám, jetzt zeige ich dir, wie Ungarisch getanzt wird!" Sie nahm mich fest an den Schultern, zeigte mir den Tanzschritt und begann, trotz ihrer schlechten gesundheitlichen Situation und ihrer geschwollenen Beine, mit viel Schwung und Begeisterung zu tanzen. So tanzten wir ein ganzes Lied lang.

Im Oktober 1999 stürzte sie auf dem Weg zur Toilette und brach sich das rechte Handgelenk. Sie war sehr verzweifelt darüber. Nun konnte sie nicht mehr in ihrer geliebten Ergotherapie arbeiten. Mit Hilfe von Frau Andrea, unserer Ergotherapeutin, gelang es uns aber doch noch, für sie eine Beschäftigung zu finden. Sie bügelte Seidenschals und andere Handarbeiten, und manchmal saß sie auch nur da und schaute den anderen bei der Arbeit zu.

Eine besondere Katastrophe war für sie, dass sie mit dem gebrochenen Arm in allem und jedem auf unsere Hilfe angewiesen war, v.a. beim Ausziehen und Ankleiden und teilweise auch bei der Körperpflege. Gepflegt zu sein war für sie wichtig. Sie pflegte sich immer sehr sorgfältig, achtete sehr auf ihr Äußeres. Ich brachte ihr ungarische Bücher zum Lesen. Sie freute sich sehr darüber. Nach Entfernung des Gipses ging es wieder bergauf. Frau Liesel, unsere Physiotherapeutin, übte fleißig mit ihr, und so konnte sie bald wieder in der Ergotherapie Seidentücher bemalen.

Nach ihrem 89. Geburtstag wurde sie körperlich zunehmend schwächer, lag viel im Bett, hatte keinen Appetit mehr und schlief viel. Eines Tages schenkte sie mir einen Rosenkranz. Ich war darüber sehr erstaunt, weil sie mit mir bis dahin keine religiösen Gespräche geführt hatte. Sie sagte zu mir, ich solle den Rosenkranz als Erinnerung und Andenken an sie behalten.

An den darauffolgenden Tagen ging ich oft zu ihr hin. Manchmal saß ich schweigend bei ihr, weil sie zu schwach zum Sprechen war. Sie freute sich trotzdem über meine Anwesenheit und streichelte meine Hand. In den nächsten Tagen verschlechterte sich ihr Zustand so dramatisch, dass ich die Familie verständigen musste. Die Schwiegertochter versprach, am Nachmittag zu kommen. Ich ging öfter zu meiner „Oma", hielt ihre Hand, machte Mundpflege, gab ihr Eiswürfel zum Lutschen und saß einige Minuten bei ihr. Ich sprach mit ihr, weil ich wusste, dass sie mich immer noch hören konnte. Alle Zimmerbewohnerinnen wurden von mir über ihren bevorstehenden Tod informiert. Manche Patientinnen hatten schon damit gerechnet, einige weinten. Etliche gingen zu ihrem Bett und verabschiedeten sich von ihr. Auf diese Weise war es für alle möglich, einen natürlichen Umgang mit Tod und Sterben zu erleben.

Spontan fiel mir ein, dass ich ihr vielleicht noch etwas Gutes tun könnte. Ich brachte einen Kassettenrekorder in ihr Zimmer und spielte ihr ganz leise, neben ihrem Ohr, ungarische Volkslieder vor. Ich legte ihr ihren Rosenkranz in die Hand und zündete eine Kerze an. Nach ein paar Sekunden machte sie ihre Augen auf und schaute mich mit warmen und dankbaren Augen an. Sie streichelte nur mit einem Finger meine Hand entlang. Ich sagte ihr, dass die Schwiegertochter bald kommen werde. Die Schwiegertochter kam kurz danach und blieb zwei Stunden bei ihr.

Nachdem sie gegangen war, setzte ich mich wieder zu meiner „Oma", hielt ihre Hand und streichelte ihren Kopf. Ihre Augen waren geschlossen, sie reagierte nicht mehr auf ihre Lieblingsmusik. Ich schaltete die Musik ab und saß still da und versuchte ihr die menschliche Nähe zu vermitteln, die ich ihr noch geben wollte.

Es war Zeit für mich, Abschied zu nehmen.

Ich war für mein weiteres Leben um eine kostbare Erfahrung reicher geworden.

Es war ein gemeinsames, schönes Abschiednehmen.

Als langjährige Krankenschwester bin ich froh darüber, die schwierige Kunst der Gesprächsführung und die Kunst des gemeinsamen, fruchtbaren Schweigens am Kranken- und Sterbebett erlernt zu haben und damit immer wieder helfen zu können.

Pflege in der Geriatrie kann zur schweren Last werden, wenn es an positiven Einstellungen zum alten Menschen, zum Schwerkranken oder Sterbenden fehlt. Situationen, denen man sich hilflos ausgeliefert fühlt, machen Angst, gegen die nur der Erwerb von Kompetenz helfen kann. „Was man versteht, gelernt hat, fürchtet man nicht mehr" (Marie Curie).

Was verändert sich, wenn ein Mensch stirbt?

Jeder, der mit Sterbenden zu tun hat, sollte sich ein gütiges, offenes Herz für Menschen, deren Stunden gezählt sind und deren Not oft unendlich scheint, bewahren und sich genug Zeit dafür nehmen, sie zu begleiten.
Leben und Sterben gehören untrennbar zusammen.
Im Lebenden beginnt immer schon das Sterben.
In einem Sterbenden ist immer noch viel Leben.
Jeder Mensch ist in seiner Weise wertvoll.
In der Begleitung geht es nicht darum, eigene Vorstellungen zu vermitteln.
Der Sterbende darf so sein, wie er eben ist, jeder Mensch erlebt in seiner Weise den Abschied vom Leben. Jeder stirbt seinen eigenen Tod.

> Oh Herr, gib jedem seinen eignen Tod,
> das Sterben, das aus jenem Leben geht,
> darin er Liebe hatte Sinn und Not.
> (Rainer Maria Rilke)

In meiner langjährigen Erfahrung als Krankenschwester im Pflegeheim und im Rückblick auf die vielen Sterbenden, die ich in dieser Zeit begleitet habe, wurde mir immer deutlicher, dass in der Begleitung folgende Fähigkeiten am wertvollsten sind:

- Einfach da sein und ruhig sein.
- Eine Verbindung zum Sterbenden herstellen können.
- Zuhören können.
- Leid aushalten können.

> „Am Sterbebett"
> Ein Häufchen Elend. Ein unheilbarer Fall.
> Ein aufgegebener Fall. Eine schlimmer Sache!
> Oder
> Ein Mensch – wie du und ich!
> Nur ein Stück weiter!
> Ein Mensch – wie du und ich!
> Nur ohne Anwalt, ohne Sprache, ohne Widerstandskraft.
> Ein Mensch – wie du und ich.

Nur hilflos, ausgeliefert, verlassen, isoliert, aufgegeben.
Ein Mensch – wie du und ich.
Erfüllt von Sehsucht, als Mensch behandelt zu werden
und mit der Bitte, (wenigstens) im Sterben
Würde, Nähe und Geborgenheit zu erleben.
Ein Mensch – wie du und ich!
Nur ein Stück weiter!
(Franz Schmatz)

Sterben und Tod ein Regiefehler der Natur?

Kultur im Umgang mit Sterben und Tod

Regina Arndorfer

WIE WAR ES FRÜHER?

Früher? Wann war das? Wie weit muss ich zurückdenken, um mich in eine Zeit zurückzuversetzen, in der der Tod weitestgehend aus dem Leben ausgeblendet wurde, gewissermaßen in die „Steinzeit der Kultur des Sterbens"? Muss ich dafür bis zum Beginn des vorigen Jahrhunderts, oder wenigstens bis zum 2. Weltkrieg zurückdenken? Keineswegs! Die bewusste Auseinandersetzung mit Sterben und Tod hat, zumindest in meinem Arbeitsbereich, erst in den letzten 10 bis 20 Jahren eingesetzt. Die Veränderung begann, als ich und viele meiner Kollegen und Kolleginnen schon jahrelang im Pflegeberuf arbeiteten. Sie begann ganz allmählich und es dauerte lange, ehe wir merkten, dass dabei etwas mit uns selbst geschah.

Gab es vor 20 Jahren schon Ansätze zu einer Kultur des Sterbens? Wenn ich meine ersten Berufsjahre in meiner Erinnerung wachrufe, würde ich unsere damalige Haltung eher pauschal als „Unkultur" klassifizieren! Vielleicht ist es aber auch sinnvoll, in dieser das eigene Gefühl erdrückenden, unheimlichen und lähmenden Art, dem Tod zu begegnen, eine Kultur, nämlich die Kultur der Verdrängung, zu sehen? Das Ausblenden der Endlichkeit menschlichen Lebens erfordert eigene Rituale des Abschaltens, des nicht Denkens, nicht Sehens, nicht Aussprechens; in diesem Sinne bin ich versucht, es als „Kultur des Totschweigens" zu bezeichnen. Im Schatten des Trugbilds vom stets siegreichen Leben verbarg sich schweigend das Tabu Tod.

Vor 20 Jahren betrachteten Ärzte und Pflegende das Lebensende tatsächlich noch als eine Art von Regiefehler, als etwas Peinliches, das „eigentlich" nicht vorkommen sollte. Peinliches übersieht man am besten, man schaut weg, und wendet sich wesentlichen Aufgaben zu. Weil, wie bereits Christian Morgenstern wusste, in unserer Welt, „nicht sein kann, was nicht sein darf", wurde, was stört, rasch unter den Teppich gekehrt. „Um Besucher nicht zu stören", wurden Sterbende im Krankenhaus ins Badezimmer geschoben. Bei uns wurden die Sterbenden, so gut es sich machen ließ, „nicht gestört", sie wurden liegen gelassen: Es war dies eine Art Freibrief, um sich nicht kümmern zu müssen. Über das ganze Geschehen breitete sich der schwere Mantel des Schweigens. Niemand wollte auch nur einen Zipfel dieses Mantels aufheben und nachsehen, wie das aussah, was darunter lag.

Ich lebe noch ...

Marina Kojer

Es ist mehr als 30 Jahre her. Ich hatte in meinem Studium kurze Zeit vorher die Prüfung in Pathologie bestanden und arbeitete nun, nicht wenig aufgeregt, zum ersten Mal als Famulantin im Krankenhaus einer niederösterreichischen Kleinstadt. In der Abteilung herrschte ein fast schon militärisch strenger hierarchischer Geist. Bereits an einem meiner ersten Arbeitstage stand die Chefvisite auf dem Programm. Die Patienten lagen frisch gepflegt und kerzengerade in ihren sorgsam gemachten Betten. Schwestern kontrollierten schnell noch den Sitz von Häubchen und Schürze, Ärzte zogen frische weiße Mäntel an, die blasse Stationsärztin blätterte aufgeregt in ihren Krankengeschichten und hoffte bange, etwaige Fragen beantworten zu können. Als der „Allmächtige" schließlich gemeinsam mit der Oberschwester erschien, formierte sich rasch eine weißgekleidete Prozession in absteigender Rangordnung, die dem Primararzt folgte. Ich, als unbedeutende Famulantin, ging natürlich als Letzte. Der Primar blieb bei jedem Bett kurz stehen, nickte dem Kranken zu und stellte der Stationsärztin die eine oder andere knappe Frage nach den aktuellen Befunden. Die Augen der Männer in den Betten hingen bang und fragend an seinem Gesicht.

In einem der Betten lag ein alter Mann. Sein Gesicht wirkte fahl und war von feinen Schweißtropfen bedeckt. Das schüttere Haar klebte feucht an seiner Kopfhaut. Seine nur halb geschlossenen Lidspalten ließen nur das trübe Weiß der Augäpfel erkennen. Der alte Mann rührte sich nicht, sein Atem ging laut und rasselnd. Der Primar warf einen kurzen, missbilligenden Blick auf ihn. Ohne seinen Schritt wesentlich zu verlangsamen, deutete er mit einer knappen Handbewegung auf das Bett: „Schiebt ihn hinaus, der geht ex!" Die Prozession bewegte sich weiter. Als Letzte gehend, stand ich erst jetzt dem Sterbenden gegenüber. Als mein Blick ihn streifte, setzte mein Herzschlag einen Augenblick lang aus: Ich sah, wie der rechte Arm des alten Mannes sich langsam, wie gegen einen Widerstand ankämpfend, nach oben bewegte, die Handfläche, in einer Geste der Abwehr, gegen uns gerichtet. Es schien, als wollte er uns zurufen: „Halt, ich lebe noch!" Ich als Einzige sah und verstand seine Botschaft und ich war ohnmächtig.

WAS VERÄNDERT SICH, WENN EIN MENSCH STIRBT?

Ich habe den alten Mann nie vergessen.

Heute wissen und spüren wir, dass Sterben eine Zeit des Lebens ist, dass wir, wenn wir einen Menschen bis zuletzt begleiten, einen wesentlichen und wahrscheinlich den schwierigsten Abschnitt seines Lebens begleiten. Früher hätten wir diese Worte nicht einmal verstanden, geschweige denn nachempfinden können. Ich glaube, dass die damalige Haltung in Pflegeheimen besonders stark ausgeprägt war. Alte Menschen hatten (und haben noch immer) einen sehr geringen Stellenwert in der Gesellschaft. Ihr negatives Image färbte (und färbt auch heute noch) auf ihre Betreuer ab. Dazu kamen scheinbar unvermeidbare, unwürdige Rahmenbedingungen. (Wohin mit dem Sterbenden? Wohin mit dem Toten? Wohin mit der eigenen Trauer, die sich nicht ganz unterdrücken ließ?)

Es fällt mir nicht leicht, an diese Zeit zurückzudenken. Ein Mensch lag im Sterben. Wir sprachen immer weniger mit ihm. Wenn „es ernst wurde", sprachen wir gar nicht mehr. Der Arzt „konnte ohnedies nichts mehr für ihn tun". Die Pflegehandlungen beschränkten sich auf das Notwendigste. Was war eigentlich notwendig? Wir wussten sehr wenig von unseren Patienten, noch weniger von ihren Angehörigen. Wir hatten die Wünsche und Bedürfnisse auch in gesünderen Tagen kaum gekannt, wie sollten wir sie dann erst beim Sterbenden erkennen? Vielleicht war uns nicht einmal bewusst, dass er im Vorzimmer des Todes noch Bedürfnisse haben könnte. Die Betreuung und Begleitung bis zuletzt wurde von uns nicht als Aufgabe erkannt. Daher ließen wir den Sterbenden allein. Niemandem wäre eingefallen darüber nachzudenken, ob er vielleicht Schmerzen oder andere Beschwerden haben könnte. Pflegende wussten damals so gut wie nichts über Schmerztherapie. Es schien uns nach allem, was wir wussten, das Beste, Sterbende einfach in Ruhe zu lassen. Wenn uns jemand besonders am Herzen lag, gab es vielleicht einmal eine kurze Berührung, ein Streicheln. Das Gefühl, „ich bin traurig", dann tief Luft holen und schnell raus aus dem Zimmer!

War der Mensch endlich tot, zogen wir sofort Handschuhe an und banden eine Schürze um. Er war jetzt kein Mensch mehr, sondern ein Leichnam. Der Mantel des Schweigens durfte auch jetzt nicht gelüftet werden: Dem Verstorbenen wurde die Decke über den Kopf gezogen. Er wurde so schnell wie möglich ins Badezimmer geschoben; die Tür zum Bad wurde zugesperrt. Kurzes Aufatmen. Die räumliche Distanzierung erleichterte auch die innere Distanz. Der Mensch wurde nach seinem Tod vollends zum Gegenstand. Pflichtgemäß wurden seine persönlichen Gegenstände aufgelistet und dann wahllos und schweigend in einem Sack zusammengepackt und ebenfalls abgestellt.

Wo waren seine Angehörigen, Freunde, Bekannten, wenn es sie überhaupt gab? Wie ging es ihnen, und wie wurden sie in dieser Zeit betreut? „Selbstverständlich" waren Angehörige in der Zeit des Sterbens nicht erwünscht. Man war sich stillschweigend darüber einig, dass sie nicht dabei sein durften. Warum? Darüber dachte niemand nach. Wenn sie Anstalten machten, bleiben zu wollen (was nur selten vorkam), wurden sie mehr oder weniger höflich hinauskomplimentiert. Natürlich hatten sie Anspruch auf ein klärendes Gespräch. Diese Gespräche waren kurz und wurden sehr sachlich und distanziert geführt. Diese unangenehme Verpflichtung wurde von den Pflegenden nur allzu gerne den Ärzten überlassen. Die Ärzte hatten niemanden, dem sie die Aufgabe zuschieben konnten und versuchten, das Beste daraus zu machen.

Auf die Idee, dass sich Angehörige, Mitpatienten oder Teammitglieder vielleicht noch vom Verstorbenen verabschieden könnten, kam niemand. Es war kein Thema. Wenn ich heute darüber nachdenke, frage ich mich: Kam es uns allen wirklich nicht in den Sinn? Oder war doch etwas da, etwas Unausgesprochenes, das vielleicht noch nicht einmal einen Namen hatte? Einer der Gründe für das große Schweigen lag bestimmt darin begründet, dass es jedem Einzelnen unmöglich, fast verboten schien, das, was sich in seinem Inneren regte, an- oder gar auszusprechen. In der allgemeinen Hilf- und Ratlosigkeit blieb wohl bei jedem von uns ein leise nagendes, unbefriedigendes Gefühl zurück. Wir konnten es leider nicht mit ins Badezimmer sperren, aber jeder für sich legte es in einer seiner verschwiegensten Seelenschubladen ab. Abgestellt, weggelegt, wie alles andere ...

Damals lebten unsere Patienten im Durchschnitt wesentlich länger bei uns als heute. Verstorbene hatten bis zu ihrem Tod oft für Jahre mit sieben anderen alten Menschen die Schicksalsgemeinschaft eines gemeinsamen Zimmers geteilt. Wenn wir die Toten kommentarlos aus dem Zimmer führten, spürten wir die Erstarrung der Mitpatienten. Scheue Blicke, die sich sofort abwandten, wenn sich unsere Augen begegneten. Und auch wir schauten gleich wieder weg. Betrat ein Arzt wenige Stunden später das Zimmer, musste er den trostlosen Eindruck bekommen, dass der Tote bereits jetzt vergessen war. Er schien untergegangen zu sein, wie ein Stein im Wasser – ein paar immer schwächer werdende Kreise auf der Wasseroberfläche, dann Stille. Der Gedanke, mit den anderen Patienten im Zimmer über das, was vorgefallen war, zu sprechen, kam uns nicht. Wäre er aufgetaucht, hätte er uns wohl mit Entsetzen erfüllt: Wie anfangen, was sagen um Gottes willen! Lieber ausweichen, lieber weiter schweigen über Dinge, über die man nicht sprechen kann. Die Decke des Tabus wiegt zwar schwer auf dem Herzen, aber sie gibt auch

Sicherheit. „Es ist für alle besser, Unausgesprochenes auch weiter unausgesprochen zu lassen", dachten wir und verschlossen, jeder für sich, Angst, Trauer, Hilflosigkeit, Ratlosigkeit und Sprachlosigkeit in unserem Inneren. Zugesperrt; das Leben geht weiter, das Leben fordert sein Recht. Wir sind für die Lebenden da, nicht für die Toten.

So einfach, wie wir versuchten uns einzureden, war das Ausblenden von Sterben, Tod und Trauer, das Ausweichen und Verdrängen für uns allerdings doch nicht. Es tat etwas mit uns. Es hatte schlimme Auswirkungen auf Pflegende, auf Ärzte, ja auf alle am Krankenbett Tätigen, und wir fühlten uns, so wie wir waren, nicht wohl in unserer Haut:

- Wir konnten uns nicht (mehr) auf das Thema Sterben einlassen. Daher gelang es uns auch nicht, das Lebensende als etwas Gegebenes zu akzeptieren, geschweige denn, den Tod am Ende eines schweren Weges auch einmal als Freund zu begrüßen („Sie darf sterben, Gott sei Dank!").
- Es gelang uns nicht mehr wahrzuhaben, dass Sterbende Lebende sind. „Es geht dem Ende entgegen", war für uns gleichbedeutend mit: „Es ist alles aus, es ist für alles zu spät, ihm/ihr kann nicht mehr geholfen werden." Alles umsonst. Wir waren wie gelähmt, taten gar nichts mehr und versuchten unser Unbehagen mit allem Möglichen zu übertönen.
- Wir achteten nicht mehr auf Signale, weder auf die unserer Patienten noch auf die der Angehörigen und – das war das Schlimmste – nicht einmal auf unsere eigenen. Wir distanzierten uns so sorgsam und gut wie wir nur konnten, so gut, dass es oft schon einer inneren Kündigung gleichkam.
- Weil wir die leise Stimme des Sterbenden nicht hören wollten, weil das Nagen im eigenen Herzen zur Ruhe gebracht werden musste, mussten wir selbst aktiv bleiben. Wir stürzten uns in einen Aktionismus: Nur nicht an die eigene Hilflosigkeit denken! Arbeiten, ordnen, kompetent sein. Andere Patienten wurden besonders sorgfältig betreut, dabei oft auch zwangsbeglückt. Etwas, was „schon längst hätte geschehen sollen", schien auf einmal ungeheuer bedeutsam und wurde in Angriff genommen. Und wenn wir kurz still saßen, zündeten wir uns eine Zigarette an – dann hatten wenigstens die Hände etwas zu tun.
- Der Tod war unser Feind. Für seinen elementaren Anspruch an das Leben jedes Menschen (auch an unser eigenes!) war kein Platz in unserem Bewusstsein. Daher konnte es gar nicht Teil unserer Arbeit sein, Sterbende zu begleiten. Weder andere noch wir selbst stellten jemals diesen Anspruch an uns. Es gab keinen Auftrag, dieses Niemandsland des Unbehagens zu betreten. Der Tod blieb „draußen", und weil er draußen blieb,

bleiben musste, wussten wir selbst nicht mehr, wo wir in unserem Leben standen.

Was hat sich geändert?

Im Laufe der Zeit durchlebten wir einen Bewusstseinswandel. Er kam leise, fast unmerklich, in kleinen Schritten. Die Veränderung wurde aus mehreren Quellen gespeist:

- Seit 1989 begann sich an unserer Abteilung allmählich ein neuer Stil durchzusetzen: Die Lebensqualität der Patienten gewann immer mehr an Bedeutung.
- Das Hospizdenken begann die allgemeine Schau stärker zu beeinflussen.
- Im GZW wurde das Seminar „Lerne Schwerkranke und Sterbende begleiten" angeboten.
- 1995-1997 fand der Modellversuch Sterbebegleitung statt.
- Das Vorhandensein verdrängter Tabus (alt, hoffnungslos krank, sterbend, tot) machte sich bemerkbar und begann uns zu beunruhigen.
- Wir spürten auf einmal, dass unsere Seelenschubladen zum Bersten vollgefüllt mit unterdrückten, belasteten und belastenden Themen waren, die nun ans Tageslicht drängten.

Der Mantel des Schweigens wurde immer dünner, unter ihm begann es sich zu regen; immer deutlicher wurde erkennbar, was darunter lag: Angst, Hilflosigkeit, Trauer, Ratlosigkeit und Zorn. Wir mussten lernen, vor uns selbst zu diesen, bislang nur negativ besetzten Gefühlen zu stehen. Noch schwerer war es zu lernen, dass dies so sein darf und dass es möglich ist, mit unseren Patienten, mit Angehörigen und im Team darüber zu kommunizieren. Heute wissen wir, dass Schweres leichter zu tragen ist, wenn man es gemeinsam trägt. Wir suchen das Gespräch miteinander, wir bieten Angehörigen unsere Bereitschaft an, Schmerz, Zorn und Hilflosigkeit mit ihnen zu teilen. Auf diese Weise haben wir, fast ohne es zu merken, das Sterben wieder ins Leben zurückgeholt. Ganz von selbst wurde daraus die Integration des sterbenden Menschen in das Leben seiner Mitmenschen, die Begleitung seines Lebens bis zuletzt.

- Der Sterbende wird als Lebender inmitten von Lebenden wahrgenommen.
- Er hat Wünsche und Bedürfnisse, wie alle Menschen. Seine Bedürfnisse haben einen anderen Stellenwert, denn was jetzt versäumt wird, ist für immer versäumt.

- Wir lassen ihn nicht im Stich. Er muss nicht (aber er darf!) allein sein. Wir versuchen zu erkennen, zu erfühlen, welche Nähe – welche Distanz er in diesem Augenblick wünscht.
- Wir achten auf alle Signale, die er aussendet und bemühen uns danach zu handeln.
  - Wer soll noch kommen?
  - Was beunruhigt, ängstigt ihn?
  - Hat er Schmerzen?
  - Wünscht er sich geistlichen Beistand?
- Bekannte Vorlieben und Abneigungen werden weiter berücksichtigt.
  - Wie wollte er/sie bisher berührt werden?
  - Was schmeckt ihm/ihr?
  - Wie viel Nähe wünscht er/sie?
  - Wie liegt er/sie gerne?

Behält ein Toter seine Würde?

Nach dem Tod bleibt der Verstorbene noch eine Weile in seinem Zimmer. Mitpatienten und Teammitglieder können es wagen, ihre Trauer zu zeigen und sich gegenseitig zu trösten. Nach einer Zeit wird der Tote in seinem Bett in den Verabschiedungsraum geführt. Er wird zu keinem Zeitpunkt unter seiner Decke versteckt.

Zuletzt werden seine persönlichen Dinge von den Betreuenden so geordnet, dass die Angehörigen persönliche Erinnerungsstücke (zum Beispiel Bilder) nicht erst lange suchen müssen. Der Verstorbene wird nicht zum „Ding", er bleibt über den Tod hinaus ein Mensch, er behält seine Würde. Die unausgesprochene Frage „Hat ein Toter noch Würde?" beantwortete Stein Husebø treffend mit: „Der Verstorbene hat Würde in den Herzen seiner Lieben" (1). Es ist uns ein Anliegen, die Bedürfnisse der Angehörigen wahr- und ernst zu nehmen. Wir begleiten nicht nur den Sterbenden, auch seine nächsten Bezugspersonen werden in der schweren Zeit nicht allein gelassen. Wir bieten ihnen unsere Hilfe an, ermutigen sie, beim Sterbenden zu bleiben und zeigen ihnen, was sie jetzt noch für ihn tun können. Der Sterbende und der Mensch, der ihm am nächsten steht, bilden eine Einheit, sie haben eine gemeinsame Geschichte. Wir verstehen daher Verzweiflung, Angst und Hilflosigkeit der Menschen, die nun alleine zurückbleiben. Die Betreuer dürfen dabei ihre eigenen Grenzen ansprechen oder auch sagen: „Wir wissen es nicht."

Es gibt keine „Methode" der Begleitung Angehöriger; die Bedürfnisse des Einzelnen entscheiden darüber, was für ihn richtig ist:
- Der Angehörige bestimmt die Nähe zum Sterbenden, zu seinen Betreuern.
- Die Betreuer sind offen für alle Gesprächsthemen:
  - Schmerzen und Beschwerden
  - Hunger und Durst
  - „Ich hätte ihm/ihr noch etwas zu sagen. Kann ich das noch?"
  - „Hört er/sie mich noch?"
  - „Wie lange noch?"
  - „Was hat das alles für einen Sinn?"
- Wir beachten die Signale des Angehörigen:
  - Ist er froh, wenn wir mit ihm zu dem Sterbenden gehen?
  - Möchte er mit dem Sterbenden allein sein?
  - Braucht er das Gespräch?
- Manche Angehörige wünschen sich für eine Weile eine Abschirmung durch einen Paravent, um noch einmal ungestört Zwiesprache halten zu können.
- Angehörige können bleiben, so lange sie wollen, auch über Nacht. Wir kümmern uns in dieser Zeit so gut wir können um sie.

Nach dem Tod haben die Angehörigen im Verabschiedungsraum so lange sie wollen Zeit für ein letztes Lebewohl. Auch dabei werden die individuellen Bedürfnisse des Verstorbenen und seiner Familie beachtet (Soll jemand von uns dabei sein? Sind Kreuz und/oder Kerze erwünscht?). Aber auch nach diesem Abschied ist unsere Begleitung nicht zu Ende. Manche Angehörige suchen gleich nach dem Tod nochmals ein Gespräch mit uns, andere kommen erst nach ein paar Tagen, wenn alle Formalitäten erledigt sind, einige kommen auch erst viel später. Es gibt Angehörige, die uns auch noch nach langer Zeit immer wieder besuchen kommen.

Das Zusammenleben auf der Station

In der Atmosphäre des „Nicht-Schweigens" entstehen und wachsen zwischenmenschliche Kontakte und Beziehungen. Niemand ist mehr allein:
- Der Sterbende wird von Angehörigen, Betreuern und Mitpatienten begleitet.

- Angehörige kommen aktiv auf uns zu und suchen das Gespräch.
- Mitpatienten berichten: „Heute hat sie keine gute Nacht gehabt." „Ich glaube, jetzt ist sie bald beim lieben Gott."
- Mitpatienten fragen: „Wie geht es ihr?" „Kann ich zu ihr gehen?" „Kann ich ihr zu trinken geben?"

Ist der Tod schließlich eingetreten, wird jeder einzelne Mitbewohner darüber informiert. Jedem wird angeboten, sich zu verabschieden. Manche fragen auch von sich aus danach. Am Abend desselben Tages wird zum Gedanken an den Verstorbenen eine Kerze angezündet. Manche sprechen dann ein Gebet, andere suchen das Gespräch, einige schweigen und zeigen, dass sie für sich bleiben wollen.

Vor ein paar Monaten brachte ein Angehöriger die Parte (österreichische Todesanzeige) seiner Mutter und gab sie einer Mitpatientin. In ländlichen Gemeinden, aber auch in den Miethäusern der großen Städte wurden früher (und werden zum Teil auch heute noch) die Todesanzeigen verstorbener Mitbewohner öffentlich angeschlagen. Das brachte uns auf den Gedanken, diesen alten Brauch für unsere Stationsgemeinschaft wiederaufleben zu lassen. Wir besprachen den Plan mit unseren Patientinnen und holten ihre Meinungen dazu ein. Die Parte wurde für alle sichtbar am Gang angebracht. Bald darauf kam eine verwirrte Dame von der Nachbarstation vorbei, schaute auf die Parte, sah den schwarzen Trauerrand, blieb stehen und nickte bedächtig, sprach „Ja, Ja" und ging weiter. An ihren Augen und ihrem Mienenspiel war deutlich zu erkennen, dass sie verstanden hatte: Es ist ein Mensch gestorben.

Auf die Bitte einer Mitpatientin erklärte sich eine Dame bereit, die Parte allen anderen laut vorzulesen. Eine Gruppe von Patientinnen diskutierte längere Zeit mit uns darüber, in welcher Form diese Bekanntgabe erfolgen und was eine würdige Einleitung dazu beinhalten sollte.

All das zeigt, dass der Weg, den wir nun gemeinsam gehen wollen, für uns Betreuende nicht einfacher geworden ist. An vieles ist jetzt zu denken, manches zu berücksichtigen, das wir vorher gar nicht wahrgenommen hatten. Es ist jetzt erforderlich, dass wir uns auf die Gedanken und Gefühle anderer Menschen, aber auch auf unsere eigenen, einlassen können und dies auch tun wollen. Das Leben ist dadurch komplizierter geworden, aber auch reicher! Heute sind wir froh darüber, dass wir die erstarrten Formen und das Schweigen endlich verlassen haben, dass unsere Augen und unsere Herzen nun für Leid und Freude offen stehen. Auch verbesserte Rahmenbedingungen sind uns in den letzten Jahren stark zu Hilfe gekommen. Probleme konnten in der Supervision bearbeitet werden, es gibt Schulungen, die uns durch Vermittlung von mehr Wissen und Können helfen, auch mit schwierigen Situationen zurechtzukommen.

Die Entwicklung ist noch längst nicht abgeschlossen, aber ich bin überzeugt davon, der einmal begonnene Prozess wird sich bestimmt auch in Zukunft fortsetzen. Wir sind noch lange nicht dort, wo wir hinwollen. Ich hoffe sehr, dass dieser Entwicklungsprozess nie zum Stillstand kommen wird, denn alles, was lebendig bleiben will, muss sich verändern. Auf unserem Weg gilt es allerdings auch, Fallen zu vermeiden, die dazu verlocken, ganz sanft und unter geänderten Vorzeichen auf den Weg des Verschweigens und „Nichtsehenwollens" zurück zu gleiten: Eine solche Falle ist die heute bereits recht modern gewordene Glorifizierung von Tod und Sterben. Sterben ist keine Idylle, nicht jeder Tod ist schmerzfrei, ruhig, friedlich und schön, auch dann nicht, wenn alle sich bemühen und ihr Bestes geben. Der Tod ist und bleibt ein Elementarereignis, und wie alle solche Ereignisse ist er etwas Gewaltsames, Unfassbares. Er reißt Wunden auf und macht Versäumnisse des Sterbenden, der Angehörigen oder auch der Betreuer schmerzhaft sichtbar. Unsere Aufgabe ist es nicht, Unabänderliches zu beschönigen. Wir wollen Leiden lindern, soweit es in unserer Macht liegt, und den Sterbenden, getragen von der Achtung vor seiner Menschenwürde, auf dem letzten Stück seines Lebensweges begleiten.

Unser Bemühen um Menschenwürde bis zuletzt ist nicht ohne Auswirkung auf jeden Einzelnen von uns und auf unser ganzes Team geblieben:

Die Einstellung zu unserem eigenen Leben hat sich gewandelt

- Wir wagen jetzt den Blick in die eigene Tiefe, obgleich uns dort zum Teil auch erschreckende Bilder erwarten. Aber nur wenn ich weiß, wer ich bin, kann ich mich bemühen, mit der Zeit so zu werden, wie ich sein möchte.
- Wir erkennen unsere Grenzen und können sie annehmen.

Die Einstellung zu unserem Beruf ist eine andere geworden

- Wir erleben das, was wir tun, als sinnvoll.
- Sehr oft können wir mit unserer Arbeit und mit uns selbst zufrieden sein.
- Wir nützen die Möglichkeit, eigene Kreativität zu entfalten und nach neuen Lösungen zu suchen.
- Wir kommen nicht mehr so leicht in ein Burn-out-Syndrom.

Die Teamarbeit hat an Bedeutung gewonnen

- Wir begegnen einander von Mensch zu Mensch (siehe: Der hierarchiefreie Raum).
- Wir kommunizieren offen miteinander.
- Die Kommunikation beschränkt sich nicht mehr auf die eigene Berufsgruppe; sie ist interprofessionell und vernetzt. Unser Umgang untereinander ist natürlich geworden. Wir können über unsere Ängste sprechen, Fehler zugeben, auf den anderen zugehen.
- Unser Teamgeist hat deutlich zugenommen.
- Weil wir mehr Verständnis und Toleranz für unsere Patienten haben, können wir auch mehr Verständnis und Toleranz für einander entwickeln.

LITERATUR

(1) Husebø, S.: Mündliche Mitteilung im Seminar „Schmerz und Symptombehandlung in Palliative Care", i.R. des Internationalen Universitätslehrganges in Palliative Care/MAS (25.-28.6.01)

Gestorben und vergessen?

Wir gedenken der Verstorbenen des vergangenen Jahres

Regina Arndorfer, Michaela Zsifkovics

Im Jahr 2000 sind an unserer Station 29 hochbetagte Frauen gestorben. Manche von ihnen hatten viele Jahre bei uns gelebt, andere waren nur für kurze Zeit bei uns gewesen. Alle waren uns in der einen oder anderen Weise ans Herz gewachsen, mit jeder verbinden uns auch jetzt noch viele Erinnerungen. Wir haben sie auf dem letzten Stück ihres Weges begleitet, haben in langen Gesprächen ihre Angehörigen näher kennen gelernt und uns bemüht, ihnen in dieser schweren Zeit zur Seite zu stehen. Am Ende des Weges mit uns erwartete unsere Patientinnen der Tod.
Längst liegen andere Kranke in den frei gewordenen Betten ...
Zu Beginn des Jahres 2001 beschlossen wir, eine schlichte Gedenkfeier für die Verstorbenen des vergangenen Jahres abzuhalten und dazu Angehörige, Patientinnen der Station und Teammitglieder einzuladen. Als Termin bestimmten wir den 5. April, den Donnerstag vor Beginn der Karwoche. Einige Wochen vorher erhielten alle Angehörigen Einladungsbriefe. Viele riefen an und bedauerten, nicht kommen zu können, ein Sohn weinte am Telefon, der Tod seiner Mutter war für ihn noch so unfassbar, dass er es nicht über sich bringen konnte, für die Gedenkstunde zu uns zu kommen. Die meisten Patientinnen winkten ab und meinten, es würde sie zu traurig machen teilzunehmen. In den letzten Monaten vor der Feier waren wir besonders knapp an Personal. Wir mussten immer wieder Überstunden machen und waren alle am Rande der Erschöpfung. Daher fanden zwar alle Teammitglieder die Idee gut, und ihre Umsetzung war ein gemeinsames Anliegen, doch es nahmen nur wenige selbst an der Feier teil.
So war es nur eine kleine Runde, die am Nachmittag des 5. April zusammenkam: Die Angehörigen von vier verstorbenen Damen, zwei Schwestern, zwei Ärztinnen, zwei Patientinnen, unser Abteilungsseelsorger August Kos und der evangelische Geistliche Karl Weinberger. Die Sessel standen im Kreis, auf dem Tisch in der Mitte des Raumes brannte eine große freundlich-bunte Kerze, rundherum standen 29 Teelichter, eines für jede der Verstorbenen.
Die Stationsschwester Michaela Zsifkovics begrüßte alle Anwesenden und wandte sich dabei ganz besonders an die Angehörigen: „Wir sind mit Ihren verstorbenen Lieben und mit Ihnen einen gemeinsamen Weg gegangen, der

nicht immer leicht war. Dabei sind wir alle im gleichen Boot gesessen. Wir alle waren oft genug unserer Hilflosigkeit ausgeliefert: Die Sterbenden durch ihre zunehmende Schwäche, Sie, die Angehörigen, weil es sehr schwer ist, Unabänderliches zu akzeptieren, und weil Sie oft nicht wussten, wie Sie dem Schwerkranken helfen sollten, und wir, weil wir immer wieder an unsere eigenen Grenzen stießen. Das gemeinsame Tragen und Ertragen dieser Hilflosigkeit hat in uns das Gefühl der Gemeinschaft und Zusammengehörigkeit wachsen zu lassen. Und deshalb wollen wir auch heute gemeinsam der Menschen gedenken, die im Verlauf des vergangenen Jahres von uns gegangen sind."

Nach einem gemeinsam gesungenen Lied, das sowohl im katholischen als auch im evangelischen Bereich heimisch ist („Herr ich bin Dein Eigentum") las Karl Weinberger eine Betrachtung über die Einstellung der Gesellschaft zum Tod. Er wies auf das allgemeine Unbehagen hin, sobald jemand wagt, das Thema auch nur anzuschneiden. Die meisten Menschen schauen verlegen zur Seite, wenn ein Trauerzug vorbeikommt; treffen sie einen Bekannten, der eben erst einen lieben Menschen verloren hat, wissen sie nicht, was sie sagen sollen und wechseln lieber rechtzeitig die Straßenseite, um der peinlichen Begegnung aus dem Weg zu gehen. Aber wenn wir noch so versuchen, den Tod auszugrenzen, er holt uns doch ein. Im Anschluss las August Kos eine Andacht zum Totengedenken aus dem „Gotteslob". Es folgten einige gemeinsam gesungene Lieder.

Schließlich rief Michaela Zsifkovics die Namen der Verstorbenen auf. Nach jedem Namen war es für ein paar Augenblicke ganz still und alle fühlten: Jetzt ist dieser Mensch wieder mit im Raum und ist uns sehr nahe, sein Gesicht, sein Lächeln, der Klang seiner Stimme ... Dann wurde für jede Verstorbene eine Kerze angezündet. Waren Angehörigen anwesend, zündeten sie die Kerze an, für die anderen taten wir es.

Als alle Kerzen brannten, begann unsere langjährige Stationsärztin Susanne Pirker mit einer Kerzenmeditation, die jeden der Zuhörenden wärmte und tröstete. Einen Teil davon möchten wir daher hier wiedergeben:

„Wir wollen anhand der Kerze über das Leben nachdenken.

Die Kerze besteht aus Wachs und Docht. Wenn wir sie anzünden, wird das Wachs flüssig; es schmilzt unter der Flamme. Mit dem Leben ist es ähnlich: Es verbraucht sich und brennt herunter. Wir altern und verlieren an Vitalität. Wenn das Wachs schmilzt, verwandelt es sich in Wärme und Licht. Es wird etwas Lebendiges daraus. Je kleiner die Kerze wird, umso länger hat sie geleuchtet. Je mehr sie an Substanz verliert, umso intensiver hat sie ihre Funktion erfüllt. Daher gibt es wenig Grund, dem Wachs nachzutrauern.

Wenn das Wachs aufgebraucht und die Kerze erloschen ist, bleibt dennoch die Tatsache bestehen, dass sie geleuchtet hat. Nichts kann den Glanz dieser Stunden mehr trüben.
Vergängliches Wachs wandelt sich in unvergängliches Leuchten.
Anhand der Kerze können wir auch über die Gebrochenheit menschlichen Seins nachdenken. Jedes Leben hat Bruchstellen, Geknicktes, Versäumtes, Verfehltes. Aber die gebrochene Kerze bleibt Einheit und Ganzheit. Zumindest am Docht hängt sie noch zusammen. Sie ist eine Mischung aus Heilem und Unheilem. Auch im Menschen, sei er auch noch so gebrochen oder gebrechlich, gibt es immer auch Heiles, geradezu Unbrechbares. Auch der behinderte, alte Mensch, auch die durch Schmerz und Verletzung eingeschränkte Person kann noch Sinn in der Welt erfüllen.
Wenn wir die gebrochene Kerze anzünden, leuchtet sie. Ihre Substanz ist beschädigt, ihren Sinn erfüllt sie trotzdem. Herabfließende Wachstropfen können sogar die Bruchstelle wieder festigen. Brennen, Leuchten und Warmsein werden zur Heilung gebrochenen Wachses.
Sinnerfüllung im Leben ist das Gegenmittel zur Gebrochenheit. Ein Leben, das leuchtet, leuchtet über seine Bruchstellen hinweg."[1]
Michaela Zsifkovics beendete die Gedenkfeier mit Worten des Dankes und lud dann alle Anwesenden zu einer Jause ein. Die Angehörigen nahmen die Einladung gerne an, blieben noch lange bei uns sitzen und sprachen über die Zeit, die ihre Lieben bei uns verbracht und über die Gedenkstunde, die wir jetzt eben miteinander geteilt hatten. Einer von ihnen meinte, er hätte durch seine häufigen Besuche bei seiner Mutter und durch die Gespräche mit uns viel Positives für sein weiteres Leben gewonnen.
Frau Rudolfine, eine der beiden Patientinnen, die an der Feier teilgenommen hatten, sagte ganz ergriffen: „Nein so etwas, dass ich das noch erleben darf."
Für das nächste Mal wissen wir vieles, was wir in der Vorbereitung anders und besser machen wollen. Eines aber ist sicher: Es wird bestimmt ein nächstes Mal geben.

---

[1] Lukas, E.: „Alles fügt sich und erfüllt sich. Die Sinnfrage im Alter". Text gekürzt und modifiziert.

Wie können wir Angehörige einbinden und begleiten?

Alfred Chladek, Marina Kojer

Die Beziehungen zwischen Angehörigen und Team haben in einem Pflegeheim mehr Bedeutung und einen wesentlich höheren Stellenwert als im Akutkrankenhaus. In der Regel betreuen wir unsere Patienten über lange Zeit. Wenn ein alter Mensch sich plötzlich in der für ihn fremden und beängstigenden Umgebung des Pflegeheims wiederfindet, ist es für ihn besonders wichtig, nicht auch noch seine nächste(n) Bezugsperson(en) zu verlieren. Wir wissen längst, dass Patient und Angehöriger eine Einheit bilden, die von uns auch als Einheit akzeptiert werden muss (siehe Kap. „Wie darf ich dich pflegen?"). Das ist zwar leichter gesagt als getan, doch der Erfolg bleibt nicht aus, wenn man sich ernsthaft darum bemüht: Seit wir gezielt danach streben, die Angehörigen so gut es geht einzubinden, hat die Zahl der Besucher stark zugenommen. Leider gibt es aber noch immer viele Patienten, zu denen selten oder nie jemand kommt.

Noch vor 20 Jahren wurden Angehörige, die auf Besuch kamen, mit großem Misstrauen beobachtet und, vor allem wenn die Besuche sich häuften oder wenn jemand wagte zu kritisieren oder mitreden wollte, als „Hausfeinde" eingestuft und entsprechend unfreundlich behandelt. Heute bemühen wir uns von Anfang an gezielt um den Kontakt und sind bereit, eine Menge Zeit und Kraft in eine gute und tragfähige Beziehung zu investieren. Es hängt nicht zuletzt von uns selbst ab, ob Angehörige zu wertvollen Freunden und Verbündeten oder zu höchst unangenehmen Feinden und Widersachern werden. Nach unserer Erfahrung sind mehr als 90% aller Konflikte „hausgemacht", das heißt, sie können durch intensiveren Kontakt und gute Kommunikation vermieden werden. Die wenigen dann noch verbleibenden Konflikte werden von besonders unangenehmen, ungewöhnlich schwierigen oder schwer gestörten Menschen verursacht und sind (fast) unvermeidbar.

DIE EHEFRAU, DER ES NIEMAND RECHT MACHEN KONNTE ...

Alfred Chladek

Herr Johann G., geb. 1926, wurde aufgrund seiner rasch fortschreitenden Demenz im März 1999 in unserer Abteilung aufgenommen. Die ersten Anzeichen seiner Krankheit hatten sich vor drei Jahren, im Anschluss an einen Krankenhausaufenthalt, bemerkbar gemacht und hatten sich erst schleichend, bald aber immer rascher weiterentwickelt. Seine Frau erzählte, dass er schon ein Jahr nach den ersten Anzeichen nicht mehr alleine heimfand und verloren herum irrte.

Einige Monate vor seiner Aufnahme bei uns, Frau G. war zu diesem Zeitpunkt bereits physisch und psychisch überlastet und am Ende ihrer Kräfte, wurde Herr G. in einer der beiden Aufnahmestationen des GZW aufgenommen, jedoch nach einem äußerst unruhigen Nachtverlauf tags darauf von seiner Frau wieder mit nach Hause genommen. Anfang März landete Herr G. schließlich bei uns. Frau G. war mit der Verlegung in unsere Abteilung gar nicht einverstanden und bestand sofort auf einer umgehenden Vorstellung an der (damals einzigen) Demenzstation des GZW. Wir entsprachen diesem Wunsch selbstverständlich gerne. Herr G. erwies sich zwar als geeignet für eine Übernahme, der Termin musste jedoch aus Platzmangel auf unbestimmte Zeit verschoben werden. Aus der Sicht von Frau G. stellte unser Haus daher von Anfang an nur eine Notlösung dar, mit der sie sich für den Augenblick notgedrungen abfinden musste ...

Bei der Aufnahme erwies sich Herr G. als freundlich, aber völlig desorientiert. Seine Mimik ähnelte der eines Kindes, das soeben staunend die Welt entdeckt. Dabei entwickelte er einen unerhörten Bewegungsdrang. Da er noch gut zu Fuß war, war er ständig unterwegs. Bereits am ersten Tag verließ er mehrmals die Station. Auch in der nächsten Zeit änderte sich nichts an seinem Bedürfnis wegzugehen. Wir mussten ihn immer wieder suchen und, meist gegen seinen Willen, auf die Station zurückbringen. Auf jede Einschränkung seiner Freiheit reagierte er mit gesteigerter Unruhe und zunehmender Aggressivität. So entstand ein verhängnisvoller Teufelskreis. Zum Schluss blieb uns nichts anderes übrig, als Herrn G. vorerst einmal zu sedieren.

Frau G. kam ihren Mann täglich besuchen. Der Umgang mit ihr erwies sich für das Team als ziemlich schwierig. Von Anfang an zeigte sie in ihrem Verhalten sehr deutlich, wie wenig sie von uns und von Pflegeheimen im Allgemeinen hielt. Das begann bereits beim Betreten der Station: Sie wechselte jedes Mal sofort ihre Schuhe, nicht etwa, um den Straßenschmutz nicht zu den Kranken zu bringen, sondern, um ihre schönen Schuhe nicht zu beschmutzen. Türklinken machte sie prinzipiell mit dem (bekleideten) Ellbogen auf; sie gab sich überhaupt die größte Mühe, nirgends anzustreifen, wenn es sich nur irgendwie vermeiden ließ. Pflegende würdigte sie prinzipiell keines Blickes, uns Ärzten zeigte sie sehr deutlich, was sie von unserer Befähigung hielt. In ihren Augen hatte es ein guter Arzt nicht nötig, im Pflegeheim zu arbeiten.

Das größte Problem bestand in der unbeherrschbaren Stationsflüchtigkeit des Herrn G. Wir nehmen uns die größte Mühe, so gut es geht auf die unserer Obhut anvertrauten Menschen aufzupassen, doch die großen, schwer überblickbaren Stationen und unser, bezogen auf Zahl und Zustand der Patienten, geringer Personalstand erlauben es uns nicht, jeden Einzelnen ständig zu bewachen. Vergebens versuchte ich immer wieder, Frau G. diese Situation begreiflich zu machen. Jedes Mal, wenn ihr Mann in einem unbeobachteten Augenblick die Station verließ, überhäufte sie uns wieder mit schweren Vorwürfen.

Herr G. selbst wurde, vielleicht weil sich das Misstrauen und die Unzufriedenheit seiner Frau auf ihn übertrug, von Tag zu Tag schwieriger. Bald wurden sowohl Nahrungsaufnahme als auch Einnahme von Medikamenten problematisch bis unmöglich. Da wir annahmen, dass Herr G. besser essen würde, wenn seine Frau ihm die Nahrung verabreichte, schilderten wir Frau G. unsere Schwierigkeiten und baten sie um ihre Unterstützung. Diese Probleme seien zu Hause auch an der Tagesordnung gewesen, meinte sie wegwerfend, und überdies sei unser Essen unter jeder Kritik. Sie verließ die Station regelmäßig knapp bevor das Essen kam mit dem Hinweis auf ihren Stundenplan, auf dem just zur selben Zeit „Mittagessen" stand wie bei ihrem Mann.

Im zweiten Monat seines Aufenthalts im GZW bekam Herr G. eine schwere Lungenentzündung. Es wurde sofort eine intensive Therapie eingeleitet und Frau G. telefonisch über die bedrohliche Situation informiert. Herr G. sprach rasch auf die Therapie an, wurde deutlich frischer und reagierte auch wieder ein wenig auf Ansprache. Als Frau G. auf Besuch kam, teilten wir ihr sogleich mit, dass der Krankheitsverlauf eine glückliche Wendung genommen hatte. Ihr einziger Kommentar war, unsere Kompetenz zur Auswahl der richtigen Medikamente anzuzweifeln.

Am übernächsten Tag war Herr G. wieder völlig wach; alle Symptome der Lungenentzündung waren deutlich rückläufig. Er war wieder ebenso lebhaft wie vor dem akuten Ereignis, entfernte die venösen Zugänge und war nicht mehr im Bett zu halten. Tags darauf mussten wir Herrn G. schon wieder vom Nachbarpavillon zurückholen. Frau G. fand kein Wort der Anerkennung für die erfolgreiche Therapie der Pneumonie, sie kommentierte nur bissig unser Unvermögen, ihren Mann auf der Station zu halten.

Einige Tage später teilte uns der Psychologe der Demenzstation mit, dass Frau G. sich ihm gegenüber über die rasche Verschlechterung des Geisteszustandes ihres Mannes sehr besorgt gezeigt und sich darüber beklagt hätte, dass wir seinen Fußpilz nicht behandelten. Er kam zu dem Schluss, dass Frau G. sich schuldig fühlte, weil sie ihren Mann nicht zu Hause betreute und diese Schuld nach außen (das heißt auf uns) projizierte. Er führte mit ihr ein langes, aber leider auch aus seiner Sicht ergebnisloses Gespräch über das unaufhaltsame Fortschreiten schwerer Demenzerkrankungen.

In Hinblick auf die Fußpilzproblematik inspizierten die Stationsschwester und ich gemeinsam mit Frau G. beide Füße des Herrn G., die Haut der Füße war völlig intakt. Der Pilz an den Großzehennägeln bestand unverändert bereits seit Jahren. Frau G. beharrte dennoch hartnäckig darauf, dass noch am Vortag beide Füße einen auffallend starken Pilzbefall gezeigt hätten. Einer sachlichen Erklärung über die Unmöglichkeit dieser Behauptung war sie nicht zugänglich.

In der letzten Märzwoche verschlechterte sich der Zustand von Herrn G. neuerlich. Frau G. nahm die Nachricht sehr gefasst auf. Trotz intensiver Therapie verschlechterte sich der Zustand rasant weiter; bald war uns klar, dass Herr G. die Lungenentzündung diesmal voraussichtlich nicht überleben würde. Als Frau G. kam, teilte sie uns von sich aus mit, sie wisse, dass ihr Mann im Sterben liege, könne das aber gefühlsmäßig nicht wirklich wahrhaben. Am Krankenbett erlebten wir dann einen heftigen Gefühlsausbruch. Frau G. überhäufte den Sterbenden mit Beschuldigungen: „Mein ganzes Leben habe ich damit zugebracht auf dich zu warten und jetzt lässt du mich im Stich ..." Nach wenigen Minuten beruhigte sie sich wieder und stellte fest: „Ich muss jetzt essen gehen. Wird mein Mann am Nachmittag noch am Leben sein?" Ich erklärte, dass der Tod jederzeit, möglicherweise auch schon in der nächsten Stunde, eintreten könnte. Ohne ein weiteres Wort verließ Frau G. die Station und ließ uns ziemlich perplex zurück. Nach einer halben Stunde kam sie sichtlich verändert zurück, machte nun einen sehr gefassten Eindruck und begegnete erstmals auch uns in einer aggressionsfreien und friedfertigen Haltung. Frau G. blieb bis in die Abendstunden bei ihrem Mann. Er verstarb friedlich am frühen Morgen.

Warum entstehen Konflikte?

*Angehörige und Teammitglieder bringen
höchst unterschiedliche Voraussetzungen mit*

Wir sehen und erleben unseren gewohnten Arbeitsplatz ganz anders als der Außenstehende. Unsere Umgebung ist uns selbstverständlich, wir kennen uns hier aus, die Unzulänglichkeiten der Station (zum Beispiel 7- oder 8-Bettzimmer, weit entfernte Toiletten, Geräusche, Geruch ...) sind uns so vertraut, dass wir sie kaum mehr wahrnehmen. Der Angehörige sieht bei den ersten Besuchen einen langen Gang, ein wenig einnehmendes Ambiente, er findet sich nur schwer zurecht. Er erschrickt über die vielen Betten in den Zimmern und zweifelt daran, dass der hilflose Vater, die demente Mutter in dieser Umgebung gut betreut werden kann. Ihm fallen negative Aussagen über Pflegeheime ein.

Wir sind ausgebildete Fachkräfte und oft schon lange Zeit in der Geriatrie tätig. Kenntnisse, Erfahrung und Routine beeindrucken den „Neuling" als Überlegenheit und machen ihn verwundbar. Seine eigene Ausbildung auf einem ganz anderen Gebiet bietet dagegen keinen Schutz. Er fühlt sich in die Enge gedrängt.

Wir haben 39 Patienten auf der Station. Wir wissen, dass unsere Personalressourcen knapp bemessen sind, dass wir uns nicht ausschließlich einem Patienten zuwenden können, sondern uns um alle kümmern müssen. Unser Ziel ist es, jeden Patienten so gut wir können zu behandeln und zu betreuen und dabei möglichst jedem Gerechtigkeit widerfahren zu lassen. Dem Angehörigen liegt zu Beginn nur das Wohl eines einzigen Menschen am Herzen, es fällt ihm schwer zu begreifen, dass es nicht in unserer Macht liegt, stets jeden kleinsten Wunsch zu erfüllen.

*Die Beziehung zwischen Angehörigen und Teammitgliedern
ist häufig von vornherein belastet*

Viele Menschen haben bereits schlechte Erfahrungen mit Pflegenden und Ärzten in Krankenhäusern und Pflegeheimen gemacht. Infolgedessen sind sie jetzt auch schon ohne Grund misstrauisch. Manche haben, noch bevor sie uns kennen lernen, starke Vorurteile („Man hört ja genug..."). Ärzte und Pflegende haben auch gelegentlich schlechte Erfahrungen mit Angehörigen gemacht und neigen, spätestens beim ersten kritischen Satz, dazu, ihrerseits Misstrauen und Vorurteile an die Seelenoberfläche zu befördern ...

Wem gehört der Patient? „Es ist mein Vater!", denkt der Angehörige. **„Ich kenne ihn seit meiner Geburt, ich kenne seine Lebensgeschichte**

und weiß genau, was ihm gut tut!" Die Schwester denkt: „Ich bin eine gute Schwester und ich beherrsche meinen Beruf. Es gehört zu meiner Kompetenz zu sehen, was der Patient braucht." Der Arzt denkt: „Ich kann den Gesundheitszustand beurteilen, ich kenne alle Befunde und weiß, was hier zu geschehen hat. Ich bin schließlich der Arzt, ich trage die Verantwortung und muss entscheiden." Wenn jeder weiterhin auf seinem Standpunkt beharrt und keinen Schritt auf den anderen zugeht, muss es erst einmal krachen.

Der bereits misstrauische und leicht aufgebrachte Angehörige sieht einen Kaffeefleck am Nachthemd der Mutter, bemerkt, dass der verwirrte Nachbar die Hausschuhe des Vaters an den Füssen hat und ist empört. Er steht auf, atmet tief durch und ... Die Schwester betrachtet den Angehörigen mit feindlichen Augen und bemerkt, dass er der Mutter Schokolade zu essen gibt („schon wieder!"), obwohl er weiß, dass diese am Vortag erbrochen hat. Sie steht auf, atmet tief durch und ... Auf diesem Wege können aus Kleinigkeiten ganz leicht Tragödien werden.

In der Akutmedizin besteht die Angehörigenbetreuung fast ausschließlich in der Weitergabe von Informationen über den Zustand des Patienten. Pflegende geben zum Beispiel Auskunft über Nahrungsaufnahme, Schlaf oder Stimmung, Ärzte informieren über den Gesundheitszustand, über Befunde und Diagnosen. Das geschieht selbstverständlich auch in der Langzeitpflege, bildet aber in der Regel nur den kleineren Teil eines Gesprächs. Es gehört zu unseren wichtigsten Aufgaben, Ansprechpartner für alle Probleme und Sorgen der Angehörigen zu sein, sie zu stützen und zu begleiten. Dabei sind keinesfalls nur wir die Gebenden: Lebenspartner, Kinder oder nahe Freunde kennen die Patienten wesentlich besser als wir. Oftmals können sie unsere Dolmetscher sein, wenn wir nicht weiterwissen. Sie sind unsere wichtigsten Informationsquellen: Bei Hochbetagten, die sich selbst nicht mehr mitteilen können, informieren sie uns über die Biografie, über besondere Gewohnheiten, Vorlieben und Abneigungen. Gemeinsam mit ihnen lässt sich so manche Krise vermeiden, kommen wir nicht selten zu besseren Entscheidungen. Mit ihrer Hilfe lernen wir Wünsche und Bedürfnisse unserer Schützlinge besser kennen.

OHNE HERRN S. GEHT ES NICHT!

Snezana Lazelberger, Alfred Chladek

Die 80-jährige Frau Theresia S. lebt seit zweieinhalb Jahren in unserer Abteilung. In den Jahren vor der Aufnahme hatte Herr S. seine schwer bewegliche, inkontinente und zunehmend demente Frau alleine zu Hause betreut. Zu der gemeinsamen Tochter bestand nur ein loser Kontakt. Zuletzt hatte sich der Zustand von Frau S. rasch verschlechtert, Herr S. sah sich schließlich gezwungen, seine Frau einem Pflegeheim anzuvertrauen.

Für die Ärzte war Frau S. eine recht unproblematische Patientin, dagegen sahen sich die Pflegenden mit einer Vielzahl von schwierigen Problemen konfrontiert. Ihre schwere Demenzerkrankung hatte Frau S. ängstlich und misstrauisch gegen Fremde gemacht. Sie wehrte sich heftig gegen Annäherungen, Berührungen oder Pflegehandlungen. Ihre Haut war sehr dünn und überaus leicht verletzbar, sodass bereits bei normalem Anfassen immer wieder Risse und Ablederungen entstehen konnten. Selbst vorsichtige Versuche, die sich verzweifelt wehrende Frau zu pflegen, mussten daher immer wieder schlimme Folgen haben. Herr. S. hatte für unsere Probleme viel Verständnis. Wir besprachen, die Pflege von nun an gemeinsam mit ihm durchzuführen. Da Herr S. jeden Tag zur selben Zeit auf Besuch kam, war das leicht einzurichten. Bereits die Gegenwart ihres Mannes reichte aus: Frau S. ließ sich widerstandslos und ohne Angst pflegen. Langsam lernte sie uns besser kennen und gewann Vertrauen zu uns. Nun konnten wir sie auch alleine pflegen. Wenn Herr S. kommt, erwartet ihn seine Frau jetzt schon im Rollstuhl. Herr S. fährt mir ihr in den Tagraum und verabreicht ihr dort Bissen für Bissen liebevoll und sorgfältig das Mittagessen. Die beiden verbringen die Zeit bis zum späten Nachmittag miteinander. Herr S. geht mit seiner schwer behinderten Gattin stets außerordentlich liebevoll, behutsam und mit viel Respekt um. In der Zeit, die Herr S. in der Abteilung verbringt, kümmert er sich alleine um alle Belange seiner Frau. Bevor er nach Hause geht, führt er seine Frau in ihr Zimmer zurück, entkleidet sie und bringt sie ins Bett. Dieses intime Ritual ist für beide Partner wichtig und bildet jeden Tag einen schönen Abschluss der gemeinsam verbrachten Zeit.

Wenn das Ehepaar S. gemeinsam im Zimmer ist, kümmert sich Herr S. immer auch um die Mitpatienten, führt mit ihnen Gespräche, bringt ihnen etwas zu trinken oder läutet, wenn sie etwas brauchen. Wird im Zimmer ein Fest gefeiert, kommt es immer wieder vor, dass er auch andere Patienten mitbewirtet. Herr S. ist ein ausgezeichneter Musiker. Feiern wir zu Weihnachten oder im Fasching ein Fest auf der Station, kommt er mit einem Freund, die beiden musizieren für die Patienten und machen die Feier damit für alle zu etwas ganz Besonderem.

Viel Freude hatte das Ehepaar S. an den Ausflügen, die wir ab und an mit einer Gruppe von Patienten machten: Herr S. führt seine Frau dann ein Stück von der Gruppe weg, und die beiden genießen ihre Zweisamkeit in der Natur. Zwischen Herrn S. und seiner Frau besteht eine von viel Liebe getragene Beziehung. Am Ausflug erzählt er ihr, was es alles zu sehen gibt und lenkt ihre Aufmerksamkeit auf den Himmel, die Bäume, das Gras und die Blumen. Sie kann zwar nicht mehr sprechen, antwortet ihm aber mit ihrer Miene, mit Blicken und sparsamen Bewegungen.

Mit der Zeit wurde Herr S. für das ganze Team zu einem unersetzlichen Partner. Ergeben sich Probleme, können sie von beiden Seiten offen angesprochen werden. Zwischen ihm und uns besteht eine von gegenseitigem Vertrauen getragene, partnerschaftliche Beziehung.

Für die Patienten sind die Angehörigen ihre nächsten Vertrauten. Sie haben Zeit, wenn sie auf Besuch kommen. Sie sind Gesprächspartner, erzählen von zu Hause, von Neuigkeiten aus Familie, Freundeskreis und Nachbarschaft. Sie hören zu, wenn man sein Herz ausschütten möchte. Ist das Wetter schön, sind sie bereit, den alten Menschen mit dem Rollstuhl in den Garten zu führen. Als Boten vermitteln sie Nachrichten, nehmen Aufträge entgegen, bringen erwünschte Dinge von zu Hause mit und erledigen Einkäufe. Als Bindeglieder zwischen dem Heim und dem Zuhause sorgen sie dafür, dass die Beziehung zu „draußen" nicht ganz abreißt. Weil sie lieben und geliebt werden, können sie den alten Menschen oft motivieren, etwas zu tun, was ihm schwer fällt (zum Beispiel aufzustehen, mehr zu essen oder zu trinken, die unsympathischen Tabletten zu schlucken ...).

Freilich können Angehörige für den Patienten auch zum Leidensquell werden: Der Patient sehnt sich nach ihrem Besuch aber sie kommen lange nicht (vielleicht hat er auch nur vergessen, dass sie gestern da waren ...). Manchmal werden sie zu gefürchteten Zwangsbeglückern, weil sie meinen, dass der Vater, die Mutter essen „muss", aufstehen „muss", sich erinnern „muss".

Begleitet eine nahe Bezugsperson den alten Menschen bei der Aufnahme in unsere Abteilung, nützen wir ihre Anwesenheit gleich für ein erstes Gespräch. Kommt der Patient allein, nehmen wir umgehend telefonisch Kontakt mit den Angehörigen auf und vereinbaren ein baldiges persönliches Gespräch. Hochbetagte sind leider nicht selten bereits ganz vereinsamt; alle ihnen nahe Stehenden sind weggestorben. Oft finden sich nur mehr entfernt Verwandte, gelegentlich eine Nachbarin, die sich bis zum Schluss gekümmert hat, manchmal auch niemand mehr ...

Habe ich mit einem Angehörigen einen Gesprächstermin vereinbart, sorge ich dafür, dass wir zu diesem Zeitpunkt ungestört bleiben und ausreichend Zeit haben. Am besten ist es, wenn Arzt und Stationsschwester dieses Gespräch gemeinsam führen. Zuerst stellen wir uns vor, erklären in kurzen, klaren Worten die Philosophie unserer Abteilung und bieten unsere Stationsvisitenkarte an. Auf dieser Visitenkarte finden sich die wesentlichsten Informationen, vor allem wichtige Ansprechpartner mit Telefonklappe. Als Nächstes versuchen wir dem Angehörigen ein klares Bild vom Zustand des Patienten zu vermitteln und seine Fragen sorgfältig zu beantworten. Dann bitten wir ihn uns zu helfen, den alten Menschen besser kennen zu lernen, lassen ihn erzählen, stellen auch selbst Fragen und lassen ihn spüren, dass wir seine Kompetenz anerkennen und seine Hilfe schätzen. Wir bieten ihm an, ihn stets über alles Wesentliche zu informieren und in wesentliche Entscheidungen mit einzubeziehen und bitten ihn, uns seine Wünsche, Vorschläge, aber auch eventuelle Beschwerden mitzuteilen. Oft stellt bereits das erste Gespräch die Weichen für die zukünftige Beziehung. Gelingt es, eine Vertrauensbasis zu schaffen, können Schwierigkeiten, die sich später einmal ergeben, gemeinsam bewältigt werden.

Möglichst schon im ersten Gespräch versuchen wir herauszufinden, wie weit sich der Angehörige in die Betreuung einbringen möchte und einbringen kann. Ich frage zum Beispiel: „Wie weit sind Sie in der Lage, sich um Ihren Vater zu kümmern?" Eine solche Frage ist, im Hinblick auf Zeitpunkt und Wortwahl, stets ein Gradmesser für Einfühlungsvermögen und Fingerspitzengefühl des Fragenden. Sie muss auf jeden Fall gemeinsam mit der Botschaft vermittelt werden, dass wir nur Bescheid wissen wollen, ohne zu werten, auf häufigere Besuche zu dringen oder diese gar einzufordern. Ich sage zum Beispiel „Wie oft Sie kommen, bleibt ganz Ihnen überlassen".

Gegen Ende des ersten Gesprächs beschließen wir gemeinsam die voraussichtliche Häufigkeit und Form unserer weiteren Kontakte. Diese Kontakte sollen eine tragfähige Beziehung entstehen und wachsen lassen und dem Angehörigen die Sicherheit geben, dass er in uns verlässliche Partner gefunden hat, die bereit sind, in Zukunft seinem Lieben und ihm zur Seite zu stehen. In schwierigen Fällen machen wir gleich einen Termin für ein Folgegespräch aus.

Durch wiederholte Gespräche gelingt es oft, Bedürfnisse zu erkennen, Zusammenhänge zu verstehen und drohende Konflikte rechtzeitig aus der Welt zu schaffen. Vor allem, wenn wir für schwer Demente entscheiden müssen, sind die Mitteilungen der Angehörigen von unschätzbarem Wert und oft die einzige Hilfe, um herauszufinden, was diesem alten Menschen in seinem Leben wichtig war und was er bestimmt nicht gewollt hätte.

In der Art, in der sich die nächste Bezugsperson um Vater, Mutter oder Ehepartner kümmert und uns begegnet, erleben wir die ganze Bandbreite menschlichen Sozialverhaltens. Sie reicht von gelegentlichen Anrufen bis zur täglichen Begleitung. Vor allem Ehepartner sind nicht selten willens, sich mit ganzer Kraft zu engagieren: Sie sind bereit, dem Patienten zu essen zu geben und einen aktiven Beitrag zur Pflege zu leisten. Da wir wissen, wie beglückend dies für Betreute und Betreuer sein kann, unterstützen wir die Angehörigen gerne dabei und lassen sie, nach ausreichender fachkundiger Anleitung, alles, soweit es für uns verantwortbar ist, tun. Dies geschieht dann nicht nur in hervorragender Weise, oft betreut eine selbst schon betagte Dame das ganze Zimmer mit, bringt, wenn es Not tut, auch anderen Patienten ein Glas Wasser oder plaudert mit ihnen, wenn der eigene Ehemann schläft. Art und Intensität der Beziehung zwischen Angehörigen und dem Team stehen natürlich auch in enger Beziehung zu dem Allgemeinzustand und der aktuellen Befindlichkeit des Patienten. Solange es diesem gut geht, geht es in der Regel auch seinem Angehörigen gut, und der Kontakt zu uns ist herzlich, aber nicht sehr intensiv. Kommt es zu einer markanten Zustandsverschlechterung, verständigen wir auf jeden Fall den nächsten Angehörigen, unabhängig davon, wie viel oder wie wenig er sich bisher um den Patienten gekümmert hat. Von da an nimmt die Dichte und Intensität der Kontakte zu.

Auch wenn Patient und Angehöriger einander sehr nahe stehen, bedeutet das relative Wohlbefinden des einen noch lange nicht, dass es auch dem anderen gut geht. Die Probleme, von denen Angehörige von Anfang an häufig gequält werden, lassen sich im Großen und Ganzen in zwei Gruppen einteilen

(1) Schuldgefühle von Ehepartnern oder Kindern,

(2) nicht sehen wollen; nicht annehmen können; nicht loslassen können.

Schuldgefühle

Schuldgefühle von Lebenspartnern

Alte Paare, die 50 Jahre oder länger zusammengelebt haben, sind nicht nur durch ihre gegenseitige Zuneigung, sondern auch durch all das Schöne und Bittere, das sie miteinander erlebt, durchlitten und gemeistert haben und nicht zuletzt durch die Macht der Gewohnheit miteinander verbunden. Je älter die beiden werden, je mehr Freunde, Verwandte und Bekannte rechts und links wegsterben und je mehr Behinderungen, Gebrechlichkeit und Schwäche den Aktionsradius einschränken, desto stärker nehmen die Außenbeziehungen ab, desto mehr sind die beiden aufeinander zurückgeworfen. Die Partner leben miteinander und füreinander und lernen immer ausschließlicher füreinander da zu sein. Mit der Zeit muss der (relativ) leistungsfähigere Teil dem anderen mehr und mehr an Alltagsleistungen abnehmen. Irgendwann ist dann, oft von beiden unbemerkt, der Punkt erreicht, an dem die Fäden des gemeinsamen Lebens ausschließlich in der Hand des Gesünderen zusammenlaufen. Der schwächere Partner benötigt immer mehr Hilfe, seine Pflegebedürftigkeit nimmt zu, die Anforderungen steigen. Ist die Pflege auch beim besten Willen nicht mehr zu Hause zu bewältigen, muss der schwer kranke, gebrechliche und/oder demente Partner im Pflegeheim aufgenommen werden. Fast nie ist er in der Lage, die Unausweichlichkeit dieses Schrittes einzusehen. Er weint, beschuldigt den anderen, bettelt darum, wieder nach Hause mitgenommen zu werden.

Der Zweite, selbst auch nicht mehr gesund und von der langen Zeit der Überforderung geschwächt, bleibt akut vereinsamt und von Schuldgefühlen gepeinigt zurück. Seine ihn schwer belastenden Schuldgefühle überträgt er häufig auf das betreuende Team. Ärzte, Schwestern und Pfleger können ihm nichts recht machen. Jede kleine Unzulänglichkeit quält ihn, er selbst hätte es besser gemacht. So quält er die anderen, die nun seine Aufgabe übernommen haben. Nichts kann gut genug für ihn sein, er ist niemals zufrieden zu stellen. Weder Streben nach der (unerreichbaren) Perfektion noch Versuche, das eigene Verhalten zu erklären oder zu rechtfertigen, können auf Dauer eine Verbesserung der Situation herbeiführen.

Folgende Wege führen meist aus der Sackgasse heraus:

Verständnis: „Ich verstehe, dass es für Sie sehr schwer war, Ihren Mann zu uns geben zu müssen. Sie hätten es nie getan, wenn es einen anderen Ausweg gegeben hätte."

Anerkennung der Leistung: „Es ist bewundernswert, wie lange Sie Ihren Mann allein zu Hause gepflegt haben!"

Anerkennung der Kompetenz: „Wir möchten, dass Ihr Mann sich bei uns wohlfühlt. Sie kennen ihn am besten und haben ihn so lange betreut, bitte unterstützen Sie uns mit Ihrem Rat ..."

Einbindung in den Stationsalltag: Der Angehörige wird in den Alltag integriert, sieht die Arbeit des Teams und bekommt vor Augen geführt, wie viele Hände nötig sind, um einen gebrechlichen, steifen, schwer beweglichen alten Menschen gut zu pflegen und ihm zu seelischem und körperlichem Wohlbefinden zu verhelfen. Die durch das Miterleben erworbene Erkenntnis, dass ein Mensch diese Aufgabe alleine nicht erfüllen kann, hilft mehr als viele erklärende Worte und hat etwas ungemein Tröstliches an sich.

Beteiligung an Pflege und Betreuung: Bis zur Aufnahme im Pflegeheim war die Versorgung seines Partners die wesentlichste Aufgabe des Angehörigen. Diese Aufgabe fällt mit der Aufnahme weg; der Verlust kann durch nichts anderes ersetzt werden. Zurück bleibt ein einsamer und verbitterter alter Mensch. Je mehr Aufgaben in Betreuung und Pflege die Bezugsperson übernehmen kann, desto leichter versöhnt sie sich mit den Gegebenheiten und beginnt sich schließlich auf der Station heimisch zu fühlen. Vor allem sehr alte Menschen, die nur mehr einen kleinen Schritt von der eigenen Pflegebedürftigkeit entfernt sind, finden bei uns auf diese Weise eine zweite Heimat und werden nicht selten eine Weile nach ihrem Ehepartner auch bei uns aufgenommen.

Ehefrauen und Ehemänner sind die Angehörigen, die die meiste Zeit mit unseren Patienten verbringen. Viele sind täglich mehrere Stunden, manche sogar den ganzen Tag bei uns, sie werden mit dem ganzen Team und mit den anderen Patienten im Zimmer vertraut und freunden sich mit anderen Angehörigen an. Mit der Zeit beginnen sie auch die Not anderer zu sehen und weiten ihre Fürsorge und Betreuung nicht selten auf die ganze Zimmergemeinschaft aus. Sie agieren dann als unsere Verbündeten und erwarten nicht mehr, dass wir uns ausschließlich für ihren Mann (ihre Frau) einsetzen.

Schuldgefühle von Kindern

Die Schuldgefühle der Kinder sind zum Großteil Schuldgefühle der Töchter. Sie wurzeln vor allem in den massiven Veränderungen, denen unser Gesellschaftssystem in den vergangenen Jahrzehnten unterworfen war. Ihre wesentlichste Ursache ist die weitgehende Loslösung der Frau von Heim und Familie zugunsten ihres Aufbruchs in die Arbeitswelt. Als Folge dieser Entwicklung ergibt sich der bislang unlösbare Konflikt zwischen Beruf und tradierter Rolle der Frau in der Familie: Beruf, Haushalt, Kindererziehung und Elternbetreuung lassen sich nicht mehr auf einen Nenner bringen. Da der Zerfall der traditionellen Familienstruktur noch jung ist, erwartet die Gesellschaft von der Frau, erwartet auch die Frau von sich noch immer, dass sie in der eigenen Familie das Unmögliche doch möglich macht. Vorwürfe und Selbstvorwürfe machen ihr das Leben schwer („Sie hat die Mutter in das Pflegeheim abgeschoben ...", „Hätte ich es mit mehr gutem Willen nicht doch anders machen können?").

Eine zweite Ursache für Schuldgefühle ist darin begründet, dass die Menschen heute weniger sesshaft sind als vor 50 oder sogar noch vor 25 Jahren. Viele Menschen müssen (oder wollen) ihre Existenz in großer Entfernung vom Elternhaus aufbauen; manche heiraten in eine entfernte Stadt oder gar

ins Ausland. Betagte Eltern bringen nur selten genug Mut, Flexibilität und Abenteuerlust auf, ihren Kindern „in der Fremde" nachzuziehen und neu anzufangen, selbst wenn die Kinder sich dies ausdrücklich wünschen. Sehr oft ist es auch für alle Beteiligten besser, wenn dies nicht geschieht.
In beiden Fällen können wir den Angehörigen helfen, indem wir ihnen immer wieder vermitteln, dass wir wissen, wie viel sie bisher getan haben, ihre Vorgangsweise achten und verstehen, wie sehr es sie belastet, Vater oder Mutter nun unserer Obhut übergeben zu müssen. Offenheit und Verständnis tragen immer viel dazu bei, Menschen in seelischer Not zu helfen. Erst später, wenn man einander besser kennt und die Angehörigen bereits Vertrauen gefasst haben, sollten auch die gesellschaftlichen Probleme angesprochen werden. Geschieht dies zu rasch, kann leicht der Eindruck entstehen, dass das individuelle Problem nicht entsprechend Beachtung findet und einfach als Teil eines bedauerlichen, generellen Missstands gesehen und damit heruntergespielt wird. Wenn es allerdings später gelingt, einer unglücklichen Tochter zu erklären, dass ihr eigener Gewissenskonflikt aus einem allgemeinen, gesellschaftspolitischen Konflikt entstanden ist, der von ihr als Einzelperson nicht zu lösen war, kann das große Erleichterung bringen.

NICHT LOSLASSEN KÖNNEN

Martina Schmidl, Marina Kojer

Es ist für jeden Menschen schwer, Unabänderliches erkennen und akzeptieren zu müssen. Die Unfassbarkeit und Endgültigkeit des Todes macht es uns besonders schwer zu ihm „Ja" zu sagen. Es ist im Allgemeinen leichter, sich mit dem Sterben eines Menschen abzufinden, der sein volles Leben gelebt hat, und doch: Die Unbarmherzigkeit und Kompromisslosigkeit des Todes überfällt und erschreckt die Zurückbleibenden in immer gleicher Weise, unabhängig von der Zahl der gelebten Jahre.
Wenn wir Angehörige begleiten, die das Nahen des Lebensendes bei einem geliebten Menschen weder wahrhaben noch annehmen können, brauchen wir neben Verständnis und Einfühlungsvermögen vor allem den Mut zur Wahrheit und die Fähigkeit, uns, wenn es erforderlich ist, über persönliche Empfindlichkeiten hinwegzusetzen. Es ist zum Beispiel oft schwer, sich zu vergegenwärtigen, dass negative Emotionen und verletzende Äußerungen nicht gegen eine Person, sondern gegen die Endlichkeit des Lebens gerichtet sind.

Eine unserer Ärztinnen betreute bis vor kurzer Zeit eine sehr schwache, schwer demente alte Frau. Der Sohn kam die Mutter jeden Tag besuchen und zeigte sich stets sehr besorgt über ihren Zustand. Als einziges Kind hatte er sein Leben lang mit ihr zusammengelebt, so hatte er nie geheiratet, nie war es ihm gelungen, sein eigenes Leben zu führen. Er machte sich vor allem Sorgen, weil die alte Frau seiner Meinung nach zu wenig aß. In dieser Hinsicht misstraute er dem gesamten Team. Als sich der Zustand der alten Frau langsam, aber unaufhaltsam verschlechterte, wollte und konnte er dies nicht wahrhaben. Er sah die Entwicklung ausschließlich als Zeichen ärztlichen Versagens und ärztlicher Sorglosigkeit. Sein Kummer brauchte einen Schuldigen und ein Ventil: Er grüßte die Stationsärztin nicht mehr, lehnte Gespräche mit ihr ab und begann zu drohen: „Wenn meine Mutter stirbt, werden Sie keine gute Stunde mehr haben ... gebe ich alles in die Zeitung ... melde ich Ihr Verhalten weiter ...". Jeder Arzt versuchte ihm zu erklären, dass die Lebensuhr seiner hochbetagten Mutter jetzt dabei war abzulaufen, und dass keiner unserer Schritte etwas daran ändern konnte. Manchmal schien er für kurze Zeit zu begreifen und willigte in lindernde Maßnahmen ein, bald darauf sah er die Dinge aber wieder anders und fürchtete, eine Schmerztherapie könnte das Leben seiner Mutter verkürzen. Erst ganz zum Schluss konnte er sich mit dem Unabänderlichen abfinden. Die alte Frau starb ruhig im Beisein ihres Sohnes.

Es kommt oft vor, dass Ehepartner oder Kinder den geliebten Menschen zuletzt nicht loslassen wollen oder loslassen können und nicht bemerken, wie viel unnötiges Leid sie dem Sterbenden durch ihr Verhalten zufügen. Ich erinnere mich an einige unserer Patienten, die nicht sterben konnten, weil sie meinten, einem geliebten Menschen zuliebe tagelang den vergeblichen Kampf gegen den Tod auf sich nehmen zu müssen.

Tagelang das gleiche Bild: Im Bett die sterbende hochbetagte Frau, ihr Gesicht ist fahl, der Körper so schmal, dass er sich kaum unter der Decke abzeichnet. Ihr Atem rasselt. Neben dem Bett die Tochter. Ihre Hände umklammern das Bettgitter, sie weint und beschwört die Sterbende: „Mutter, du darfst nicht sterben, wir brauchen dich doch noch. Mutter, lass mich nicht alleine ..." Tag um Tag kann die alte Frau ihr Leben nicht loslassen, weil die Tochter sie nicht gehen lässt.

Hat der gesündere Partner über lange Zeit für den Erkrankten die Verantwortung getragen, trifft es ihn oft besonders hart, wenn er zuletzt alleine zurückbleiben muss. Die Betreuung des Kranken ist für ihn längst zum alleinigen Lebenssinn, ja zur Daseinsberechtigung geworden. Auch wenn die Last groß ist, die Vorstellung, plötzlich allein zurück zu bleiben, ist weit schlimmer als alles andere.

Herr M. litt an einer weit fortgeschrittenen Parkinson'schen Erkrankung. Bereits als er bei uns aufgenommen wurde, konnte er sich kaum mehr bewegen und nur sehr mühsam sprechen. Mit Herrn M. zog auch seine Frau bei uns ein. Sie kam jeden Vormittag und blieb bis zum späten Abend. Frau M. und ihr Mann waren so vertraut miteinander, dass sie jede seiner Mienen, seiner Blicke, jede seiner halben Gesten verstand. Es war offensichtlich, dass sie sehr an ihrem Mann hing und mit ihm mitlitt. Herr M. war jahrelang bei uns. In dieser Zeit verschlechterte sich sein Zustand kontinuierlich immer weiter. Frau M. tat alles für ihren Mann, sie tat es auch dann noch, als ihr die Erschöpfung aus den Augen sah und wir für ihre Gesundheit fürchteten. Es gelang uns nie, Frau M. davon zu überzeugen, den einen oder anderen Tag nicht zu kommen. Ihre Angst, wir könnten ihren Mann unzureichend betreuen und er könnte darunter leiden, war zu groß.

War sein Zustand einigermaßen stabil, konnten wir oft sehr vernünftig mit ihr sprechen. Sie sagte dann, dass sie hoffte, ihr Mann werde nicht zu lange leiden müssen. Verschlechterte er sich aber, setzte sie Himmel und Hölle in Bewegung, um ihn nur ja mit allen Mitteln weiter am Leben zu halten. Beide konnten nicht mehr weiter, er, weil er sterbenskrank war und sie, weil sie zuletzt weder mit ihm noch ohne ihn leben zu können schien. Als das Ende seines Leidensweges unübersehbar näher kam, hörte Herr M. langsam auf zu essen und zu trinken. Frau M. mühte sich den ganzen Tag, ihn doch dazu zu bewegen und erreichte damit nur, dass er sich verschluckte und vor Husten erschöpfte. „Es muss etwas geschehen!", drang sie in uns ... Wir zögerten; wir sahen, dass Herr M. am Ende seines Weges angelangt war. Die Situation spitzte sich zu. Zuletzt war es Herr M. selbst, der für beide die Lösung fand. In einem Augenblick des Alleinseins machte er die Augen zu und starb.

Es ist schwer, Menschen zu helfen loszulassen, wenn sie sich bisher weder gedanklich noch durch ihr gelebtes Leben mit dem Thema Abschied auseinandergesetzt haben. Große, ungelöste Lebensaufgaben können wir anderen weder abnehmen noch sie für sie lösen. Dennoch gibt es eine Reihe guter Strategien, um diese schwere Zeit für den Sterbenden, seine Angehörigen und nicht zuletzt auch für uns selbst zu erleichtern:

- **Ausreichende Information.** Es hilft den Angehörigen, wenn wir sie immer wieder in verständlicher Weise über Diagnose, Verlauf, Prognose, Möglichkeiten und Chancen der Behandlung aufklären. Es gibt Sicherheit, zu wissen woran man ist und nicht ständig im Dunkel der Vermutungen herumtappen zu müssen.

- **Zeit nehmen und Zeit geben.** Ein gutes Gespräch braucht seine Zeit, und mit einem einzigen Gespräch ist es in problematischen Situationen selten getan. Die behandelten Themen gehen weit über die reine Information hinaus. Angehörige müssen die Möglichkeit bekommen, ihre Ängste und Bedenken zu artikulieren und unsere Mitteilungen zu hinterfragen. Wichtig ist es auch, sie nicht zu drängen, sondern ihnen für das Einordnen neuer Informationen in ihr Begriffssystem, für den Prozess der eigenen Meinungsbildung und für die anstehende Entscheidung genug Zeit einzuräumen. Druck von außen ist kein brauchbarer Entscheidungshelfer; so gut wie nie muss ein anstehendes Problem wirklich am selben Tag entschieden werden.

- **Ernst nehmen.** Es hilft verunsicherten und verzweifelten Menschen, wenn sie erfahren, dass ihre Sorgen, ihre Bedenken und Einwände ernst genommen und nicht etwa mit der Überlegenheit der „Profis" vom Tisch gewischt werden. Sie sehen dann, dass ihre Meinung zählt, dass sie mitreden und etwas bewirken können.

- **Belastende Symptome erklären.** Die meisten Menschen sterben an Herzversagen. Am letzten Lebenstag, in den letzten Lebensstunden wird die Atmung laut und rasselnd. Unvorbereitete Angehörige erschrecken über dieses Geräusch und meinen, der Sterbende müsse furchtbar unter diesem Zustand leiden. Erklärt man dagegen rechtzeitig, dass Mutter oder Vater Morphium bekommen haben und nun selbst keine Atemnot verspüren und zeigt auf, woran zu erkennen ist, ob ein Mensch leidet, können die meisten gut damit umgehen. Ich sage zum Beispiel: „Schauen Sie Ihre Mutter an, sie liegt ganz ruhig da, ihr Körper ist gelöst, ihr Gesicht wirkt entspannt. Solange sie so ausschaut, geht es ihr gut. Bitte melden Sie uns gleich, wenn sie unruhig zu werden beginnt, damit wir ihr helfen können!" Solche Mitteilungen helfen den Angehörigen auch dazu, sich weniger hilflos zu fühlen, weil sie in die Betreuung mit eingebunden sind und die Verantwortung mittragen können.

- **Misstrauen zu entkräften suchen.** Die Auseinandersetzung mit Angehörigen, die ihre Verantwortung für den Kranken ernst nehmen und vielleicht auch schon schlechte (oder vermeintlich schlechte) Erfahrungen gemacht haben, kann für den Arzt und das Team sehr belastend sein. Es ist schwer, sich allen Versuchungen zu einer Patentlösung zu entziehen und weder die Begegnung mit den Quälgeistern tunlichst zu vermeiden noch „kurzen Prozess zu machen" und ihnen mitzuteilen, wer hier die ärztliche Kompetenz und damit das Sagen hat, bzw. das Problem nach oben zu delegieren, damit endlich ein Machtwort gesprochen wird. Stattdessen helfen gute Information, Zeit, Geduld, darüber hinaus aber auch das Einbinden in die tägliche Betreuung (zum Beispiel Anleitung zur Entspannungsmassage der Füße oder zur Mundpflege). Entscheidend für das Entstehen der angestrebten partnerschaftlichen Beziehung ist allerdings auch, rechtzeitig die eigenen Rechte vom anderen einzufordern: „Ich verstehe, dass Sie sich Sorgen machen, ich akzeptiere Ihre in vielen Jahren erworbene Kompetenz und nehme Ihre Argumente sehr ernst. Im Gegenzug erwarte ich aber, dass Sie mir auch zuhören, meine Kompetenz achten und meine Einwände ernst nehmen.

Mutter soll nicht sterben!

Die schwer demente Frau H. starb bereits rund zwei Monate nach ihrer Aufnahme. Dem betreuenden Team wurde bald klar, dass sie nicht lange zu leben hatte. Ehe die Angehörigen genug Zeit hatten, sich an die Station und das Team zu gewöhnen, sahen sie sich mit der zunehmenden Verschlechterung ihres Zustands konfrontiert. Diese Situation war für die beiden Töchter und den Schwiegersohn vorerst kaum zu verkraften. Sie vergaßen, dass die rasch fortschreitende Demenz und der gesundheitliche Verfall der Mutter die Ursache für die Aufnahme bei uns war. Sie konnten einfach nicht so schnell loslassen. Jemand musste daher an dieser unglücklichen Wendung schuld sein! Die Schuld musste also bei uns liegen! Wie viele Sterbende hörte auch Frau H. in ihrer letzten Lebenszeit langsam zu essen auf. Verzweiflung und Misstrauen der Familie fanden hier das nötige Ventil: „Mutter stirbt, weil sie verhungert! Mutter darf nicht verhungern!" Die Lösung schien ihnen ganz einfach: „Mutter braucht eine PEG-Sonde!"

In zahlreichen Gesprächen vermittelte ich Töchtern und Schwiegersohn alle wesentlichen Informationen: Ich erklärte, dass Frau H. nicht aß, weil sie dem Sterben nahe war und nicht starb, weil wir sie verhungern ließen. Mehrfach verwies ich auf Studien, die belegen, dass eine Ernährungstherapie das Leben schwer dementer Menschen am Lebensende weder verbessern noch verlängern kann. Die Angehörigen erfuhren laufend, welche Beweggründe zu einer für ihre Mutter gesetzten Maßnahme führten, aber auch, warum wir etwas nicht taten.

Bald stellte sich heraus, dass die beiden Töchter vom schlechten Zustand der Mutter zu sehr überfordert waren, um logischen Argumenten zugänglich zu sein. Der Schwiegersohn war dagegen eher bereit und auch in der Lage, einen anderen Standpunkt anzuhören, ernst zu nehmen und darüber nachzudenken. Da ich sah, dass seine Stimme in der Familie Gewicht hatte, suchte ich die Allianz mit ihm und hoffte auf das heilsame Wirksamwerden der Familiendynamik. Gemeinsam und in kleinen Schritten näherten wir uns der

Frage, wem eine geplante Maßnahme tatsächlich Nutzen bringen würde. Wir konnten uns darüber einigen, dass das Setzen einer PEG-Sonde für einen schwer kranken und schwer dementen alten Menschen sehr belastend sein muss. Sollten wir das der alten Frau wirklich antun? Ich erklärte an praktischen Beispielen, dass nicht alles, was gut gemeint ist, auch wirklich in jeder Hinsicht gut sein muss. Als ich der sehr unruhigen Frau H. zum Beispiel auf Drängen der Angehörigen eine Infusion anhängte, erklärte ich, dass ich sie nun medikamentös ruhigstellen musste, da sie sich die Nadel sonst augenblicklich herausreißen würde. Es erwies sich als wichtig, nichts unter den Tisch zu kehren, sondern alles ehrlich beim Namen zu nennen. Ich ließ keinen Zweifel an der bitteren Realität und sprach offen über Schmerz, Angst und Tod.

Die Tage vergingen. Gegen den Willen der Angehörigen wollte ich nicht handeln. Wir wissen, dass gerade schwer demente Menschen die Verzweiflung und Empörung der Angehörigen gefühlsmäßig miterleben und dem Sturm dieser negativen Emotionen hilflos ausgeliefert sind. Die Angehörigen brauchten viel Zeit. Schweren Herzens traf ich für alle Fälle die nötigen Vorbereitungen für eine PEG-Sonde. In meinem letzten Gespräch mit den Angehörigen stellte ich dann die Frage: „Wie möchten Sie, dass Ihre Mutter stirbt?" Alle waren sich einig darüber, dass dies möglichst ohne Angst, Schmerzen und quälende Beschwerden geschehen solle ...

Der Termin für das Setzen der Sonde stand bereits fest, als mich der Anruf des Schwiegersohns erreichte: „Wir möchten keine PEG-Sonde. Mutter soll in Ruhe sterben."

ABSCHIED, BEGLEITUNG, STERBEN

Alfred Chladek

Immer wieder erstaunt und berührt mich die heitere Gelassenheit, mit der Hochbetagte über ihren herannahenden Tod sprechen können. Oft tun sie das zu einem Zeitpunkt, zu dem auch der erfahrene Arzt noch keine Anzeichen des bevorstehenden Lebensendes erkennen kann und nur sie selbst spüren, dass es bald soweit sein wird. Eine solche Äußerung sollte man niemals leichtfertig abtun, sondern stets als Aufruf betrachten, sich gemeinsam mit dem Patienten, seinen Angehörigen und dem Team Gedanken über Abschied, Begleitung und Sterben zu machen. Spätestens zu diesem Zeitpunkt sollte man den Patienten sehr konkret zu seinen Vorstellungen und seinen

Wünschen befragen. Welche Maßnahmen sollten gesetzt werden? Von wem möchte er gerne begleitet werden? Wen möchte er bestimmt nicht mehr sehen? Wünscht er sich religiösen Beistand? All diese Fragen sollten mit Wissen, am besten auch im Beisein der nächsten Angehörigen geklärt werden. Offenheit zur rechten Zeit lässt zu einem späteren Zeitpunkt ethische Probleme u.U. gar nicht erst entstehen.

Die meisten Patienten sind bereits einige Zeit bei uns, ehe sich ihr Zustand gravierend verschlechtert. Zu diesem Zeitpunkt haben die Angehörigen in der Regel bereits Vertrauen gefasst und tragen ihre Fragen und Probleme an uns heran. Bis vor einigen Jahren gab es kaum Angehörige, die von sich aus das Thema „Sterben" ansprachen. Seit wir uns intensiv darum bemühen, die Beziehungen zwischen ihnen und uns zu verbessern, werden solche Anfragen immer häufiger. Von Jahr zu Jahr mehr Angehörige möchten ihre Sterbenden bis zuletzt begleiten. Manche sind sehr unsicher, ob sie es auch „schaffen" und den seelischen Anforderungen der Begleitung gewachsen sein werden. Wir ermutigen sie, versprechen ihnen, sie nicht allein zu lassen und nehmen uns viel Zeit für ihre Fragen. Schneiden die Angehörigen von sich aus das Thema nicht an, befragen wir sie und ermutigen sie vorsichtig dazu, ohne sie zu bedrängen.

Auch in diesem Bereich sind die Zeichen gesellschaftlicher Veränderung zu erkennen. Noch vor 15 Jahren wurde in Krankenanstalten grundsätzlich hinter geschlossenen Türen und unter Ausschluss der Angehörigen geboren und gestorben. Heute ist die Anwesenheit des Vaters bei der Geburt eine Selbstverständlichkeit, doch die meisten Sterbenden sterben noch immer allein. Die Möglichkeit, einen lieben Menschen bis zuletzt zu begleiten, ist viel zu wenig bekannt, begleitende Angehörige erfahren zu wenig Hilfe und Unterstützung und werden oft völlig alleingelassen (siehe „Bis zur letzten Stunde ...").

Manche Patienten sterben für uns überraschend, bei den meisten wissen wir, dass sie bald sterben werden. Wir verständigen dann alle uns bekannten Angehörigen. Viele kommen noch einmal, um Abschied zu nehmen. Zu der Person, die den Sterbenden begleiten will, halten wir durch die ganze letzte Zeit sehr engen Kontakt. In unserem Haus besteht die Möglichkeit, dass sich die nächsten Bezugspersonen für ein paar Stunden mit dem Sterbenden in einen anderen Raum zurückziehen. Es gibt immer wieder Angehörige, die gerne Gebrauch davon machen. Viele andere bleiben lieber im vertrauten und beruhigenden Verband der Station und sind froh, in dieser Situation nicht allein sein zu müssen.

Manche Angehörige meinen, nun Tag und Nacht bei dem Sterbenden ausharren zu müssen, um den Augenblick des Todes nicht zu versäumen. Dabei

überfordern sie sich, ohne dem Sterbenden etwas Gutes zu tun, grenzenlos. Wir bitten sie dann, nach Hause zu gehen und zu schlafen und versprechen, sie sofort zu verständigen, wenn sich der Zustand dramatisch verschlechtert. Der Tod lässt sich nicht befehlen, er lässt oft lange auf sich warten. Tritt er schließlich ein, ist der Begleitende u.U. gerade für einen Augenblick eingenickt oder er musste zur Toilette gehen, die Schwester musste einen anderen Patienten versorgen, der Arzt wurde weggerufen. Es gibt Sterbende, die den letzten Schritt alleine tun wollen; es gelingt ihnen immer. Teilt uns ein Mensch mit seiner Körpersprache eindeutig und unmissverständlich mit, dass er keine Begleitung wünscht, so muss auch das respektiert werden. Wir sprechen dann ausführlich mit den Angehörigen und erklären Ihnen diesen Wunsch. Sie besuchen den Sterbenden, bleiben eine Weile, dann bitten wir sie, ihm wieder die Ruhe, die er sich wünscht und braucht, zu gewähren. Begleitende Angehörige vertrauen im Allgemeinen bereitwillig unserer Erfahrung und nehmen in dieser schweren Zeit gerne unsere Führung an. Es gibt zum Glück keine Verhaltensvorschriften für die Sterbephase. Entscheidend ist es, für die Bedürfnisse des Sterbenden offen zu bleiben und darüber hinaus der eigenen Intuition zu vertrauen (siehe „Bis zur letzten Stunde ...").
Nach dem Tod haben die Angehörigen die Möglichkeit, in unserem Verabschiedungsraum in Ruhe von dem Verstorbenen Abschied zu nehmen. Damit ist unsere Rolle aber nicht immer zu Ende. Für die „Zeit danach" bieten wir den Angehörigen Nachgespräche an. Das Angebot wird nicht sehr oft und manchmal erst nach Monaten angenommen. Diejenigen, die darauf zurückkommen, sind sehr dankbar dafür, dass es diese Möglichkeit gibt und bedanken sich herzlich für unsere Hilfe.

Was ist Lebensqualität?

Martina Schmidl

DEFINITION DER LEBENSQUALITÄT

Lebensqualität in der Medizin bedeutet „die vom Patienten selbst erlebte Befindlichkeit und Funktionsfähigkeit, die Fähigkeit, Rollen im täglichen Leben zu übernehmen und die Alltagstätigkeiten zur Zufriedenheit auszuführen. Zusammenfassend definiert, bezeichnet Lebensqualität das Gesamte der körperlichen, psychischen, sozialen und funktionalen Aspekte von menschlichem Erleben und Verhalten, wie sie von der Person selbst geäußert werden. Wichtig ist, dass die Person selbst gefragt wird" (1).

Was bedeutet das für unsere Patienten, die aufgrund ihres hohen Lebensalters, ihrer körperlichen Beeinträchtigungen und Krankheiten, dem Verlust an Autonomie und vielen anderen Verlusten ein für unser Empfinden sehr reduziertes Leben leben müssen?

Und was bedeutet diese Definition der Lebensqualität für Patienten, die aufgrund ihrer fortgeschrittenen Demenz keine für uns verständlichen verbalen Äußerungen mehr über ihr Befinden machen können?

Kann das Leben für diese alten Menschen noch „Qualität" haben, wenn kaum mehr etwas funktioniert, wenn Körper und Geist ihnen in wesentlichen Bereichen ihren Dienst aufgesagt haben?

Da unsere hochbetagten mittel bis schwer dementen Patienten uns meist nur spärliche, oft sogar nur indirekte Hinweise über ihr Wohlergehen geben können, sind wir oft fast ausschließlich auf nonverbale Signale angewiesen. In den letzten Jahren haben wir uns daher intensiv damit beschäftigt, auf diese, von unseren Patienten ausgesandten, indirekten Zeichen zu achten, darauf zu reagieren und sie genau zu dokumentieren.

Wie geht es diesem speziellen Menschen? Was braucht er gerade jetzt, in dieser speziellen Situation? Das sind die Fragen, die uns am meisten beschäftigen und die am schwierigsten zu beantworten sind. Mit zunehmender Erfahrung gelingt es uns immer besser, darauf Antworten zu finden, die wir in gezielte Maßnahmen umsetzen können. Die Voraussetzungen dafür sind viel Zeit und Geduld. Die Königswege zu gegenseitigem Verstehen zwischen Betreuern und Betreuten sind eine einfühlsame und wertschätzende Kommunikation und die genaue Verhaltensbeobachtung. Daneben kann oftmals auch die sorgfältige Erkundung biographischer Daten sehr hilfreich sein.

Gibt es Lebensqualität für Hochbetagte?

Wenn alte Menschen im Pflegeheim aufgenommen werden, stecken sie zumeist in einer tiefen Lebenskrise. Körperlich und seelisch in einer trostlosen Verfassung, sehen sie sich mit einer Reihe von einschneidenden Veränderungen in ihrem Leben konfrontiert.

Die Erkenntnis, dauerhaft auf fremde Hilfe angewiesen zu sein, das vertraute Zuhause verlassen zu müssen, um sich für den Rest des Lebens einer Institution auszuliefern, ist trostlos genug. Wie soll ein ohnedies schon an Leib und Seele geschwächter, alter Mensch der Herausforderung, sein Leben unter diesen Voraussetzungen neu zu definieren, gewachsen sein?

Die Aufnahme im Pflegeheim ist meist nur das letzte Glied in einer Kette schockierender Ereignisse und Verluste. Sehr oft sind vorher in rascher Folge die tragenden Säulen, aus denen sich das eigene Selbstverständnis, die Stellung in der Umwelt und nicht zuletzt auch der Sinn des Lebens definieren, zusammengebrochen. Ein Verlusterlebnis folgte dem anderen:

- der Verlust des Partners,
- der Freunde,
- des sozialen Zusammenhangs,
- der Gesundheit,
- der Autonomie,
- der Wohnung,
- der Hobbys, die Halt und Beschäftigung gaben,
- des Haustiers ...

Die Liste ließe sich beliebig verlängern.

Erschreckt fragen wir uns im Stillen, ob, was da übrigbleibt, überhaupt noch „ein Leben" ist und stellen uns vor, wie es uns wohl selber in dieser Situation ginge. Angesichts dieses, aus der Sicht des weitgehend gesunden, noch jüngeren Menschen stark reduzierten Lebens ergibt sich fast zwangsläufig die Frage:

Ist ein lebenswertes Leben unter diesen Voraussetzungen
überhaupt noch möglich?

Bei dem Versuch, darauf zu antworten, müssen wir uns gezielt bewusst machen, dass wir – die wir mitten im Leben stehen – nicht von unserer eigenen aktuellen Lage ausgehen dürfen, wenn wir auf die Befindlichkeit von Menschen schließen wollen, die aus einer anderen Zeit kommen, sich in einer völlig anderen Situation befinden und an ihre Lebensqualität daher einen ganz anderen Maßstab anlegen.

Unsere Bedürfnisse und die Bedürfnisse eines Hochbetagten, der Schmerzen hat, schlecht sieht, schlecht hört, sich müde, erschöpft und einsam fühlt, haben so gut wie nichts gemeinsam. Zu dieser sehr unterschiedlichen Ausgangslage kommt dann noch die aktuelle Situation eines alten Menschen hinzu, der innerhalb von kurzer Zeit mehrmals im Spital, dann in die Aufnahmestation des Pflegeheims aufgenommen wurde, nun rasch darauf schon wieder übersiedeln muss, um sich endlich wütend, verzweifelt und völlig durcheinander in einer Station wiederzufinden, in der er vermutlich bleiben darf.

Die wichtigsten Punkte, in denen sich das Leben der Menschen, die wir betreuen, von unserem Leben unterscheidet sind:

- Alter und gegenwärtiger Lebensabschnitt,
- Gesundheitszustand,
- psychischer Zustand,
- geistiger Zustand,
- Verarbeitungskapazität, Kraft und Energieniveau,
- sozialer Zusammenhang,
- Selbständigkeit,
- Wohnsituation,
- Aktivitäten (Kultur, Freunde, Sport, Hobbys ...),
- Aktionsradius,
- Status in der Gesellschaft,
- Kommunikationsfähigkeit,
- Selbstwertgefühl.

Noch ein paar Bemerkungen zu den letzten beiden Punkten:
Die Kommunikationsfähigkeit eines Menschen ist stark von der Funktion seiner Körperorgane und von seinem geistigen Zustand mitbestimmt: Wer sich nicht mehr zu einem potentiellen Gesprächspartner hin bewegen kann, weil seine Beine zu kraftlos sind, ist von vornherein von vielen Gemeinsamkeiten ausgeschlossen. Schlechtes Hören und Sehen und nachlassende

Gedächtnisleistung sind kaum überwindbare Handicaps. Ist zudem die Sprache undeutlich geworden, das Sprechtempo verlangsamt und das Finden des richtigen Wortes langwierig, reagieren Jüngere mit Ungeduld, versuchen die Begegnung abzukürzen, besser noch, ihr ganz aus dem Weg zu gehen.

Hinzu kommt, dass eine Reihe peinlicher körperlicher Gebrechen im hohen Alter das Selbstwertgefühl bedrohen:

- Inkontinenz,
- zittern (kleckert und schmatzt beim Essen),
- Vergesslichkeit,
- „Hässlichkeit" der äußeren Erscheinung,
- Verschmutzung (sieht nicht mehr, dass zum Beispiel Bluse oder Hände nicht sauber sind),
- Langsamkeit (hält andere auf).

Das, was wir Jüngeren unbedingt für unser Wohlergehen zu brauchen glauben, zum Beispiel die Unterbringung in einem Einbettzimmer, die unserem Lebensstandard entsprechende Hotelqualität oder unsere ungestörte Mobilität, ist für die Befindlichkeit unserer Patienten meistens gar nicht so wichtig. Für sie stehen andere Bedürfnisse im Vordergrund: Die respektvolle und wertschätzende Haltung der Betreuer, das Gefühl, in der eigenen Schwäche und Hilflosigkeit angenommen, in Ohnmacht und Verzweiflung verstanden zu werden, geduldig und in einem, dem eigenen Zeitgefühl angemessenen Tempo gepflegt zu werden, menschliche Wärme und Zuwendung etc.

Unsere Beobachtung, dass Befindlichkeit und Lebensqualität sehr individuelle und subjektive Empfindungen sind, wird von Lebensqualitätsforschern bestätigt:

Objektive Lebensbedingungen sind mit der empfundenen Lebensbedingung oft nur wenig assoziiert. „Subjektive Wahrnehmungen sollten als wahr gelten, wenn sie authentisch sind und sich insbesondere auf das Verhalten auswirken" (2).

Das heißt: Weder der objektive Zustand noch die objektiven Lebensbedingungen sind maßgeblich für die subjektiv erlebte Lebensqualität, sondern die Art und Weise, in der ein Individuum seinen Zustand und seine Lebensbedingungen selbst empfindet.

Unsere vornehmste Aufgabe muss es daher sein herauszufinden, welche individuellen Wünsche und Bedürfnisse, Ängste und Sorgen die Menschen

haben, die wir betreuen sollen. Das gelingt nur unter einer Voraussetzung: Wir müssen erst ihr Vertrauen erlangen, ehe wir ihnen helfen können. Vertrauen bekommt man nicht geschenkt! Wir können es nur gewinnen, wenn es uns gelingt, gut mit unseren Patienten zu kommunizieren und so eine tragfähige Beziehung zu ihnen herzustellen.
Dazu gehört an erster Stelle das aufmerksame Zuhören.
Wird ein Patient aufgenommen, besteht seine Welt zuerst aus vielen Fragezeichen. Seit wir den alten Menschen näher gerückt und sensibler für ihre indirekten Hilferufe geworden sind, ist mir bewusster, wie viele Fragen ich in den ersten Tagen der Eingewöhnung höre:

- „Was geschieht jetzt mit mir?"
- „Muss ich jetzt immer Schmerzen haben?"
- „Muss ich wieder fort von hier?"
- „Warum kann ich nicht nach Hause?"
- „Ich schäme mich so, dass ich ins Bett mache."
- „Ich komme mir so sinnlos vor. Ich kann nichts mehr alleine machen."
- „Ich bin so alleine. Ich weiß nicht, was ich machen soll. Ich kann nicht mehr lesen und beim Fernsehen verschwimmt mir alles vor den Augen."
- „Ich kann nicht einmal mehr alleine auf die Toilette gehen."
- „Selbst beim Waschen und Umdrehen im Bett brauche ich Hilfe. Ich bin zu nichts mehr gut. Ich gehöre schon unter die Erde."
- „Habe ich auch alles bezahlt? Ich will nichts schuldig bleiben."
- „Kann ich auch sicher hier bleiben? Meine Rente ist doch so klein. Und was geschieht mit mir, wenn ich nicht mehr zahlen kann?"
- „Alle meine Freunde sind auf dem Friedhof. Ich habe niemanden mehr."

Wir spüren: Denken und Fühlen dieser Menschen werden von Resignation, Verlust des Selbstwertes, Stress, Einsamkeit, dem Hang sich zurückzuziehen, Depression und Angst bestimmt.

Welche Bedürfnisse haben diese verunsicherten und entwurzelten Hochbetagten?

Die Antwort darauf geben sie uns selbst durch ihr Verhalten, durch ihre Fragen und Aussagen.
Die Patienten wünschen sich:

1. **Linderung von quälenden Symptomen wie zum Beispiel**
- Schmerzen,
- Atemnot,
- Brechreiz,
- Hautjucken,
- Angst,
- Depression,
- Obstipation/Diarrhoe ...

2. **Sicherheit**

Es ist wichtig für sie zu wissen:
- Es ist immer verlässlich jemand da, wenn ich Hilfe brauche.
- Ich kann hier bleiben, wenn ich will und so lange ich will.
- Ich kann fragen, was mit mir geschieht und ich bekomme eine Antwort, die ich verstehen kann.
- Ich bleibe nichts schuldig, es ist alles bezahlt.

3. **Akzeptanz**
- Ich kann so sein wie ich bin, ich werde mit all meinen Beschwerden, meiner Hilfsbedürftigkeit, meiner Schwäche und meinen Behinderungen akzeptiert.
- Ich brauche mich wegen meiner Unzulänglichkeiten und Gebrechen nicht zu schämen.
- Ich spüre, dass meine Betreuer Geduld haben und ich habe Zeit genug, Worte für meine Bedürfnisse zu finden und brauche mich dabei nicht zu hetzen.
- Ich kann so gut es geht selbst bestimmen, was ich will.
- Es wird mir geholfen, meine Selbständigkeit zu erhalten oder wieder zu erlernen, und ich werde nicht immerzu in irgendwelche Ordnungen gezwungen.
- Es ist Platz für meine speziellen Bedürfnisse.
- Ich darf meine Gefühle ausdrücken, wie und wann ich will.

4. **Geborgenheit**

Sie kann nur entstehen, wenn Sicherheit und Akzeptanz bereits garantiert sind.

- Ich werde respektvoll behandelt.
- Ich spüre menschliche Zuwendung, Nähe und Wärme (Wortwahl, Stimmlage, Berührungen, Ausstrahlung ...).
- Ich darf meine Beschwerden, Wünsche, Sorgen und Kümmernisse äußern, und ich werde ernst genommen.
- Wir suchen gemeinsam nach Lösungen von Problemen.

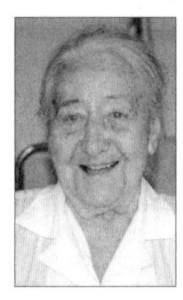

Zusammenfassend kann man sagen, dass die Lebensqualität unserer Patienten stark von unserer Fähigkeit abhängt, eine tragfähige Kommunikation herzustellen. Wenn unsere Patienten spüren, dass wir ihnen einfühlsam und verständnisvoll zuhören, werden sie sich öffnen. Nur auf dieser Basis kann eine Atmosphäre der Wärme, der Geborgenheit, des Vertrauens und der Sicherheit wachsen, nur dann können wir den Menschen, die uns anvertraut sind, helfen, ihnen unnötiges Leid ersparen und ihnen ein würdiges und lebendiges Leben bis zuletzt ermöglichen.

Wenn das gelingt, ist gute Lebensqualität auch für chronisch kranke und behinderte Hochbetagte möglich.

DEMENZ UND LEBENSQUALITÄT

Glaubt man landläufigen Meinungen, schließen Demenz und Lebensqualität einander aus:
„Dement zu sein, das ist das Schrecklichste!"
„Alles, nur nicht dement werden!"
„So ein Leben sollte einem erspart werden!"
Vor dem geistigen Auge erscheinen barfuss und im Nachthemd herumirrende, geängstigte, schreiende, aggressive, mit erloschenen Augen trostlos in sich gekehrte alte Menschen. Ein Bild, das sehr oft der Realität entspricht.
Gute Lebensqualität auch für Demente? Ist dieses Ziel nicht allzu hoch gesteckt? Auf den ersten Blick muss es so scheinen; diese Menschen sind ja offenbar nicht einmal mehr imstande, sich mitzuteilen oder uns auf irgendeine andere „vernünftige" Weise ihre Situation verständlich zu machen.
Auch für Demente gilt alles das, was bereits über Hochbetagte und ihre Bedürfnisse gesagt wurde. Bei ihnen kommt aber zusätzlich zu all den Be-

schwerden des hohen und höchsten Lebensalters auch noch die Unsicherheit der mangelhaften Orientierung dazu.

Meistens haben diese Patienten noch viel schwerere Zeiten hinter sich als „normale" Hochbetagte. Schon in der Zeit vor ihrer Aufnahme im Pflegeheim waren sie ständig durch ihre zunehmende Verwirrtheit überfordert, hatten wegen ihres auffälligen Verhaltens und häufigen Versagens von ihrer Umgebung Ablehnung erfahren und waren daher in ihrem Selbstwertgefühl stark beeinträchtigt. Da es auch schon vor ihrer Aufnahme schwierig war, Kontakt zu ihnen herzustellen, lebten sie meist schon länger sozial isoliert und vereinsamt.

Wie können wir herausfinden, was diese Menschen brauchen?

Der Weg zum Du öffnet sich nur, wenn es uns erst einmal gelingt, in Beziehung zu treten. Sehr rasch stellt sich dabei heraus:

- Bei dementen Personen hat funktionierende Kommunikation einen noch höheren Stellenwert als bei anderen Hochbetagten. Sie ist die unverzichtbare Voraussetzung für eine gute Betreuung.
- Auch diese Patienten teilen uns verbal und vor allem nonverbal mit, was sie sich wünschen.

Durch sorgfältige Beobachtung haben wir gelernt:

- Demente brauchen unbedingt die Anwesenheit anderer Menschen!
- Auch mit schwer dementen Patienten lässt es sich gut „plaudern" und man kann sich gegenseitig verstehen. Wir merken, dass bereits die ruhige, freundliche Stimme auf viele Patienten beruhigend wirkt.
- Das Annehmen des Menschen, so wie er ist, aufmerksames Zuhören und Ernstnehmen führen bei den meisten Dementen zu Entspannung. Da diese Patienten sich nicht sehr lange konzentrieren können, genügen oft einige Minuten – diese aber öfter über den Tag verteilt –, um Vertrauen und Entspannung zu bewirken.

Demente leben in ständiger Unsicherheit. Sie brauchen daher Menschen, denen sie Fragen stellen können, zum Beispiel „Ist alles in Ordnung zu Hause mit dem Mann, den Kindern?", „Wo bin ich hier?", „Worauf warte ich hier eigentlich?", „Habe ich heute schon etwas gegessen?" etc. Das Gefühl, dass jemand da ist, der den Überblick hat, der weiß, was geschieht, der einem das Gefühl gibt, in dieser schrecklichen Ungewissheit nicht alleine zu sein, beruhigt und gibt Sicherheit. Sie müssen die vertrauten Stimmen hören, um sich zurechtfinden zu können.

So wird auch die Unruhe verständlich, wenn demente Patienten niemanden hören oder sehen:
Durch Rufen und Schreien (zum Beispiel Hallo! Hilfe! Polizei!) versuchen sie, andere Menschen zu erreichen, die ihnen die ersehnte Sicherheit und Orientierung geben können. Offenbar ist es eines ihrer wesentlichsten Bedürfnisse, zu wissen, dass jemand da ist. Wie wichtig die Anwesenheit anderer für sie ist, spüren wir auch an ihrer großen Dankbarkeit für die Zeit und die Zuwendung, die wir ihnen geben. Das Grundbedürfnis nach der Nähe anderer erklärt auch das Unbehagen dementer Patienten, wenn sie in Einzelzimmern untergebracht werden.
Uns gelingt es immer besser, den Rückzug, den viele unserer Patienten, in ihrem Gefühl der Verlassenheit und Verlorenheit, aus Verzweiflung und Resignation angetreten haben, durch eine, durch gute Kommunikation ermöglichte, tragfähige Beziehung zu stoppen, bzw. bis zu einem bestimmten Grad sogar rückgängig zu machen.
Da Demente ständig Orientierungshilfen brauchen, fühlen sich die meisten unserer Patienten in der Gruppe sehr geborgen. Sie sind am entspanntesten und fröhlichsten, wenn sie mit anderen Menschen zusammen sein können. Beim gemeinsamen Singen, Lachen und Sprechen öffnen sich auch diejenigen, die sonst eher verkrampft und scheu sind. Bei Gruppenaktivitäten lächeln einige Patienten zum ersten Mal, zeigen erstmals Anteilnahme an anderen Menschen oder bekunden ihr Interesse an einer Tätigkeit. Sie sind nicht nur dabei, sie machen mit!
Die Patienten werden bei gemeinsamen Festen selbstsicherer und reaktivieren alte Verhaltensmuster: Sie essen plötzlich wieder mit Besteck, kümmern sich um andere, bieten einander Speisen an und prosten einander zu. Mit einem Wort, sie beginnen wieder mitzuleben!
Gute Kommunikation mit Dementen ist ohne Berührungen nicht denkbar. Demente Menschen brauchen auch die körperliche Gewissheit, dass sie nicht alleine sind. Sie brauchen Halt im eigentlichen Sinne: jemanden, der sie hält, an den sie sich halten, an dem sie sich anhalten können. Erst diese physische Präsenz gibt ihnen Sicherheit.
Sie halten uns fest, umarmen oder streicheln uns, lächeln uns an, machen uns Komplimente, alles, damit wir nicht weggehen und sie in Einsamkeit und Angst zurücklassen.
Wenn ihnen etwas nicht passt, wenn sie sich unverstanden und einsam fühlen stoßen sie uns weg, schreien um Hilfe und beschimpfen uns. Sie schließen die Augen, drehen sich weg, stellen sich tot ... Das Repertoire ist groß.
Ein weiteres wichtiges Bedürfnis dementer Menschen ist, ihre Gefühle ausdrücken zu dürfen. Das gelingt Ihnen am leichtesten, wenn man ihnen auf

der Gefühlsebene begegnet und durch gute Gesprächsführung die Türen in ihr Inneres offen hält. Auch durch Musik, Gesang, Tanz usw. gelingt der Zugang auch zu mittel bis schwer dementen Menschen meist recht leicht. Zusätzlich versuchen wir von den Patienten biografische Daten über Herkunft, Beruf, Familie etc. herauszufinden. Oft ist es uns mit Hilfe dieser Informationen leichter möglich, Kontakt zu einem Patienten herzustellen.
Diese Entwicklung zur „Rückkehr ins Leben" zu initiieren, ihr Fortschreiten zu beobachten und zu unterstützen, macht uns große Freude.
Das sind unsere Erfolgserlebnisse, das sind die Momente, die uns Kraft geben und auf die wir uns dann besinnen, wenn wir einmal kaum Kontakt zu einem Patienten herstellen können.
Für uns bedeutet auch aus diesen Gründen die möglichst gute Lebensqualität unserer Patienten zugleich einen Gewinn an Lebensqualität für uns selbst.

EVALUIERUNG VON LEBENSQUALITÄT

Seitdem wir gelernt haben, wie man mit Hochbetagten und Dementen in Kontakt treten und kommunizieren kann, erkennen wir ihre Beschwerden, Bedürfnisse und Sorgen immer genauer. Wir können daher heute viel individueller und gezielter als früher auf unsere Patienten eingehen. Durch wertschätzende und einfühlsame Begleitung gelingt es uns immer besser, eine Atmosphäre des Vertrauens und der Geborgenheit zu schaffen.
Nicht nur wir selber, sondern auch Besucher, Praktikanten und Angehörige bemerken die entspannte und ruhige Atmosphäre, die zufriedene Ausstrahlung der Patienten und die häufigen herzlichen Kontakte zwischen uns und den von uns betreuten Menschen. Viele Patienten sprechen jetzt miteinander, helfen sich gegenseitig oder gehen zusammen spazieren. Sorge um den Mitpatienten oder liebevolle Berührungen sind keine Seltenheit mehr.
Wir sehen und spüren täglich, dass sich die Lebensqualität der Patienten durch den respektvollen und wertschätzenden Umgang, durch die individuelle medizinische und pflegerische Behandlung und durch die vielen anderen in den verschiedenen Beiträgen dieses Buches beschriebenen Maßnahmen deutlich verbessert hat.
Es ist erfreulich zu sehen und zu fühlen, dass das, was man tut, Sinn hat, dass angepeilte Ziele in erreichbare Nähe rücken und die Lebensqualität unserer Patienten heute tatsächlich viel höher ist als noch vor einigen Jahren. Wir schauen den alten Menschen ins Gesicht und sehen, dass es ihnen

besser geht; auch Angehörigen und Besuchern fallen die Veränderungen auf. Aber das alles sind lediglich subjektive Eindrücke und noch keine Beweise!

Wie können wir unsere Erfolge auch für andere sichtbar machen und objektivieren?

Die gängigen Fragebögen zur Erhebung der Lebensqualität sind für unsere Patienten ungeeignet. Etwa 60-70% der Patienten der Abteilung sind mittel bis schwer dement und können

- Fragen oft inhaltlich nicht verstehen,
- gar nicht oder für uns nicht verständlich sprechen,
- keine in dem gewünschten Sinne „sinnvolle" Antwort geben,
- sich oft nicht merken, was sie gesagt haben und unter Umständen hintereinander gegensätzliche Antworten zur gleichen Frage geben.

Daher kommt nur eine Fremdbeurteilung zur Messung der Lebensqualität in Frage. Eine Recherche im Internet ergab keine für uns verwertbaren Instrumente.

Wir haben uns daher dazu entschließen müssen, selber ein Instrument zu entwickeln.

Unser Ausgangspunkt war, dass nur das Verhalten der Patienten uns darüber Aufschluss geben kann, wie es ihnen geht.

Von Mai 1998 bis April 1999 beobachteten und dokumentierten Pflegepersonal, Therapeuten und Ärztin (etwa 13 Experten) systematisch Verhalten und Verhaltensänderungen an 32 dementen Patientinnen ihrer Station. Daraus entstand die „BCB-Liste" („Behaviour and Changes of Behaviour-Liste"). Diese Checkliste besteht aus 65 Items, die 14 Begriffskategorien (zum Beispiel Sprache, Stimmung, Mobilität) logisch zugeordnet sind.

Da wir weder über das Fachwissen noch über die notwendigen personellen Ressourcen verfügen, um ein valides Instrument zur Messung der Lebensqualität bei hochbetagten dementen Personen zu entwickeln, war es ab diesem Zeitpunkt notwendig, Experten zu Rate zu ziehen.

Wir konnten folgende Experten für unser Projekt interessieren:

- Prof. Dr. Franz Porszolt (Universitätsklinik Ulm, BRD),
- Prof. Dr. Martin Eisemann (Universitätsklinik Tomsø, Norwegen),
- Univ. Doz. Dipl. psych. Dr. Eva Greimel (Universitätsklinik Graz),

- Dr. Jörg Sigle (Kunstvolle EDV und Elektronik Freudenstein, Freudenstein BRD).

Im Juni 1999 erarbeiteten wir gemeinsam mit den vier Experten folgendes Untersuchungsdesign:

1. Teil

Klinischer Teil:
Von Ärzten und Pflegepersonen der Abteilung geleistet.

(a) Einschlusskriterium: Diagnose Demenz (ICD-10)

(b) Messung der gesundheitsbezogenen Lebensqualität:

- Demenzgrad: GDS (Global Deterioation Scale), BCRS (Brief Cognitive Rating Scale)
- Spitzer Index
- ATL (Aktivitäten des täglichen Lebens): Barthel Index
- Reaktivierungsstufen GZW

(c) „BCB-Liste"

Wissenschaftlicher Teil:
Von den vier Wissenschaftlern geleistet

(a) Psychometrische Bearbeitung der vorläufigen „BCB-Liste"

(b) Validierung der endgültigen Liste mit Hilfe der erhobenen Tests

2.Teil

(a) Testen der endgültigen (reduzierten) Liste an vergleichbaren Patientenkollektiven

(b) Auswertung der Ergebnisse

Im November 1999 begannen wir mit den Erhebungen an der Abteilung: Jeweils ein Arzt und eine Pflegeperson erhoben elektronisch an jedem in die Studie aufgenommenen Patienten folgende Daten:

Ärzte:

(a) ICD-10

(b) Demenztests (GDS, BCRS)

(c) Spitzer-Index

(d) „BCB-Liste"

Pflegepersonen:

(a) Barthel-Index

(b) Reaktivierungsstufen des GZW

(c) „BCB-Liste"

Bis Oktober 2000 wurden insgesamt 771 Erhebungen (389 von Ärzten, 382 von Pflegepersonen) vorgenommen, davon 258 Ersterhebungen. Bei Testwiederholungen wurden mindestens 14 Tage Abstand zwischen zwei Erhebungen eingehalten.

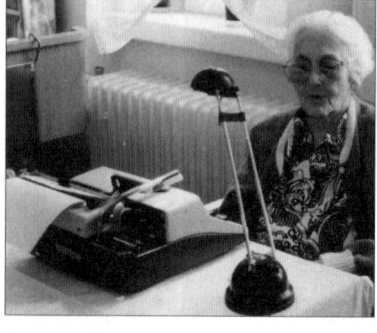

Vorläufige Ergebnisse deuten darauf hin, dass sich emotionale Aspekte stärker auf die Lebensqualität dementer alter Menschen auswirken als körperliche. Die Faktorenanalyse aller erhobenen Daten ergab fünf Faktoren (Kommunikation, negative Affekte, Akzeptanz von Körperkontakt, Aggressivität, Mobilität) mit außerordentlich hoher innerer Konsistenz. Infolgedessen konnten die ursprünglichen 65 Items auf 41 reduziert werden.

Wir hoffen, dass uns das Testverfahren in Zukunft in die Lage versetzen wird, den Erfolg unserer Arbeit zu objektivieren, zum Beispiel unterschiedliche Betreuungskonzepte und/oder medikamentöse Einflussnahmen miteinander zu vergleichen. Zuerst sollte das neue Messinstrument aber noch in einer Multicenterstudie überprüft werden. Die Sicherung der Finanzierung dieser Studie stellt uns derzeit leider vor ein kaum lösbares Problem.

Warum uns das Projekt so wichtig ist

- Mit einem international anerkannten Instrument wird es uns erstmals möglich sein, schlüssige Aussagen über die Lebensqualität unserer Patienten zu machen.

- Ein derartiges Instrument wird von großer Bedeutung für die Qualitätssicherung und Qualitätskontrolle unserer Arbeit sein.

- Das neue Instrument wird uns in die Lage versetzen, unterschiedliche Betreuungskonzepte bzw. medikamentöse Maßnahmen unter dem Aspekt der Lebensqualität der Betreuten bzw. Behandelten zu überprüfen und zu vergleichen.

- Das Instrument wird uns in die Lage versetzen, Behandlungsoptionen, die uns aus ökonomischen Gründen (billiger, personalsparender ...) nahegelegt werden, die aber negative Auswirkungen auf die Lebensqualität unserer Patienten haben, aus ethischen Gründen zurückzuweisen.

Literatur

(1) Bullinger, M.: „Lebensqualitätsforschung", Verlag Schattauer, 1997
(2) Bott, U.: „Methoden zur Messung der Lebensqualität bei Patienten mit Diabetes mellitus", Forum Kritische Diabetologie, Universität Düsseldorf, 2000

Nachwort: Den eigenen Tod sterben dürfen

Lebensqualität und Spiritualität in der palliativen Geriatrie

Andreas Heller

Es gibt kaum noch einen „guten Tod", meinte Rainer Maria Rilke in einer dichterischen Ahnung zu Beginn des letzten Jahrhunderts (1912). Mit bitter-sehendem Unterton formulierte er zynisch in den „Aufzeichnungen des Malte Laurids Brigge":

> „Jetzt wird in 559 Betten gestorben. Natürlich fabrikmäßig. Bei so enormer Produktion ist der einzelne Tod nicht so gut ausgeführt, aber darauf kommt es auch nicht an. Die Masse macht es. Wer gibt heute noch etwas für einen gut ausgearbeiteten Tod? Niemand. Sogar die Reichen, die es sich leisten könnten, ausführlich zu sterben, fangen an, nachlässig und gleichgültig zu werden; der Wunsch, einen eigenen Tod zu haben, wird immer seltener. Eine Weile noch, und er wird ebenso selten sein wie ein eigenes Leben, fertig, man hat es nur anzuziehen. Man will gehen, oder man ist gezwungen: nur keine Anstrengungen: Voilà votre mort, monsieur. Man stirbt, wie es gerade kommt; man stirbt den Tod, der zu der Krankheit gehört, die man hat (denn seit man alle Krankheiten kennt, weiß man auch, dass die verschiedenen letalen Anschlüsse zu den Krankheiten gehören und nicht zu den Menschen). In den Sanatorien, wo ja so gern und mit so viel Dankbarkeit gegen Ärzte und Schwestern gestorben wird, stirbt man einen von den an der Anstalt angestellten Tode; das wird gern gesehen".
> R.M. Rilke, Die Aufzeichnungen des Malte Laurids Brigge, in: Werke, Bd. III, 1: Prosa, Frankfurt 1980, 113-114.

Der eigene Tod ist so selten wie ein eigenes Leben geworden. Menschen, denen vielleicht nur wenig eigenes Leben möglich war, sterben einen eigenen Tod. Von diesen menschheitsalten Themen handelt dieses Buch.
Auf den ersten Blick wird die alltägliche, medizinisch-pflegerische und therapeutische Arbeit auf der palliativmedizinischen Geriatrie im größten Pflegeheim Europas beschrieben. Alte Menschen leben, liegen dort, verwirrt und dement, wach und aufmerksam, müde und anteilnehmend, sterbend. Ein Team, das sich um sie kümmert, das mit ihnen arbeitet, das behandelt, begleitet, betreut, das versorgend-fürsorgend da ist. Das ist sehr viel. Das unterscheidet von vielen anderen sog. geriatrischen Langzeitpflegeeinrichtungen. Immer noch gilt die Geriatrie als Ausgedinge in der me-

dizinischen und pflegerischen Laufbahn. Pflegeheime sind das Ende der Versorgungskette, die Gettos der modernen Gesellschaft.
Im Schatten einer Wellnessgesellschaft der Starken, Gesunden und Kräftigen, mit Schwachen, Kranken, dahindämmernden Frauen und Männern zu leben und zu arbeiten, das ist für viele das Letzte, das Allerletzte. Und tatsächlich geht es hier um wesentliche Fragen, Themen des menschlichen Lebens, um Schmerz, Leiden und Sinn, um Dankbarkeit und Liebe, um Gebrochenheit, Leben, Sterben und Tod, und es geht um Schmerztherapie, um Validation, um basale Stimulation, um Physiotherapie ..., eben um eine Einführung in das breite Feld der Palliativen Geriatrie, um die praktische und theoretische Grundlegung eines neuen und zweifelsfrei wichtiger werdenden „interdisziplinären Faches".
Auf den zweiten Blick, beim verweilenden Lesen, beim Innehalten, geraten Menschen in den Blick, Gesichter werden lebendig und ihre Lebensgeschichten. Es entsteht ein neues Bild von der Versorgung älterer Menschen, das berührend beeindruckt.
In allem Erzählen, im Beschreiben und Reflektieren spürt man „etwas". Die Menschen, die hier handelnd geschrieben haben, das „therapeutische Team", verbindet etwas miteinander und mit den Menschen, die ihnen anvertraut sind, die ihnen zugeschoben wurden. Ihr Tun und Denken, ihr Handeln und Fühlen, ihre „palliative Haltung" wird von einem heiligen Respekt, einer Ehrfurcht vor der Würde, der Einmaligkeit und Andersheit eines jeden Menschen geleitet. Ja, es ist mehr als die philosophische Erwartung, den anderen, den Fremden um seiner selbst willen zu akzeptieren, die erlesbar ist. Es ist die praktizierte Erfahrung, die begründete professionelle Sicherheit inmitten von Leid und Schmerz, von Sprachlosigkeit und Einsamkeit auch Glück und Entspannung, Wärme und Beziehung leben und finden zu können, indem schmerzhaftes Klagen ausgehalten, Schmerzen fraglos gelindert werden, das zu Ende gehende Leben von Menschen gehalten, nicht aufgehalten wird.
Diese doppelte Haltung, dass differenziertes professionelles Handeln nicht distanziert und kalt sein muss und ein menschlich warmes Grundgefühl nicht im Gegensatz steht zu einem beruflichen Handeln auf hohem Niveau, beeindruckt. Menschen wird ermöglicht, sich mitzuteilen in dem, was sie wollen. Was Menschen brauchen, wie verletzte und gekränkte Würde wiederhergestellt wird, wird gesucht und gefunden. Die hehren Vorstellungen von Menschenwürde und Autonomie werden konkretisiert, übersetzt in Alltagshandeln.
Das Inspirierende, der belebende Geist, den dieses Buch atmet, die palliative Spiritualität, diese radikale und bedingungslose Selbstverpflichtung eines Teams von unterschiedlichen Menschen und Professionen, den einen

Menschen anzunehmen, aufzunehmen, man darf ganz alteuropäisch sagen – ihm zu dienen, prägt dieses Buch.
Auf den dritten Blick ist dieses Buch, das von alten Menschen in Wien handelt und der multidisziplinären Versorgung in ihren letzten Jahren, Monaten, Wochen und Tagen, ein Buch, das von unserem eigenen Altwerden, unserer Verwirrtheit, unseren letzten kleinen Wünschen und Sehnsüchten, unserem Sterben handelt. Ich kenne kein anderes Buch, das so facettenreich und ehrlich, so menschlich und in gewisser Weise kinderleicht in die guten und schlechten Tage des Alterns einführt. Wie unter einem Vergrößerungsglas wird darin unsere eigene mögliche Lebenszukunft erkennbar.
Erich Loewy hat einmal die Frage gestellt: Was wollen wir nicht, wenn wir alt, schwach und verwirrt sind? Sicherlich wollen wir nicht sinnlos leiden, keine Schmerzen haben, nicht hungern und dürsten, nicht frieren und nicht immer allein sein ... Was hilft, das Leben zu Ende zu leben, ist diese Möglichkeit einer umfassenden Teilhabe, dieses absichtslose Interesse von Mitmenschen an unserem Leben, diese offene und authentische Aufmerksamkeit (attentio, kein Attentat) von Menschen, die mitgehen, die da sind, vielleicht als Hintergrund, auch wenn wir nur noch schlafen wollen, embryonal verhockt und eingerollt, des Lebens müde, vielleicht auch lebenssatt.
Insofern führen diese Texte in die Gegenwart, in die Herausforderung, ein eigenes Leben zu führen, das Halt und Gestalt auch dadurch gewinnen kann, indem eine Schwäche für die Schwachen und das eigene Schwachsein mehr verbindet als jede Form der Selbstbehauptung. Vielleicht erwächst aus solcher Haltung ein gutes Leben und ein guter Tod.

Die Autorinnen und Autoren

Regina Arndorfer, DGKS, seit 1981 im GZW und in der Abteilung für Palliativmedizinische Geriatrie. Seit 1997 Stationsschwesternvertretung. Grundausbildung in Palliative Care, geprüfte Validationsanwenderin (ÖIV), Ausbildung in Reaktivierender Pflege, Ausbildung zur Praxisanleiterin.

Siegfried Binder, DGKP, seit 1982 im GZW in der Abteilung für Palliativmedizinische Geriatrie tätig, seit 1993 Stationsschwesternvertretung. Ausbildungen: Reaktivierende Pflege, Qualitätsmanagement-Koordinator im Gesundheitswesen (KAV), Qualitätsmanager im Gesundheitswesen (KAV).

Elisabeth Bonomo, Diplomierte Physiotherapeutin, seit 1984 im Geriatriezentrum in der Abteilung für Palliativmedizinische Geriatrie, daneben auch als freiberufliche Physiotherapeutin tätig. Absolventin des Interdisziplinären Palliativlehrgangs der Kardinal-König-Akademie, Wien; geprüfte Validationsanwenderin (ÖIV), Ausbildung in Basaler Stimulation. Fachspezifische Zusatzausbildungen in Lymphdrainage, Reflexzonentherapie, Nowo Balance.

Magdalena Breitenwald-Khalil, DGKS, seit 1992 im GZW tätig. Seit 1994 in der Abteilung für Palliativmedizinische Geriatrie, Stationsschwestern-Vertretung in der Palliativen Demenzstation mit Schwerpunkt Validation. Grundausbildung in Palliative Care, Geprüfte Validationsanwenderin (ÖIV), geprüfte Validationsgruppenleiterin (ÖIV).

Alfred Chladek, Dr. med., Arzt für Allgemeinmedizin, seit1989 im GZW, seit 1995 in der Abteilung für Palliativmedizinische Geriatrie tätig. Ausbildungen: Palliativlehrgang der Kardinal-König-Akademie in Wien, Palliativwoche für Ärzte I und II an der Mildred-Scheel-Akademie, Universitätsklinikum Köln, geprüfter Validationsanwender.

Eduard Falkner, Pflegehelfer, seit 26 Jahren im GZW tätig. Seit neun Jahren in der Abteilung für Palliativmedizinische Geriatrie, in der Palliativen Demenzstation mit Schwerpunkt Validation. Grundausbildung in Palliative Care, geprüfter Validationsanwender (ÖIV), Ausbildung in Basaler Stimulation.

Andrea Fink, dipl. Ergotherapeutin und Validationslehrerin, seit sechs Jahren im GZW in der Abteilung für Palliativmedizinische Geriatrie. Ausbildung in Palliative Care (Interdisziplinärer Palliativlehrgang der Kardinal-König-Akademie, Wien) und Nowo Balance.

Ursula Gutenthaler, DGKS, seit 1977 im GZW. Seit 1987 Stationsschwester in der Abteilung für Palliativmedizinische Geriatrie. Seit 1998 Leitung der Palliativen Demenzstation mit Schwerpunkt Validation. Laufende Fortbildung und persönliche Auseinandersetzung mit Schmerztherapie, Symptomkontrolle, Ethik, Kommunikation, Begleitung von sterbenden, dementen alten Menschen. Absolventin des interdisziplinären Palliativlehrgangs der Kardinal-König-Akademie in Wien. Geprüfte Validationsanwenderin (ÖIV), Ausbildung in Basaler Stimulation. Referentin im internationalen Universitätslehrgang für Palliative Care des IFF.

Herbert Haider, Pflegehelfer. Seit 1989 im GZW in der Abteilung für Palliativmedizinische Geriatrie. Seit 1990 in der Palliativen Demenzstation mit Schwerpunkt Validation tätig. Geprüfter Validationsanwender (ÖIV). Seit März 2000 im Ruhestand.

Marina Kojer, Dr. med. Dr. phil. (Psychologie), Ärztin für Allgemeinmedizin, seit 22 Jahren im GZW, seit 13 Jahren Abteilungsvorstand in der Abteilung für Palliativmedizinische Geriatrie. 1995-97 Leiterin des „Modellversuchs Sterbebegleitung" im GZW, seit 1995 Leiterin der Schmerzambulanz des GZW. Lehrbeauftragte im Internationalen Universitätslehrgang Palliative Care des IFF.

Julia Kozlak, DGKS, seit 1999 im GZW, Abteilung für Palliativmedizinische Geriatrie in der Palliativen Demenzstation mit Schwerpunkt Validation. Ausbildung in Validation, Basaler Stimulation. Expertin für Aromapflege.

Ingrid Krispel, DGKS, von 1997 bis Ende 2000 in der Abteilung für Palliativmedizinische Geriatrie; Stationsschwesternvertretung; Begründerin des Projekts „Granny Kids"; Ausbildung in Reaktivierender Pflege. Ab 2001 Stationsschwester im Sophienspital in Wien.

Snezana Lazelberger, DGKS, Stationsschwesternvertretung. Tätig seit 1988 im GZW in der Abteilung für Palliativmed. Geriatrie. Grundausbildung in Palliative Care, geprüfte Validationsanwenderin (ÖIV) für Einzelvalidation.

Andrea Martinek, Dr. med., Dr. phil, Ärztin für Allgemeinmedizin. Seit 1989 am GZW, seit Oktober 1999 Stationsärztin in der Abteilung für Palliativmedizinische Geriatrie. Ausbildung in Palliativmedizin (Interdisziplinärer Palliativlehrgang der Kardinal-König-Akademie, Wien; Diplom für Palliativmedizin der Ärztekammer für Wien), Diplom für Geriatrie der Österreichischen Ärztekammer, geprüfte Validationsanwenderin (ÖIV).

Heinz Michalek, Pflegehelfer seit 28 Jahren im GZW tätig. Seit vier Jahren in der Abteilung für Palliativmedizinische Geriatrie, in der Palliativen Demenzstation mit Schwerpunkt Validation. Grundausbildung in Validation. Laufende Weiterbildung im Bereich Palliative Care. Referent im internationalen Universitätslehrgang Palliative Care des IFF.

Susanne Pirker, Dr. med., Ärztin für Allgemeinmedizin, 1974 bis 2000 im GZW in der 1. Med. Abteilung für Palliativmedizinische Geriatrie tätig. Seit August 2000 im Ruhestand, seither ehrenamtliche Mitarbeit und Koordination der übrigen ehrenamtlichen Mitarbeiter. Ausbildungen in Palliative Care (Palliativlehrgang der Kardinal-König-Akademie in Wien, Palliativwoche für Ärzte I in der Mildred-Scheel-Akademie, Universitätsklinikum Köln); geprüfte Validationsanwenderin (ÖIV); Ausbildung in Reaktivierender Pflege.

Isabella Scharf, Pflegehelferin, seit 2001 im GZW tätig. Seit August 2001 in der Abteilung für Palliativmedizinische Geriatrie, in der Palliativen Demenzstation mit Schwerpunkt Validation. Ausbildung in Basaler Stimulation.

Eva Schäfer, DGKS seit 1994 im GZW in der Abteilung für Palliativmedizinische Geriatrie tätig. Seit einem Jahr in der Palliativen Demenzstation mit Schwerpunkt Validation. Ausbildung in Reaktivierender Pflege und Basaler Stimulation. Derzeit in Ausbildung zum Validationsanwender (ÖIV). Laufende Weiterbildung im Bereich Palliative Care, Validation und Aromatherapie.

Martina Schmidl, Dr. med., Ärztin für Allgemeinmedizin, seit 13 Jahren im GZW, seit zwei Jahren Oberärztin in der Abteilung für Palliativmedizinische Geriatrie. Seit 1997 intensive Beschäftigung mit der Betreuung schwer dementer Hochbetagter, in dieser Zeit Entwicklung des Betreuungskonzepts Palliative Demenzstation. Ausbildung in Palliative Care (Interdisziplinärer Palliativlehrgang der Kardinal-König-Akademie, Wien), geprüfte Validationsanwenderin (ÖIV) und Ausbildung in Basaler Stimulation. Laufende Weiterbildung im Bereich Palliative Care. Vortragende im Internationalen Universitätslehrgang Palliative Care des IFF.

Susanne Schragel, Dr. med., Ärztin für Allgemeinmedizin, seit 16 Jahren im GZW tätig, davon 14 Jahre in der Abteilung für Palliativmedizinische Geriatrie, seit sieben Jahren Oberärztin. Absolventin des Interdisziplinären Palliativlehrgangs der Kardinal-König-Akademie in Wien, Ausbildung in Reaktivierender Pflege (gemeinsam mit dem Stationsteam), geprüfte Validationsanwenderin (ÖIV).

Manuela Thaller, DGKS, seit 1982 als Stationsschwester im GZW in der Palliativmedizinischen Abteilung tätig. Absolventin der Palliativlehrgangs der Kardinal-König-Akademie in Wien, Ausbildung in Reaktivierender Pflege.

Renate Urban, Dipl. med. techn. Fachkraft, seit 1989 im GZW im Bereich Physiotherpie tätig, seit sechs Jahren in der Abteilung für Palliativmedizinische Geriatrie. Geprüfte Validationsanwenderin (ÖIV), geprüfte Validationsgruppenleiterin (ÖIV). Arbeitet seit circa fünf Jahren mit Co-Therapeut „Lord".

Gerta Vasko, seit 1999 als Patientin im GZW, seit Februar 2001 in der Abteilung für Palliativmedizinische Geriatrie. Frau Vasko hat lange Zeit als Magistratsangestellte gearbeitet, sie war 25 Jahre lang glücklich verheiratet und ist nun bereits seit Jahrzehnten verwitwet.

Kumar Verender, Pflegehelfer, seit neun Jahren im Pflegeberuf, seit Mai 2000 im GZW in der Abteilung für Palliativmedizinische Geriatrie. Derzeit in Ausbildung zum Validationsanwender (ÖIV). „Palliativmedizinische Geriatrie bedeutet für mich persönlich, dass man mit Liebe und Dasein die Schmerzen ein wenig lindern kann."

Michaela Zsifkovics, DGKS, seit 1979 im GZW tätig. Seit 1991 Stationsschwester in der Abteilung für Palliativmedizinische Geriatrie. Absolventin des Palliativlehrgangs der Kardinal-König-Akademie in Wien, geprüfte Validationsanwenderin (ÖIV), Ausbildung in Reaktivierender Pflege.

Weiterführende Literatur für Interessierte

PALLIATIVMEDIZIN, PALLIATIVE CARE

Aulbert, E., Klaschik, E., Pichlmaier, H.: „Palliativmedizin – Verpflichtung zur Interdisziplinarität", Schattauer Verlag Stuttgart 2000

Aulbert, E., Zech, D.: „Lehrbuch der Palliativmedizin", Schattauer Verlag Stuttgart 1997

Bausewein, C., Roller, S., Volz, R. (Hrsg.): „Leitfaden Palliativmedizin", Urban & Fischer, München-Jena, 2000

Doyle, D., Hanks G.W.C., MacDonald, N. (Hrsg.): Oxford Textbook of Palliative Medicine, Oxford University Press, 2. Auflage 1999

Heller, A., Heimerl, K., Metz M. (Hrsg.), „Eine große Vision in kleinen Schritten", 2. Auflage, Lambertus-Verlag, Freiburg im Breisgau 2000

Heller, A., Heimerl, K., Metz M. (Hrsg.): „Kultur des Sterbens", 2. Auflage, Lambertus-Verlag, Freiburg im Breisgau 2000

Klaschik, E., Nauck, F. (Hrsg.) „Palliativmedizin heute", Springer Verlag Berlin, Heidelberg 1994

Metz, Ch.; Wild, M.; Heller, A. (Hrsg.): „Balsam für Leib und Seele. Pflegen in Hospiz- und Palliativer Betreuung", Lambertus-Verlag, Freiburg im Breisgau, 2002

Pichelmaier, H. (Hrsg.): „Palliative Krebstherapie", Springer Verlag Berlin Heidelberg 1991

Saunders, C., Baines, M.: „Leben mit dem Sterben", Verlag Hans Huber Bern 1991

Saunders, C., Baines, M., Dunlop, R.: „Living with Dying", Oxford University Press, 3. Ausgabe 1995

PALLIATIVE GERIATRIE

Heller, A., Heimerl, K., Metz M. (Hrsg.): „Wenn nichts mehr zu machen ist, ist noch viel zu tun", 2. Auflage, Lambertus-Verlag, Freiburg im Breisgau 2000

Kojer, M.: „Lebensqualität geht vor Lebensquantität", Geriatrie Praxis 2/1999

Kojer, M.: „Palliative Care in der Geriatrie", ÖKZ 9/2000, S. 14-17

Meier-Baumgartner: „Palliativmedizin in der Geriatrie", in: Aulbert, E., Klaschik, E., Pichlmaier, H.: „Palliativmedizin – Verpflichtung zur Interdisziplinarität", Schattauer Verlag Stutgart 2000

Sandgathe-Husebø, B.: „Palliativmedizin in der Geriatrie. Wie alte, schwerkranke Menschen leben und sterben." In: Husebø, S., Klaschik, E.: „Palliativmedizin", Springer Verlag, 2. Auflage 2000

SCHMERZTHERAPIE

Beubler, E.: „Kompendium der medikamentösen Schmerztherapie", Springer Verlag Wien, 2000

Diener, H.Ch., Maier, Ch.: „Das Schmerztherapie Buch", Urban und Schwarzenberg 1997

Freye, E.: „Opioide in der Medizin. Wirkung und Einsatzgebiete zentraler Analgetika", Springer Verlag Berlin Heidelberg 1999

Zech, D., Schug, St. A., Gronde, St.: „Therapiekompendium Tumorschmerz und Symptomkontrolle", Die Deutsche Bibliothek, 2. Auflage 1992

Zenz, M., Jurna, I. (Hrsg.): „Lehrbuch der Schmerztherapie", Wissenschaftliche Verlagsgesellschaft mbH. Stuttgart, 2. Auflage 2000.

Zenz, M.: „Taschenbuch der Schmerztherapie" Wissenschaftliche Verlagsgesellschaft mbH, Stuttgart 1995

PALLIATIVE PFLEGE

Bausewein, C., Roller, S., Voiltz R. (Hrsg.); „Palliativmedizin", Verlag Urban und Fischer München, 1. Auflage 2000

Doyle, D., Hanks, G., MacDonald, N.: „Oxford Textbook of Palliative Medicine", 2. Auflage Oxford University Press, 1999

Gattringer, M.: „Sterbebegleitung als vornehmste Aufgabe der professionellen Pflege", Lazarus 1999/3

Hüper, Ch.: „Schmerz – Ein Thema der Pflege", Die Schwester/Der Pfleger 1997/36/3

Kern, M.: „Palliativpflege. Richtlinien und Pflegestandards", Pallia Med Verlag, Zentrum für Palliativmedizin, Bonn 2000

Kern, M., Nauck, F.: „Patientenzentrierte Pflege und Aufgaben der Symptombehandlung", In: Müller, M, Kessler G. (Hrsg.): „Implementierung von Hospizidee und Palliativmedizin in Struktur und Arbeitsabläufe eines Altenheims", Pallia MedVerlag Bonn 2000

Wenger, N.S., Rosenfeld, K.: „Quality Indicators for End-of-Life Care in Vulnerable Elders", Anm. Intern. Med. 2001/135

ALTENPFLEGE

Grond, E.; „Die Pflege alter Menschen"; Reed Elsevier Deutschland GmbH, München-Gräfelfing 1996

Grond, E.: „Die Pflege Demenzkranker", Verlag Brigitte Kunz, 1998

Grond, E.: „Praxis der psychischen Altenpflege", 11. Auflage, Reed Elsevier Deutschland GmbH, München Gräfelfing 1997

Maletzki W., Stegmayer-Petry A.: "Klinikleitfaden Pflege", Verlag Jung & Kollann Verlagsgesellschaft, Stuttgart, 2 Auflage, 1995

Mötzing G., Wurlitzer G.: "Leitfaden Altenpflege", Verlag Gustav Fischer, 1. Auflage 1998

VALIDATION

Falker, E.: "Poldi M. kehrt ins Leben zurück", Lazrus 7/8 1999, S. 2

Falkner, E., Kojer, M., Lemp, S., Schmidl, M.: "Altern und Abschied in Würde", Pro Senectute 4/99, S 4-6

Feil, N.: "Validation. Ein neuer Weg zum Verständnis alter Menschen", Ernst Reinhard Verlag München, ISBN Nr. 497-01513-x

Feil, N.: "Validation in Anwendung und Beispielen", Ernst Reinhard Verlag München, 2. Auflage 2000, ISBN Nr. 3-497-01516-4

Kojer, M., Schmidl, M.: "Validation verbessert die Lebensqualität", Pflege Aktuell, 9/2001, S. 462-465

Sramek, G.: "Der Mensch wird nicht über Nacht verwirrt", in: Schöpfer, G., Stessel, G. (Hrsg.) "Verwirrung als gesellschaftliche Herausforderung", Schriftenreihe der Arbeitsgemeinschaft für Wirtschafts- und Sozialgeschichte, Graz 2001

BASALE STIMULATION

Bienstein, Ch., Fröhlich, A.: "Basale Stimulation in der Pflege", Verlag Selbstbestimmtes Leben Düsseldorf, 10. Auflage 1997

Bienstein, Ch., Fröhlich, A.: "Bewusstlos", Verlag Selbstbestimmtes Leben, Düsseldorf 1998

Bienstein, Ch., Fröhlich, A.: "Fördern – Pflegen – Begleiten", Verlag selbstbestimmtes Leben, Düsseldorf 1997

Kesselring, A.: "Die Lebenswelt der Patienten", Hans Huber Verlag ISBN 3-456-827-148

Nydal, PO., Bartoszek G.: "Basale Stimulation – neue Wege in der Intensivpflege", Wiesbaden 1998

Pickenhein, L.: "Basale Stimulation. Neurowissenschaftliche Grundlagen", Verlag Selbstbestimmtes Leben, Düsseldorf 1998

ERGOTHERAPIE

"Ergotherapie in der Geriatrie" (Folder), Verband der Diplomierten ErgotherapeutInnen

Tiggs, K.N.: „Occupational therapy", in: Doyle, D., Hanks, G., MacDonald, N.: Oxford Textbook of Palliative Medicine, 2. Auflage Oxford University Press, 1999

PHYSIOTHERAPIE

Dorfmüller-Küchlin, S.: „Das Physiotherapeutische Assessment", Krankengymnastik 1998/10
Gospodarek, C., Elser, J.: „Physiotherapeutische Gruppenarbeit in der gerontopsychiatrischen Tagesstätte", Krankengymnastik 1997/9
Nieland, P.: „Physiotherapie in der Palliativmedizin", Krankengymnastik 1998/10
Fulton, C.L., Else, R.: „Physiotherapy", In: Doyle, D., Hanks, G., MacDonald, N.: Oxford Textbook of Palliative Medicine, 2. Auflage Oxford University Press, 1999

TIERTHERAPIE

Fuchswans, E.: „Pets as therapy – Experiences in pet supported therapy in geriatrics." Atemwegs- und Lungenkrankheiten 23/Suppl. 1, 1997
Fuchswans, E. „Tiere als Therapeuten", Geo, 3/2001, S. 5-6
Fuchswans, E.: „Medizinischer Erfahrungsbericht über Tierbesuchsprogramme in Wiener Pflegeheimen", in: IEMT*-Handbuch 1993
Gäng, M.: „Mit Tieren leben in Alten- und Pflegeheimen", München-Basel 1992
Wilson, C., Turner, D. (Eds): „Compagnion Animals in Human Health". Sage Publicatione, inc. 1998

GARTENTHERAPIE

Frohmann, E.: „Gestaltqualitäten in Landschaft und Freiraum". Österr. Kunst- und Kulturverlag, Wien 1997
Schaier, A.: „Gartenarbeit für Körperbehinderte und Senioren". Verlag Modernes Lernen, Dortmund 1986

AROMATHERAPIE

Waniorek I. und A.: „Aromatherapie", mvg Verlag, München, 1994

AKTIVITÄTEN

Klütsch, E.: „Feste feiern – Aktives Alter – Gekonnt betreuen und aktivieren", Vincentz Verlag, 1995
Marr, D.: „Kunsttherapie mit altersverwirrten Menschen", Weinheim 1995
Neander, K.D. (Hrsg.): „Musik und Pflege", Urban & Fischer Verlag München 1999

FARBEN UND ALTER

Wijk, Helle: „Colour perception in old age", Göteborg 1998

WEITERFÜHRENDE LITERATUR

Frankl, V.: „Der Mensch vor der Frage nach dem Sinn". 11. Auflage, München, Piper 1999
Frankl, V: „Ärztliche Seelsorge", Verlag Franz Deuticke Wien, 9. Auflage 1979
Gottschlich, M. „Sprachloses Leid", Springer Verlag Wien, 1998
Lehr, U.: „Psychologie des Alterns", Heidelberg 1984
Lukas, E.: „Alles fügt sich und erfüllt sich. Die Sinnfrage im Alter", Stuttgart: Quell-Verlag 1997
Lukas, E.: „Geborgensein – worin?" Freiburg Herder Verlag 1993
Lukas, E.: „Wie Leben gelingen kann", Stuttgart, Quell Verlag 1996
Rosenmayr, L., Majce, G., Kolland, F.: „Jahresringe – Alter gestalten", Wien 1996
Sacks, O.: „Der Mann, der seine Frau mit einem Hut verwechselte", Rowohlt Taschenbuchverlag, 2000
Sacks, O.: „Eine Anthropologie auf dem Mars", Rowohlt Taschenbuchverlag 2000
Sacks, O.: „Zeit des Erwachens", Rowohlt Taschenbuch verlag, 1999

Medizinisches Glossar in alphabetischer Reihenfolge

Abdomen: Bauch
Ablederung der Haut: Abschürfung oberflächlicher Hautschichten
Agaffin: Häufig verwendetes Abführmittel (chem.: Na-picosulfat)
Agitiertheit: Erregtheit
Agonie: Sterbephase
Akupunktur: Aus der traditionellen chinesischen Medizin stammende Therapiemethode, bei der an genau definierten Körperstellen Nadeln eingestochen werden.
Akutmedizin: Behandlung akuter Gesundheitsstörungen (vorwiegend im Krankenhaus)
Albino: Mensch (oder Säugetier) mit vollständigem Pigmentmangel (weißblond, hellrosa Haut, extreme Lichtempfindlichkeit)
Altersdepression: Für alte Menschen typische Form der Depression
Anamnese: Erhebung der Krankengeschichte durch den Arzt
ANH: Artificial nutrition and hydration, das heißt künstliche Ernährung und Flüssigkeitszufuhr (über Infusion oder Sonde)
Antidepressivum: Zur Behandlung von Depressionen verwendetes Medikament
Apalliker: Mensch mit schwerer Bewusstseinsstörung („Wach-Koma"), ausgelöst durch Funktionsausfall der Großhirnrinde (zum Beispiel nach Unfall)
Aphasie: Sprachstörung durch Schädigung der Sprachregion im Gehirn (zum Beispiel nach Schlaganfall)
Applikationsmenge: Verabreichungsmenge (bei einem Arzneimittel)
Aromatherapie: Linderung vielfältiger Beschwerden mit Hilfe von ätherischen Ölen
Arthrose: Abnützungserkrankung eines Gelenks
Aspirationsgefahr: Eindringen flüssiger oder fester Stoffe in die Atemwege während der Einatmung durch fehlende (bzw. mangelhafte) Schutzreflexe
ATL's: Aktivitäten des täglichen Lebens
Axilla: Achselhöhle

Barthel-Index: Test, der das Ausmaß der noch erhaltenen Selbständigkeit feststellt
Basale Stimulation: Für Behinderte, Demente und Sterbende geeignete Pflegemethode, die versucht, den Bezug zum eigenen Körper und zur Umwelt über gezielte Sinnesreize zu verbessern.
BCB-Liste: Liste des Verhaltens und der Verhaltensänderungen von dementen Hochbetagten. Teil einer von der Abteilung für Palliativmedizinische Geriatrie im GZW durchgeführten Studie

BCRS: Brief Cognitive Rating Scale (engl.) Test zur Feststellung des Demenzgrades
Benozodiazepine: Chemische Untergruppe von Beruhigungsmitteln (Tranquillizer)
Blasenkontrolle: Eigene Kontrolle über die Funktion der Harnblase
Bolus: Genau definierte Dosis eines Medikaments, die bei Bedarf rasch über eine liegende Injektionskanüle verabreicht werden kann.
Bronchitis: Mit Husten einhergehende, vorwiegend infektiöse Entzündung der Schleimhaut der Atemwege
Bronchuskarzinom: Lungenkrebs
BWS: Brustwirbelsäule

Cancer en cuirasse: „Panzerkrebs" Endstadium bei fortgeschrittenem Brustkrebs. Umklammerung der betroffenen Brustseite durch einen Geschwulstpanzer
Carcinosis Pleurae: Krebs des Brustfells
Cava-Katheder: Zentraler Venenzugang in die große obere Hohlvene
Chemotherapie: Einsatz von Substanzen mit schädigender Wirkung auf Krankheitserreger (zum Beispiel Antibiotika) und Tumorzellen (Zytostatika)
Circulus virtuosus: Teufelskreis
Co-Analgetika: Medikamente, die zur Behandlung bestimmter Schmerzen herangezogen werden, aber selbst keine Schmerzmittel sind
Computertomographie: Röntgendiagnostisches computergestütztes bildgebendes Verfahren
Coping: Krankheitsbewältigung

Dauerkatheter: Für längere Zeit zur Harnableitung in die Harnblase eingeführtes Röhrchen
Dement, Demenz: Fortschreitende degenerative Veränderungen des Gehirns mit allmählichem Verlust der Denkfähigkeit
Dekubitus: Wundliegen (vor allem bei Bettlägerigkeit)
Dermatologie: Lehre von den Krankheiten der Haut
Diabetes: Zuckerkrankheit
Diarrhoe: Durchfall
Differentialdiagnostischer Ausgang: Besuch der eigenen Wohnung gemeinsam mit Pflegeperson und Therapeuten in der Zeit der Entlassungsvorbereitung
Dihydrocodein: Medikament (zur Hustenstillung und als Schmerzmittel verwendet)
Duktal: In einem Gang befindlich (in Zusammenhang mit Krebs: Ausbreitung, zum Beispiel in den Gängen der Brustdrüse)

Elektrotherapie: Mit elektrischem Strom arbeitende Methoden, zum Beispiel der physikalischen Therapie
Embryonalstellung: Der Patient liegt mit angezogenen Knien zusammengerollt im Bett und nimmt keinen Anteil mehr an der Umgebung

Epileptische Anfälle: Zentrale Krampfanfälle
Ergotherapie: Therapieformen zur Hebung oder Erhaltung der Lebensqualität und zur Erzielung der größtmöglichen Selbständigkeit
Evaluierung: Auswertung
Exulzeriert: Geschwürig aufgebrochen

Famulant(in): Praktikant(in) im Krankenhaus in der Zeit des Medizinstudiums
Fentanylpflaster: Stark wirksames Schmerzmittel in Pflasterform. Der Wirkstoff wird langsam über die Haut aufgenommen.
Fund raising: Geldbeschaffung

Gallenkolik: Krampfschmerz in Zusammenhang mit Gallenleiden (am häufigsten bei Gallensteinen)
Gastroskopie: Magenspiegelung
GDS: Global Deterioration Scale. Test zur Feststellung des Demenzgrades
Granny Kids: Zusammenführung von alten Menschen und Kindergartenkindern. Projekt des Geriatriezentrums am Wienerwald.

Hautrezidiv: Rezidiv: Wiederauftreten einer Erkrankung nach Abheilung. Hautrezidiv: Wiederauftreten (zum Beispiel von Krebs) im Bereich der Haut
Hemiplegiker: Mensch mit Halbseitenlähmung (nach Schlaganfall)
Heptadon: Stark wirksames Schmerzmittel
Herzinsuffizienz: Herzversagen
Hochdruckkrise: Plötzlicher kritischer Blutdruckanstieg
Hormonrezeptorbestimmung: Das Vorhandensein oder Fehlen bestimmter, für ein Hormon spezifischer Rezeptoren wird aus dem Blut bestimmt. Das Ergebnis ist bei manchen Tumorarten (zum Beispiel bei Brustkrebs und Prostatakrebs) ausschlaggebend für den Erfolg einer geplanten Hormontherapie
Hospiz: Früher: Herberge. Heute: Interdisziplinäre ambulante oder stationäre Behandlung (Schmerztherapie und Symptomenkontrolle), Pflege und Begleitung Schwerstkranker und Sterbender
Hydromorphon: Stark wirksames Schmerzmittel, Opiat

Ileus: Darmlähmung oder Darmverschluss
Infusionstherapie: Meist intravenöses Einbringen von Flüssigkeiten in den Körper über einen längeren Zeitraum (im Gegensatz zu Injektionen)
Inkontinenz: Unfähigkeit, den Abgang von Harn und/oder Stuhl willentlich zu kontrollieren
Insuffizienz: Ungenügende Leistung eines Organs oder Organsystems
Parenteral: Die Zufuhr (Medikamente, Flüssigkeiten, Nahrung) erfolgt nicht über den Magen-Darmtrakt, sondern durch Injektion bzw. Infusion
Intermittierende, parenterale Flüssigkeitssubstitution: Die Infusion erfolgt nicht kontinuierlich, sondern in bestimmten Abständen

Ischaemie: Verminderung oder Unterbrechung der Durchblutung eines Organs oder Gewebes

Kachexie: Extreme Abmagerung
Karma: Religiöser Begriff aus Hinduismus und Buddhismus. Setzt den Glauben an die Wiedergeburt voraus. Karma bezeichnet das von seinen früher gelebten Leben abhängige Schicksal eines Menschen
Karzinom: Bösartiger Tumor, Krebs
Kinesthetik: Spezielle Pflegemethode
Kneipp'sche Fußbäder: Kalt-warme Fußbäder zur Verbesserung der Zirkulation und zur Gesundheitsprophylaxe
Kognitive Fähigkeiten: Denk- und Gedächtnisleistungen
Kollapsneigung: Neigung zu kurzzeitiger Bewusstlosigkeit
Komatös: Schwer bewusstseinsgestörter Patient, nicht mehr durch äußere Reize weckbar
Kombinationstherapie: Einsatz mehrerer Medikamente (bzw. Methoden) zur Behandlung einer bestimmten Gesundheitsstörung
Kompressionsfraktur: Stauchungsbruch vor allem von Wirbelkörpern, zum Beispiel durch Sturz aus großer Höhe. Bei alten Menschen mit Osteoporose auch nach banalen Stürzen, u.U. sogar spontan
Kumulationsgefahr: Gefahr der Anhäufung von Arzneisubstanzen im Organismus durch zu häufige Gabe oder durch verzögerte Ausscheidung
Kurative Maßnahmen: Heilende Maßnahmen

LWS: Lendenwirbelsäule
Lymphdrainage: Spezialmassage, fördert die Umverteilung von Gewebsflüssigkeit (Lymphe) und vermindert dadurch schmerzhafte und belastende Schwellungen
Lymphknotenmetastasen: Tumorabsiedlungen in Lymphknoten. Lymphknoten haben große Bedeutung für die Abwehrleistungen des Körpers.
Lymphödem: Schwellung durch Behinderung des Abflusses von Gewebsflüssigkeit

Mamma-Karzinom: Brustkrebs
Mastektomie: Entfernung einer Brust. Operationsmethode bei Brustkrebs
Metamizol: Schmerzmittel
Metastasen: Absiedlungen von Tumorzellen an anderen Stellen des Körpers
Mini-Mental-State-Test: Häufig verwendeter Demenztest
Mobilisation: Aktivierung von Patienten bei und nach Bettlägerigkeit, Unfall, Operation
Morbus Alzheimer: Demenzform. Fortschreitender Verlust von Gehirnsubstanz und Denk- und Gedächtnisleistung ab dem 40. Lebensjahr. Kommt vor allem bei Frauen vor
Morphinsulfat: Stark wirksames Schmerzmittel, Opiat

Morphintherapie: Behandlung mit Morphium
Morphium: Stark wirksames Schmerzmittel; Opiat
MTF: Medizinisch-Technische Fachkraft
Munori: Schlammpackung. Methode der physikalischen Medizin
Multicenterstudie: Studie, die an mehreren verschiedenen Orten gleichzeitig durchgeführt wird
Multimorbidität: Gleichzeitiges Bestehen von mehreren Krankheiten

Neglect-Syndrom: Halbseitiges Ignorieren des eigenen Körpers auf der gelähmten Seite nach Schlaganfall. Oft gleichzeitiges Ignorieren aller Sinneseindrücke, die von dieser Seite kommen
Neuralgie: Schmerzen im Ausbreitungsgebiet eines Nervs
Neuroleptikum: Gruppe von Psychopharmaka, die vor allem verschiedenen psychischen Störungen und motorischer Unruhe entgegenwirken
Neurologie: Lehre von den Erkrankungen des Nervensystems und der Muskulatur
Neuromuskuläres System: Nervensystem und Muskulatur in ihrem Zusammenwirken
Neuropathie: Empfindungsstörung (mit oder ohne Schmerzen) durch Erkrankung (Störung) von Anteilen des Nervensystems
Neuropathischer Schmerz: Schmerz, der durch Schädigung oder Irritation von Anteilen des Nervensystems entsteht
Niereninsuffizienz: Ungenügende Leistung der Nieren
Nowo Balance Therapie: Spezialform der Bewegungstherapie
NSAR: Nicht steroidale Antirheumatika. Gruppe von entzündungshemmend wirksamen Schmerzmitteln

Oberflächenschmerz: Von der Körperoberfläche ausgehender Schmerz
Obstipation: Stuhlverstopfung, Darmträgheit
Opioid: Stark wirksames Schmerzmittel, Opiat
Osteoporose: Erkrankung des Skelettsystems mit Verminderung der Knochensubstanz und erhöhter Bruchanfälligkeit
Östrogen: Weibliches Geschlechtshormon

Palliative Care: Praxis und Theorie einer von verschiedenen Berufsgruppen in einer Versorgungseinrichtung gemeinsam getragenen Behandlung, Pflege, Betreuung und Begleitung schwerstkranker und sterbender Menschen und ihrer Angehörigen. Unabdingbare Voraussetzungen für Palliative Care sind fachliches Können, Respekt, Einfühlungsvermögen und Zuwendung
Palliativmedizinische Geriatrie (besser: Palliative Geriatrie): Behandlung, Pflege, Betreuung und Begleitung schwerstkranker und/oder dementer und sterbender alter Menschen und ihrer Angehörigen
Pankreas: Bauchspeicheldrüse
Pankreaskarzinom: Krebs der Bauchspeicheldrüse

Parkinson: Parkinson'sche Krankheit, Morbus Parkinson. Fortschreitende, durch Zittern und schwere Bewegungsstörungen gekennzeichnete neurologische Erkrankung
Pathologie: Lehre von den Krankheiten
PEG-Sonde: Während einer Magenspiegelung gesetzte Ernährungssonde; durchdringt Magenwand und Bauchdecke. Ermöglicht unter Umgehung des Schluckaktes die Zufuhr von Nährlösungen direkt in den Magen
Phantomschmerzen: Schmerzen, die in einem nach Amputation nicht mehr vorhandenen Körperteil empfunden werden
Physiologie: Lehre von den normalen Lebensvorgängen, im Gegensatz zu Pathologie (Lehre von den krankhaften Veränderungen im menschlichen Organismus)
Physiologisch: Ordnungsgemäß funktionierend (zum Beispiel: ein Organ), im Gegensatz zu pathologisch (krankhaft)
Physiotherapie: Anregung und gezielte Behandlung gestörter Funktionen und Linderung von Beschwerden des Bewegungsapparats zum Beispiel durch Krankengymnastik, Bewegungsübungen, Massagen, Kälte-Wärmeanwendungen
Pipette: Glasröhrchen zum Ansaugen von Flüssigkeiten
Placebo: Unwirksames Scheinmedikament
Pleurapunktion: Punktion zwischen die beiden Blätter des Lungenfells. Dient der Entfernung krankhafter, die Atmung behindernder Flüssigkeitsansammlungen
Pneumonie: Lungenentzündung
Porotische Knochen: Von Osteoporose befallene Knochen
Primärtumor: Der zuerst entstandene bösartige Tumor (im Gegensatz zur Metastase)
Progesteron: Weibliches Geschlechtshormon
Progrediente Erkrankung: Fortschreitende Erkrankung
Prophylaxe: Vorbeugende Maßnahme zur Verhütung von Krankheiten oder Krankheitssymptomen
Psychopharmaka: Medikamente, die die Aktivität des Zentralnervensystems, beeinflussen und sich auf Stimmung, Emotionalität, Lebensgefühl und Wachheitszustand auswirken können
Psychotherapie: Alle Formen der psychologischen Behandlung von seelischen Störungen mit und ohne körperliche Auswirkungen
Pulmo: Lunge

Querbettsitzen: Aufsetzen am Bettrand. Erste Maßnahme der Mobilisation nach längerer Bettlägerigkeit

Radikale Patientenorientierung: Ethische Grundhaltung des betreuenden Teams. Vollständige Ausrichtung des Denkens, Planens und Handelns auf die Wünsche, Bedürfnisse und Ziele, die der Betreute selbst hat. Setzt bedingungslosen Respekt vor Persönlichkeit und Willen des Patienten voraus
Reaktivierende Pflege: Pflegemethode, fördert die Selbständigkeit durch Aktivierung scheinbar verloren gegangener Bewegungs- und Handlungsmuster

Reaktivierungsstufen GZW: Definieren das Ausmaß an Selbständigkeit/Hilflosigkeit in verschiedenen Bereichen wie Essen, Ausscheidung etc.
Reflexzonentherapie: Spezialmassage
Resorption: Aufnahme von Stoffen (zum Beispiel Arzneimitteln) über Haut oder Schleimhaut
Retardiert: In der Entwicklung zurückgeblieben. Bei Medikamenten: Retardierte Wirkung = Retardwirkung
Retardwirkung: Wirkung von Arzneimitteln, deren Wirkstoff über einen längeren Zeitraum gleichmäßig freigesetzt wird. Vorteil: Das Medikament kann in größeren Abständen verabreicht werden
Risperidon: Antipsychotisches Medikament, wird u.a. bei Verhaltensstörungen dementer, alter Menschen eingesetzt
Rollator: Gebräuchliche, mit Rädern versehene Gehhilfe

Sachwalter: Von Gericht beauftragter und befugter Vertreter bei mangelhafter (fehlender) Geschäftsfähigkeit. Hauptaufgabe: Wahrung der Interessen und Ansprüche des Menschen, den er vertritt
Schädelhirntrauma: Schädelverletzungen mit Gehirnbeteiligung
Schenkelhalsfraktur: Bruch des Halses (schlanker Teil unterhalb des Gelenkskopfes) des Oberschenkelknochens. Häufige Sturzfolge bei alten Menschen (vor allem bei Frauen)
Schlaganfall: Plötzlicher Ausfall der Blutversorgung eines Hirnareals durch Gefäßverschluss oder Blutung
Schlüsselreiz: Reiz, der üblicherweise eine bestimmte Reaktion (ein bestimmtes Verhalten) auslöst
Schmerzdiagnostik: Feststellung von Art und Ausmaß von Schmerzen
Schmerzpumpe: Vorrichtung, mit deren Hilfe dem Patienten über einen längeren Zeitraum gleichmäßig oder als Bolus (siehe dort) Schmerzmittel unter die Haut oder über eine Vene zugeführt werden
Schmerzrezeptoren: In den Geweben des Körpers verteilte winzige Empfangseinrichtungen, über die Schmerzreize registriert werden
Schmerztherapie: Behandlung von Schmerzen
SDAT: Senile Demenz vom Alzheimertyp. Häufigste Demenzform bei Hochbetagten
Sedierung: (Meist medikamentöse) Beruhigung. Sedativa: Beruhigungsmittel
Sekundärerkrankung: Zu einer Erkrankung (meist als Folge einer Komplikation) hinzutretende zweite Erkrankung
Sensibilitätsstörung: Veränderte (abgeschwächte oder verstärkte) Wahrnehmung von Sinnesreizen
Sensomotorisches Training: Übungen zur Verbesserung der Sinneswahrnehmung und der Bewegungsabläufe
Sensorische Deprivation: Entzug von Sinnesreizen
Somatisch: Körperlich

Somnolenz: Bewusstseinsstörung. Der Patient ist (im Gegensatz zum Koma) durch äußere Reize weckbar
Spitzer-Index: Test zur Messung der Lebensqualität. Ermöglicht auch Fremdbeurteilung der Lebensqualität
Stethoskop: Ärztliches Instrument zur Feststellung von normalen und krankhaften Geräuschen von Herz, Lunge, Darm
Strahlentherapie: Behandlung bösartiger Erkrankungen mit Hilfe von ionisierenden Strahlen
Supervision: Fachliche Unterstützung von Professionellen und Teams zur besseren Arbeitsorganisation
Suppositorien: Zäpfchen
Symptomkontrolle: Beherrschung quälender Beschwerden durch gezielte Pflegemaßnahmen und medikamentöse Therapie

TENS: Transkutane elektrische Nervenstimulation. Hemmung der Schmerzleitung durch elektrischen Strom
Terminalphase: Zustand der Todesnähe. Der Tod tritt wahrscheinlich innerhalb von Tagen ein
Tiefenschmerz: Nicht von der Körperoberfläche ausgehender Schmerz
Tramadol: Schmerzmittel
Tremor: Rythmisches, fein-, mittel- oder grobschlägiges Muskelzittern
Total pain: Totaler Schmerz. Berücksichtigt neben der körperlichen auch die seelische, soziale und spirituelle Dimension des Schmerzgeschehens
Triflupromazin: Arzneimittel. Wird gegen schwere Übelkeit und Erbrechen eingesetzt
Trisomisch: Trisomie: Veränderung in der Erbanlage (Genmutation). Ein Chromosom (Träger der genetischen Information) ist dreifach vorhanden. Häufigste Form: Trisomie 21 (Mongolismus: In verschiedener Stärke ausgeprägte geistige Behinderung; gleichzeitig typische Veränderungen des äußeren Erscheinungsbilds). **Trisomisch:** Individuum mit einer Trisomie. In dem zitierten Text für mongoloid
Tumormarker: Im Körper nachweisbare Substanzen, die oftmals eine Aussage über Vorliegen und Verlauf von bösartigen Erkrankungen ermöglichen
Tumorschmerzen: Durch einen Tumor ausgelöste Schmerzen

Ulzera: Mehrzahl von Ulkus (Geschwür)
Unter-, Übermedikation: Verwendung von zu vielen bzw. zu wenigen Arzneimitteln zur Behandlung eines bestimmten Krankheitszustands oder Symptoms.

Valid (gültig), Validität (Gültigkeit): Qualitätskriterium für Tests
Validation: Wertschätzung. Methode, um mit desorientierten Hochbetagten zu kommunizieren.
Visusverschlechterung: Verschlechterung des Sehvermögens
Vitalzeichen: Puls, Blutdruck, Hautfarbe, Atmung, Körpertemperatur, Bewusstseinslage, Ausscheidung

Wash out: Zeit bis zur vollständigen Ausscheidung eines Medikaments
Wind-up-Phänomen: Teufelskreis, durch den sich ein ungelindert gebliebener chronischer Schmerz selbst verstärkt
Würfelmatratze: Spezialmatratze zur Weichlagerung, wenn Wundliegen droht

Bildnachweis

Die Bilder auf den Seiten 58, 73, 93, 103, 116, 145, 146, 169, 233, 294, 370 und 376 sind von Ursula Gutenthaler und die Bilder auf den Seiten 77, 138, 194, 252, 254 von Andrea Martinek.